第九届全球健康促进大会

中国健康促进优秀实践

主审　毛群安

主编　李长宁

人民卫生出版社

图书在版编目（CIP）数据

中国健康促进优秀实践/李长宁主编.—北京:人民卫生出版社,2016

ISBN 978-7-117-23363-7

Ⅰ.①中… Ⅱ.①李… Ⅲ.①健康教育-中国-文集
Ⅳ.①R193-53

中国版本图书馆 CIP 数据核字(2016)第 225527 号

| 人卫智网 | www.ipmph.com | 医学教育、学术、考试、健康,购书智慧智能综合服务平台 |
| 人卫官网 | www.pmph.com | 人卫官方资讯发布平台 |

中国健康促进优秀实践

主　　编:李长宁
出版发行:人民卫生出版社 (中继线 010-59780011)
地　　址:北京市朝阳区潘家园南里 19 号
邮　　编:100021
E - mail:pmph @ pmph.com
购书热线:010-59787592　010-59787584　010-65264830
印　　刷:北京铭成印刷有限公司
经　　销:新华书店
开　　本:889×1194　1/16　印张:29
字　　数:799 千字
版　　次:2016 年 11 月第 1 版　2016 年 11 月第 1 版第 1 次印刷
标准书号:ISBN 978-7-117-23363-7/R·23364
定　　价:300.00 元

打击盗版举报电话:010-59787491　E-mail:WQ @ pmph.com
(凡属印装质量问题请与本社市场营销中心联系退换)

专家委员会

编写委员会

主　　编　李长宁

副 主 编　宋　军　李英华

编　　委（以姓氏笔画排序）：

卫　薇　马恰恰　王　锐　王　燕　王宁利　王建勋　王临虹
王俊儒　王德臣　石名菲　卢　永　丛松滨　吕　旅　吕　健
朱忠军　伏庆鸣　刘　栋　刘克玲　刘秀荣　刘泽军　刘建华
刘童童　刘湘国　江　萍　汤　捷　汤伟民　许　玲　孙　桐
杜松明　李　园　李　玲　李　莉　李小宁　李方波　李英华
李金奎　李金涛　李建海　李彦庆　李晓雯　李浴峰　杨　宠
杨　萍　杨月欣　杨利勇　杨莉华　杨晓慧　肖　瓅　吴玉玺
吴宜群　吴祖云　何　君　邹艳辉　张　睿　张　慧　张晓畅
陈　昱　陈小丹　陈启超　陈锦辉　陈燕霞　邵玉滨　武晓宇
范　光　林　枫　林　勇　国林春　和　峰　季莉莉　赵　雯
赵春霞　胡　彬　胡　翔　胡爱莲　段　勇　贺　琪　顾沈兵
徐水洋　徐晓莉　徐爱强　郭晓雷　凌建春　陶　金　黄　浩
曹　勤　曹春霞　谌永毅　彭元槐　葛　敏　董文兰　董海原
蒋　燕　谢永莲　靳雪征　鲍务新　解瑞谦　徽晓菲

点评专家　李英华　田向阳　李　莉　聂雪琼　程玉兰　肖　瓅　卢　永
　　　　　李小宁　吕书红　任学锋　李雨波　严丽萍　钱　玲　刘秀荣

前　言

　　健康是促进人全面发展的必然要求，是经济社会发展的基础条件，是民族昌盛和国家富强的重要标志，是广大人民群众的共同追求，是国际社会衡量一个国家或地区发展水平的重要指标，拥有健康的国民就意味着拥有更强的可持续发展能力。我国党和政府历来重视人民群众的健康问题，把提升公众健康水平作为重要的执政使命。2016 年 3 月，全国人民代表大会通过了《中华人民共和国国民经济和社会发展第十三个五年规划纲要》，提出了"十三五"期间"推进健康中国建设，人均期望寿命增加 1 岁"的宏伟目标。2016 年 8 月，习近平总书记在全国卫生与健康大会上明确提出"没有全民健康，就没有全面小康。要把人民健康放在优先发展的战略地位。"

　　2016 年 11 月，第九届全球健康促进大会在上海召开。大会由世界卫生组织和中国国家卫生和计划生育委员会联合主办、上海市人民政府承办。该大会由世界卫生组织发起，是全球健康促进领域最重要、最权威的国际会议。本届大会的主题为"可持续发展中的健康促进（Health Promotion in Sustainable Development Goals）"，口号为"人人享有健康，一切为了健康（Health for All，All for Health）"。

　　1986 年，第一届全球健康促进大会在加拿大渥太华召开。大会发表了著名的《渥太华宪章》，第一次系统、详细地阐述了健康促进的 5 大优先工作领域和 3 大核心工作策略，奠定了健康促进的理论基础。30 年来，许多国家和地区在《渥太华宪章》的指引下，运用健康促进理论开展了一系列科学研究和社会实践活动，在制定公共卫生政策、创造健康支持性环境、社会动员等方面发挥了关键作用，积累了丰富的经验和证据，取得了令人瞩目的成就，为促进全球健康和健康公平做出了重要贡献。

　　第九届全球健康促进大会搭建了一个很好的全球健康促进交流平台。一方面，积极学习、借鉴国外健康促进先进的理论、技术和方法；另一方面，向全世界展现中国卫生发展与健康促进的经验和成果，传达中国可持续发展理念，讲述健康中国建设的故事。为了总结好中国健康促进的经验和做法，2015 年 4 月，国家卫生计生委启动了全国健康促进优秀实践征集活动，在全国范围内面向卫生计生、教育、妇联、环境保护、广播电视、体育等健康促进相关领域征集健康促进实践案例。征集活动是在国家卫生计生委宣传司的直接领导下，由中国健康教育中心具体完成。截至 2015 年 8 月，共收到各级各类单位报送的优秀健康促进实践案例 207 个，经过书面评审、现场答辩、实地考察等多个评审环节，从健康促进理念、社会动员、受益人群、活动成效、可推广价值等方面对案例进行综合评价，共遴选出健康促进优秀案例 48 个。案例内容涉及全国性健康促进行动、区域健康促进、场所健康促进、跨部门行动和社会动员、健康素养干预与监测、卫生服务与健康促进和健康传播活动等领域。

　　本书收录的案例，仅仅是我国卫生事业以及健康促进工作的一个剪影，是众多健康促进成果中的一部分。但是透过这些案例，我们可以看到我国政府在提高群众健康水平方面所做的不懈努力，看到健康促进工作的蓬勃发展和所取得的成效，看到健康促进工作者的辛勤耕耘和收获。我们将在这里重新出发，在"推进健康中国建设"这一国家战略指引下，进一步在工作中丰富和发展健康促进理论与实践，推进将健康融入所有政策，为提升公众健康水平作出积极贡献。

编者

2016 年 8 月

目　录

第一部分

全国性健康促进行动

中国公民健康素养促进行动

关键词：出台《中国公民健康素养——基本知识与技能（试行）》；发布《全民健康素养促进行动规划（2014—2020 年）》；每年 2.59 亿健康素养促进专项投入；每年超过 500 亿国家基本公共卫生服务项目投入；5 省藏区母婴健康促进项目；9 部委亿万农民健康促进行动；全民健康素养水平由 2008 年的 6.48% 提升到 2014 年的 9.79%

一、背景

2008 年，中国政府在卫生工作中引进健康素养概念，启动了"中国公民健康素养促进行动"（以下简称"行动"）。"行动"实施以来，在全国范围普及健康知识，倡导健康生活方式和行为，充分激发城乡居民维护和促进健康的潜能，努力提高人民群众应对健康问题的能力，取得了明显成效，全国居民健康素养水平从 2008 年的 6.48% 稳步上升至 2014 年的 9.79%。当前，健康素养促进已被列入中国卫生事业发展规划，并已成为全国健康促进与健康教育工作的核心任务和主要抓手。2012 年，"居民健康素养水平"指标被纳入《国家基本公共服务体系建设"十二五"规划》和《卫生事业发展"十二五"规划》，成为一项衡量国家基本公共服务水平和人民群众健康水平的重要指标。

2014 年，国家卫生计生委宣传司在中国健康教育中心设立中央补助地方健康素养促进行动项目管理办公室，全面负责技术支持工作。具体职能包括：在宣传司领导下，协调组织有关部门拟订项目规划计划；起草项目方案和评价标准等技术文件；开展项目培训；组织项目督导和质量控制；了解项目进展，编写项目工作通讯；总结推广项目实施经验和适宜技术；组织有关部门开展相关技术研究。

二、健康素养促进政策

（一）《中国公民健康素养——基本知识与技能(试行)》

2008 年 1 月，原卫生部以公告的形式发布了《中国公民健康素养——基本知识与技能（试行)》（以下简称《健康素养 66 条》）。《健康素养 66 条》明确提出了现阶段城乡居民为了维护和促进自身健康应该具备的基本健康知识、行为和技能，共计 66 条。其中，基本知识和理念 25 条，健康生活方式与行为 34 条，基本技能 7 条。随后，原卫生部配套出版了《中国公民健康素养——基本知识与技能（试行）释义》和《健康 66 条——中国公民健康素养读本》，供专业人员和普通公众选择使用。

《健康素养 66 条》是世界上第一份界定公民健康素养的政府文件，是各级医疗卫生机构面向城乡居民开展健康知识宣传普及的重要依据。《健康素养 66 条》是在评估城乡居民主要健康问题和健康危险因素的基础上提出的，对于从根源上降低传染病的发生、遏制慢性病持续上升态势具有重要意义。

随着城乡居民主要健康问题和健康需求的变化、医疗卫生领域研究成果不断涌出，2015年，在国家卫生和计划生育委员会的领导下，中国健康教育中心根据"总体框架保持不变，更新完善，查漏补缺"的原则，先后组织了近百名专家、历时1年多，经过专家论证、严格循证、广泛征求意见等工作环节，完成了对《健康素养66条》修订工作，最终形成《中国公民健康素养——基本知识与技能（2015年版）》，并正式发布。《健康素养66条》（2015年版）将成为未来较长一段时间内，各级医疗卫生机构面向城乡居民开展健康知识传播的重要依据。

（二）《中国公民健康素养促进行动工作方案（2008—2010年）》

2008年8月，原卫生部下发了《中国公民健康素养促进行动工作方案（2008—2010年）》（以下简称《方案》）。《方案》要求：在全国范围建立卫生部门牵头、多部门合作、全社会参与的健康素养促进行动工作网络；健康素养促进行动工作网络专业人员培训率达到80%；针对《健康素养66条》的健康传播活动覆盖率以县为单位达到60%；逐步建立公民健康素养监测、评价体系。

《方案》发布后，全国各级健康教育专业机构积极开展健康素养促进行动。利用电视、报刊、广播、网络、小册子、宣传画、巡讲等传播手段，宣传普及《健康素养66条》，逐步提高公众健康素养水平。《健康66条——中国公民健康素养读本》还被翻译成蒙古文、哈萨克文、朝鲜文、壮文、藏文、维吾尔文6种少数民族语言版本公开发行。

（三）《全民健康素养促进行动规划（2014—2020年）》

2014年4月，国家卫生和计划生育委员会制定下发了《全民健康素养促进行动规划（2014—2020年）》（以下简称《规划》）。

1. 目标

第一阶段，到2015年，全国居民健康素养水平提高到10%。在全国建设健康促进县（区）180个，健康促进医院、健康促进学校、健康促进机关、健康促进企业、健康社区各400个，健康家庭18 000个。

第二阶段，到2020年，全国居民健康素养水平提高到20%。在全国建设健康促进县（区）600个，健康促进医院、健康促进学校、健康促进机关、健康促进企业、健康社区各1400个，健康家庭60 000个。

2. 工作内容
（1）树立科学健康观；
（2）提高基本医疗素养；
（3）提高慢性病防治素养；
（4）提高传染病防治素养；
（5）提高妇幼健康素养；
（6）提高中医养生保健素养。

3. 主要活动
（1）开展健康素养宣传推广；
（2）启动健康促进县（区）、健康促进场所和健康家庭建设活动；
（3）全面推进控烟履约工作；

（4）健全健康素养监测系统。

三、健康素养促进重大举措

（一）国家基本公共卫生服务项目

1. 项目提出

2009 年，作为"医改"的重要内容之一，我国政府实施了《国家基本公共卫生服务项目》，由基层医疗卫生机构免费向辖区居民提供。

2. 项目内容

2009 年为 9 大类，2011 年为 10 大类，2013 年为 11 大类。健康教育既是一项独立的服务内容，又是开展其他基本公共卫生项目的重要内容和手段。

2013 年国家基本公共卫生服务项目包括：建立居民健康档案、健康教育、预防接种、儿童健康管理、孕产妇健康管理、老年人健康管理、慢性病患者健康管理（高血压、2 型糖尿病）、重性精神疾病患者管理、传染病及突发公共卫生事件报告和处理、中医药健康管理以及卫生监督协管11 大类 43 项服务。

健康教育服务内容共有 5 项：提供健康教育资料、设置健康教育宣传栏、开展公众健康咨询活动、举办健康知识讲座和开展个体化健康教育。

3. 项目经费

国家基本公共卫生服务项目有明确的经费保障。2009 年，基本公共卫生服务经费标准为人均15 元，2013 年为人均 30 元，2015 年为人均 40 元。按照 2010 年我国第六次全国人口普查数据13.39 亿（不包括港澳台地区）计算，2015 年国家基本公共卫生服务项目经费超过 500 亿。

（二）中央补助地方健康素养促进行动项目

中央补助地方健康素养促进行动项目属于重大专项，与国家基本公共卫生服务项目相互补充，重点加强县级及以上卫生计生机构的健康素养促进工作。

1. 项目提出

2012 年，为落实医改和国家卫生事业"十二五"规划任务，提高我国居民健康素养水平，国家卫生计生委和财政部建立中央补助地方健康素养促进行动项目，由国家卫生计生委宣传司牵头实施。该项目以普及健康素养基本知识和技能、提高居民健康素养水平为主要目标。

2. 项目内容

项目主要在中、西部地区开展，部分工作覆盖全国。项目内容包括公益广告、健康巡讲、健康促进县（区）建设（2014 年新增子项目）、12320 热线戒烟咨询服务（2014 年新增子项目）、创建无烟医疗卫生机构（2013 年起调整为创建健康促进医院）、健康素养和烟草流行监测、重点领域和疾病健康教育等内容，其中重点领域和疾病健康教育包括艾滋病、结核病、麻风病、血吸虫病、包虫病、碘缺乏病、氟中毒、砷中毒、职业病、口腔疾病、鼠疫等子项目。

3. 项目经费

2012 年项目经费为 2.38 亿元，2013 年增加到 2.44 亿元，2014 年、2015 年增加到 2.59 亿元。

4. 项目产出

（1）公益广告

目的：充分发挥大众传媒在健康传播方面的优势，提高健康知识和技能的普及程度。

做法：中西部 22 个省（市、区）和新疆生产建设兵团分别制作健康教育公益广告 2 部，并在电视台播出。

产出：2012 年项目地区共报送公益广告 59 部，2013 年为 63 部，2014 年为 53 部，均超额完成工作任务。北京、天津、上海、浙江等东部省（市）也参照项目要求设计制作了公益广告。

播出：2012 年公益广告在 42 家电视台播出，其中包括 13 家省级卫视频道。2013 年在 1125 个电视频道播出，其中省级卫视频道 22 个。2014 年公益广告在 1281 个电视频道播出，其中包括 19 个省级卫视频道。

（2）健康巡讲

目的：通过巡讲，面对面向广大人民群众传播健康知识和技能，倡导健康生活方式和行为。

做法：中西部 22 个省（市、区）和新疆生产建设兵团在省级、地市级和区县级分别开展健康巡讲活动，普及慢性病防治、传染病防治、公共场所禁烟、卫生应急、妇幼保健、食品安全、基本药物合理使用等健康素养基本知识与技能。

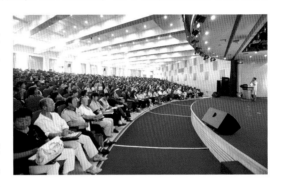

健康巡讲大课堂

产出：2012 年，全国共开展健康讲座 1.05 万场次，覆盖 525 万人次。2013 年各省成立健康巡讲专家库。项目地区及江苏、广东等地共举办巡讲 15 919 场次，覆盖约 1900 万人，发放传播材料 12 828 种，约 1600 万份。2014 年共开展健康巡讲 47 670 场次，覆盖 740 余万人，累计发放传播材料 11 310 种、2760 余万份。

健康巡讲活动不仅普及了健康知识、宣传了健康文化、提高了公众健康意识，在营造全社会关注和促进健康、提高项目的社会影响力方面也起到了积极作用。

（3）健康素养和烟草流行监测

健康素养监测：在全国 31 省（自治区、直辖市）建立 336 个监测点，以 15 ~ 69 岁的城乡常住居民为监测对象开展健康素养调查。2012 年完成监测问卷 98 448 份，监测结果显示全国居民健康素养水平为 8.80%。2013 年完成监测问卷 95 915 份，监测结果为 9.48%。2014 年完成监测问卷 94 040 份，监测结果为 9.79%。监测结果表明，我国居民健康素养水平呈缓慢增长的态势，平均每年增长 0.5 个百分点。

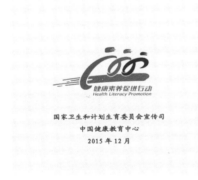

发布年度监测报告

烟草流行监测：2012 年对教师、公务员和医生三类重点人群开展吸烟情况调查。调查结果显示，男性医生吸烟率较 2008 年下降了 10%。2013 年在 346 个区/县 1020 所学校开展青少年吸烟情况调查，共计调查 155 117 名初中学生。调查结果显示，初中学生烟草使用率 6.9%，30.0% 的吸烟者对烟草有依赖性，过去 7 天内 72.9% 的学生曾暴露于二手烟。2014

年在全国健康素养监测点开展成人烟草调查，共调查 15 095 人，调查结果尚在分析中。

（4）健康促进县区试点

目的：2014 年启动健康促进县区试点工作，通过制定促进健康的公共政策、多部门合作、建设健康社区和健康促进场所、拓展健康教育服务形式并提高服务质量，营造促进健康的氛围，最终提高居民健康素养和健康状况。

做法：一是建立健全区县健康促进体制机制；二是制定有利于居民健康的公共政策，多部门联合开展健康行动；三是发挥健康社区、健康家庭、健康促进医院、学校、机关和企业等健康促进场所的示范作用，建设促进健康的支持性环境；四是动员媒体和社会广泛参与，提高居民健康素养水平；五是提高基层健康促进与教育工作能力；六是探索区域健康促进工作长效机制。

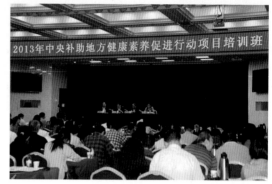

健康促进区县培训班

产出：绝大多数试点县区均建立了良好的政府主导、部门合作的工作机制。首批国家级健康促进县（区）试点共 64 个，覆盖 2874 万人口。6 个省拓展了 57 个省级试点，包括山西（9 个）、江苏（11 个）、山东（15 个）、湖北（20 个）、广西（1 个）、陕西（1 个），其中湖北省将健康促进县区作为卫生城市的前提条件。

（5）健康促进医院

目的：为了贯彻落实《关于 2011 年起全国医疗卫生系统全面禁烟的决定》，推动控烟履约进程，自 2009 年起开展无烟医疗卫生机构创建活动。2013 年起，依托健康素养促进行动项目，在无烟医疗卫生机构创建的基础上开展健康促进医院创建活动。2014 年在健康促进医院建设中增加了戒烟门诊建设任务。

做法：每年对各省医疗卫生机构全面禁烟情况进行暗访，根据暗访结果进行评分、排名，并向全社会公布。

产出：2012 年暗访了 3340 家医疗卫生机构（新增机构 1447 家），平均得分 76.9 分。2013 年项目要求在全国 110 个试点县区创建 660 家健康促进医院，实际共有 794 家医院参加创建，超额完成创建任务。2014 年创建 719 家健康促进医院。截至 2015 年底，全国建立了 106 家项目戒烟门诊，向 5531 人提供了戒烟帮助。

（6）12320 热线戒烟咨询服务

目的：通过电话为吸烟者提供戒烟服务，指导吸烟者戒烟。

做法：该项目为 2014 年新增子项目，覆盖已开通 12320 卫生热线的 29 个省（自治区、直辖市）。25 个省（自治区、直辖市）制定了项目实施方案，23 个省建立了戒烟热线专家库或专家组，29 个省份建立了戒烟信息资源库，共有戒烟干预座席 155 个。

产出：截至 2015 年 6 月 30 日，共计受理戒烟咨询电话 6971 件次；外拨戒烟干预电话 9235 件次；招募戒烟者 3888 人，其中 344 人实现了

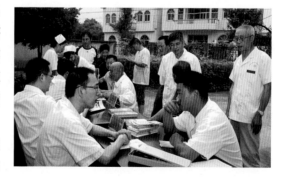

开展咨询和义诊

1 个月持续戒烟,137 人实现了 3 个月持续戒烟, 375 人减少了吸烟量。

（7）重点疾病和重点领域健康教育

目的：采取大众传播和人际传播相结合的形式，在全国特别是中西部地区普及宣传传染病、慢性病、地方病、寄生虫病等疾病防控知识，促进健康行为生活方式养成，提高公众健康素养水平。

做法：通过艾滋病日、结核病日、食品安全宣传周、职业病防治法宣传周、爱牙日等卫生节日开展主题传播活动；通过艾滋病文艺汇演、领导干部宣讲、手机短信平台推送健康信息，创新健康传播模式；通过举办媒体座谈会、在腾讯微博和新浪微博等新媒体形式上发布项目内容、拍摄艾滋病防控微电影、网络信息推送等形式，拓展媒体健康传播资源；通过建设健康科普宣传示范基地、招募结核病志愿者等方式拓展健康教育阵地、丰富健康教育队伍。

（三）健康中国行项目

1. 背景

2012 年，国家卫生计生委启动了"健康中国行——全民健康素养促进活动"。该活动第一周期为三年，每年选择一个严重威胁群众健康的公共卫生问题作为主题，充分利用各种资源，围绕活动主题开展健康教育宣传活动，力求形成规模效应，取得良好的社会效益。

2. 内容

2013 年主题为"合理用药"，2014 年主题为"科学就医"，2015 年主题为"无烟生活"。

（1）下发活动方案

根据每年活动主题，向各省（自治区、直辖市）下发活动主题及工作方案，要求各级卫生计生部门统一部署相关健康教育宣传活动，全国一盘棋，齐心协力形成宣传声势，集中时间、集中力量围绕年度主题进行宣传教育。

（2）开发健康教育核心信息及传播材料

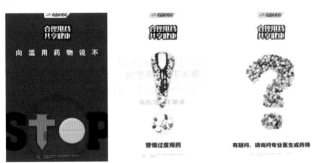

合理用药主题海报

组织专家开发与主题相关的健康教育核心信息及释义，制作健康巡讲标准化课件。开发宣传海报、招贴画、公益广告、问答手册等系列传播材料，供各地、各机构开展相关活动使用。

（3）举办形式多样的宣传教育活动

各地组织专家进机关、学校、企业、社区进行巡讲和咨询，发放健康传播材料和健康工具包，组建基层健康宣讲队等活动。

（4）利用大众媒体广泛宣传

各地召开媒体沟通会和培训会，提高媒体宣传报道能力，并通过组织评选"健康传播使者"等活动激励媒体记者。开展专家在线访谈、手机短信干预等活动，利用传统媒体和新媒体广泛宣传健康教育核心信息，提高活动的覆盖面和影响力。

3. 产出

以 2013 年合理用药主题宣传为例。

（1）全国共制作合理用药主题公益广告 26 部，在 1100 余个电视频道播出，包括 21 个省级卫视频道。

（2）共印制科普图书 6 万册，受到了社会公众的一致好评。

（3）下发讲座视频到全国各级医疗机构，供医务人员培训使用。截至 2014 年底，全国 31 个省（区、市）的 6626 家二级医院、3.4 万个社区卫生服务中心（站），3.7 万个乡镇卫生院，65.6 万个村卫生室的医务人员观看了讲座视频。

（4）动漫科普视频在中央电视台综合频道《生活早参考》栏目、《中国家庭网》和《科技网》等媒体播出。

（5）全国共印发各种宣传品约 200 余万份，其中，海报 30 余万张，挂图 10 余万张，折页 80 余万张，知识手册 67 万本。

（四）光彩·西藏和四省藏区母婴健康素养促进项目

1. 项目背景

西藏自治区和云南省、甘肃省、四川省、青海省 4 省藏区地处青藏高原，是一个以藏族为主、多民族聚居的广阔地区，总人口 791 万，其中藏族人口 532 万。该地区自然环境恶劣，社会经济发展相对较慢，藏区妇幼健康面临很大挑战，孕产妇死亡率、婴幼儿死亡率及产前检查率、住院分娩率、母乳喂养率等指标明显低于全国平均水平底。

为落实中央对藏区工作和卫生计生工作的战略部署，探索藏区卫生计生工作新机制、新模式，提高藏区群众健康水平，国家卫生计生委与中国光彩事业促进会联合开展"光彩·西藏和四省藏区健康促进工程"。2013 年起，中国健康教育中心受国家卫生计生委宣传司和中国光彩事业基金会的委托，开始在西藏自治区和云南、甘肃、四川和青海 4 省藏区执行"光彩·西藏和四省藏区健康促进工程"母婴健康素养促进项目。

2. 项目目标

（1）总目标

开展以农（牧）民家庭为中心、以县乡卫生计生服务机构为基础、以宣传为先导、以服务为保障的健康促进工作，探索政府主导、多部门合作、全社会参与的藏区健康促进工作模式，促进藏区人民健康、家庭幸福、人口发展、社会和谐。

（2）具体目标

了解藏区育龄妇女母婴保健知识、态度、行为及卫生服务利用情况；提高藏区育龄妇女母婴保健相关知识知晓率，提高住院分娩率，降低孕产妇及婴幼儿死亡率；提高藏区基层卫生计生服务机构母婴保健服务的能力；开展适合藏区文化和地域特色的健康传播活动；探索适合藏区的健康促进工作模式。

3. 覆盖县区

项目共覆盖 5 省（区）11 地（州、市）的 21 个藏区县（市、区）。

4. 主要做法

（1）加强领导和部门协作

动员当地领导，确保工作经费和人员投入，强化工作措施，协作部门切实履行各自职责完成分解的工作任务，确保项目深入开展。

（2）开展社会动员，发挥宗教领袖作用

倡导个人、家庭、社区和政府共同努力，鼓励健康行为，增强人们改进和处理自身健康问题的能力。动员部分寺庙的活佛等宗教领袖参与母婴健康促进的宣传工作，对动员藏区居民参与发挥了重要作用。

（3）提高藏区母子保健服务能力

中国健康教育中心组织师资举办国家级培训班，培训了5省21县的省、地（州）、县三级卫生计生部门项目主管及工作人员、省健康教育所领导等100多人；开展7次技术培训，覆盖200多名乡村级骨干。开发了《乡村健康教育人员工作手册》，手册为藏汉双语，供藏区基层骨干人员使用。

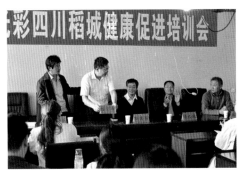

（4）指导当地母婴健康素养促进工作

项目实施初期，中国健康教育中心组织开展了基线调查与需求评估，了解藏区居民的健康服务需求，为科学制定项目计划、方案提供了重要参考依据。组织专家开发了5条藏区母婴健康素养促进核心信息，核心信息短小精悍、通俗易懂、易学易记，针对性、指导性、实用性和可操作性强。核心信息发布后，被藏区基层卫生计生人员广泛采用，受到藏区人民的欢迎。

专家对乡村基层骨干进行培训

（5）加强项目宣传和健康教育

以农（牧）民家庭育龄妇女、孕产妇、新生儿监护人为主要目标人群，开展以促进生殖健康、孕产期保健、科学育儿等为主要内容的健康促进与教育工作。加强人际传播和行为干预，充分利用电视台、广播、报刊、互联网等媒体，广泛宣传核心知识与技能，做到家喻户晓。

（五）亿万农民健康促进行动

1. "行动"概况

中国是一个农业大国，20世纪90年代农村人口占到3/4，农村卫生问题较为突出，农村居民自我保健意识匮乏，卫生陋习、不良生活方式普遍存在，基层医疗网络不健全，缺医少药，因病致贫、因病返贫现象突出。1994年7月，原卫生部、全国爱国卫生运动委员会、农业部和国家广电总局联合发起"全国九亿农民健康教育行动"，2002年更名为"全国亿万农民健康促进行动"（以下简称"行动"）。"行动"对提升中国农村居民健康素养水平发挥了重要作用，得到了世界卫生组织和联合国儿童基金会的高度认可，其经验适用于发展中国家农村健康促进工作。

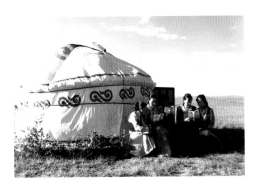

牧民们正在阅读健康知识手册

2. "行动"目标

提高农村居民自我保健意识，改变不良卫生习惯，提高农村居民健康素养和健康水平，减少和消除因病致贫、因病返贫现象。

3. "行动"组织领导

1994年初，有原卫生部、爱卫会、农业部和国家广电总局四部委参加，1999年和2004年，中宣部、国务院扶贫办和全国妇联及教育部和团中央5个部委先后加入"行动"成员部门。

建立了国家、省、市、县、乡镇"行动"领导小组和"行动"办公室构成的五级组织网络。领导小组组长由政府相关领导担任,成员由"行动"各成员部门的主管领导或负责人组成。"行动"领导小组下设"行动"办公室负责具体日常工作。各成员部门设专人作为"行动"联络员,负责与当地"行动"办公室及其他成员部门的沟通、协调与合作。

4. 主要活动

（1）大力开展卫生知识普及

针对农村居民存在的主要健康问题,采取大众传播与人际传播相结合的策略,通过电视、广播、公益广告、读本、折页、宣传画、标语、卫生下乡等多种形式向农民群众传播卫生知识、倡导健康行为和健康生活方式。

通过制定地方健康行为公约,如"乡村环境卫生管理办法"、"村民卫生行为规范"、"星级文明卫生家庭评比"等,使农村居民自觉遵守,互相监督健康行为公约的实施。

（2）改善农村卫生条件,控制健康危险因素

加强爱卫会牵头的农村改水改厕和卫生村镇建设、农业部门牵头的农村沼气推广和环境生态建设。

（3）创建"行动"示范县

创建国家、省级行动示范县（区）,以点带面,推动全国工作。至 2005 年,全国建立了 50 个国家级行动示范县（区）。自 2007 年起,广东、江苏等省又拓展了创建健康村活动。

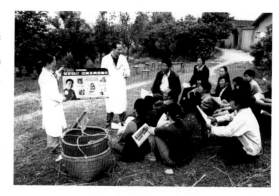

深入农村田间地头讲解健康知识

（4）开展品牌宣传

广泛征集和评选"行动"标识。聘请著名表演艺术家牛群为"行动"形象大使。制作"行动"公益广告及宣传材料。全国"行动"办与中央电视台合作,连续 8 年开展 9 次大型现场直播节目;在中央电视台春节联欢晚会上,以"行动"领导小组名义向全国人民拜年。广电部门开展"乡村健康金话筒全国联播"活动。

5. 主要成效

2005 年底,全国有 1191 个县（区）成立了"行动"领导小组,1832 个县（区）开展了"行动"相关活动,建立了 50 个全国行动示范县（区）。全国"行动"示范县（区）抽样调查结果显示,农民"行动"核心信息知晓率达到 75% 以上,相关行为形成率达到 65%。

四、成效

中国公民健康素养促进行动自实施以来,得到卫生计生系统、相关部门和社会公众的积极响应,对于推进全国健康促进和健康教育工作全面开展、实现深化医药卫生体制改革目标、提高人民群众健康水平发挥着重要作用。

（一）人民群众健康素养水平稳步提高

2008 年全国居民健康素养水平为 6.48%,2012 年为 8.80%、2013 年为 9.48%,2014 年为 9.79%,呈现出逐步上升趋势,2008 年以来的健康素养促进行动初显成效。

（二）政府投入不断增加

2012 年，健康素养促进行动专项投入为 2.38 亿，2013 年增加到 2.44 亿，2015 年增加到 2.59 亿，这是迄今为止最大的一项健康教育专项投入。

在国家基本公共卫生服务项目中，2009 年政府投入经费为人均 15 元，2015 年递增到人均 40 元。以 2010 年第六次人口普查 13.39 亿人计算，2015 年投入已超过 500 亿元。

（三）政府牵头，多部门合作机制初步形成

通过实施健康素养促进重大专项、健康促进县区试点建设、亿万农民健康素养促进行动等品牌项目，提高了各级政府对公众健康的重视程度，增强了对健康促进和健康教育工作重要性的认识，建立和健全了项目地区政府主导、多部门协作的体制机制。

（四）健康教育专业队伍能力显著提升

中国公民健康素养促进行动凸显了健康教育专业机构在健康教育工作中的主导地位，极大地调动了各级健康教育专业队伍的工作积极性。全国各级健康教育专业机构的组织协调、项目实施及评价、健康传播等能力得到显著提升，同时，积累了管理和实施大型项目的工作经验，项目管理和执行能力也大大提高。

（五）健康素养监测体系逐步完善

2012 年在健康素养促进行动项目支持下，建立了全国居民健康素养监测系统，标志着健康素养评价步入规范、连续的监测时期，监测结果已经成为各级政府制定健康政策的重要循证。

（六）居民健康素养水平成为重要的评价指标

2012 年，"居民健康素养水平"指标纳入《国家基本公共服务体系建设"十二五"规划》和《卫生事业发展"十二五"规划》，成为一项衡量国家基本公共服务水平和人民群众健康水平的重要指标；2014 年成为《全民健康素养促进行动规划（2014—2020 年）》的重要考核指标，同年，被纳入卫生统计报表一级指标；2015 年成为"医改"成效的监测指标；2016 年，成为健康城市的评价指标。

附： 中国公民健康素养促进行动各地风采集锦

"健康小屋"助力健康生活

自 2012 年开始，河北省邯郸市卫生和计划生育委员会在全市城乡基层医疗卫生机构创建了 2000 个以"政府主导、医院主建、专家指导、群众参与"为模式的"健康小屋"，为群众提供健康教育、健康咨询、健康干预和慢性病防控等服务。依托"健康小屋"建设，开展防病知识讲座、防治措施指导、慢病初期筛查、心理健康辅

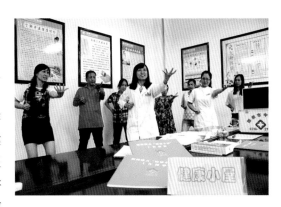

健康小屋

导等一系列预防、保健、康复知识传播；构筑"小病在社区，大病进医院，康复回社区"的分级诊疗模式，探索建立了家庭医生签约服务，组成了家庭责任医生团队，让群众足不出户就能满足小病治疗、康复护理、日常保健等需求。2016年将实现全市5390个村"健康小屋"全覆盖。

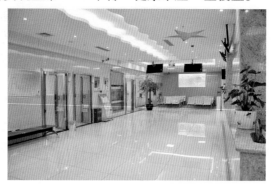

乡镇卫生院公共卫生一站式服务

2014年5月，贵州省桐梓县娄山关镇卫生院综合利用卫生资源，组建了面积1000平方米的公共卫生一站式服务中心，为居民提供健康教育、健康体检、儿童保健、孕产妇保健、老年人保健、预防接种、中医药健康管理等公共卫生服务平台和设施设备，并开设健康生活方式指导馆、儿童水育、儿童摄影、月子中心、母婴健康生活馆等一系列延伸服务产业，集自助健康监测与专业医疗健康服务为一体。

公共卫生一站式服务中心大厅

"健康长春"行动

2008年12月，吉林省长春市政府启动了"健康长春行动计划"，由政府主导并制定相关卫生

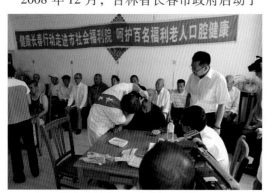

为福利院老人免费种植义齿

政策，通过大力倡导健康理念，分层面、分步骤推进落实相关防控措施，减少疾病危害、提高全民健康，引领卫生事业发展。"健康长春行动计划"包括环境保护工程、全民健身工程、居民终生健康教育等7项工程，同时制定了青少年健康促进计划、女性健康促进行动计划等21个子计划；开展了控盐、控糖、限油等10项高危致病因素干预；开展了高血压、糖尿病、乳腺癌等10种疾病的早期筛查；对病毒性肝炎、高血压、冠心病等10种疾病进行社区重点预防和管理等共100项活动。

黄梅戏唱响健康

2015年，安徽省安庆市宜秀区围绕"宜秀送戏下乡，黄梅唱响健康"的主题，在全区开展健康促进系列活动。

在全区卫生计生系统内，开展有奖征集优秀黄梅戏剧本，努力打造老百姓喜闻乐见的健康节目。有宣传健康政策的黄梅戏小品，有传播健康知识的黄梅歌串烧，有宣传健康生活方式的黄梅戏经典改编唱段。在节目间隙穿插健康素养知识有奖问答，并在小剧场周围，设立政策咨询台，摆放宣教展板，发放宣传材料，以及开展送医送药送健康义诊活动。

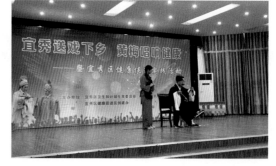

用黄梅戏的方式传播健康知识

健康教育进机关

新疆维吾尔自治区乌鲁木齐市疾病预防控制中心大力开展健康教育进机关活动，定期举办健康知识讲座。建立了健康小屋，干部职工可随时进行自助式体检，同时发放健康生活方式宣传资料与支持性工具，如控油壶、限盐罐、BMI尺、腰围尺、计步器、健康急救包等。

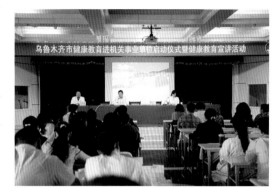

同时，加大了控烟履约和公共场所控烟宣传力度，大力推进无烟单位创建活动，主要措施包括将无烟机构建设纳入工作规划、建立健全控烟考评奖惩制度、所属区域有明显的禁烟标识、室内工作场所禁烟、设有控烟监督员和巡查员、开展多种形式的控烟宣传等。

健康教育进机关启动会

做居民健康的"守门人"

江西省吉安市吉州区政府建立了以社区卫生服务中心为主体、社区卫生服务站为补充、家庭医生为桥梁的社区卫生服务体系，全面形成15分钟社区卫生服务圈、社区卫生服务覆盖100%街道。建立家庭医生工作室，实行全科医生签约服务，推进全科医生承担预防保健、常见病多发病诊疗和转诊、疾病康复和慢性病管理、健康管理等工作，切实履行居民健康"守门人"职责。

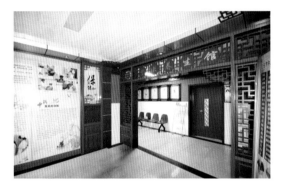

社区卫生服务中心中医养生馆

白塘街道社区卫生服务中心设立了独立的中医药综合服务区，打造了集中医治疗、预防、保健、康复为一体的全市首家社区"中医养生馆"。

创建文明卫生村

2002年，广西壮族自治区桂林市委、市政府决定在全市范围内开展清洁农村大行动、创建文明卫生村工作。2014年底，全市建成文明卫生村5500多个。

建立了卫生清扫制度和垃圾集中处理制度，公共场所路面统一进行硬化，大力推进改水改厕，畜禽实行圈养，烧菜煮饭使用沼气，对房前屋后的茅草棚和各种废弃杂物堆（棚）进行清理，环境卫生面貌发生了革命性的变化。

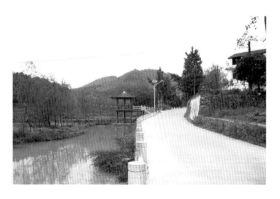

改造后村庄环境整洁

控烟履约——志愿者在行动

在云南省卫生和计划生育委员会领导下，云南省健康教育所组建了云南省控烟志愿者队伍，打造了一支拥有2000余人的志愿者团队。志愿者们通过大众媒体、巡展、巡讲、公益广告、发放传播材料等多种途径大力开展控烟健康教育与传播。多年来，世界无烟日宣传活动均有志愿者的参与，通过志愿者自编、自导、自演的控烟小品、舞蹈、互动游戏等一系列活动，扩大控烟宣传范围，提升控烟宣传效果。

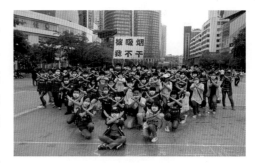

志愿者开展控烟宣传活动

（中国健康教育中心　卢永　李英华　供稿）

 专家点评

健康的影响因素涉及政治、经济、社会、环境、卫生服务及个人特征等多个方面，改善健康和健康公平需要政府、社会、个人各尽其责。近年来，随着健康素养概念的提出和推广，全球许多国家已将提高人群健康素养水平作为改善人群健康的核心策略。提升公众健康素养，就是强化个人的健康责任意识，激发公众维护和促进自身健康的内在潜力，是最主动、最积极、最有效、最具成本-效益的疾病预防策略和措施。

中国政府自2008年起实施中国公民健康素养促进行动，从科学研究、政策支持、经费投入、能力建设、宣传普及等方面综合推动健康素养工作，取得显著成效，居民健康素养水平从2008年的6.48%稳步上升至2015年的10.25%。中国在健康素养促进方面所做的积极探索和实践创新，为全球健康素养促进提供了可借鉴的宝贵经验。

中国公民健康素养促进行动最大的亮点是充分发挥了政府的主导作用，实施了全国性的全民健康素养综合干预行动。在各级政府的主导下，充分协调卫生、教育、文化、广电、科技等多部门的资源，以社区、学校、医院、机关单位、企业等为平台，全方位开展健康教育与健康促进工作，全面提升公众的健康素养水平。

中国公民健康素养促进行动第二个亮点是充分发挥大众媒体的传播优势，大力开展健康知识宣传普及活动。通过支持公益广告制作、播出、评奖等一系列活动，鼓励优秀科普作品的制作和推广。充分利用电视、广播、网络等平台，结合健康巡讲等人际传播活动，大力开展健康知识传播，提高了健康知识的覆盖面和可及性。

中国公民健康素养促进行动的第三个亮点是建立了覆盖全国的健康素养监测系统，健康素养监测指标得到普遍的认可和应用。随着监测体系的不断完善，使政府获得连续的、稳定的健康素养监测数据成为可能。监测结果的公布，引起了全社会的广泛关注。健康素养水平纳入政府考核指标和卫生计生规划指标，已成为政府循证决策的一个重要数据来源。

中国健康素养促进行动的第四个亮点是实现资源的有机整合。项目自启动以来，致力于打造健康素养促进平台，采取了多项重大举措，结合国家基本公共卫生服务项目、健康中国行项目、光彩·西藏和四省藏区母婴健康素养促进项目、亿万农民健康促进行动项目等，整合了健康促进县区、控烟、重点领域、重点疾病、健康促进医院等项目资源，全面推进健康素养促进行动。

健康中国行——全民健康素养促进活动

关键词：10 条核心信息；1 个标准化课件；1 套传播材料；6 本图书；400 余万份宣传品；22 部公益广告；2 万余次健康巡讲；2000 余次宣教活动

一、活动背景

为践行党的群众路线，落实深化医改健康促进工作任务，满足群众日益增长的健康需求，在全国形成健康教育和健康促进的规模和品牌效应，全面推进健康促进工作科学发展，国家卫生计生委联合有关部委于 2013 年 9 月正式启动"健康中国行——全民健康素养促进活动"。活动的第一周期为 3 年，主题分别定为"合理用药""科学就医"和"无烟生活"，每年围绕活动主题开展健康促进和科普宣传活动。

2014 年 3 月，国家卫生计生委宣传司在中国健康教育中心设立健康中国行——全民健康素养促进活动管理办公室，负责整个活动的提供技术支持和日常管理。工作内容包括：草拟活动方案、计划，撰写工作总结；做好健康中国行活动技术支持工作，指导各相关直属和联系单位、各项目省开展健康中国行活动；收集各省级活动管理办公室工作进展情况，以通讯、简报等形式向委领导、委宣传司、各相关直属和联系单位及各项目省通报活动进展情况；对活动中发现的亮点及阶段性成果提出宣传推广建议，对活动中存在的问题随时上报并提出解决意见；组织建立信息沟通机制。

现以健康中国行——2014 年度科学就医主题宣传教育活动为例，简述活动开展思路。

（一）活动目的

1. 增强城乡居民科学就医的意识和理念，普及科学就医知识，营造社会共同关注科学就医的氛围。

2. 提高城乡居民科学就医水平，改变不良就医行为，促进科学就医行为习惯的养成，维护人民群众的健康。

3. 开发科学就医核心信息和传播材料，为各级各类卫生计生单位开展科学就医健康教育工作提供技术支持和保障。

（二）组织机构

主办单位：国家卫生和计划生育委员会、国家中医药管理局、中国科学技术协会

承办单位：中国健康教育中心、人民卫生出版社、中国人口宣教中心、中国人口出版社等委直属和联系单位共同承办

成立"健康中国行——全民健康素养促进活动"管理办公室，设在中国健康教育中心，负责活动的技术支撑、组织协调和联络沟通等日常事务性工作。各省（区、市）成立省级活动领导小组或活动管理办公室，组织相关活动开展。

（三）活动内容

1. 技术支持及传播材料制作。
2. 开展媒体宣传。
3. 优秀媒体和专家推选活动。
4. 各地开展活动。

二、主要活动

活动一 技术支持及传播材料制作

（一）活动目的

1. 确定科学就医主题宣传要点，为整个宣传教育活动打下坚实的基础。
2. 制作健康教育传播材料，为全国各地开展宣教活动提供技术支持与保障。

（二）专家构成

包括临床医学、健康教育、传播学、美术设计等领域专家。

（三）活动内容

1. 制订科学就医健康教育核心信息及释义

召开科学就医健康教育核心信息及释义专家研讨会、修订会，制定了10条科学就医健康教育核心信息及释义。核心信息分别从倡导科学就医、遵从分级诊疗、定期健康体检、鼓励预约挂号、文明有序就医、参加医疗保险、理性对待诊疗结果等10个方面阐述了科学就医的传播知识要点。

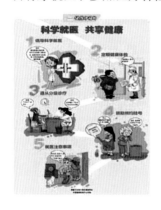
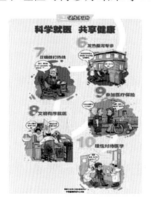

科学就医健康教育核心信息

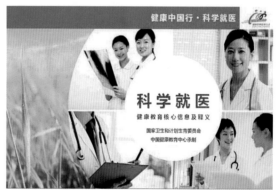

科学就医健康教育标准课件

2. 制作标准课件

召开科学就医健康教育标准课件专家研讨会，组织专家起草、制作以科学就医健康教育核心信息及释义为主要内容的健康教育标准课件。

3. 设计平面传播材料

召开科学就医健康教育传播材料制作邀标会，组织专业人员设计、制作以科学就医为主题的海报 1 张、挂图 2 张、折页 2 张、小册子 1 本。

4. 编写主题科普图书

召开科学就医主题科普图书编写会、审稿会和定稿会，组织专家编写并出版了《权威专家解读科学就医系列》科普丛书，分别从儿童就医指导、老年人就医指导、医疗保险等方面进行了详细的阐述。

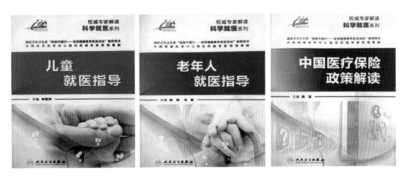

科学就医系列科普丛书

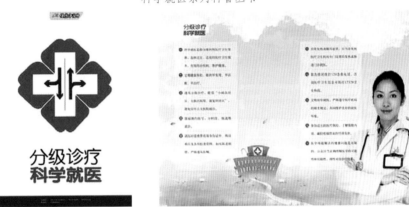

科学就医健康教育平面传播材料

（四）活动成效

1. 核心信息及释义明确了科学就医主题的宣传要点，为后续传播材料的制作以及宣教活动的开展提供了依据。

2. 制作了标准化课件和系列平面传播材料（海报、挂图、折页和小册子）下发省级专业机构，供各省在开展健康巡讲、现场宣教活动中使用。

3. 截至目前，科普图书共印制了 6 万册，取得了良好的社会效益，受到了社会公众的一致好评。

活动二　开展媒体宣传

（一）活动目的

通过多种媒体宣传方式普及科学就医知识，引导公众科学就医，营造社会共同关注科学就医的氛围。

（二）活动内容

1. 新闻发布会

2014 年 9 月 11 日，国家卫生计生委举办例行新闻发布会，向媒体介绍健康中国行——科学就医主题宣传教育活动的开展情况及科学就医健康教育核心信息，其中科学就医健康教育核心信息得到多家主流媒体的集中报道，公众关注度较高，社会反响良好。

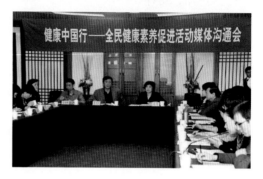

2. 媒体沟通会

组织召开健康中国行媒体沟通会，听取媒体记者对宣传报道的建议，总结健康中国行活动中媒体宣传的经验，进一步做好后续宣传活动。

媒体沟通会

3. 专家访谈

组织拍摄科学就医专家访谈二期，采取一问一答形式。每期时长约 30 ~ 40 分钟。讲座视频上传到挂号网，供广大公众免费观看。

4. 主题专栏

在《健康报》《家庭周刊》《健康周刊》《妇幼健康》等报纸杂志开设科学就医主题专栏，围绕科学就医健康教育核心信息及释义，宣传普及科学就医知识。

活动三　优秀媒体和专家推选活动

（一）概况

为了解活动开展过程中媒体宣传及专家巡讲情况，鼓励优秀媒体及巡讲专家参与科普宣传，国家卫生计生委宣传司在全国范围内开展优秀巡讲专家及媒体推选活动，由各省（区、市）推选媒体及巡讲专家，国家级活动管理办公室组织专家进行评选。

（二）活动要求

1. 媒体

积极参与科学就医宣传活动，且在活动中表现优秀的各类各级媒体，在本地区有较高的收视（听）率、覆盖率和群众美誉度。

2. 巡讲专家

作为巡讲专家，积极参与科学就医巡讲活动，学术观点正确，内容通俗易懂，在当地有较高的群众美誉度。原则上副高级职称及以上者优先。

（三）活动过程

1. 评选内容

（1）媒体：包括电视、广播、报刊杂志 3 种类别，各省共推选媒体 30 家。

（2）巡讲专家：各省共推选巡讲专家 75 名。

2. 评委组成

包括临床医学、健康教育、新闻学、传播学领域专家。

3. 评选过程

包括初筛、初评、终审三个阶段。初评、终审采取专家无记名打分评选方式,对有争议的媒体或专家进行现场复议。

4. 表彰

在 2015 年健康素养促进行动项目暨健康中国行活动总结启动会上,对在 2014 年度健康中国行活动中表现突出的 10 家优秀媒体、21 名优秀巡讲专家进行了表彰。

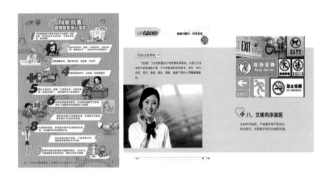

平面传播材料

活动四 各地开展活动

(一)活动内容

1. 传播材料

各省围绕科学就医健康教育核心信息及释义,设计制作海报、折页、图书、视频、实用宣传品(如水杯、毛巾、手提袋)等多种形式的传播材料,供开展宣教活动使用。

2. 公益广告

中西部 22 个省(区、市)和新疆生产建设兵团结合中央补助地方健康素养促进行动项目制作科学就医主题健康教育公益广告,部分东部省份自筹经费制作公益广告,并在省内电视频道播出。

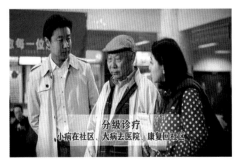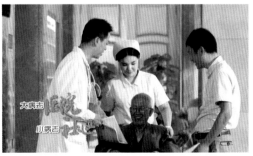

公益广告

3. 健康巡讲

各省结合中央补助地方健康素养促进行动项目,组织相关专家深入机关、学校、企业、社区，针对不同地区、不同人群特点开展科学就医主题健康巡讲活动。

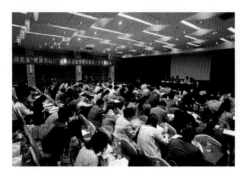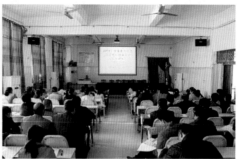

健康巡讲活动

4. 媒体宣传

各省积极争取宣传主管部门和新闻媒体的支持，充分利用电视、广播、报刊、网络等传统媒体和微博、微信、车载视频等新兴媒体对科学就医健康教育核心信息进行广泛宣传，深入讲解科学就医知识，营造了人人关注科学就医的社会氛围。

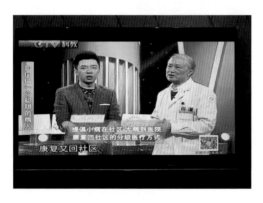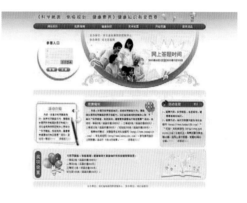

电视专题节目　　　　　　　　　　　　　网络知识竞赛

5. 主题宣传教育活动

各省结合中央补助地方健康素养促进行动项目、国家基本公共卫生服务健康教育项目等重点工作，围绕科学就医主题，针对不同地区、不同群体开展了形式多样的宣传教育活动。

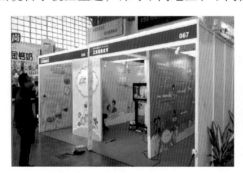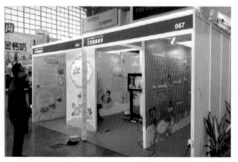

现场宣教活动

（二）活动成效

1. 全国共印发各种宣传品共计约 400 余万份，其中，海报、挂图、折页和知识手册等平面传播材料 300 余万份，水杯、毛巾、手提袋和日历等实用宣传品约 100 万份。

2. 全国共制作科学就医主题公益广告 22 部，在 1200 余个电视频道播出，包括 19 个省级卫视频道。

3. 全国共开展科学就医主题健康巡讲 2 万余次，在活动现场累计发放传播材料约 5000 余种、1000 余万份，覆盖约 400 万人。

4. 全国共开展科学就医主题宣传活动 2000 余次，直接参与人数达 200 余万人。

三、结语

2014 年度健康中国行活动由国家卫生计生委、国家中医药管理局和中国科协共同主办，动员各相关部门和社会各界共同参与，建立了多部门合作工作机制，有效整合了各项资源，借助现有工作平台，结合各种卫生日和大型主题宣传活动，利用文字、视音频、实用宣传品等传播形式，围绕科学就医健康教育核心信息，广泛传播科学就医知识，深入开展科学就医宣教活动，引导公众树立科学就医观念，提高科学就医水平，取得了良好的传播效果和社会效益。

（中国健康教育中心　徽晓菲　肖珠　赵雯　供稿）

 专家点评

"健康中国行——全民健康素养促进活动"（以下简称"健康中国行"）关注当前人民群众密切关注的健康问题，针对普遍存在的用药安全问题、正确就医问题和吸烟有害健康问题进行大力宣传，具有很强的针对性和科学性。

"健康中国行"活动的最大亮点是主题突出、目标明确。活动针对群众关注的健康问题，主题突出、目标明确、内容具体，在较短时间内集中国家和地方的资源和力量，在全国范围形成强势传播和广泛覆盖，确保短期内有效应对重点健康问题。

"健康中国行"活动的第二大亮点是分工明确、资源整合。该活动是由国家卫生和计划生育委员会根据每年的活动主题，联合有关部委调动各自的资源，形成合力。活动在中国健康教育中心设立项目管理办公室，负责技术支撑。为使各地针对不同人群、采取不同方式开展健康教育和科普宣传，中国健康教育中心集中技术资源，联合人民卫生出版社、健康报社等专业机构，开发健康教育核心信息和传播材料。传播材料涵盖健康教育标准课件、海报、挂图、折页、图书等形式，为在全国开展各类健康教育和科普宣传活动提供了权威、科学的参考资料。省、市、县级健康教育专业机构负责活动的策划、组织和实施。

"健康中国行"活动的第三大亮点是传播形式的多样性和灵活性。活动充分考虑了各类社会受众的特点，采用多种有针对性的传播形式，充分发挥了媒体的宣传作用，确保覆盖各类人群。2014年度媒体宣传活动运用了新闻发布会、媒体沟通会、专家访谈、报刊专栏等多种传播形式，覆盖了各类人群，使尽可能多的公众了解科学就医的相关知识和技能，营造了共同关注科学就医的社会氛围。

"健康中国行"活动的第四大亮点是注重适宜技术的总结和推广，采用评优方式调动参与部门及媒体的积极性。活动组织相关领域专家评选出优秀媒体和巡讲专家，评选过程规范。通过评选活动，既总结推广了适宜的传播技术和方法，也鼓励、吸引了更多的媒体和巡讲专家参与到活动中来。

中国烟草控制大众传播活动

关键词：历时 7 年；11 084 部初筛入围作品；37 部获奖作品；163 家媒体；470 名记者；1 个读本；2 万个信息源；10 大新闻事件；5 部公益广告；11 家主流媒体；34% 的广告信息回忆率；1 334 694 名粉丝

一、活动概况

中国烟草控制大众传播活动自 2008 年 7 月 16 日正式启动，至今已走过 7 年历程。这是我国首次由政府发起、覆盖全国的控烟宣传媒体倡导与激励活动。活动由国家卫生和计划生育委员会宣传司、中国健康教育中心主办，中国疾病预防控制中心、中国控制吸烟协会协办，中国人民大学新闻学院、世界卫生组织、无烟草青少年行动、世界肺健基金会支持。

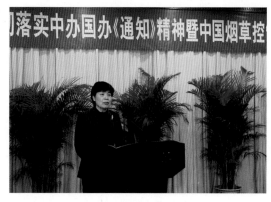

国家卫生计生委崔丽副主任出席 2014 年度启动会

活动开展 7 年来，通过控烟媒体报道作品征集评奖、媒体从业者培训研讨、大众媒体广告宣传、社交媒体拓展应用等一系列策略，开展了一系列媒体动员和宣传活动，推出了大量的优秀控烟媒体报道作品，增强了控烟媒体传播力度和影响，在全社会营造了有利于烟草控制的舆论氛围和综合性支持环境，对推动我国控烟履约工作起到了积极作用，产生了深远的社会影响。

（一）活动目的

1. 全面动员和引导传统主流媒体及新媒体开展控烟宣传报道，进一步提高各类媒体控烟宣传报道的能力。

2. 深入普及控烟知识及控烟政策，提高公众控烟意识。

3. 引导社会舆论，营造支持性环境，全面推动控烟履约工作。

（二）组织机构

中国烟草控制大众传播活动组委会由主办、协办、支持单位的领导和专家组成。

组委会下设办公室和专家组。办公室设在中

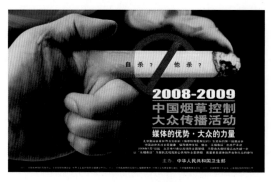

首届活动启动海报

国健康教育中心，负责活动的组织协调、媒体培训与动员、优秀作品征集评选、大众媒体与社交媒体宣传等日常事务性工作。专家组负责整个活动的专业支持和技术指导。

（三）开展的主要活动

1. 控烟媒体报道作品征集、评选、表彰、出版。
2. 媒体倡导培训。
3. 年度控烟十大新闻事件评选。
4. 控烟公益广告制作播出。
5. 与网络媒体合作开展控烟宣传。

二、主要活动

活动一　控烟媒体报道作品征集、 评选、 表彰、 出版

控烟媒体报道作品评奖是中国烟草控制大众传播活动的重要内容之一。通过征集、评选和表彰优秀的媒体控烟作品，可以为更多媒体人搭建起科学传播和舆论监督的平台，用文字和镜头展现中国各界控烟履约的精彩片段以及背后的鲜活故事和人物，宣传、监督和促进"全国卫生计生系统全面禁烟""全面推行公共场所禁烟"等公共政策的落实。经过 7 年努力，该项活动在媒体机构和媒体人中建立了品牌声誉，得到越来越多媒体的认可、支持和参与。

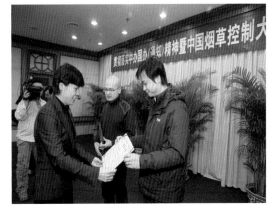

国家卫生计生委崔丽副主任颁奖

1. 活动概况

征集国内媒体刊播的与烟草控制有关的文字、广播电视、新媒体三大类媒体作品，组织专家对作品进行评选，并将获奖作品汇编出版。

作品征集途径主要有作者自主报送、媒体单位及省级控烟机构选送、专家推荐和网络检索。

2. 活动宣传

在作品征集过程中，主要采用了四种宣传途径：

（1）向全国约 2000 家报刊、电视、广播媒体单位寄发了中国烟草控制大众传播活动的函件、活动手册和宣传材料。

（2）向全国新闻网站联盟的 50 家主要网站发布活动新闻稿和报送信息。

（3）通过"中国烟草控制大众传播活动"新浪官方微博实时发布活动信息。

（4）通过健康媒体传播联盟平台，使相关媒体和记者及时了解与活动有关的信息。

3. 评选过程及奖项

（1）作品分类

将参评作品按照文字类、广播电视类、新媒体类分成三类，分别进行评选。文字类包括消息、评论、通讯，广播电视类包括消息、评论、新闻专题、新闻访谈节目、公益广告，新媒体类

包括评论、新闻专题。

（2）评委构成

包括健康教育、新闻学、传播学、公共关系学、社会学、公共卫生等控烟相关领域专家。

（3）评选过程

包括初筛、初评、终评和复议四个阶段。初评、终评采取专家无记名打分评选方式，对有争议的作品启动复议程序。

（4）奖项

分别设置"中国烟草控制大众传播活动"文字类、广播电视类、新媒体类宣传报道作品一等奖、二等奖、三等奖及优秀奖。

设置"中国烟草控制大众传播活动"组织工作奖，用于表彰奖励组织当地媒体参与控烟宣传报道并报送作品较多、作品质量较高的省级主管卫生计生部门、省级控烟和健康教育机构。

4. 表彰

在每年年底组织召开表彰大会。大会一方面对上一年度中国烟草控制大众传播活动开展情况进行总结，对控烟宣传突出的媒体进行表彰，同时，启动下一年度中国烟草控制大众传播活动，介绍下一年度活动的内容、重点及意义。

表彰大会通常用新闻发布的形式召开，利用二次传播的效应，再一次掀起控烟媒体宣传高潮。

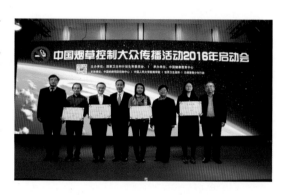

2015 年度获奖机构及个人进行颁奖

5. 成果推广

每年对获奖作品分别进行编辑出版，正式出版文字类（图书）、电视类（DVD 光盘）和广播类（CD 光盘）获奖作品汇编，向全国各级控烟和健康教育专业机构、各级各类新闻媒体机构推送。

6. 活动成效

（1）控烟媒体报道总数量增多，其中深度报道、新闻专题所占比例不断增大

2008 年通过初筛的作品为 2345 部，2015 年达到 11 084 部；

2008 年深度报道、新闻专题的比重不足 5%，2015 年则接近 50%。

评选库容的增加保证了奖项的科学性、权威性和影响力。

（2）作品主题覆盖面更广，几乎涉及控烟宣传的所有领域

2008 年，作品主题主要涉及烟草危害；2015 年，作品主题涉及烟草危害、控烟立法、公共场所禁烟、烟草广告促销及赞助、烟盒包装警示、烟草经济、戒烟服务、国内外控烟经验介绍等内容。

（3）作者自主报送作品数量增加，媒体从业者主动参与性明显提高

2008 年作者自主报送作品只有 14 部，2015 年增加到 1142 部。

（4）地方媒体参评作品数量增加，与国家级活动形成了合力

2008 年，参评媒体作品主要来自于国家级新闻媒体，地方媒体作品数量仅为 67 部；2015 年，仅山东、江苏等 5 省健康教育专业机构推荐报送的地方媒体作品就达 678 部。

活动二　媒体倡导培训

1. 活动目的

（1）向媒体记者全面、系统简介控烟知识和控烟政策，为媒体控烟报道提供专业支持和循证。

（2）加强了解，增进互信，达成共识，把媒体平台打造成控烟宣传阵地。

（3）通过作品案例分析，提高媒体控烟宣传报道专业化能力，引导媒体宣传。

2. 参加人员

邀请中央及主流都市媒体的一线记者、编导和制片人等参加，目前已覆盖全国31省的163家媒体。

3. 活动形式

每年举办1~2期媒体控烟宣传报道培训，培训采用专家授课讲座、学员交流讨论、选题陈述点评相结合的形式。并邀请往年烟草控制大众传播活动的获奖记者，以记者教记者的形式，分享控烟报道的现场经验和实用技巧。

4. 活动内容

（1）全面、系统讲解控烟知识和控烟政策。

（2）分析控烟报道面临的主要问题，分享优秀控烟宣传报道作品。

（3）聚焦媒体与控烟专业部门之间的对话及共识，对媒体参与控烟宣传报道给予实操性的建议和指导。

（4）通过预先设定的控烟报道参考选题，侧重加强媒体控烟报道的选题策划能力，同时引导和支持媒体发挥控烟议程设置和舆论导向作用，团结和带动了一支对控烟报道有热情和创造力的媒体队伍。

5. 活动成效

（1）从2008年起，共开展了11期培训，培训记者、编导和制片人等470人。

（2）截至2015年底，参加培训的记者公开发表控烟作品150余部。

（3）推动了无烟医疗卫生机构的创建工作。

如2009年云南《都市时报》报道云南这一烟草大省在落实无烟医疗卫生机构中存在的突出问题，2010年江苏卫视等曝光江苏泰州市、南京市医疗卫生机构的控烟现状，均有力督促了当地乃至全国的无烟医疗机构建设工作。

（4）在历年媒体培训基础上，活动深入分析了控烟议题的报道现状和典型问题，编写了《控烟报道与传播共识》读本，以对话为导向，致力于跨越公共卫生与新闻传播的专业差异，进一步为媒体提供报道指导，提升媒体控烟作品质量。

活动三　年度控烟十大新闻事件评选

1. 活动目的

2009年开始，中国烟草控制大众传播活动启动了"年度控烟十大新闻事件评选"活动。通过对上一年度发生在国内烟草控制领域的重大新闻事件进行回顾和盘点，形成二次传播热潮。

2. 评选过程

（1）控烟十大新闻事件评选主要依托TRS. SMAS云服务数据中心提供的全媒体监测数据进

行聚类统计分析，监测范围涵盖国内绝大多数主流媒体（包括平面媒体、电视媒体、广播媒体的网络版报道内容，以及主要网络媒体，如新浪、腾讯、搜狐等），监测的信息源约 2 万个。

（2）以"相关新闻量"为指标，对所监测事件由高至低排序，前二十件提交专家组进行评审。

（3）通过专家组无记名评分、集中评议，最终由专家组推选出年度控烟十大新闻事件。

（4）十大新闻事件的评选活动全程及评选结果均在"中国烟草控制大众传播活动"官方微博上予以发布和推广。

活动四　控烟公益广告制作与播出

1. 活动概况

中国烟草控制大众传播活动积极利用公益广告等大众传媒载体开展控烟宣传。从 2012 年开始，活动每年推出一部公益广告，通过大众媒体播出开展控烟舆论宣传和政策倡导。

2. 活动内容

（1）2012 年 3 月，为了配合《关于 2011 年起全国医疗卫生系统全面禁烟的决定》的开展和执行，活动在中央电视台和全国 10 家卫星电视投放播出名为《二手烟——无形杀手》的公益广告，为期 1 个月。广告播出覆盖了中央电视台、北京电视台、中国教育电视台、江苏电视台、重庆电视台、陕西电视台、山东电视台、湖北电视台、贵州电视台、四川电视台、新疆电视台共 11 家主流媒体。

（2）2013 年 5 月，中国健康教育中心与国际 4A 级制作公司合作，邀请王陇德院士、百度 CEO 李彦宏及知名歌手张靓颖等公共意见领袖拍摄《被吸烟我不干》公益广告，发挥名人示范效应吸引公众关注，倡导积极控烟的社会行为规范。广告成片于 5·31 世界无烟日起在中央电视台综合、财经、电视剧、高清等重点频道集中投放 1 个月。

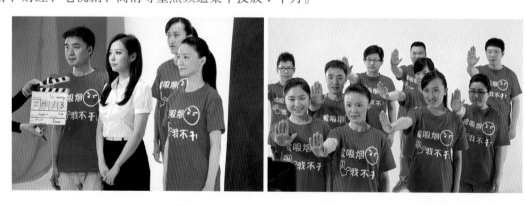

《被吸烟我不干》公益广告拍摄现场

（3）2014 年 5 月，活动进一步发起控烟公益广告宣传月活动，协调中央电视台及湖北卫视等省级上星卫视，于 5～6 月份集中播出《支持公共场所禁烟，为自己为他人》公益广告，并商请国家新闻出版广电总局将该片纳入"全国思想道德公益广告作品库"，向有关媒体单位推荐。

3. 活动成效

（1）活动通过控烟公益广告的制作与播出，积极探索了利用大众媒体宣传烟草控制。2012 年

《二手烟——无形杀手》公益广告的播出覆盖范围、同时播出的电视台数量及统一播出的时长在我国国内均是首次。

（2）2013年《被吸烟我不干》公益广告播出后第三方调研评估结果显示，该片播出的回忆率达34%，广告播出推广对于增强公众对二手烟危害的认知、提高公众对无烟政策的支持力度起到了积极作用。

（3）活动还不断创新形式，2014年尝试利用视频网站、门户平台、微博微信、户外视频等新媒体渠道配合播出《支持公共场所禁烟，为自己为他人》广告，加强受众贴近性，开启控烟广告的多屏传播，并在"中国烟草控制大众传播活动"专题页与官方微博平台上发起"有奖转发广告·投票支持公共场所禁烟"的微活动，扩大广告覆盖，形成整合传播的声势，放大社会影响。

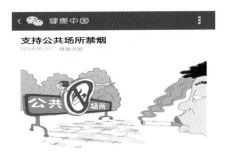

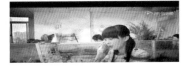

微信平台推广控烟公益广告

活动五　与社交媒体合作开展控烟宣传

1. 活动概况

顺应媒体发展趋势，拓展社交媒体应用是中国烟草控制大众传播活动的又一重要策略。

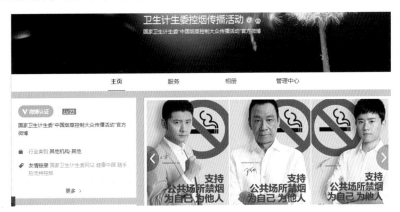

活动官方微博

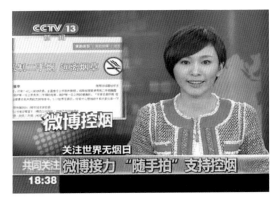

主流媒体关注随手拍活动

自2011年5月起，活动在新浪网开设了"中国烟草控制大众传播活动"官方微博（@卫生部控烟传播活动），同时启动了"无烟医院随手拍"微活动（@随手拍支持控烟），开社交媒体控烟传播之先河，得到社会的广泛关注，成为其他各类控烟微博集中开通的契机。

2. 活动内容

（1）利用两个微博作为中国烟草控制大众传播活动在新媒体空间的主要传播平台，结合"两会""世界无烟日"等时事热点和控烟关键时点，通过微群、微活动等应用，汇集媒体、专家、名人、网民等各方声音，并实时更新活动的动态信息及控烟领域的热点话题。

（2）"随手拍支持控烟"更通过微博平台发动网友随手拍并上传曝光医疗卫生系统内的吸烟现象，对创建无烟医疗卫生系统进行全民监督，是在新媒体语境下进行社会动员，推动室内公共场所全面禁烟的积极尝试。

3. 活动成效

截至 2015 年 12 月，"卫生部控烟传播活动"拥有粉丝 1 334 694 人，居各类控烟微博之首；"随手拍支持控烟"微博也有粉丝 46 217 人，并在持续增长中。官微平台上发起的"无烟生活健康中国"等微话题，阅读近 3600 万，引发 4.6 万的讨论，有越来越多的个体网民成为了控烟信息的创造者、传播者和分享者。

三、结语

中国烟草控制大众传播活动滚动开展七年来，通过上述活动内容，充分调动各级媒体资源，组织实施线上、线下相结合的健康传播活动，为媒体、网民等社会各界力量参与控烟履约工作搭建了很好的平台，"向上"推进政策倡导，"向下"实施公共行为倡导，营造有利的舆论生态，产生了积极深远的社会影响。

（中国健康教育中心健康传播部　靳雪征　供稿）

专家点评

中国烟草控制大众传播活动（以下简称"活动"）是由政府发起，健康教育专业机构、NGO等多部门支持，传统大众媒体和新媒体共同参与实施的一项健康教育与健康促进活动。"活动"成功实践了健康促进的三大基本策略——倡导、协调和赋权，充分体现了"政府主导、专业机构支持、全社会参与"这一核心理念。

"活动"策划以全面动员和引导大众主流媒体开展控烟报道、营造控烟社会氛围为宗旨，顶层设计周密。"活动"内容包括开展控烟媒体报道作品征集、评选、表彰、出版活动，举办媒体倡导培训，开展年度控烟十大新闻事件评选，制作播出控烟公益广告，与网络媒体合作开展控烟专题宣传等活动，表面上看这些活动各自独立，实际上通过精巧的设计，使各活动之间环环相扣，互相支撑，促进了控烟传播效果最大化。

"活动"覆盖媒体范围广，社会影响大。全国 2000 余家传统媒体和众多新媒体参与了该项活动。"活动"搭建了专业机构与媒体合作的平台，双方实现了优势互补，互惠互利。6 年来，涌现出一大批优秀的控烟宣传作品和公益广告，对于控烟舆论宣传和政策倡导产生了积极而深远的影响。此外，在历次媒体培训基础上编写的《控烟报道与传播共识》，弥补了公共卫生与新闻传播的专业差异和误区，为进一步开展媒体控烟宣传奠定了坚实的基础。

"活动"已成为中国健康传播的一个品牌项目，在大众媒体和健康教育专业机构中均具较为广泛的影响，对推动我国控烟履约、地方控烟立法、提升公众对烟草危害的认识发挥了重要的作用。

全民健康生活方式行动

关键词：建成 40 956 个健康支持性环境，其中健康社区、单位、学校 17 128 个，健康食堂、餐厅 9594 个，健康小屋 5975 个，健康步道、健康一条街、健康主题公园等 8876 个；全国招募健康指导员 244 404 名；2289 所学校开展快乐十分钟活动；创建无烟环境 31 176 个；创建 100 户"健康厨房"；建立微信公众号 150 余个；2507 个"全民健康行动"县（区）

一、背景

（一）我国面临的健康挑战

1. 主要慢性病高发

全国第三次死因回顾调查显示，2005 年中国人群的前 5 位死因分别是脑卒中、慢性阻塞性肺疾病、冠心病、肺癌和肝癌，均为慢性病。2002 年中国居民营养与健康状况调查显示，18 岁以上人群高血压患病率 18.8%，与 1991 年相比上升 31%；糖尿病患病率 2.6%，与 1996 年调查资料相比，大城市和中小城市均有所增加。

2. 慢性病相关行为危险因素流行

2002 年我国成人超重率 22.8%，肥胖率 7.1%，分别比 10 年前上升了 39% 和 97%；每人每日食盐摄入量平均为 10.7g，大大高于世界卫生组织推荐的摄入量 [6g/（人·天）]；18~59 岁职业人群身体活动充分率为 68.3%，但活动仍以职业劳动为主，体育锻炼相对较少。同年吸烟调查显示，男性吸烟率为 57.4%，与 1996 年相比无明显变化，仍处于高平台期。

（二）国家出台一系列相关政策

2004 年，第五十七届世界卫生大会通过了"饮食、身体活动与健康全球战略"，要求各成员国将推动健康饮食和身体活动作为保障民众健康、推动社会进步的重要策略。随后，我国《卫生事业发展"十一五"规划纲要》明确提出将"加强全民健康教育，积极倡导健康生活方式"作为重点工作。为此，原卫生部疾病预防控制局、全国爱卫会办公室和中国疾控中心在全国范围内发起全民健康生活方式行动（以下简称"行动"）。

二、工作策略

推动建立政府主导、多部门合作、社会力量支持、全民参与的慢病防控机制。以饮食和运动为切入点，开展健康知识传播和健康技能培训，促进健康行为形成。创建健康支持性环境，普及健康生活方式。

三、行动目标

（一）总目标

提高全民健康意识和健康生活方式的行为能力，创造长期可持续的支持性环境，提高全民的综合素养，促进人与社会和谐发展。

（二）具体目标

2007—2015 年为第一阶段，开展"健康一二一"行动，内涵为"日行一万步，吃动两平衡，健康一辈子"。

1. 到 2015 年底，全国所有的省、自治区、直辖市均以不同形式组织开展"健康一二一"行动。

2. 到 2015 年底，以省（区、市）为单位，有 50% 以上的县（区）组织开展"健康一二一"行动。

3. 到 2015 年底，与行动开展前相比，开展"健康一二一"行动地区的居民对合理膳食和身体活动知识的知晓率在原有基础上上升 80%；采用合理膳食指导工具、主动参加锻炼的人数比例上升 30% 和 50%，到 2015 年底分别上升 50% 和 70%。

4. 到 2015 年底，与行动开展前相比，开展"健康一二一"行动地区居民慢性病控制相关膳食关键指标合格率和身体活动达到推荐水平人数的比例分别上升 60%。

5. 到 2015 年底，与行动开展前相比，开展"健康一二一"行动地区居民的行为危险因素上升趋势与其相关慢性病的患病率上升趋势有所控制。

四、组织管理

（一）组织架构

原卫生部成立行动领导小组、国家行动办公室和专家指导委员会。行动领导小组由原卫生部相关司局和中国疾控中心有关负责人组成，由卫生部领导任组长。聘请营养、运动、慢性病、卫生政策、卫生经济、卫生管理、健康教育等方面的专家组成专家指导委员会，负责技术指导和咨询。国家行动办公室设在中国疾控中心，负责行动方案的制订、执行、督导与评估等各项具体工作。省市县三级均设有行动办公室，负责本地区实施行动的组织领导和具体工作。

（二）经费支持

2008 年起，行动被纳入中央补助地方项目，由中央财政直接拨付各省，支持各地行动的开展。2011 年起，行动被列入医改重大公共卫生专项。行动经费逐年增加，2015 年全国经费达到一千多万。

（三）人员培训

为提高各地行动工作队伍的能力，国家行动办每年对省级行动办进行项目培训，省内行动办进行逐级培训，并定期组织行动经验交流，提高各地开展健康教育与指导、慢性病社区防治以及项目评估的能力。

（四）督导考核

2012 年，行动被纳入《疾病预防控制工作绩效评估标准（2012 年）》，这使行动成为各地疾控的常规工作。行动开发了工作信息管理系统，用于各地各级行动办工作信息的实时上报。国家行动办通过此信息上报平台进行过程评估，掌握各地行动的动态与进展。国家行动办定期选取部分省份进行督导。

（五）交流推广

行动积极搭建学术和经验交流的平台，从 2012 年开始每年举办一届中国健康生活方式大会，至今已成功举办四届。大会邀请国内外专家交流健康生活方式和慢性病防控的最新知识、理论、方法、技术和实践，参会人员包括全国各级行动办公室和基层社区工作人员。健康生活方式大会的举办也使行动的品牌影响力日益提升。

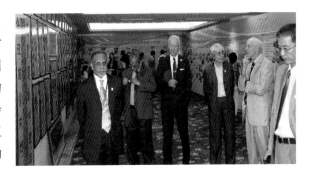

健康生活方式展览

五、主要活动

活动一　行动设计

（一）指导思想

运用健康促进社会营销策略，打造项目品牌，倡导健康理念，培育健康生活方式与行为。

（二）设计"行动"标识

2007 年初，国家行动办公室组织设计了"行动"标识，并补充注册了版权和商标。

标识外围以健康一词的拼音首字母 JK 为元素，通过艺术化设计变形，使字母有机的组合成一个形象图形，像个饱满的水果，同时辅绘以谷穗图案。标识中心以字母 K 为元素，通过设计变形，使字母成为一个享受快乐生活的、正在奔跑跳跃的人形图像。主标识采用绿色为标准颜色，代表健康和环境。整个标识意涵倡导和推动健康生活方式，通过科学传播平衡膳食和身体活动，提高国民身体素质和健康素质。

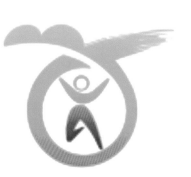

行动标识

（三）确定活动主题与口号

"行动"主题："和谐我生活，健康中国人"

"行动"口号："我行动，我健康，我快乐！"

（四）创作活动主题歌

国家行动办公室组织创作了欢快向上的"行动"主题歌——健康一二一，在国家和各地组织活动时播放，增加活动的宣传效果。

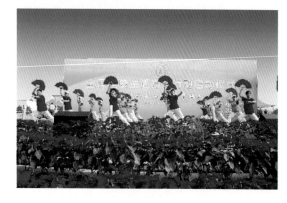

启动仪式现场

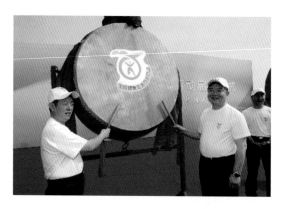

原卫生部部长陈竺击鼓启动"行动"

（五）推出健康生活方式日

为了深入持久开展"行动"，确定每年9月1日为"全民健康生活方式日"。各地在该日均组织不同形式的健康生活方式倡导活动，扩大"行动"影响力，惠及更多百姓。

（六）举办启动仪式

2007年9月1日，"行动"启动仪式在北京隆重举行。启动仪式由原卫生部王陇德副部长主持，原卫生部陈竺部长、原北京市政府丁向阳副市长等领导以及科技部、农业部、全国总工会、全国妇联、全国31个省、自治区、直辖市卫生厅局、4个健康城市、世界卫生组织、联合国儿童基金会、中国疾控中心等300多位代表，在京30余家媒体，北京市社区600多名居民参加了启动仪式。

活动二　健康支持性环境建设

（一）制定标准

"行动"开展健康社区、健康单位、健康学校、健康食堂、健康餐厅、健康小屋、健康步道、健康一条街及健康主题公园等九类健康支持性环境的创建。由国家行动办制定并下发健康支持性环境建设指导方案。其中要求建立健全支持性环境建设领导小组，完善环境建设和人员配备，定期开展宣传活动，明确规定了活动形式和次数。

1. 健康社区、单位和学校

要求无烟环境，有促进身体活动的场地和设施，设立固定宣传栏，定期更换宣传材料，组织全体健身活动、知识竞赛、专家讲座等多种活动，为参与人员发放健康生活方式宣传材料与支持工具（控油壶、限盐勺、计步器等）。

2. 健康食堂、餐厅

要求有专职或兼职营养配餐人员，管理人员和工作人员均需接受合理膳食知识培训，厨师应掌握制作低盐少油菜肴技能；要求就餐环境干净整洁无烟，有可自由取阅的健康生活方式宣传资料，并每月开展健康生活方式宣传活动。

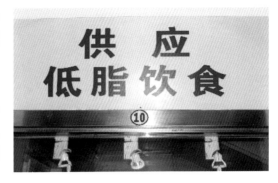

提供低脂饮食的健康食堂

3. 健康步道、健康一条街和健康主题公园

要求有明确的指示标志，设立健康知识宣传栏，并定期更换宣传材料。提供健身场地和设施。对各项设施进行管理和维护，并配使用说明，引导居民正确使用。

4. 健康小屋（健康加油站）

要求位置便利，提供身高、体重、腰围、血压、体重指数等自助测量工具和设备。各设备配有使用说明图解及注意事项，悬挂各种检测结果的正常值参考范围。小屋内需有健康宣传资料，供居民自行取用。鼓励提供健康咨询和个性化健康指导。

（二）开展创建活动

1. 申报备案

拟开展健康支持性环境建设工作的机构与所在区县全民健康生活方式行动办公室联系，提出申请并备案。

2. 工作培训

所在区县全民健康生活方式行动办公室在收到申请的 1 个月内对开展健康支持性环境建设工作的机构提供一次工作培训，并在建设过程中提供技术指导。

3. 组织实施

开展健康支持性环境建设的机构依据健康支持性环境建设指导方案内容和要求开展各项工作，并及时记录有关的活动信息。

（三）评估验收

开展健康支持性环境建设的机构在提出建设申请 6 个月后向所在区县全民健康生活方式行动办公室申请考核评估。所在区县全民健康生活方式行动办公室依据国家行动办制定的考核评估表内容，组织对健康支持性环境建设工作进行现场评估指导。各省（自治区、直辖市）和市行动办公室按照逐级评估的原则对区县级考核评估合格的健康支持性环境进行现场评估指导。

对考核合格的健康支持性环境，可授予"全民健康生活方式行动健康 XX"称号，负责授予称号的主体由各省根据本省特点自行确定。

（四）工作亮点

各地的健康场所建设活动因地制宜、各具特色。

1. 健康社区、单位和学校

北京市房山区宜春里社区居委会设置健康宣教室、居民活动室和图书室，居民活动室放置乒乓球台，为居民提供健身场所，图书室提供免费借阅的各类书刊报纸，其中包括健康科普类期刊。图书室一角安装有区疾控中心统一配置的健康自测小屋，可测量身高、体重、血压和血脂。

社区工作人员定期组织开展健康宣传讲座，发放各类健康宣传材料和礼品。社区成立各类健身活动团队，如广场舞、腰鼓队、太极拳队等，社区每50人就有一名健康生活方式指导员。

2. 健康食堂、餐厅

上海市在健康食堂中推广红黄绿食物标签，将汤和蔬菜等清淡食品标为"可以通行"的绿色标签，鼓励员工多吃，将红肉等标为黄色标签，提醒员工一周吃3~4次，将油炸食品等标为红色标签，警示一个星期最多只能吃一两次。

北京华天饮食集团公司在所属庆丰包子铺180家连锁店开展减盐行动，积极推广用盐量减少10%的素三鲜馅包子。

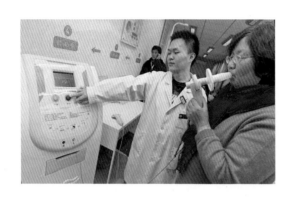
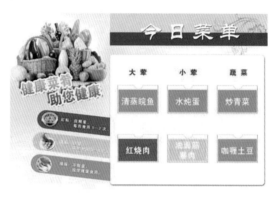

北京市健康小屋内居民正在进行肺功能检测　　　　上海市健康食堂的食物标签

3. 健康步道、健康一条街和健康主题公园

浙江宁波鄞州区疾控中心设计制作了手绘版的"健康地图"，将全区20余种健康步道、健康主题公园、健康小屋等健康场所绘制在一张地图上，标明明确地址和交通指南，居民可以轻松地按图索骥，找到休闲健身、自助体检等健康场所。

4. 健康小屋（健康加油站）

江苏省常州市天宁区，建设标准化健康小屋，基本形成"十五分钟健康服务圈"，不仅方便了居民的健康自助检测，还引入信息化手段，实现健康小屋体检数据与居民健康档案的互联互通，将小屋的使用与基本公共卫生服务的随访工作相结合。

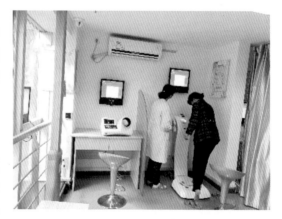

江苏常州天宁区健康小屋

（五）活动成效

全国健康支持性环境数量逐年增加，截至2015年12月31日已建成40 956个。其中健康社区、单位、学校17 128个，健康食堂、餐厅9594个，健康小屋5975个，健康步道、健康一条街、健康主题公园等8876个。

针对各地健康支持性环境建设开展情况，国家行动办于2015年开展了健康小屋和健康步道试点评估工作。调查结果显示健康小屋提供自助检测的同时也是居民健康教育的阵地，能够促进居民提高健康自我管理行为。对健康步道的评估结果显示，愿意去步道的原因前三位为使用安全、周围环境好和舒服，一半使用健康步道者有几乎每天锻炼的习惯，2/3看过步道两侧的健康知识。

活动三　健康生活方式指导员

健康生活方式指导员是指掌握了较多健康生活方式知识和技能,能够承担起家庭和社区健康教育、健康生活指导作用的社区成员。2011年,"行动"在全国开展"健康生活方式指导员"试点工作,充分动员百姓的积极参与。

（一）组织管理

健康生活方式指导员由各地街道办事处、居（村）委会负责招募动员、组织活动以及日常管理协调；各级行动办公室、各区县疾控中心和社区卫生服务中心负责技术指导,包括方案制定、人员培训、考核督导等。

（二）人员招募

制定健康生活方式指导员入选必备条件和优先条件。鼓励各地创新机制,结合实际情况利用好社区力量。

必备入选条件包括：愿意对社区居民进行健康生活方式宣传和动员；具备较好的交流、表达和书写能力；签署"健康生活方式指导员志愿书"。

优先入选条件包括：不吸烟、经常锻炼身体、不酗酒、热爱此项工作；社区内的楼（门）长、村（居）委会干部、社区健身小组组长（或社会体育指导员）、健康自我管理小组组长等均可优先入选。

（三）人员培训

由社区卫生服务中心和县区疾控人员为备选的健康生活方式指导员进行培训。内容包括：①全民健康生活方式行动背景及目的；②健康生活方式的主要知识和技能；③维持和控制体重、血压、血糖和血脂达标；④常见慢病非传染性疾病的早期发现和预防；⑤协调开展高血压、糖尿病患者的管理。

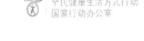

（四）考核管理

由负责健康生活方式指导员工作的基层医疗卫生服务工作人员（健康生活方式指导员协调员）通过记录查询、知识技能考试、相关人员询问等方式进行考核。给合格的健康生活方式指导员发放县（区）"健康生活方式指导员证书"。

（五）工作任务

国家行动办制定健康生活方式指导员工作手册,各地制定本地的工作方案,参照方案开展工作。

1. 对家庭成员、朋友、邻居、社区居民开展通俗易懂的健康教育,宣传健康生活方式知识。

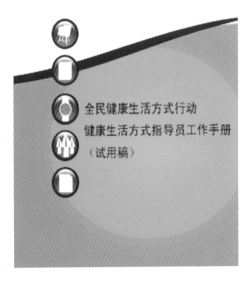

国家行动办制定的工作手册

2. 身体力行，带动社区居民改变不健康的生活方式，采取健康的生活方式行为。

3. 提供社区卫生服务资源信息，增进居民对社区卫生服务机构的了解和信任，提高社区卫生服务的利用程度。

（六）特色亮点

河北省石家庄市利用卫生计生工作整合契机，将基层计生人员培训为健康生活方式指导员，充分利用资源，壮大健康生活方式指导员队伍。

上海市与市民健康自我管理行动相结合，健康自我管理小组组长为健康生活方式指导员，探索开发适应农民的小组活动教材和活动形式。

北京、重庆等地开展了优秀健康生活方式指导员评选活动。国家行动办也于2015年利用微信公众号开展"最美健康生活方式指导员"评选活动。

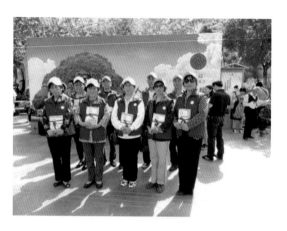

石家庄市由计生专干组成的健康指导员队伍

（七）工作成效

截至2015年12月31日，全国已招募健康指导员244 404名。重庆市对30名健康生活方式指导员所开展的针对社区居民的慢性病防控健康教育及生活指导干预工作进行评估，结果显示，干预6个月后居民对食盐推荐量、食用油推荐量、体重、腰围、血压、血糖的知晓率均较干预前显著上升。居民主动咨询医务人员慢性病防控知识和6个月内检查过血压、血糖的比例均显著高于干预前。珠海市的干预评估结果也显示健康指导员能帮助建立起自治型社区健康教育管理新模式。

活动四 重点场所和人群健康干预

对于行动推广成熟的项目方案，鼓励各地因地制宜，针对重点场所和人群开展专项行动：学校"快乐十分钟"活动、单位"无烟环境建设"、社区"健康厨房"项目等，使不同层面的人群了解并参与行动。

（一）学校"快乐十分钟"活动

1. 制定方案

依据中国疾控中心营养所制定的"快乐十分钟"活动技术方案、活动步骤和教师培训材料，在小学开展"快乐十分钟"活动，以减少小学生在校静坐时间，引导形成积极参加身体活动的习惯。国家行动办要求每个县区至少有1个学校开展该项活动。

2. 组织实施

（1）制定在本省（市/区/县）小学中开展"快乐

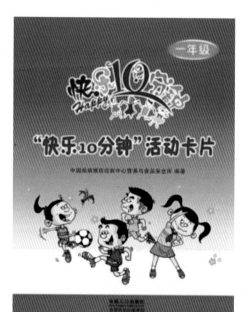

活动过程卡片

10 分钟"活动的计划，包括各部门职责和分工、启动会形式、培训计划、实施和监督的具体内容、评估方法等。

（2）取得教职工和家长的配合与支持，以学校为单位开展教师培训。

（3）按照计划，每个学校以班级为单位，每个学习日至少开展一次"快乐 10 分钟"活动。

（4）定期评估和考核。

3. 工作成效

截至 2015 年 12 月 31 日，全国共有 2289 所学校开展了"快乐 10 分钟"活动。

（二）单位"无烟环境建设"

1. 制定方案

依据中国疾控中心控烟办公室制定的《全面无烟公共场所和工作场所创建指南》开展无烟环境建设。要求开展无烟环境建设的公共场所和工作场所，做到室内无人吸烟、无烟味、无烟头。

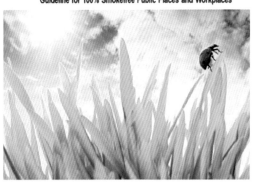

全面无烟公共场所和工作场所创建指南

2. 组织实施

全面无烟场所的创建需经历五个阶段：准备、启动、实施、评估和维持。通常准备阶段历时约 1 ~ 3 个月，启动到评估约 3 ~ 9 个月，之后是维持阶段。

（1）准备阶段。开展现状评估，对员工进行吸烟危害的宣传，制定工作计划和无烟政策，动员领导及员工，为无烟场所的创建进行环境布置。

（2）启动阶段。全体员工知晓无烟环境创建活动，负责人向社会承诺建立无烟场所，通过媒体的广泛报道，让公众知晓，社会监督。

（3）实施阶段。针对不同岗位和职责的人员进行培训，在实施过程中开展宣传，提供戒烟服务，定期监督检查，进行环境维护。

（4）评估阶段。开展工作过程评估和效果评估。

（5）维持阶段。在原有工作的基础上继续巩固和加强全面无烟环境的维护。

3. 工作成效

截至 2015 年 12 月 31 日，全国共创建无烟环境 31 176 个。

（三）社区"健康厨房"项目

1. 制定方案

建立卫生与妇联合作机制，针对家庭主要烹饪者，开展以"控油减盐在厨房 美味家庭促健康"为主题的健康厨房项目，倡导低盐低油健康烹饪饮食习惯。

2. 活动内容

（1）家庭招募和基础信息收集。

（2）开展低盐低油健康饮食宣传干预活动。

（3）开展终期效果评估。

3. 活动成效

每个项目省/市至少培训100名家庭主要烹饪者（包括社区妇联骨干），评选出100个健康烹饪能手，至少成功创建100户"健康厨房"。

活动五　传播材料制作与健康支持性工具开发

（一）制作健康传播材料

国家行动办编印了《健康生活方式核心信息》《吃动两平衡》等宣传资料，发放到各地，保证各地宣传信息的科学权威。各地在此基础上，制作了折页、海报等多种形式的传播材料。材料内容包括心血管疾病、恶性肿瘤、糖尿病等慢性病的预防知识，以及对如何建立健康生活方式的详细建议。

（二）开发健康支持性工具

行动在科学循证的基础上开发推广各种健康支持工具，如控油壶、限盐勺、体重指数计算盘和腰围尺等，并提供使用建议。例如盐罐上标明每人每天限吃6克盐，制作1克和2克两种规格的盐勺。

很多地方因地制宜，创新推广了多项健康促进适宜技术与工具。四川省成都市青羊区自主研发了一批健康转盘，例如运动强度计算盘、慢性病风险概算盘等，在传统 BMI 计算盘的基础上进行了外延。

湖北省研发了健康风险评估腰围尺，科学判断被测者是否存在罹患"代谢综合征"的危险，已申请专利。

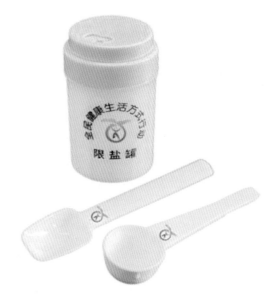

健康生活方式核心信息第一册　　　　　　　　限盐罐、限盐勺

活动六　媒体宣传

（一）报纸、网站

各地利用9月1日全民健康生活方式日以及其他慢性病宣传日，积极开展健康生活方式宣传，并通过媒体报道扩大受众面。2009年至今，各地报纸、网站等媒体报道总计超过2万次。

国家行动办也建立行动网站以交流发布各地行动进展及慢病相关工作情况，及时报道行动动态，努力营造促进健康生活方式的舆论环境。该网站仅2015年的浏览量就超过33万人次。

（二）微信

国家行动办于2014年6月创建行动微信公众号（qmjkshfsxd），利用新媒体加强健康生活方式宣传。截至2015年11月底，微信公众平台共推送上千条信息，送达人次数将近500万。此外，各地也先后建立了当地传播健康生活方式的微信公众号，数量超过150个。

全民健康生活方式行动微信公众号二维码

六、行动成效

（一）全面覆盖

经过8年努力，"行动"在全国普遍开展。截至2015年12月31日，"行动"已覆盖全国所有省、自治区、直辖市，启动"行动"的县（区）数达到2507个，占全国县（区）总数的80.9%。

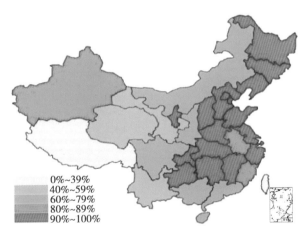

0%~39%
40%~59%
60%~79%
80%~89%
90%~100%

全国全民健康生活方式行动的县区覆盖率

（二）效果评估

2012年国家行动办组织对全国开展行动5周年效果评估调查，调查样本为全国29个省、自治区、直辖市和新疆生产建设兵团的（西藏和福建除外）18岁及以上常住人口31 396名，结果显示，开展行动的地区与未开展行动的地区相比，居民健康生活方式知识知晓率、健康支持工具使用率和部分健康行为采用率显著提高。以城市减盐效果为例，开展行动地区居民和未开展行动地区居民推荐盐摄入量知晓率分别为65.9%和41.7%，限盐勺使用率分别为49.2%和29.0%，自觉控盐的比例分别为68.8%和54.2%。评估结果表明行动对倡导改变慢性病相关不良生活方式起到了初步效果，下一步需要更加关注健康行为的改善。

（三）经验总结

全民健康生活方式行动是第一个由国家层面发起，由中央财政支持，在全国范围面向全人群开展的慢病防控项目。经过8年的实施，各地圆满完成项目实施范围和效果的各项目标。行动通过侧重健康膳食和适量运动的健康支持性环境建设和健康支持性工具的推广，授予群众健康生活方式技能，使健康行为倡导突破传统知、信、行理念。通过从下到上发动群众主动参与，调动社区居民的自觉能动性来推动慢性病防控，是中国慢性病防控的重要抓手。

（中国疾病预防控制中心　李园　张晓畅　供稿）

 专家点评

为应对我国慢性病流行带来得健康挑战，原卫生部于2007年启动了全民健康生活方式行动。该行动以饮食和运动为切入点，通过创建健康支持性环境、传播健康知识、培训健康技能等方式，促进居民养成健康的行为生活方式。

全民健康生活方式行动亮点之一是全国统一行动，形成品牌效应。行动设计专用标识，主题是"和谐我生活，健康中国人"，口号是"我行动，我健康，我快乐"，创作了活动主题歌，推出了健康生活方式日，从国家到地方启动高级别的启动会，社会反响巨大，形成了较好的品牌效应。

全民健康生活方式行动亮点之二是制定一系列标准化技术支持文件。行动组织专家制定了健康社区、健康单位、健康学校、健康食堂、健康餐厅、健康小屋、健康步道、健康一条街及健康主题公园等九类健康支持性环境技术标准，编印了《健康生活方式核心信息》《吃动两平衡》等宣传资料，在科学循证的基础上开发推广各种健康支持工具，如控油壶、限盐勺、体重指数计算盘和腰围尺等健康支持性工具。

全民健康生活方式行动亮点之三是创新性拓展了基层健康促进人员网络。充分动员当地百姓，招募24万多名健康指导员，在建立自治型社区健康教育管理新模式、指导居民建立健康生活方式、改善健康方面起到了重要作用。

全民健康生活方式行动亮点之四是针对重点人群和重点场所开展重点干预。以学校、单位、厨房为重点场所，以学生、单位职工、社区居民为重点人群，有针对性地组织实施了"快乐十分钟"校园活动、"无烟环境建设"单位创建、"健康厨房"项目，为健康促进重点场所和重点人群干预积累了典型案例和丰富经验。

全民健康生活方式行动亮点之五是媒体宣传及时跟进。利用每年的全民健康生活方式日、糖尿病日等重要节日纪念日，在国家和地方重要媒体开展主题宣传。各地还建立了全民健康生活方式微信公众号，及时推送健康生活方式和慢性病预防控制核心信息，指导公众建立健康行为，提高健康素养。

国家慢性病综合防控示范区建设

关键词：制定了包括 7 大项、24 类别、71 个具体指标的评价指标体系；39 个区/县命名为国家慢性病综合防控示范区；建成 265 个国家级慢性病综合防控示范区；国家慢性病综合防控示范区覆盖全国 9.29% 的县（市、区）

一、背景

（一）我国慢性病导致的疾病负担沉重

第四次国家卫生服务调查分析报告显示，2008 年我国各类有医生诊断的慢性病患病人次数为 2.28 亿。全国第三次死因回顾抽样调查结果显示，2005 年我国慢性病造成的过早死亡 371 万人，占过早死亡总数的 75.2%。据世界卫生组织疾病负担研究报告显示，慢性病经济负担占我国疾病总经济负担的比例由 1993 年的 54% 上升至 2009 年的 69%。

（二）导致慢性病的行为危险因素处于高水平流行

吸烟、饮酒、不合理膳食和身体活动不足是许多慢性病的重要病因。2010 年中国慢性病监测调查结果显示，我国 18 岁及以上男性居民现在吸烟率为 53.3%，饮酒率为 36.4%，从不锻炼的比例 83.8%；居民家庭人均每日食盐摄入量较高，达 10.6 克；居民人均每日蔬菜水果摄入量不足，为 420.4 克；畜肉类食物摄入量高达 75.8 克。

（三）群众对健康和卫生服务的需求不断提高

第四次全国卫生服务调查数据表明，我国居民的两周患病率处于 140‰ ~ 210‰，而应就诊未就诊率在 30% 以上。2008 年首次中国居民健康素养调查报告显示，我国居民具备健康素养的总体水平仅为 6.48%。其中，按我国当前主要的五类健康问题来分析，慢性病预防素养最低，仅为 4.66%。

（四）深化医药卫生体制改革要求加强慢性病预防控制工作

2009 年中共中央、国务院下发《关于深化医药卫生体制改革的意见（中发〔2009〕6 号）》，要求加强我国慢性病预防控制工作。为了落实深化医药卫生体制改革的精神，2010 年国家卫生计生委（原卫生部）启动了国家慢性病综合防控示范区（简称"示范区"）建设，覆盖了全国 31 个省（自治区、直辖市）和新疆生产建设兵团，旨在通过慢性病综合防控示范区的建设形成示范和带动效应，进而推动全国慢性病预防控制工作的深入开展。

二、工作目标

（一）总目标

用 3～5 年时间，在全国建立一批以区/县级行政区划为单位的慢性病综合防控示范区。通过政府主导、全社会参与、多部门行动综合控制慢性病社会和个体风险，开展健康教育和健康促进、早诊早治、疾病规范化管理，减少慢性病负担，总结示范区经验，推广有效管理模式，全面推动我国慢性病预防控制工作。

（二）工作目标

1. 在示范区建立政府主导、多部门合作、专业机构支持、全社会参与的慢性病综合防控工作机制与体制。

2. 建立和完善慢性病防控工作体系，加强慢性病防治队伍建设，提高专业人员技术水平和服务能力。

3. 规范开展慢性病综合监测、干预和评估，完善慢性病信息管理系统。

4. 探索适合于本地区的慢性病防控策略、措施和长效管理模式。

（三）"十二五"期间示范区建设目标

国务院卫生事业发展"十二五"规划明确要求，在加强慢性病防治工作中，应全面实施慢性病综合防控策略，建设慢性病综合防控示范区。《中国慢性病防治工作规划（2012—2015 年)》要求到 2015 年，国家级慢性病综合防控示范区覆盖全国 10% 以上县（市、区），全国所有省（自治区、直辖市）和东部省份 50% 以上地级市均建有国家级慢性病综合防控示范区。

三、主要工作

（一）收集基础资料，开展慢性病相关社区诊断

收集、整合并分析示范区基础信息和资料，建立示范区基础信息数据库。分析当地主要慢性病及危险因素流行情况，确定重点目标人群和优先领域，明确主要策略和行动措施。

（二）建立和完善慢性病监测系统

逐步建立和完善覆盖示范区全人群的慢性病监测系统，至少包括慢性病死因监测、肿瘤登记、心脑血管事件报告、慢性病危险因素监测和基本公共卫生服务项目信息等基本内容，不断提高监测质量。建立慢性病信息管理平台，定期发布示范区慢性病预防控制相关信息。

（三）广泛开展健康教育和健康促进

充分发挥大众传媒在慢性病预防控制工作中的作用，突出地方特色，围绕控制烟草消费、推动合理平衡饮食、促进健身活动等重点内容，开展健康教育和健康促进活动，建立长效运行机制。

（四）深入开展全民健康生活方式行动

面向全人群，深入开展全民健康生活方式行动，推广简便技术和适宜工具，提高居民自我管理

健康的技能。包括政府组织，多部门参与，广泛开展群众性健身活动，鼓励群众广泛参与健身运动。机关、企事业单位、学校建设有利于身体活动的支持性环境，组织职工开展群体性健身活动，落实工作场所工间操健身制度，实施全国亿万学生阳光体育运动。政府部门带头，全社会开展控制吸烟行动，创建无烟场所、单位。创建全民健康生活方式行动示范社区、示范单位、示范食堂或示范餐厅。

（五）重视慢性病高危人群，采取预防性干预措施

各类单位定期为职工提供体检，在有条件的场所建立健康指标自助检测点，提供体格测量简易设备，及早发现慢性病高危人群和患者；各级各类医疗机构落实 35 岁以上人群首诊测血压制度，提供测量身高、体重、腰围、血糖等服务；对超重肥胖、血压正常高值、糖调节受损、血脂异常和现在每日吸烟者等慢性病高危人群实施管理和健康指导；在有条件地区开展以儿童为重点的口腔龋齿检查，对检查中发现患有龋齿的儿童及早进行充填，开展适龄儿童窝沟封闭。

（六）加强基层慢性病防治，规范慢性病患者管理

落实国家基本公共卫生服务规范，加强慢性病患者规范化管理，提高社区高血压和糖尿病管理率。建立慢性病管理信息系统，开展慢性病管理效果评估。强化慢性病患者自我管理作用，推广"慢性病患者自我管理小组"等模式。针对高血压、糖尿病、脑卒中康复期等慢性病人，以社区居委会（村委会）、工作场所为单元，组织患者学习慢性病知识，交流防治经验，逐步提高慢性病患者自我管理能力。

四、保障措施

（一）组织领导

成立示范区慢性病综合防控工作领导小组，建立多部门合作机制。当地政府主要领导任组长，发展改革、财政、卫生、社会保障、宣传、教育、民政、体育、文化、团委、工会、妇联、残联等相关部门分管负责人为成员。领导小组下设办公室，负责工作规划与计划制定、组织实施、协调管理、督导检查和考核评估。根据工作需要，定期组织召开领导小组会议，督促落实相关部门的职责，统筹协调解决实施过程中存在的问题和困难，保证各项工作的顺利开展。示范区成立由相关领域专家组成的技术指导专家组，负责技术指导和决策咨询。

国家卫生计生委对全国示范区工作进行统一的领导和管理，定期组织检查、督导和评估，成立示范区工作办公室，设在中国疾病预防控制中心；省级卫生行政部门按照工作指导方案，负责组织本辖区内的慢性病综合防控示范区工作创建；省、市级疾病预防控制中心负责技术指导、质量控制、督导和培训；区/县级卫生行政部门在示范区领导小组的领导和支持下履行相关职责。

（二）经费保障

示范区工作必须纳入当地政府的议事日程，列入政府工作的任务。慢性病防控工作经费纳入当地财政预算，安排专项经费。建立政府主导、社会力量支持的慢性病综合防控工作经费保障机制，保障慢性病防控工作长久可持续发展。

为促进各地建设示范区工作，国家卫生计生委将通过转移支付项目的形式对国家级示范区给予适当的经费支持。

（三）政策保障

政府及相关部门要出台相关的政策，支持慢性病综合防控工作，基本内容包括媒体公益宣传，推动合理膳食，低盐饮食，促进身体活动，加强烟草控制，方便慢性病高危人群和患者早诊早治和双向转诊。

（四）能力建设

加强慢性病防控队伍建设，示范区疾病预防控制中心设立慢性病防控专业科室；基层医疗卫生机构有专人负责慢性病防控工作。区县医疗机构有慢性病预防控制的任务。

建立指导和培训制度，区/县医疗机构和疾病预防控制机构定期为辖区基层医疗卫生机构提供规范化培训和技术指导。区县医疗机构与基层医疗卫生机构建立对口帮扶指导关系，提高基层卫生人员慢性病综合防控能力和诊疗技术水平。

五、建设过程

（一）准备与启动阶段（2009 年 1 月—2010 年 12 月）

1. 成立国家慢性病综合防控示范区工作办公室

2009 年初，原卫生部疾控局开展示范区建设准备工作，成立国家慢性病综合防控示范区工作办公室（简称"示范区工作办公室"），办公室设在中国疾控中心慢病中心，负责全国示范区建设的日常管理工作。

2. 出台示范区工作指导方案，正式启动示范区建设

在原卫生部领导下，示范区工作办公室在系统回顾相关文献基础上，经过多轮专家论证，形成示范区工作指导方案，并于 2010 年 11 月由原卫生部办公厅正式出台下发"关于印发《慢性非传染性疾病综合防控示范区工作指导方案》的通知（卫办疾控发〔2010〕172 号）"（简称：指导方案），正式启动示范区建设工作。指导方案对示范区建设的工作目标、工作内容、保障措施、督导评价和考核验收五个方面做了具体要求；根据工作内容制定了示范区建设的评价指标体系，包括 7 大项、24 类别、71 个具体指标。

原卫生部下发工作指导方案

3. 起草示范区建设技术性文件，规范示范区建设工作

（1）《慢性非传染性疾病综合防控示范区管理办法》（简称"管理办法"）

为落实《慢性非传染性疾病综合防控示范区工作指导方案》的要求，科学指导各地开展示范区的建设工作，示范区工作办公室组织编写了示范区管理办法，对示范区的申报审核流程、管理与考评做了具体规定，并于 2011 年 3 月由原卫生部办公厅正式下发《慢性非传染性疾病综合防控示范区管理办法》的通知（卫办疾控发〔2011〕35 号）。

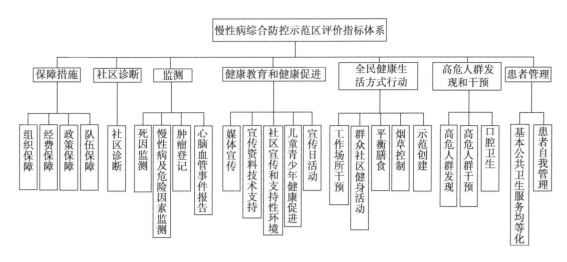

慢性病综合防控示范区评价指标体系

示范区建设实行自愿申报原则，自愿申报国家级示范区的县（市、区）以当地政府的名义，将当地开展示范区建设的社区诊断报告、工作报告、示范建设自评报告以及申报表作为申报材料逐级上报至地市级卫生行政部门、省级卫生行政部门，通过省级组织的审核之后，由经省级卫生行政部门推荐至原卫生部。之后，示范区工作办公室组织专家对申报材料进行材料审核、现场评审和综合评定，三个环节均通过的县（市、区）被命名为国家慢性病综合防控示范区。

（2）《慢性非传染性疾病综合防控示范区考核评价工作手册》（简称"工作手册"）

为了确保慢性病综合防控示范区综合评审工作的科学、公平和公正，促进示范区工作全面、可持续发展，同时方便实际操作，示范区工作办公室组织制订示范区建设工作手册。考评的总体要求实行量化打分标准，对《工作方案》提出的示范区建设任务与内容分解量化，并编制了相应的考评量化记录表格。

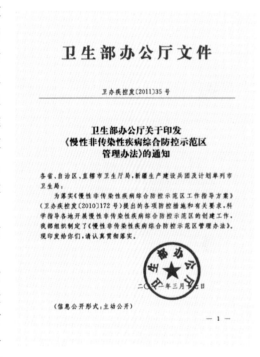

原卫生部示范区管理办法

（二）试点与探索阶段（2011年1月—12月）

1. 引导各省进行首批示范区申报

2011年初，示范区工作办公室指导各省选择拟申报示范区/县，对当地政府重视、工作队伍健全、工作基础好的区/县优先鼓励申报。各省结合当地实际情况确定了拟开展示范区建设工作的区/县，并引导开展示范区建设。到2010年底，除西藏地区，其他30个省（直辖市、自治区）和新疆生产建设兵团共47区/县自愿申报国家示范区。

2. 材料审核

示范区工作办公室在原卫生部疾控局的领导下，组织由慢性病防控领域的专家组成的材料评审组，按照《工作手册》要求，对各省申报材料进行客观、全面审核，以全面掌握申报材料的完整性、真实性、主要存在问题以及考评分值，并提出书面评审意见，对未达到材料考评要求的给予淘汰。

3. 现场考评

通过材料审核的区/县进入现场考评环节。原卫生部疾控局组织专家组深入申报区/县进行现场考评，重点对示范区建设保障措施、社区诊断、健康教育和健康促进、全民健康生活方式行动、高危人群发现和干预、患者管理的核心指标进行实地考核。专家组在听取当地示范区建设汇报和查看相关资料之后，到现场走访，以了解示范区建设情况，发现和挖掘特色和亮点工作，最后以座谈会的形式向当地现场反馈考评情况。

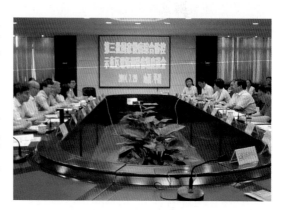

示范区建设现场考评

4. 综合评审

原卫生部疾控局组织参与材料评审及现场考评工作的部分专家组成综合评审组，以会议的形式，对通过材料评审和现场考评的区/县进行综合评审。综合各地创建国家示范区的材料评审结果和现场考评结果，专家组以集中投票的方式审定最后通过的国家级示范区名单。

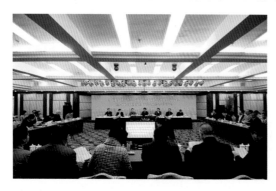

示范区建设综合评审

5. 命名与总结

截至 2011 年底全国共有 39 个区/县被原卫生部命名为国家慢性病综合防控示范区。同时，为进一步加强宣传，更好地展示慢性病综合防控示范区的工作和风采，发挥慢性病综合防控示范区的示范引领作用并以此推动慢性病的相关工作，示范区工作办公室协助原卫生部疾控局编写了"首批国家慢性病综合防控示范区风采录"，该书系统总结了示范区建设的防控体系、支持性环境、防控策略和探索创新等四大方面 76 个精选案例，为各地开展示范区工作拓宽思路、提供借鉴，并经由人民卫生出版社印刷出版，向全国发行。

（三）巩固与发展阶段（2012 年 1 月—2014 年 12 月）

1. 完善考评内容和工作流程

2012 年初原卫生部疾控局以邮件、电话等形式征求和汇总各省慢病科/所长、相关领域专家的意见和建议后，对 2012 年示范区考评工作手册、考评流程和方案、管理办法等具体内容进行了进一步明确和完善，同时也增加了示范区命名前的网上公示环节。

2013 年为了更加科学评估各地示范区创建工作的实际情况，第三批示范区审核流程在原有的材料审核、现场考评和综合评审环节之外，增加了不暴露身份现场调研，重点对区/县慢性病防控支持性环境进行调研，内容包括健康教育与健康促进、全民健康生活方式行动、高危人群发现和干预三大类。

2. 开展两级培训

2012 年 5 月，示范区工作办公室举办了全国慢性病综合防控示范区管理、创建和考核技术省级师资培训，并协助各省完成二级培训，为各省顺利开展示范区创建和考评工作奠定良好基础。

3. 第二批和第三批示范区建设

2012—2014 年期间，示范区建设得到全国各地政府的广泛重视。2012 年第二批示范区建设中，全国 136 个区/县提交了申报材料，其中，101 个区县通过了材料审核、现场调研、综合评定和网上公示四个环节，被命名为国家级示范区。2013 年全国 180 个区/县申报第三批示范区建设，125 个区县被命名为国家级示范区。

（四）调整与提升阶段（2015 年 1 月至今）

为了进一步深化医药卫生体制改革，适应慢性病防控工作的新形势和新要求，体现推进建设健康中国的新目标，2014 年初，国家卫生计生委疾控局组织修订 2010 版管理办法，为"十三五"慢性病综合防控工作提供技术保障。

六、成效

（一）全国已建成 265 个国家级慢性病综合防控示范区

截至 2015 年底，全国 30 个省（直辖市、自治区）和新疆生产建设兵团分三批共建成 265 个国家级慢性病综合防控示范区（东部 113 个、中部 73 个、西部 79 个）。全国所有省（自治区、直辖市）中除西藏外，已全部建有一个或以上的示范区。国家级慢性病综合防控示范区现已覆盖全国 9.29% 的县（市、区）（265/2853），东部省份 50%（44/88）的地级市已建有示范区。基本完成了"十二五"规划中关于示范区建设工作的目标，在战略布局上打开了慢性病综合防控工作的发展空间。

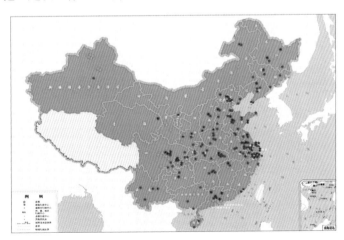

全国慢性病防控示范区示意图

（二）政府主导、多部门合作、全社会广泛参与的慢性病综合防控机制与平台在各示范区已经初步形成

1. 政府主导

示范区建设工作使得当地政府把慢性病综合防控示范区建设作为民生工作来抓。政府高度重

视、认识到位，将慢性病防控作为政府的重要职责，主动参与慢性病防控相关工作，与健康城市/健康村建设有机融合，将慢性病综合防控示范区建设工作与其他创建行动计划相结合，加大慢性病的资金及人才投入，完善了相关政策保障措施，充分发挥政府的主导作用。

2. 多部门合作

在当地政府统一领导下，在示范区构建部门协调、联防联控的慢性病防控工作机制。各门部将示范区建设融入部门日常工作，认真履职，实现慢性病综合防控工作常态化。对已命名示范区工作报告中相关数据分析发现，平均每个区/县参与示范区建设工作的部门数量为22个，最多的达43个。

3. 全社会参与

在示范区建设过程中，当地利用健康教育和健康促进的理论与方法，动员社会力量参与慢性病防控工作；通过大众媒体、户外广告、新媒体技术开展慢性病防控的立体宣传和个人技能培养；以全民健康生活方式行动为抓手，建立慢性病综合防控的支持性环境。全方位营造慢性病综合防控的氛围。

（三）慢性病防治结合的专业体系初步建立

随着慢性病综合防控示范区建设，各地区也不断探索慢性病综合防控区域规划、合理的体系建设以及各级各类医疗卫生机构设置和人员能力的提高，逐步形成与居民健康需求相匹配、体系完整、分工明确、功能互补、密切合作的整合型医疗卫生服务体系。医疗机构承担了技术指导、早诊早治、疾病监测、健康教育等慢性病防治职能；基层卫生服务机构承担了慢性病高危人群的发现与干预、患者管理工作，成为慢性病防治和管理的主战场；疾控机构承担着制定计划、组织协调、社会动员、信息收集与利用、督导评估等慢性病防控职责。疾控机构-医疗机构和社区服务三位一体的慢性病防治专业体系初步形成，卫生系统的功能得到进一步强化。

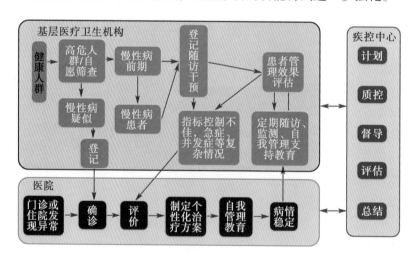

慢性病防治结合的专业体系初步建立

（四）示范区建设得到社会的关注与认可，示范推广效应逐步显现

1. 慢性病综合防控示范区成为基层开展慢性病防控的平台和抓手

政府主导、多部门合作、全社会参与的慢性病综合防控机制、成功的防控经验和模式在各省

（直辖市、自治区）得到实践与探索。慢性病综合防控示范区为我国慢性病防控开辟了新的有效途径，成为各地慢性病防控工作的催化剂。各省根据当地实际情况也逐步开展了慢性病综合防控省级示范区建设，截至2015年底，全国共建成省级示范区506个。

2. 慢性病综合防控示范区工作纳入国家卫生城市建设之中

"十二五"期间，通过示范区建设推动辖区慢性病防控工作的案例不断涌现。为进一步扩大示范区建设的覆盖范围，进一步提升我国整体的慢性病预防控制工作，国家卫生计生委将示范区建设工作融入国家卫生城市建设之中，并将示范区建设作为公共卫生与医疗服务部分的重点内容纳入到了《国家卫生城市标准（2014版）》。

3. 慢性病综合防控示范区建设理念上升到慢性病综合防控示范市建设

"十二五"期间，全国范围建成的示范区均是以县级行政区划、或是参照县级行政管理的区域。为了在更大区域内探索政府主导、多部门协作、全社会参与的慢性病综合防控模式与工作机制，更好地发挥政府统筹、政策支持作用，提高资源整合水平，更好地实现资源共享，国家卫生计生委疾控局提出了将慢性病综合防控示范区的概念提升至示范市的工作思路，在更高的战略高度探索适合我国国情的、可借鉴的经验和工作模式。

（中国疾病预防控制中心　王临虹　董文兰　供稿）

 专家点评

原卫生部于2009年启动了国家慢性病综合防控示范区（简称"示范区"）建设，目前已建成265个国家级慢性病综合防控示范区，覆盖全国9.29%的县（市、区）。政府主导、多部门合作、全社会参与的慢性病综合防控机制已经建立，探索总结出一套成功的慢性病综合防控模式。

示范区建设能够取得成效，首先在于建立了政府主导、部门联动的工作机制。示范区工作不仅开展专项考核评估，还纳入卫生城市创建的前提条件，各地政府高度重视，纳入卫生重点工作，在从"疾病管理"往"健康促进"转型方面探索了有效方式。各部门将示范区建设融入日常工作，平均每个区/县参与示范区建设工作的部门数量为22个，最多的达43个，部门协调、联防联控的慢性病防控工作机制基本形成。

示范区建设中第二个关键措施是出台了一系列规范性文件。国家卫生计生委制订了包括7大项、24类别、71个具体指标的慢性病综合防控示范区评价指标体系，出台了《慢性非传染性疾病综合防控示范区管理办法》，开发了考核评价工作手册等技术文件，这些规范性文件能够指导各地全方位开展慢性病的监测和评价、开展针对高危人群发现和干预、开展患者管理等工作。

示范区建设中第三个关键措施是充分发挥疾病预防控制和健康教育专业机构作用。示范区建设充分体现了循证思路，基于社区诊断发现主要健康问题，针对疾病发生发展的不同阶段，针对重点人群和健康问题，开展慢性病综合管理，开展健康教育与健康促进。实施过程中重视监测评估，疾病预防控制和健康教育专业机构在项目管理、技术指导和考核评估中发挥了重要作用，有力地推动示范区建设。

中国眼健康工作介绍

关键词：150 万贫困白内障患者重见光明；2011 年白内障复明手术率（CSR）达到 930；全国 2226 家项目定点手术医院；活动性沙眼、沙眼性倒睫患病百分比分别为 0.196%、0.002%，远远低于 WHO 的沙眼流行区标准；中国政府在 2014 提前实现消灭致盲性沙眼的目标；ROP 发病率和重症率逐年下降

一、开展中国眼健康工作的背景

1999 年，世界卫生组织和国际防盲协会提出"2020 年前消除可避免盲"的防盲治盲全球性战略目标，到 2020 年要在全球消除包括白内障、沙眼、河盲、儿童盲、屈光不正和低视力导致的可避免盲，我国政府做出承诺并积极参与实现这一目标。

为实现"2020 年前消除可避免盲"的目标，"八五"到"十二五"期间，国家卫生计生委（原卫生部）组织制定了《全国防盲治盲规划》，通过全国防盲治盲规划的制定与实施、建立防盲治盲工作体系和开展防盲治盲项目。每年 6 月 6 日在全国范围内举办"爱眼日"宣传活动，营造了全社会爱眼护眼的良好氛围，主要致盲性眼病得到有效遏制。

但是，我国依然是世界上视力损害绝对数量最多的国家之一，人口老龄化也导致视力损害患病人数不断增加；基层眼保健工作仍需加强；群众防盲治盲意识还需继续强化，需要进一步采取切实可行的措施来提升人民群众的眼健康水平。国家卫生计生委坚持健康促进的方向，积极推进初级眼保健纳入到初级卫生保健，努力达到"人人享有卫生保健"的全球战略，保障人民群众眼健康。

二、中国眼健康服务项目

项目一　百万贫困白内障患者复明工程

白内障是中国第一位致盲原因。据推测，2009 年我国贫困白内障患者约 100 万例，主要在农村。为了解决贫困人群因白内障致盲的问题，原卫生部、中国残联在"十一五"和"十二五"期间实施了列入国家医改的重大公共卫生的服务项目"百万贫困白内障患者复明工程"。

（一）工作目标

2009—2011 年，利用中央财政专项补助经费，对全国贫困白内障患者进行筛查，为 100 万例贫困白内障患者进行复明手术，解决其因病致盲的问题并减轻其就业负担。

（二）数量分配

原卫生部、中国残联根据各地贫困人口数量、贫困白内障患者分布情况、防盲治盲工作基础、"中西部地区儿童先天性疾病和贫困白内障患者复明救治项目"执行情况，确定2009年度项目手术数量分配。2010年和2011年将根据上一年度项目执行情况进行数量调整。

（三）项目组织实施

1. 明确职责

原卫生部、中国残联负责制定项目方案、提出工作目标和要求，对各地项目执行情况进行指导和监督。财政部负责安排中央财政补助经费并对使用情况进行监督。中国残联负责制定贫困白内障患者筛查输送方案并督促落实。

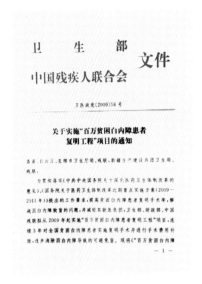

实施"百万贫困白内障患者
复明工程"项目通知

2. 建立工作机制

原卫生部、中国残联成立项目办公室，负责项目的协调与具体实施。省级卫生行政部门、残联负责制定本省（区、市）实施方案，成立项目管理机构，负责项目组织、协调与管理。

3. 实施手术

按照合理布局、利于管理、保证质量和安全、方便患者的原则，确定实施白内障复明手术的医疗机构。优先选择具备开展白内障复明手术条件的县医院。不具备条件的地区，可以在省属医院、市属医院实施复明手术，或组派专业人员到具备手术条件的县医院实施复明手术。

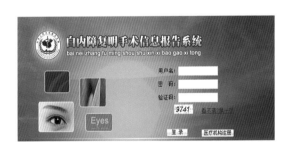

白内障复明手术信息报告系统

4. 质量控制

成立由眼科专家和防盲治盲专业人员组成的省级专家技术指导机构，负责技术指导，规范患者的诊断、治疗和术后随访等工作，以提高手术治疗效果，降低手术并发症，保证医疗质量和医疗安全。

5. 信息报送

建立"白内障复明手术信息报告系统"，定点医院将实施复明手术的患者信息在实施手术后第4天及时录入。各省级卫生行政部门和残联按季度报送项目进展情况。

（四）经费保障与管理

项目实施所需经费由中央和地方共同承担。中央财政对贫困白内障患者每人补助手术费用800元，预算总额10亿元，专款专用。2009—2013年中央财政共拨付项目经费11.4亿元，均已拨付至定点医院。

（五）项目成效

1. 150 万贫困白内障患者重见光明

2009 年计划完成白内障复明手术 20 万例，实际完成 21.6 万例；2010 年计划完成 35 万例，实际完成 35.5 万例；2011 年计划完成 45 万例，实际完成 51.9 万例；2012 年计划完成 25 万例，实际完成 29 万例；2013 年计划完成 12.5 万例，实际完成 12.5 万例。

2. 提高了白内障手术率

2008 年中国白内障复明手术率 CSR 为 677，2011 年 CSR 达到 930。

3. 加强了基层眼保健网络和防盲治盲队伍建设

项目提出"定点医院以县医院为主"的工作原则，全国 2226 家项目定点手术医院中二级及以下医院占 68.7%（1530 家），培养出一批基层眼科骨干，提升了基层眼科的整体服务能力。为建立我国防盲治盲长效工作机制奠定坚实基础。

4. 各级政府对防盲治盲工作的重视程度显著提高

22 个省的财政配套了从 100 ~ 1500 元/例不等的经费。12 个省将贫困白内障患者复明作为省政府的民生工作。

"百万"项目是新中国成立以来我国政府投入经费最多、项目覆盖面最广的防盲治盲项目，直接惠及数百万老、弱、残疾人等弱势群体，帮助患者重见光明、摆脱生活困境，充分体现了党和政府对贫困群众的高度关注，在基层发挥了良好的扶贫作用，得到社会各界的广泛赞誉，是基层群众心中信得过的民生工程。

项目二　中国消灭致盲性沙眼项目

新中国成立前，沙眼是我国首位致盲性眼病，曾有"十人九沙"之说。新中国成立初期，随着我国医疗服务体系的不断完善，医疗服务能力的持续提升，以及爱国卫生运动的全面开展，通过各地、各有关部门和全国防盲治盲工作者的不懈努力，我国沙眼流行状况得到有效遏制，中国有能力根治致盲性沙眼。

（一）沙眼的群防群治运动

1. 把沙眼预防纳入全国规划

1956 年，防治沙眼列入国家发展纲要，成为纳入国家防治计划的首要眼病。1957—1959 年，开展"国家防治沙眼与改厕运动"，1958 年，全国沙眼防治规划提出了防治沙眼的基本原则和基本措施。1984 年国家防盲规划包括了对沙眼长期控制的措施。《全国防盲治盲规划（2006—2010 年）》和《全国防盲治盲规划（2012—2015 年）》以实现消灭致盲性沙眼为最终目标。

2. 在全国范围内推广 WHO 的 SAFE 战略

1997 年孙葆忱教授获得 WHO 日内瓦总部的书面许可及资助，将 WHO 出版的有关沙眼方面的资料译成中文，发放到我国各省（区、市）有关机构与单位，举办消灭致盲性沙眼培训班，推广 WHO 的简化沙眼分级标准，现场示教 WHO 的双层睑板旋转式沙眼倒睫手术，并制作手术录像带用于培训。

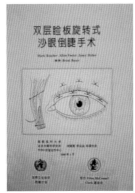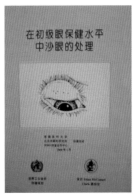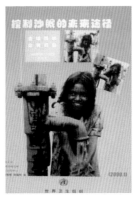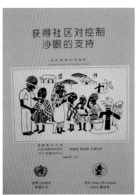

WHO 的 SAFE 战略中文译本

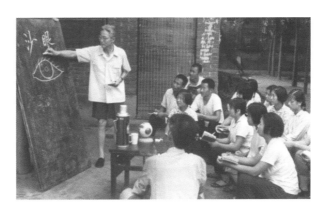

培训基层医生沙眼知识

3. 发挥城乡卫生医疗工作网的作用

专业人员定期到基层巡回讲学、筛查，将沙眼防与治紧密结合，关注儿童患者的药物治疗和老年患者的手术治疗。

4. 大力开展沙眼卫生知识宣传

围绕全国爱眼日开展宣传，将宣传沙眼防治知识、关注眼健康与日常防盲治盲工作结合起来，通过广播、电视、报刊、互联网、公共卫生公益平台等方式传播沙眼防治知识，提高公众的眼保健意识。

(二) 沙眼筛查

解放初期，石增荣、张晓楼教授的团队普查普治百万人，来自国家卫生计生委医疗预防司的记录显示，1957—1958 年全国共筛查 18 万人。

2004 年获得由世界卫生组织资助的"在中国彻底消灭致盲性沙眼"项目，在四川、青海、山西、广东、内蒙古、海南、重庆、云南、河北等 14 个重点省份开展沙眼调查。

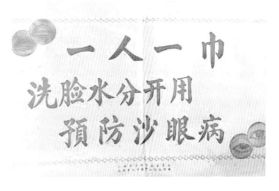

解放初期防治沙眼宣传资料

（三）沙眼的科学防治

1. 沙眼衣原体的发现

1955 年，汤飞凡和张晓楼教授在国际上首次分离出沙眼"病毒"并成功制作出灵长类动物沙眼模型。TE55 株作为标准株在世界范围内应用。解决了在医学、微生物学史上长期悬而未决的病原问题，掀起研究衣原体的高潮。1981 年，国际防治沙眼组织在巴黎授予我国沙眼研究工作"沙眼金质奖章"；1982 年，国家对此奖项研究授予"中华人民共和国国家技术发明奖"。

2. 明确沙眼的传播途径，研发治疗沙眼敏感药物

1974 年开始应用利福平临床治疗沙眼，比国外提前了 3 年。

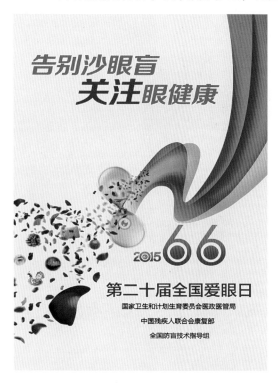

第二十届全国爱眼日宣传海报

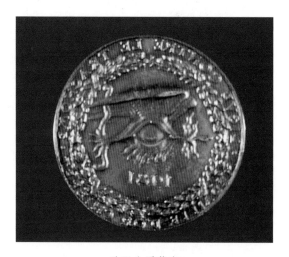

沙眼金质奖章

3. 制定了沙眼诊断标准

中华医学会眼科学分会在 1979 年制定了沙眼诊断标准与分期方案用于临床诊治。结合实验室检查中免疫学与分子生物学方法对沙眼的病理、灭活疫苗及药物治疗等进行了广泛研究，建立了沙眼衣原体菌株库、核酸扩增检验检测沙眼衣原体、基因测序等。

（四）沙眼防治的国际交流

1. 1999 年 11 月协助世界卫生组织与中国原卫生部在云南省昆明市召开沙眼评估与处理研讨会。

2. 2003 年起代表我国防盲组织出席一年一度的 WHO 消灭致盲性沙眼全球联盟会议，赢得了 WHO 的认可。

（五）"视觉第一 中国行动"项目三期

为进一步明确我国致盲性沙眼的流行情况，并对现有致盲性沙眼患者进行免费治疗，国家卫生计生委会同国际红十字会，启动了"视觉第一 中国行动"项目三期"2016 年前在中国根治致盲性沙眼项目"。目标是到 2016 年全国活动性沙眼患病率低于 5%，沙眼性倒睫低于 0.1%。由 31 个省（区、市）政府，医政管理部门，眼科医务人员以及残联参与。

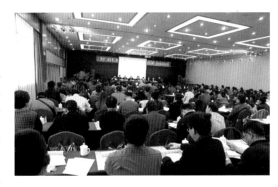

沙眼筛查人员培训班

项目在 2013—2014 年间，对全国曾经沙眼高发的 16 个省（区、市）的沙眼疑似高发区进行了沙眼流行情况调查，共调查 130 所小学的 8163 名 7 岁左右儿童和 55 679 个村庄的 87 924 355 名 15 岁以上居民。共计确诊 16 名活动性沙眼患者、1334 名沙眼性倒睫患者。并对筛查出的 1000 多名沙眼患者进行了免费治疗。

（六）项目成效

1. 形成了具有中国特色的防控沙眼模式

从确定第一位致盲病因到消灭致盲性沙眼，经历了 60 多年时间，几代防盲眼科工作者在政府的领导下，全方位多层次全面综合防治沙眼，形成了具有中国特色的防控沙眼模式，这是中国对世界沙眼防治的贡献，亦是在世界沙眼防治史上的一个伟大举措。

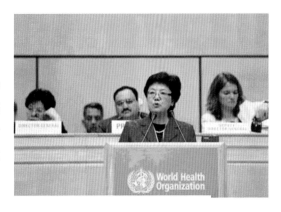

李斌主任宣布：中国政府在 2014 年实现了
消灭致盲性沙眼的目标

2. 获得了基础性数据

1987 年全国残疾人抽样调查结果显示，沙眼致盲率 10.12%，为第 3 位的致盲原因。

2006 年全国残疾人抽样调查结果显示，沙眼致盲率 1.1%，为第 10 位的致盲原因。

3. 防控效果显著

"视觉第一 中国行动"项目三期项目结果显示：活动性沙眼、沙眼性倒睫患病百分比分别为 0.196%、0.002%，远远低于 WHO 在 2008 年确定的沙眼流行区标准（5%，0.1%）。

2015 年 5 月 18 日，在瑞士举行的世界卫生大会上，国家卫生计生委主任李斌正式宣布：中国政府在 2014 年达到了世界卫生组织根治致盲性沙眼的要求，中国提前实现消灭致盲性沙眼的目标。

项目三　早产儿视网膜病变防治项目

随着医学科学的发展和医疗技术的进步，许多在原有医疗条件下难以成活的早产儿、低体重新生儿得以存活，一些由于早产儿器官发育不全和医疗救治措施干预引发的早产儿视网膜病变（ROP）也逐渐暴露出来。早产儿视网膜病变防治项目旨在为指导医务人员规范开展早产儿、低体重新生儿抢救及相关诊疗工作，降低早产儿视网膜病变的发生，提高早产儿、低体重新生儿生存质量。

（一）项目内容

1. 制定《早产儿治疗用氧和视网膜病变防治指南》

2004 年原卫生部委托中华医学会组织儿科学、围产医学、新生儿重症监护、眼科等专业的专家，总结国内外的经验，拟定了《早产儿治疗用氧和视网膜病变防治指南》。对早产儿治疗用氧指征、氧疗及呼吸支持方式、注意事项，早产儿视网膜病变临床体征、诊断要点、筛查标准和治疗原则做出指导，供医务人员在执业过程中遵照执行。2014 中华医学会眼科学分会眼底病学组重新修订中国早产儿视网膜病变筛查标准。

2. 普及和推广 ROP 筛查技术

通过举办"ROP 骨干人才培训班"，对产科、儿科和眼科专业医务人员进行早产儿视网膜病变相关知识的教学及双目间接检眼镜成像系统的基本操作的培训，使其能够按照《指南》要求，早期识别早产儿视网膜病变，正确应用早产儿抢救措施，降低致盲率。

3. 建立 ROP 筛查体系

提高基层医疗机构医务人员对早产儿视网膜病变的认识，加强对早产儿的随诊，及时指引早产儿到具备诊治条件的医疗机构进行检查、诊断或治疗。而具有条件的医院的 NICU 或妇幼保健院、儿童医院等专科医院成为 ROP 诊治中心，履行宣传 ROP 知识，指导并监督本省医疗机构执行《早产儿治疗用氧和视网膜病变防治指南》和 ROP 患儿统计工作。

4. 科研

成功建立 ROP 的鼠模型，从分子生物学水平对 ROP 的发病机制进行了研究。开展药物和基因治疗 ROP 的研究。

（二）项目成效

1. 参加培训班的学员，90.0% 能够熟练掌握双目间接检眼镜的使用并能开展筛查工作。

2. 在北京、上海、广州、深圳等地基本上形成了由一家眼科中心负责，多家新生儿重症监护病房联合的筛查体系。

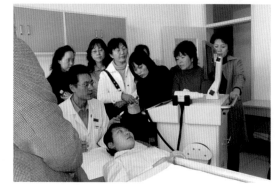

双目间接检眼镜成像系统的基本操作的培训

3. ROP 发病率和重症率逐年下降。1994 年我国第一次报告北大医院（NICU）ROP 发生率 20.3%；2004—2006 年北京市 6 所医院的联合调查，ROP 发生率 10.8%。2008 年上海 ROP 发生率为 6.6%。2012 年广东 ROP 发生率为 7.5%。深圳 2008 年 ROP 发病率、重症率 14.64%、6.52%，2013 年降至 11.47%、4.26%。

三、健康促进与健康教育

（一）全国爱眼日

1996 年，原卫生部、国家教育部、团中央、中国残联等 12 个部委联合发出通知，将爱眼日活动列为国家节日之一，并确定每年 6 月 6 日为"全国爱眼日"。目的是为了普及科学用眼知识，提高民众眼健康水平，预防眼病。

1. 确定爱眼日主题

每年的全国爱眼日都会确立一个主题，主要针对常见眼病、主要致盲眼病的健康教育。如：第十届主题为"预防近视　珍爱光明"；第十一届"主题为"防盲治盲、共同参与"；第十五届主题为"关注贫困人口眼健康，百万工程送光明"；第十九届主题为"关注眼健康，预防糖尿病致盲"。

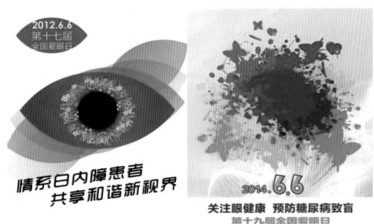

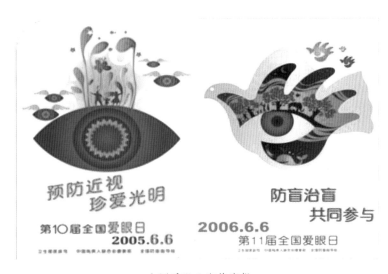

全国爱眼日宣传海报

2. 举办爱眼日活动主题会议

全国爱眼日活动期间，国家卫生计生委均根据当年主题召开主题会，呼吁人群对眼保健的关注。

3. 开展咨询义诊

全国各地组织动员医疗机构、防盲治盲工作者和眼科医务人员开展义诊、咨询、专题讲座等，为群众提供眼保健服务。

4. 每年设计宣传海报

面向全国各省级省（区、市）卫生行政部门

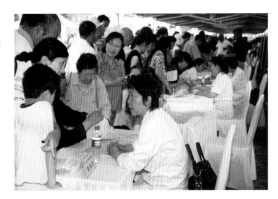

爱眼日专家咨询现场

发放近万张，撰写爱眼知识手册，向主题会参加人员与民众免费发放。

（二）世界青光眼日

青光眼是全球第一位不可逆致盲性眼病，具有隐匿性，发展中国家中有超过90%的青光眼患者对自己的疾病一无所知。青光眼日的目的就是通过各种宣传形式，在各国征募政府部门、眼保健专业人员和广大患者的积极支持，到2020年，青光眼的未诊断率从50%降低到20%以下。

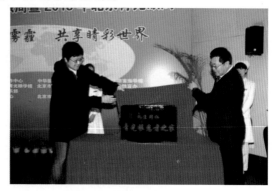
世界青光眼日活动

（三）国际防盲协会中国日会议

2015年在北京举行由国际防盲协会（IAPB）主办，全国防盲技术指导组和IAPB中国委员会承办的IAPB中国日会议。这是IAPB第一次在中国召开理事会，并且首次设立中国日会议。来自世界各地125个机构的177名代表参会，还有来自全国31个省（区、市）的卫生计生委领导和防盲专家60余人。会议邀请来自世界各地和我国防盲治盲领域领军人物出席并做演讲，重点讨论我国在防盲治盲工作所取得的成就，面临的问题和挑战以及下一步防盲治盲工作的重点及策略。

（国家卫生计生委医政医管局　段勇　胡翔　张睿／
全国防盲技术指导组办公室　王宁利　胡爱莲　杨晓慧　供稿）

 专家点评

"中国眼健康工作"案例主要介绍3个我国在眼健康服务方面有代表性的项目，即"百万贫困白内障患者复明工程""中国消灭致盲性沙眼项目"和"早产儿视网膜病变防治项目"，项目针对我国居民致盲的主要危险因素，确定了防盲治盲白内障患者、沙眼患者、早产儿为重点人群。其中，最早的项目"中国消灭致盲性沙眼项目"可追溯到1956年，这3个项目从侧面反映了我国政府在不同历史时期为解决群众健康问题所做的努力，也反映了我国医疗水平的发展。

3个眼健康服务项目针对不同疾病和目标人群的特点，采取不同的策略和措施。"百万贫困白内障患者复明工程"以发现患者、进行复明手术、加强基层眼科服务能力，让150万贫困白内障患者重见光明；"中国消灭致盲性沙眼项目"防治结合，以沙眼防治知识宣传普及、沙眼筛查、诊断、治疗为主，全方位多层次综合防治沙眼，建立了中国特色的防控沙眼模式，中国提前实现消灭致盲性沙眼的目标；"早产儿视网膜病变防治项目"制定早产儿视网膜病变防治指南，规范培训专业人员操作技能，建立早产儿视网膜病变筛查体系，有效降低早产儿视网膜病变的发病率和重症率。

此外，配合"全国爱眼日""世界青光眼日""国际防盲协会中国日会议"，开展了多种形式的宣传倡导活动，营造全社会爱眼护眼的良好氛围，提升公众防盲治盲意识，有效遏制主要致盲性眼病，提高我国居民的眼健康水平。

第二部分

区域健康促进

健康北京人——全民健康促进十年行动

关键词：健康北京人；十年规划；9 大行动；11 项健康指标；28 家委办局参与；发布《北京市控制吸烟条例》；发布《北京人健康指引》；出版《健康大百科》；中期评估，6 项健康指标已提前达标

一、规划背景

随着北京经济的快速发展，人民生活水平不断提高，城市化进程也不断加快。城市化既给社会发展带来诸多益处，也给人群健康带来诸多挑战，如人口增加、环境污染、交通拥堵等，助长了人们不良生活方式的形成，导致慢性非传染性疾病（以下简称"慢病"）逐渐成为影响北京市民健康的最大威胁。

2009 年，北京市常住人口达到 1755 万人，户籍人口中 65 岁以上有 168.8 万人，占 13.6%。随着老龄人口的增加，高血压病、糖尿病、恶性肿瘤、血脂异常等慢病发生率日益增高。恶性肿瘤、心血管病和脑血管病位居死因前三位。抽样调查显示，2008 年北京市常住居民高血压病患病率为 30.3%，糖尿病患病率为 8.6%，血脂异常患病率为 34.7%，肥胖症患病率为 19.1%，慢病防控形势日益严峻。

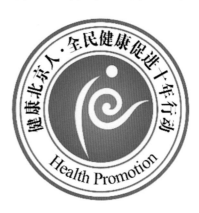

健康北京人 Logo

没有全民健康，就没有全面小康。针对北京市市民的健康危险因素和人民群众日益增长的健康需求，2009 年北京市政府制定实施了《健康北京人——全民健康促进十年行动规划（2009—2018 年）》（以下简称"《十年规划》"）。在市级层面成立了多部门共同参加的北京市健康促进工作委员会，委员会下设办公室（以下简称"北京市健促办"），16 个区也成立了相应机构。北京市建立了政府主导、多部门合作、专业指导、群众参与的健康促进工作机制。

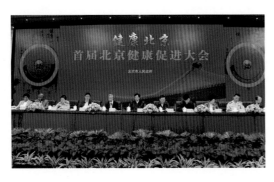

2010 年 5 月 4 日，北京市政府召开
首届北京健康促进大会

《十年规划》以科学发展观为指导，将提高市民健康素养作为首都社会发展的重要目标，坚持以人为本，希望通过 10 年的努力，用健康促进策略应对慢病的挑战，通过普及健康知识、动员市民参与健康行动、政府提供健康保障，延长全市居民健康寿命，实现"健康北京人"的目标。

二、规划目标

（一）总体目标

改善市民主要健康指标，使其身体健康、心理健康、社会适应能力和道德健康水平不断提高，延长健康寿命。

（二）具体目标

开展九大健康行动，即健康知识普及行动、合理膳食行动、控烟行动、健身行动、保护牙齿行动、保护视力行动、知己健康行动、恶性肿瘤防治行动、母婴健康行动。

完成 11 项健康指标：

1. 全民健康知识知晓率达到 85% 以上。

2. 人均每日食盐量下降到 10 克以下。

3. 人均每日油脂摄入量下降到 35 克以下。

4. 成人吸烟率男性下降到 50% 以下，女性下降到 4.0% 以下。

5. 每周运动 3 次以上、每次 30 分钟以上的人群比例达 50% 以上。

6. 市民刷牙率达到 90% 以上，正确刷牙率达到 70% 以上，65～74 岁老年人口腔中能承担咀嚼功能的牙齿平均不少于 20 颗。

7. 中小学生肥胖率下降到 15% 以下。

8. 孕产妇死亡率控制在 15/10 万以下，新生儿死亡率控制在 3‰以下。

9. 全市所有社区卫生服务机构均有条件提供高血压、糖尿病管理服务，35 岁以上人群高血压知晓率、治疗率、控制率分别达到 80%、65%、50% 以上。

10. 人群健康体检合格率逐年上升。

11. 全市居民平均期望寿命达到 81 岁。

三、规划实施

行动一　健康知识普及行动

关键词：504 名健康科普专家；媒体合作机制；公益广告 8 部；《北京人健康指引》；《北京市小学生健康指引》；《北京市中学生健康指引》；《健康大百科》系列健康科普丛书两辑

（一）责任部门

1. 牵头部门　市委宣传部、市卫生计生委、市教委

2. 协作部门　市文化局、市新闻出版广电局、首都精神文明办、市园林绿化局、市红十字会、各区政府

（二）工作内容

1. 建立健康科普专家库

为保障科普传播的科学性，2011—2015 年，市卫生计生委分 3 批遴选 504 名北京健康科

普专家，组建北京健康科普专家队伍，完善管理机制，定期开展健康科普能力培训与交流。

北京健康科普专家进机关、进单位、进学校、进社区面向公众开展健康科普传播。仅 2014 年，北京市医疗卫生机构共举办各级各类健康大课堂 17 877 场，直接受众 100 万余人，间接受众 1500 万余人。

2. 建立媒体合作机制

2011 年北京市健促办成立媒体工作室，定期召开全市媒体工作例会，通报全市健康教育与健康促进重大活动及工作进展。

与北京市主流媒体合作，在北京电视台、北京广播电台开办《健康北京》栏目；在《北京晚报》《法制晚报》开设"健康北京"专版，均长年保持运行。

向北京电视台《养生堂》《我是大医生》《健康北京》等栏目推荐北京健康科普专家，录制节目 300 余期，播出率在 95% 以上。

制作"健康生活，健康北京"系列宣传片 8 部，在北京电视台各频道滚动播出。

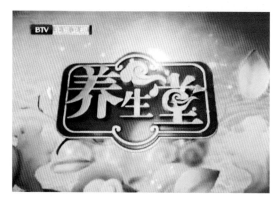

北京电视台《养生堂》栏目

3. 开发新媒体科普传播平台

2012 年起，先后开通北京健康教育微博矩阵、北京市卫生计生委官方微博、健康教育专业网站——首都 E 健康网站、"健康北京"手机 APP 客户端、"健康北京"微信公众号等新媒体传播平台。

4. 发布《北京人健康指引》

2010 年，为引导公众维护自身健康，落实《中国公民健康素养 66 条》，北京市发布了《北京人健康指引》，共 34 条。其中，健康行为与生活方式 19 条、保持心理平衡与良好的社会适应 9 条、实现基本生理健康目标 6 条。免费向市民发放 30 万册。

2013 年，发布了《北京市小学生健康指引》和《北京市中学生健康指引》各 25 条。围绕养成卫生习惯、保护视力、控制肥胖、口腔健康、心理卫生、青春期保健、预防伤害等内容指导中小学生和家长建立健康行为和生活方式。共发放 8 万本，宣传画 2500 套、宣传光盘 2000 张，覆盖全市所有中小学校。

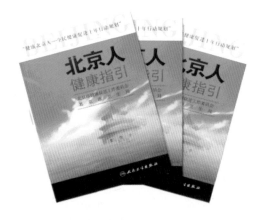

《北京人健康指引》

5. 深化中小学健康教育

2009 年，针对中小学生的主要健康问题，北京市卫生计生委、北京市教委联合开展"小手拉大手——关注腰围，关注健康"活动，制作 68.2 万个腰围尺，配合《致小学生家长的一封信》，向全市小学生免费发放。

2014 年，市教委、市卫生计生委围绕"防近视控肥胖"工作，全面启动"专家进校园健康大讲堂"活动，截至 2015 年底，大讲堂覆盖全市所有中小学校。

开展健康促进校创建，为学生提供健康的学习环境。截至 2015 年，北京市已创建健康促进学

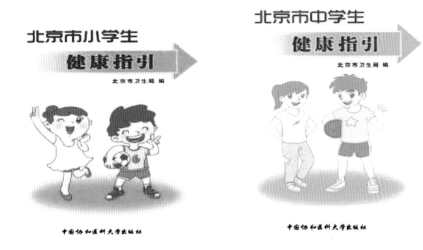

发布北京市中小学生《健康指引》

校 1547 所，创建率为 87.6%，提前达到《十年规划》80% 的目标。

6. 编印健康科普读物

2012 年、2014 年市卫生计生委组织专家编印出版两辑《健康大百科》系列健康科普丛书，共 20 本。书籍由 10 位院士审定，1000 余位医学专家参与编写。第一辑关注人的生命全周期，第二辑针对常见病、多发病的知识介绍，采取一问一答形式。该书获科技部 2014 年度全国优秀科普作品奖。

2014 年，北京市健促办组织北京健康科普专家编印出版《健康到你家》，内容涉及内、外、妇、儿、精神心理科等常见病、多发病的健康科普知识，通俗实用。向市民免费发放 1 万册。

2013 年起，市教委每年编印 17 万册《小学新生家长健康必读》，发放给每位小学一年级新生家长，指导家长帮助孩子尽快适应学校新生活。

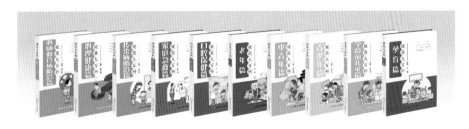

《健康大百科》系列科普丛书（第一辑）

行动二　合理膳食行动

关键词：879 个低钠盐专柜；491 个健康食堂；6 年"营"在校园行动；开发"三低"食品

（一）责任部门

1. 牵头部门　市教委、市质监局、市商务委、市卫生计生委

2. 协作部门　市工商局、各区政府

（二）行动内容

1. 推广使用低钠盐

2010 年起，在全市范围内推广使用低钠盐。2010—2012 年，市政府连续 3 年为企业提供低钠盐补贴共 1000 万元，以优惠价格促销。市商务委员会指导在全市 27 家连锁超市，设置 879 家低钠盐专柜，低钠盐销售数量呈逐年递增趋势。仅 2015 年，北京市销售低钠盐 16 000 吨，比 2013 年增长 17.1%。

2. 开展健康食堂创建

为促进市民合理膳食创造条件，立足于企事业单位、学校以及餐饮企业开展创建健康食堂（餐厅）。截至 2014 年底，全市建设各类健康示范食堂（餐厅）491 个。其中，中央直属机关和国家机关单位建设 39 个，起到很好示范作用。

3. 优化学生健康膳食管理

为保障中小学生就餐安全和科学营养，2011 年市教委、市卫生计生委等多部门联合下发《关于加强中小学生在校就餐管理的通知》等多个文件，制订中小学营养餐标准，发布《北京市中小学生健康膳食指引》。

2014 年，市卫生计生委、市教委联合启动了为期 6 年的"营"在校园——北京市平衡膳食校园健康促进行动，大力开展合理膳食行动。学生午餐由配餐公司配送的比例逐年降低，2014 年底，由学校食堂提供午餐的比例近 70%。

4. 鼓励企业开发健康食品

北京市质监局组织开展了三低（低糖、低脂、低盐）食品的开发与调研，鼓励企业开发健康食品。并收集数据、探访工作难点，形成了《三低食品调研报告》。

各区也积极行动，如北京市西城区推出全民健康生活方式——"减盐行动"，有 15 家餐饮企业参与。其中，影响最大的是庆丰包子铺推出的"减盐包子"行动，在口味不变、品质不变的基础上，包子馅的食用盐量用量减少 6%，酱油用量减少 4%。

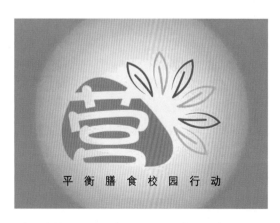

"营"在校园——北京市平衡膳食校园健康促进行动

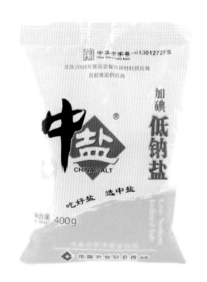

中盐北京市盐业公司推出低钠盐

行动三　控烟行动

关键词：《北京市控制吸烟条例》；营造控烟环境；控烟监督检查；责令整改 6272 户次；单位罚款 81.8 万元；个人罚款 55 050 元

（一）责任部门

1. 牵头部门　北京市爱卫会

2. 协作部门　北京市政府法制办、北京市卫生计生委、首都精神文明办

（二）行动内容

1. 推进控烟立法

1995 年，市人大颁布《北京市公共场所禁止吸烟的规定》，八类公共场所禁止吸烟。

2008 年，市政府颁布《北京市公共场所禁止吸烟若干范围的规定》，十一类公共场所禁止吸烟。

2013 年 11 月，北京市人大常委会立项，制定《北京市控制吸烟条例》。

2014 年 11 月 28 日，北京市人大第十四届常务委员会第十五次会议通过《北京市控制吸烟条例》（以下简称《条例》）。市内公共场所、工作场所、公共交通工具内全面禁烟。

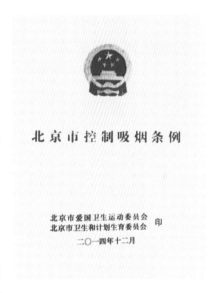

北京市控制吸烟条例

2. 颁布《北京市控制吸烟条例》

《条例》自 2015 年 6 月 1 日起实施。这是目前国内最接近世界卫生组织《烟草控制框架公约》的地方控烟法规，标志着北京市控烟工作进入一个全新的时期。

3. 营造控烟环境

围绕《条例》的实施，市政府、市爱卫会、市卫生计生委制定了落实方案，全市以《条例》施行倒计时为时间表，有计划地开展了五轮大规模的控烟宣传和两轮培训。

在倒计时第 30 天时，推出控烟劝阻手势评选，参与人数达到 300 万人；在倒计时第 10 天，发布了人群和场所吸烟情况调查结果，掀起控烟法规宣传热潮。据统计，各大网络媒体发布有关《条例》的报道数量超过 3600 篇；在倒计时 1 天，即世界无烟日，国家卫生计生委、世界卫生组织、北京市政府等八部门在鸟巢举办了"2015 年世界无烟日暨《北京市控制吸烟条例》实施宣传活动"，形成了强大的控烟社会氛围，为 6 月 1 日法规实施奠定了坚实基础。据调查，法规实施前民众对《条例》知晓率达到 83%。

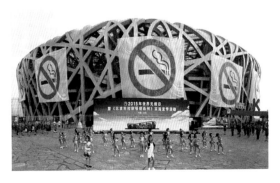

2015 年《北京市控制吸烟条例》宣传活动

4. 严格控烟监督执法

截至 2016 年 1 月，北京 12320 共受理控烟相关服务 20 705 件，其中控烟知识咨询 522 件，控烟政策咨询 7321 件，控烟投诉举报 12 862 件。出动卫生监督人员 95 730 人次，监督检查 47 128 户次；发现不合格单位 6420 户次，责令整改 6272 户次，有 321 家单位因整改不到位被行政处罚，共计罚款 81.8 万元；执法人员劝阻违法吸烟 2851 人次，有 961 人被处罚，个人罚款金额 55 050 元。

5. 取得初步成效

中国控烟协会 2015 年 8 月调查显示，公共场所吸烟人数从 11.3% 下降到 3.8%；公众对控烟满意率由原来的 42.26%，提高到 81.30%；93% 的受访者认为无烟环境有变化。世界卫生组织高度肯定北京的控烟工作，授予北京市政府 2015 年度"世界无烟日奖"，称北京控烟取得了令人鼓舞的成效。

行动四　健身行动

关键词：《北京市全民健身实施计划》；工间操参与率 56.2%；体育生活化社区创建率 100%；体育特色村 200 个；向社会开放中小学体育设施 864 所；经常参加体育锻炼比例 49.8%

（一）责任部门

1. **牵头部门**　市总工会、市体育局、市教委、市财政局
2. **协作部门**　市卫生计生委、各区政府

（二）行动内容

1. 制定实施《北京市全民健身实施计划（2011—2015 年）》

2011 年，北京市政府出台《北京市全民健身实施计划（2011—2015 年）》，对全民健身公共服务体系建设提出明确目标，截至 2015 年，全市初步形成覆盖城乡的全民健身公共服务体系。

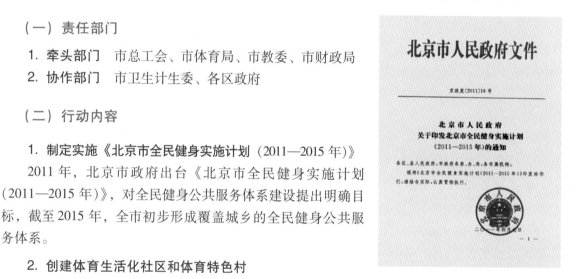

《北京市全民健身
实施计划（2011—2015 年）》

2. 创建体育生活化社区和体育特色村

"体育生活化"是把体育健身活动渗透到人们的日常生活中，成为衣、食、住、行以外的第五基本生活要素。体育特色村创建是以开展有特色体育健身活动和村级体育健身设施建设为重点，丰富农村文体生活。截至 2015 年底，已创建 2778 个体育生活化社区和 200 个体育特色村。体育生活化社区创建率 100%。

3. 全民健身设施多元化发展

2015 年，人均体育场地面积达到 2.25 平方米，在全市 100% 的街道（乡镇）、有条件的社区和 100% 的行政村建有体育设施；具备开放条件的公共体育场馆 66 个，开放率为 100%；全市配建全民健身路径工程共 7989 套；建设笼式足球、篮球、乒乓球、棋苑等专项活动场地 3910 片；创建社区体育健身俱乐部 154 个；建设各类步道 1240 公里、骑行绿道 200 公里；体育场地符合开放条件的学校为 1171 所，对社会开放 864 所，开放率为 73.8%。

4. 全民健身活动广泛开展

创建北京国际山地徒步大会、北京国际风筝节等国际性品牌赛事 10 项。

定期举办全民健身体育节、北京市体育大会、公园半程马拉松和体育公益活动社区行等市级群众品牌赛事活动 100 余项。

在 16 个区开展"一区一品活动",涌现出各具特色的日常系列活动 500 余项。

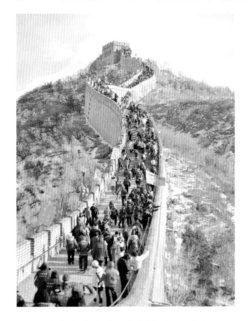

北京市体育局组织新年登高活动

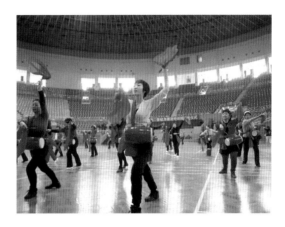

北京市总工会组织健身腰鼓

百姓经常性、传统性、品牌性的全民健身活动常年不断。各类活动年参与人数 1000 余万人次,具有北京特色的全民健身活动模式已经形成。

5. 健身指导科学化、均等化

大众健身需要科学指导,市体育局、市卫生计生委、市健促办联合开展"阳光长城减重计划",围绕改善市民体质加强科学健身指导,编印了《上班族健身口袋书》。"十二五"时期,市体育局培养公益社会体育指导员 44 869 人,公益社会体育指导员比例达到 3.41‰。

贯穿全年的北京体育广播"1025 动生活"栏目,主旨就是:让生活运动起来,让运动有效坚持下来,年累计播出 2190 个小时,市民科学健身意识和健康素养不断提高。

6. 恢复职工工间操

2010 年起,市总工会、市体育局、市卫生计生委在全市开展工间操推广活动。北京人民广播电台每天上、下午分别播放广播体操音乐两遍。各单位因地制宜,开展广播体操的推广普及。

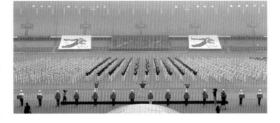

调查显示:2014 年市企事业单位开展工间（工前）操活动,每天 1 次,每次不少于 20 分钟的单位占 56.2%,职工参与率为 35.4%。工业、国防、金融、教育、服务业、机关事业、非公企业行业职工参与率均超过 45%。

北京市总工会举办全市职工第九套广播体操交流比赛

7. 开发"健走121"手机 APP 软件

为引导职工养成健康的生活习惯,市总工会开发了"健步 121"手机 APP 软件,为职工建立了线上健步走运动管理平台。各基层工会积极组织发动,2015 年年底有近 11 万名职工安装使用。还在通州、密云开展两次线下实地健步走示范活动,形成线上、线下互动模式,推进首都职工健步走活动。

8. 市民健身意识提升，身体素质有效改善

2014年调查显示，经常参加体育锻炼人数比例达到49.8%；北京市市民达到《国民体质测定标准》合格标准的人数占受测人数的比例为89.7%，优秀率19.2%；在校学生达到《国家学生体质健康标准》的总体合格率为96.85%。

行动五　保护牙齿行动

关键词：口腔健康防治网；学龄前儿童免费氟化泡沫1 564 276人次；学龄前儿童免费口腔检查992 977人次；学龄儿童免费窝沟封闭813 267人；低保老人免费口腔筛查8834人；低保老人免费义齿修复3101人

（一）责任部门

1. 牵头部门　市卫生计生委、市教委

2. 协作部门　市人力社保局

（二）行动内容

1. 建立口腔健康防治网

建立以社区卫生服务机构为中心的口腔健康防治网络，2014年，全市已有256个社区卫生服务中心（占中心总数的78.3%）及137个社区卫生服务站设置口腔科，可为居民提供口腔疾病服务。

结合"9·20爱牙日"，深入社区、托幼院所、校园，为居民、儿童、学生等人群，广泛宣传口腔保健知识。

2. 保护牙齿行动涵盖不同年龄人群

2011—2014年，学龄前儿童免费氟化泡沫1 564 276人次；学龄前儿童免费口腔检查992 977人次；学龄儿童免费窝沟封闭813 267人；2009年、2011年和2012年，开展了为60岁以上城乡低保老年人免费镶牙专项工作。共为8834名低保老人开展筛查，为3101位符合免费镶牙政策的低保老人进行了义齿的修复，帮助恢复了咀嚼功能。

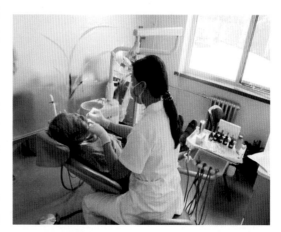

社区卫生服务机构为居民提供口腔检查

行动六　保护视力行动

关键词：眼保健操；《家庭护眼按摩操》；视力不良警示；照明标准化改造；眼病筛查

（一）责任部门

1. 牵头部门　市教委、市卫生计生委

2. 协作部门　市人力社保局、市民政局

(二) 行动内容

1. 建立眼保健操管理制度

2011 年，北京市教委、市卫生计生委联合下发《关于加强我市中小学生肥胖及视力低下防控工作的意见》，将学生眼保健操纳入常态管理。

2. 启动视力不良警示与分级管理

2014 年北京市卫生计生委、北京市教委联合下发《北京市中小学校视力不良分级警示标准》及工作方案，启动中小学校视力不良警示与分级管理。利用每年中小学生健康体检数据，将视力不良警示分为Ⅰ级、Ⅱ级、Ⅲ级，评估各学校、各区视力不良防控效果，督导落实防控措施。

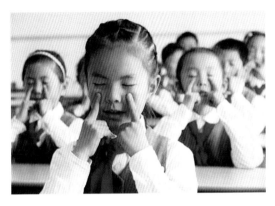

小学生在做眼保健操

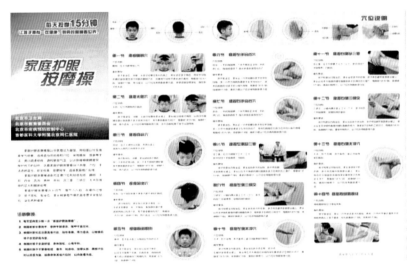

《家庭护眼按摩操》挂图

3. 推出《家庭护眼按摩操》

2009 年，北京市教委推广了一套家人之间互相按摩的《家庭护眼按摩操》，并向全市 66 万小学生免费发放按摩操挂图和护眼教材。

4. 改善中小学生视力环境

作为健康促进学校建设的一部分，2012 年，北京市财政下拨专款 9635.2 万元，对全市中小学教室及黑板照明进行改造，使全市中小学校教室及黑板平均照度合格率达到 100%。

5. 眼病早期筛查

近几年，不断加强社区卫生服务机构眼病筛查工作，用快速、敏感的实验，为社区居民检查眼病患病情况，并及时将有关信息记录在社区居民健康档案中，同时加强眼病宣传教育。

在目标人群中开展眼病早期筛查、早期干预工作，加强白内障、沙眼、儿童盲、低视力与屈光不正等可避免盲的防治。2009 年开展了北京市农村山区白内障筛查项目，涵盖 55~85 岁目标人群近 6 万人。2010 年接受白内障复明手术人数为 34 842 人，同时开展了"北京市贫困白内障复明工程"，为 1526 名 55 岁以上的贫困白内障患者实施了免费复明手术。之后每年复明手术的受益人数都有所增加，2013 年达到 42 267 人。

行动七　知己健康行动

关键词：药店便民服务覆盖率 100%；428.5 万户家庭家庭医生式服务；居民健康档案 1600.8 万份

（一）责任部门

1. **牵头部门**　市食药监局、市卫生计生委
2. **协作部门**　市人口计生委、市人力社保局

（二）行动内容

1. 全市零售药店便民服务 100% 覆盖

截至 2014 年 11 月，全市 5233 家零售药店均配备血压计、体重计和腰围尺，免费为市民提供血压、体重和腰围测量服务，覆盖率达 100%。

2. 全市社区卫生服务机构开展知己健康服务

截至 2014 年，全市社区卫生服务中心 327 个，社区卫生服务站 1591 个，均能为居民提供免费血压、体重和腰围测量服务。

按照门诊诊疗要求，必须为 35 岁以上就诊患者测量血压；对于新建健康档案的居民提供血压、体重和腰围测量体格检查服务；对于慢性病患者、老年人每年均要开展 1 次健康体检服务。

全市所有社区卫生服务中心均建立起"健康小屋"，为居民提供血压监测、体重身高测量等服务，居民也可以利用设备进行健康自测，提高了居民自我健康管理意识。

3. 开展家庭医生式服务

全市由社区医生、护士、预防保健三类人员组成家庭医生式服务团队与社区居民开展签约，提供健康管理服务，累计签约 428.5 万户，签约人数累计达到 924.5 万人。

4. 居民健康档案建档率提高

2014 年底，北京市各社区卫生服务机构共建立居民档案 1600.8 万份，其中电子档案 1504.5 万份，建档率 74.4%，电子化率 69.93%。

行动八　恶性肿瘤防治行动

关键词：三轮"两癌"筛查；178 家医疗机构提供服务；检出两癌及癌前病变 4000 余例；强化肿瘤防控体系

（一）责任部门

1. **牵头部门**　市卫生计生委、市爱卫会

2. 协作部门 市人力社保局

（二）行动内容

1. 为适龄妇女开展"两癌"筛查

2008 年北京市在全国率先启动适龄妇女免费子宫颈癌、乳腺癌筛查试点，2009 年在全市推开，2012 年形成每两年一个周期的长效筛查机制，全市 178 家医疗保健机构参与筛查工作。

截至 2014 年，共完成三轮筛查。筛查宫颈癌 196 万人次、乳腺癌 171 万人次，检出乳腺癌癌前病变及乳腺癌患者 909 人，宫颈癌及癌前病变 3190 例。期间 178 家医疗机构共同参与，建立了一支"两癌"筛查服务团队。

2. 实施阳光长城计划，构筑肿瘤防控体系

2011 年，全市实施"阳光长城计划"行动，围绕心、脑血管疾病和恶性肿瘤开展系列疾病防治行动，启动社区与定点医院联动的癌症早期筛查工作模式试点，采用集高危人群筛查、临床检查、随访和信息统计分析为一体的实时数据管理，提高肿瘤的早期诊断水平。

建立了癌症早诊早治大数据信息平台，覆盖全市 99 家社区卫生服务中心、40 家筛查定点医院，每年收集大约 5 万例高危人群和 1 万例临床检查者信息。提高了管理效率和数据质量，为政府制定有效的癌症二级预防策略提供了管理平台和数据支持。

行动九 母婴健康行动

关键词：爱婴医院 105 家；母乳喂养；孕产妇、儿童健康管理；降低出生缺陷

（一）责任部门

1. 牵头部门 市卫生计生委

2. 协作部门 市民政局、市人口计生委、市人力社保局

（二）行动内容

1. 建立妇幼保障健康制度

《十年规划》实施以来，北京市先后出台了《北京市"十二五"时期妇女发展规划》《北京市"十二五"时期儿童发展规划》。2010 年，北京市卫生计生委印发实施《健康北京人——母婴健康行动项目（妇幼保健）实施方案》，以保证母婴健康行动的落实。

2. 专业机构建设规范化

建立爱婴医院 105 家，各区均建立规范化儿童早期综合发展中心。

3. 孕产妇健康管理趋于规范化

《十年规划》中期评估结果显示，约 2/3 调查点的孕产妇建档率接近或达到 100%；北京市户籍产妇中，孕期接受 5 次及以上产前检查服务的比例近年来均在 99.6% 以上，产后 42 天内接受过产后访视的比例五年中均在 97.3% ~98.1% 之间，半数以上调查点家庭访视率达到 100%。

4. 推进新生儿和婴幼儿健康管理

5 年来，各社区对出生 1 周内接受家庭访视的新生儿比例呈上升趋势，由 2009 年的 94.8% 增

加到 2014 年的 96.58%；各区家庭访视率普遍在90% 以上，半数以上调查点家庭访视率达到100%。0～6 个月婴儿纯母乳喂养率从 2009 年的65.14% 提高到 2014 年的 75.41%。

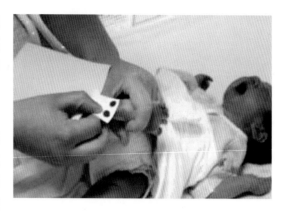

5. 儿童健康服务明显改善

截至 2014 年，北京市 0～6 岁儿童系统管理率已达 94.10%，接受过 1 次及以上体检比例五年间均维持在 97.4%～98.4% 之间。各区县 0～6 岁儿童免疫接种建卡率、各一类疫苗的接种率接近 100%。

对婴幼儿进行健康管理

6. 出生缺陷发生率保持稳定

北京市严重出生缺陷的产前诊断率进一步提高，户籍人口出生缺陷发生率连续 4 年呈下降趋势。

四、工作成效

《十年规划》是北京市第一个比较全面、系统以提高全民健康素质为目标的政府文件，也是北京市"将健康融入所有政策"的初步实践。规划实施 5 年来，北京市民健康素养有所提高，成效初步显现。

（一）11 项健康指标完成情况

《十年规划》中期评估显示：居民健康及慢病相关行为有明显改善，健康意识有所提高。北京市健康素养监测数据表明，2012 年北京市居民健康素养水平达到 24.7%，高于全国城市居民11.79% 的比例。

11 项健康指标中，人均期望寿命、新生儿死亡率、孕产妇死亡率、食盐摄入量、膳食脂肪摄入量、规律运动人口比例等 6 项指标已提前 5 年达到预期目标。

在其余的 5 项指标中，预计通过未来 5 年努力可以实现的指标为成人吸烟率、成人刷牙率，以及慢病管理率。但是，中小学生肥胖率近年来仍呈上升趋势，到 2018 年到达"十年行动规划"目标存在较大挑战性。

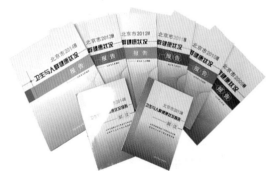

2009—2014 年度北京市卫生与人群健康
状况报告及解读本

（二）主要工作成效

1. 建立政府主导的健康促进工作机制

2009 年，成立了北京市健康促进工作委员会，主管副市长任委员会主任，委员会由 28 个市级相关部门和 16 个区组成。由过去卫生部门独自牵头健康教育转变为在政府主导下，多部门合作、全社会参与的健康促进工作新格局。

2. 制定促进市民健康的公共政策

2011 年，北京市政府出台了《北京市全民健身实施计划（2011—2015 年》《健康北京"十二五"发展建设规划（2011—2015)》；2015 年出台《北京市控制吸烟条例》等有利于市民健康的公共政策。

3. 发布人群健康状况报告

自 2009 年起，北京市政府建立人群健康状况信息发布机制，每年发布《北京市卫生与人群健康状况报告》，内容包含居民人口基本情况、慢病及相关危险因素、传染病发病情况、残疾人口状况、精神疾病、儿童青少年健康状况、健康素养、医疗卫生服务、健康环境状况等方面，由市属 17 个委办局和市卫生计生委 14 个专业机构共同编写，为政府制定各项卫生政策提供了科学依据。

4. 打造一批北京特色的健康促进品牌

以慢病防控为重点启动实施了"阳光长城计划"，围绕重点人群建立和完善妇幼、青少年、老年人群健康服务和健康促进体系。以行政社区、村、学校、医院、社会单位为基础开展"健康细胞工程"创建。加强媒体合作，建立健康支持环境，打造了一批健康促进品牌。如以北京电视台为代表的主流媒体，打造了《养生堂》《健康北京》等栏目；全市中小学校"健康促进校"的创建；医疗卫生机构"健康促进医院""健康促进示范基地"建设，企事业单位"无烟单位""健康食堂""健康单位"建设；社区（村）的"健康社区（村）"建设；在市民中开展"北京健康之星"评选活动等。

5. 全面启动"健康北京"城市建设

继《十年规划》后，2010 年北京市政府又制定实施了《健康北京"十二五"发展建设规划》，正式启动了健康城市建设工作。2015 年又制定了《健康北京"十三五"发展建设规划》，逐步从关注健康人群，向关注健康环境和健康社会前行。目标是将北京建设成拥有一流"健康环境、健康人群、健康服务"的健康城市。

（北京市健康促进工作委员会办公室　汤伟民　徐晓莉　洪玮　供稿）

 专家点评

2009 年，北京市政府以科学发展的视角，出台了《健康北京人——全民健康促进十年行动规划》（以下简称《健康北京人行动》），针对市民的主要健康问题及健康危险因素，提出通过 10 年努力，用健康促进的策略应对慢性病的挑战。几年来，通过普及健康知识、动员市民参与健康行动、政府提供健康保障，首都市民的健康素养水平达到 24.7%，正朝着"健康北京人"的目标迈进。《健康北京人行动》是比较全面、系统针对提高市民健康素养的健康促进公共政策，给全国带了个好头，随后上海、广州、重庆等地也纷纷出台了健康促进公共政策。"健康北京人行动"是健康促进理论与实践结合的良好案例，其特点突出表现在以下 4 个方面：

一是体现了"政府主导，多部门合作"的健康促进工作模式。《健康北京人行动》由政府牵头，成立了北京市健康促进工作委员会，主管市长任主任统筹协调。20 多个政府部门共同参与，16 区县上下联动，各部门之间有分工，也有协作，责任分明。连续 6 年以政府名义发布人群健康状况报告，说明政府把人民群众的健康摆在了议事日程，把世界卫生组织倡导的健康促进工作理念和模式落到了实处，该案例是健康促进理论的具体实践。

二是工作目标明确，内容具体，具有很强的针对性和可操作性。《健康北京人行动》通过开展九大健康行动，来改善市民的 11 项健康指标。每项行动都有牵头部门和协作部门，目标明确，内容具体，具有鲜明的务实特点。

三是活动开展有序，进行了规范的中期效果评估。案例从 9 大健康行动分别介绍，每项健康行动效果均有大量数据支持。更为可贵的是进行了规范的中期效果评估。效果评估是健康教育与促进的重要内容，既是对所开展工作成效的客观评价，也是科学决策、循证决策的依据。目前，各地对开展健康教育与健康促进工作的效果评估意识较差，《健康北京人行动》作出了良好示范。

四是"将健康融入所有政策"的执政理念初步形成。《健康北京人行动》对北京市健康教育事业具有里程碑意义，使健康教育工作从专业机构、专家、社会自发的健康教育阶段，转变为政府主导下的健康促进阶段。随着《健康北京人行动》的开展，北京市又出台了《健康北京"十二五"发展建设规划（2011—2015）》《北京市控制吸烟条例》《健康北京"十三五"发展建设规划》等促进市民健康的公共政策。北京市政府正以实际行动，努力践行"将健康融入所有政策"的执政理念。

健康龙江行动

关键词： 5 项行动任务；30 项具体计划；30 集科普动漫片；11 条公益广告；8 个报刊专版；掌上医院 APP；20 套健康知识系列展板；近 1000 场"健康龙江"讲堂活动；全民健康（健身）指导手册；"六进"活动。

一、行动背景

黑龙江省地处高纬度地区，冬季漫长寒冷，居民饮食中大盐、大油、大肉、大酒现象严重，健康状况、健康意识、健康技能相对滞后。"十二五"初期，全省人均期望寿命 73 岁，比全国平均期望寿命 74.83 岁低 1.83 岁。主要健康问题有以下五个方面：

（一）居民食物结构不合理

与《中国居民膳食营养指南》推荐的下线标准比较，每人每天蔬菜摄入量低 10.1%，水果低 87.6%，乳及乳制品低 95%，豆类及豆制品、坚果低 30～50 克，全谷物低 50%，鱼虾低 37%，维生素和矿物质低 50%。

（二）不健康生活方式突出

油脂摄入量人均每天 34.2 克、超过国家推荐限量 14%；食盐摄入量人均每天 13.3 克，超过国家推荐限量 2.2 倍；15 岁以上男性吸烟率高达 48.4%，相当一部分人过量饮酒。

（三）慢性病综合防控问题严重

18 岁以上居民高血压患病率为 29.2%，城镇居民为 33.5%；冠心病、脑卒中等发病率居全国前列，慢性疾病费用已占全省卫生费用总支出的 70%。

（四）特殊人群健康问题表现突出

青少年学生营养素摄入不足、饮食结构不合理，维生素 C、钙的摄入量只有正常推荐量的 68.5% 和 62.1%，超重肥胖率达 19.5%，高于全国 12% 的水平；老年人约六成超重肥胖、约四成患有高血压、约三成患有高血脂和脂肪肝、超过一成患有糖尿病。

（五）国民体质状况不容乐观

只有 12.2% 的人能够经常锻炼，从不锻炼的人比例高达 80.5%。

针对全省居民的健康危险因素和日益增长的健康需求，省委常委会、省政府常务会议多次研究，强化顶层设计，制定实施了《健康龙江行动（2014—2020 年）实施方案》，建立了由副省长为总召集人的"健康龙江行动"联席会议制度，省卫生计生委、发改委等 23 个部门为成员单位。

各市（地）和县（市）成立相应组织机构，明确责任，分解任务。各级政府将经费投入纳入财政预算，2015 年度省政府投入专项经费 2400 万元。

二、行动目标

（一）总体要求

深入贯彻党的十八大精神，把群众健康作为全面建成小康社会的重要内容，充分发挥政府主导作用，调动全社会力量参与，全力推进"5 项行动任务"和"30 项具体计划"，健全健康服务体系、促进健康行为、营造健康环境、完善健康保障，提高人民群众健康水平，为全省经济社会持续健康发展提供更好的保障。

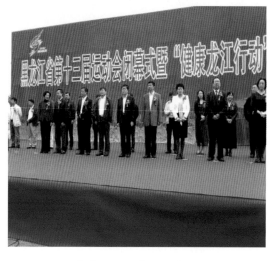

（二）主题

全民健身与健康饮食。

"健康龙江行动"启动仪式

（三）口号

快乐健身、科学膳食、全民参与、健康龙江。

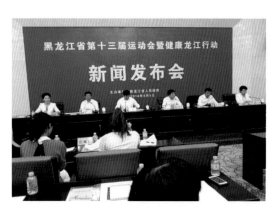

"健康龙江行动"新闻发布会

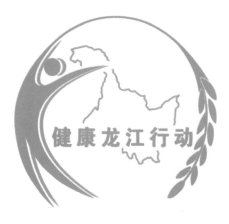

"健康龙江行动"标识

（四）内容

组织实施五大行动，即健康知识普及行动、健康行为促进行动、科学饮食推广行动、环境卫生整治行动、健康服务能力提升行动。

（五）工作目标

近期目标：到 2020 年实现全省人民明确知晓健康素养，普遍养成健康行为，坚持参加健身活动，积极动手清洁家园，人人享有健康服务，努力改善主要健康指标。

远期目标：争取利用 20 年时间，实现全省人民健康素养显著提升，人均期望寿命明显提高。

到 2020 年，完成以下 11 项健康指标：

1. 人均期望寿命提高到 78 岁以上，争取达到或高于全国平均水平；

2. 居民健康素养水平由目前的 8% 提高到 20% 以上，达到或超过国家平均水平；

3. 成年人吸烟率降低到 25% 以下；

4. 人均每日食盐摄入量下降到 8 克；

5. 食用油摄入量下降到 30 克以下；

6. 成人和儿童肥胖率分别控制在 12% 和现有水平；

7. 脑卒中发病率控制在 5% 以内；

8. 40 岁以上慢性阻塞性肺疾病患病率控制在 8% 以下；

9. 高血压和糖尿病患者规范管理率达到 60% 以上；

10. 体育人口比例达到总人口的 1/3；

11. 国民体质监测合格率达到 88% 以上。

三、行动实施

行动一　健康知识普及行动

（一）责任部门

1. 牵头部门

省委宣传部、省卫生计生委、省体育局

2. 协作部门

省精神文明办、省政府新闻办、省广电局等
16 个部门

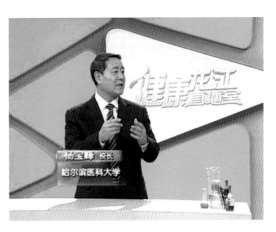

杨宝峰校长走进《健康龙江直播室》

（二）行动内容

1. 成立省级医学专家组

2014 年 12 月，遴选出中国工程学院院士、哈尔滨
医科大学校长杨宝峰等 214 位医学专家，组成专家团
队，进机关、学校、乡村、社区和媒体机构等开展
"健康龙江"大讲堂等传播活动。

2. 通过主流媒体普及健康知识

（1）黑龙江电视台：创办《健康龙江直播室》，
每周一至周六在公共频道 10：30 ~ 11：05 邀请省内医学
专家普及慢病、常见病预防知识，每周日在同一频道
和时段播出《中医养生季》栏目；在经济频道由省卫生
计生委自办《健康加油站》栏目，每周六 8：10 ~ 8：30 讲
解健康知识。市、县两级电视台择时播放由省卫生
生委制作的 30 集"健康龙江行动"科普动漫片。

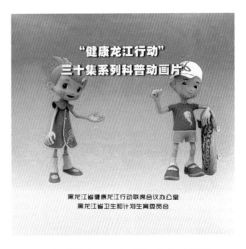

30 集"健康龙江行动"科普动漫片

（2）黑龙江广播电台：创办日播直播《健康来了》公益性栏目，每天17：00～18：00邀请省内权威医院知名专家，为广大听众提供科学的医疗健康常识，搭建医患沟通平台；省卫生计生委自办10分钟的《健康之声》科普栏目，每周二分别在龙广新闻台、乡村台和北大荒之声的19：30～20：00时段播出；制作11条"健康龙江"公益广告，2015年的上半年累计播出时长2000多分钟。

（3）黑龙江日报报业集团：2015年3—12月《黑龙江日报》共刊发8个"健康龙江"专版。2015年12月创办了"全媒体医药卫生工作室"，在《黑龙江新闻网》开设健康频道，在《黑龙江日报》开设每周半版的"健康龙江"栏。

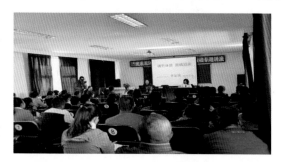

省城名医进站点普及健康知识

3. 借助新媒体开展健康知识传播

2015年下半年，与省委组织部合作，在《龙江先锋网》开辟"健康龙江"专题栏目，并在全省开展"健康龙江·省城名医进站点"活动，已有20名医学专家深入行政村的站点开展健康讲座并通过互联网同步直播到全省9889个站点，受众已达百万之多。

2015年，与黑龙江省通讯管理局合作，先后4次将"健康龙江行动"核心信息以短信的形式发送到全省3000多万部手机用户。

2014年9月，与黑龙江《东北网》制作"健康龙江"活动专题，录制播出105期《龙江名医》视频节目，并在微博、微信等社交移动媒体转发健康图文、视频等，广泛传播健康知识。

2014年12月，省卫生计生委与黑龙江日报报业集团签署"掌上医院"APP医疗服务平台建设项目战略合作协议，促进全省公共卫生和健康大数据形成，加强防病防疫信息即时发布，并利用《掌上龙江》和《劲彪新闻》客户端即时报道"健康龙江"资讯，传播健康知识。

2015年下半年，组织100家三甲医院和184位医学专家，走进《百科名医网》，参与医学科普知识开发和传播。

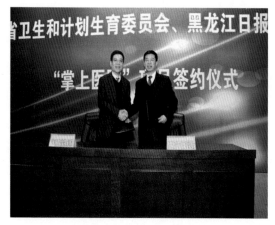

"掌上医院"签约仪式

4. 开展社会性宣传普及活动

2015年6月，与省文联共同开展了全省"健康龙江·美术书法摄影大赛"，将175件获奖作品编辑成集，印制10 000册发给社会各界。

2015年6月，组织开展全省"健康龙江·讲好最美白衣天使故事"征文活动，将36篇获奖作品编印8000册，免费下发到基层。

2014年12月，与黑龙江日报报业集团合作，依托《生活报》开展全省"健康龙江·中医养生"歌谣漫画征集大赛；2015年6月，省卫生计生委举办了全省"百万会员'健康龙江行动'知识竞赛"。

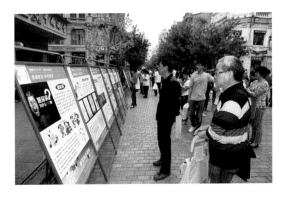

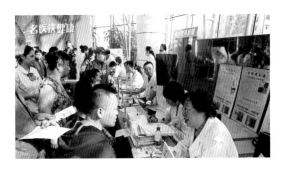

"健康龙江·健康知识系列展板"巡展　　　　开展"健康龙江行·名医送健康"活动

省卫生计生委制作20套"健康龙江·健康知识系列展板",每套由63块展板组成,分发市级卫生计生部门,组织开展全省健康知识巡展活动。

5. 开展"健康龙江"高层倡导活动

2015年上半年,省卫生计生委领导划分区域,分赴各地为6000多名党政和相关部门的领导干部举办"健康龙江"专题讲座。

6. 开展健康健身知识"五进"活动

2015年,全省各级医疗卫生、教育、体育等部门组织专家普遍开展了进农村、进社区、进学校、进企业和进家庭的"五进"活动。举办各种形式的"健康龙江"健康健身知识大讲堂活动近1000场,约600多万人次受益。

2015年,与省广播电视台共同开展全省"健康龙江行·名医送健康"活动,72位专家赴齐齐哈尔等6个市及所属县(区),走进"健康龙江"大讲堂普及健康知识,并为2900多名群众进行了义诊。

2014年11月,省卫生计生委和省体育局分别编印了120万册《全民健康指导手册》和《全民健身指导手册》,免费发放到基层。

2014年9月,省卫生计生委等部门制作发放了120万个限盐勺、控油勺、控油壶,110万支宣传笔,1200万份宣传单(册)和2万个膳食宝塔餐桌宣传牌。

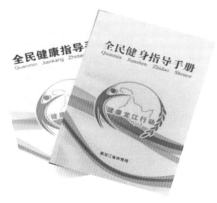

《全民健康(健身)指导手册》

行动二　健康行为促进行动

(一) 责任部门

1. 牵头部门
省精神文明办、省卫生计生委、省教育厅、省体育局、省总工会

2. 协作部门

省人社厅、省商务厅、省教育厅、省食药监局、省工商局等 20 个部门

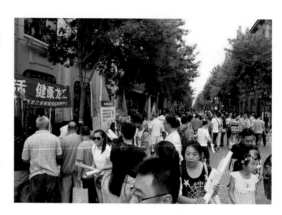

（二）行动内容

1. 开展控烟宣传活动

与省精神文明办等 7 部门向全省各级党政机关等发出禁烟控烟《倡议书》，启动了无烟机关、无烟学校、无烟餐厅等创建活动。

省精神文明办将公共场所禁烟等纳入文明城市、文明乡镇、文明单位创建测评考核。

举办"世界无烟日"大型宣传活动

省卫生计生委组织开展了全省 2015 年"世界无烟日"暨"健康龙江行动"宣传活动，并组织 350 余家公立医疗机构开展集中性宣传活动。

2. 加强体育健康服务

省体育局依托省国民体质检测中心、13 个市（地）级和 45 个县级体质监测与运动健身指导

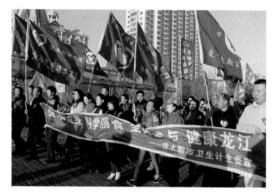

佳木斯市千人徒步助力"健康龙江行动"

站，开展了国民体质监测进机关、进企业、进社区、进农村、进学校、进部队的"六进"活动，为 5 万余人进行体质测试。

省体育局加强体育设施建设，各类体育场地设施增加到 2.8 万个，公共体育场馆开放率提高到 60.4%，浇筑的冰场增加到 1740 个，参加冰雪运动的学生达 220 万之多。

3. 组织开展全民健身活动

省教育厅 2015 年出台《全省中小学建立大课间体育活动制度》，切实保证学生每天 1 小时校园体育活动，培养青少年终生锻炼的良好习惯。

2015 年 4 月，与省总工会等 7 部门联合下发《关于切实做好关心关爱职工健康工作的通知》，成立了"黑龙江省关心关爱职工健康工作指导协调小组"，广泛推广工间操活动，维护职工健康权益。

4. 组织开展大型体育活动

2015 年，省总工会以"体育就是生活，健身就是健康"为主题，先后举办了全省森林冰雪活动、省职工第十三届羽毛球公开赛、省第四届职工乒乓球比赛、省职工自行车骑游等活动，广大职工积极投入"我运动、我健康、我快乐"体育健身活动。

2015 年，省体育局组织开展了徒步、登山、武术和气功等健身活动，参与群众达 20 万人。

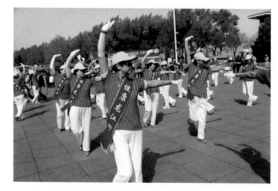

老年广场舞

5. 组织群众开展广场舞健身活动

2014 年以来，省体育局与省电视台连续举办了两届"舞动龙江·快乐舞步争霸赛"，辐射全省 18 个赛区，直接参与人数达 30 余万人，影响力覆盖近千万群众，自发组织的广场舞遍及全省大街小巷。

行动三　科学饮食推广行动

（一）责任部门

1. 牵头部门

省卫生计生委、省工信委、省食药监局、省农委、省畜牧兽医局、省住建厅、省水利厅

2. 协作部门

省发改委、省商务厅、省环保厅、省质监局、省粮食局等 15 个部门

（二）行动内容

1. 倡导科学合理膳食

2015 年 8 月，省政府制定出台《黑龙江省食物与营养发展实施计划（2014—2020）》，推动食物与营养发展方式转移，提升广大群众健康水平。

2015 年 6 月，与省食药监局等部门组织开展了"食品安全宣传周"活动，期间开展了全省青少年"食品药品安全龙江行"主题宣传活动，通过媒体平台向全省 26 万青少年发送食品安全公益信息。

2015 年 6 月，与省政府食安办、团省委等部门组织开展了由各市（地）、10 所高等院校和两个大型企业参加的"健康辞典"食品药品安全知识竞赛。

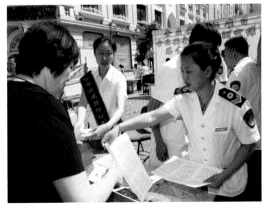

开展食品安全周宣传活动

2. 开展绿色食品倡导活动

省食药监局要求食品销售企业严把质量关，至 2015 年末全省已有 830 家大中型食品超市、商场设置了"健康龙江·绿色食品专柜"。

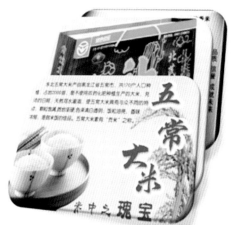

龙江绿色品牌食品

3. 调整优化种植结构

省农委积极引导农民根据差异化、多样化消费需求，提倡适区种植，2015 年全省玉米和水稻种植分别稳定在 1 亿亩和 6000 万亩以上。

4. 发展绿色有机农作物种植

省农委着力"打绿色牌、走特色路"，培育了"北大荒""北奇神""五常大米"等一批著名品牌，2015 年全省绿色实物总量达到 3650 万吨，约占全国的 1/5，成为绿色食品第一大省。

5. 发展绿色养殖产业

省农委着力发展北方寒地特色养殖，2015 年放养

面积达到 898 万亩, 同比增长 11.4%, 水产品总产量同比增长 22.6%。

6. 加强食品饮水安全监管

2015 年, 省环保厅组织开展 100 个饮用水源基础环境调查与评估, 对 116 个县级以上饮用水源开展日常监测, 确保饮用水安全。

2015 年, 省水利厅投入 15 亿元, 兴建农村饮水工程 2802 处, 218 万人喝上了安全水。

7. 严把流通和餐饮消费环节

2015 年 4—6 月, 省食药监局集中开展学校食堂食品安全、餐饮原调料和食品添加剂等专项检查, 检查火锅店、烧烤、麻辣烫 9210 家次, 立案查处违法行为 115 起; 检查食品生产经营单位 1.3 万家, 责令整改 286 家, 立案查处 25 家。

2015 年 12 月至 2016 年 3 月, 省政府食安办等部门开展了全省"食安龙江百日行动", 严把重点区域、重点品种和重点场所, 切实维护百姓健康。

行动四　环境卫生整治行动

(一) 责任部门

1. 牵头部门
省住建厅、省林业厅、省环保厅、省爱卫会

2. 协作部门
省发改委、省财政厅、省精神文明办、省交通运输厅、省水利厅等 16 部门

(二) 行动内容

1. 开展大型环保公益活动

2015 年 4 月, 省环保厅等部门开展了"爱地球·做个行动家"大型公益活动; 2014 年 9—10 月, 举办全省"环保龙江行·给你一个绿色的家"活动, 倡导"以家庭为单位"的环保理念, 创造绿色生活, 建设生态文明。

"环保龙江行·给你一个绿色的家"活动标识

2. 强化大气污染治理

2015 年, 省环保厅等部门淘汰黄标车及老旧车辆 20.8 万辆、小锅炉 3190 台, 购置新能源公交汽车 496 台, 持续改善大气质量, 空气质量达标天数比例达到 89.7%。

3. 改善环境卫生基础设施

2015 年省环保厅等部门新建和扩建无害化垃圾处理厂 32 个、污水处理厂 25 个、垃圾中转站 42 个, 新增垃圾箱 17 037 个, 逐步实现生活垃圾处理减量化、资源化和无害化。

4. 开展环境卫生整治行动

2015 年, 省环保厅、省爱卫办等部门组织清理铁路沿线 45 万延长米、公路沿线 62 万延长米、城乡结合部 980 处; 农村清除"三堆"8.23 万处、庭院 5.62 万个, 清运垃圾 260 万吨, 全

省卫生村增加到 1696 个，直接受益人口 634.6 万人。

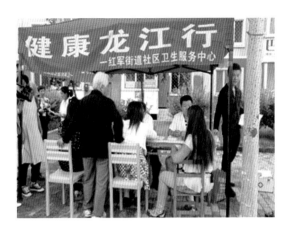

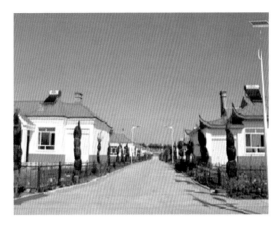

为社区居民提供健康咨询服务   龙江美丽乡村

5. 着力绿化美化环境

2015 年，省林业厅出台《全省美丽乡村建设绿化标准要求》，制定了"百村示范、千村达标"绿化目标，已经完成 2103 个村屯绿化，面积达 63 264 亩，道路绿化 4065 公里。

行动五　健康服务能力提升行动

（一）责任部门

1. 牵头部门
省发改委、省卫生计生委

2. 协作部门
省委宣传部、省科技厅、省民政厅、省体育局、省畜牧兽医局、省旅游局等 36 个部门

（二）行动内容

1. 推动健康服务业体系发展
2014 年 12 月，省发改委制定出台了《黑龙江省促进健康服务业发展的若干措施》，加大对健康服务业的扶持力度，推动健康服务体系发展。

2. 注重养老服务业发展
2014 年 7 月，省政府出台了《关于加快发展养老服务业的实施意见》，从加强养老公共服务设施、加快发展各类养老机构、社区居家养老服务和推进"医养结合"养老服务模式等方面采取措施，助推养老服务业发展。

3. 加强基层服务能力建设
截至 2015 年 12 月，与省发改委等部门加强基层健康服务体系建设，社区卫生服务中心增加到 451 所，其中 196 所与养老机构、社区日间照料机构实行了签约服务；省级健康促进社区增加到 294 个，899 所乡镇卫生院为居民提供免费血压、体重和腰围测量等服务。

4. 加快中医治未病预防保健体系建设

省卫生计生委、省中医药管理局加强中医药基层基础建设，全省能够提供中医药服务的社区卫生中心比例提高到93%、乡镇卫生院提高到82.3%、村卫生室提高到88.3%。

5. 发布人民健康白皮书

2014年9月，省卫生计生委启动了《黑龙江省卫生计生人群健康状况报告》（简称《健康白皮书》）编制工作。《健康白皮书》共收集整理了13个省直行政部门、6个省卫生计生委直属单位和2个技术机构的信息数据涉及全省人口基本情况、慢性非传染性疾病及相关危险因素、传染病发病情况、残疾人口状况、流动人口状况、精神疾病患病情况、儿童青少年健康状况、健康素养、医疗卫生服务和健康环境状况等10个方面。

《健康白皮书》由省政府每两年发布一次，公开展示全省人群健康状况数据，为制定健康政策提供科学依据。

四、实施效果

（一）健康知识得到极大普及

截至2015年，全省中小学健康教育开课率保持在98%以上，全民健康素养知识知晓率提高到95%；健康知识和理念具备率由2012年的10.7%提高到2015年14.2%以上，慢性病防治方面包括吸烟和大量饮酒的危害、糖尿病和肥胖症的防治、健康运动等基本知识具备率由2012年的8.9%提高到2015年的12.1%以上。

（二）健康行为已有明显改变

健康生活方式和行为已经为全省更多公民所接受和采纳，公民健康基本技能具备率由2012年9.9%提高2015年的20.7%以上，其中安全与急救基本技能具备率由2012年的26.2%提高到2015年的43%以上。全省坚持常年经常锻炼的人群已经由2013年的12.2%提高到2015年的33%；全省无烟学校、商场创建率提高到98%，无烟医院达到95%，无烟机关达到91%。

（三）饮食习惯逐步科学

2015年，食品安全风险监测点覆盖全部县级行政区；全省农村义务教育学生营养改善计划试点由2014年11个县扩大到20个县，受益学生由16万增加到40万；全省使用控油壶、限盐勺的家庭已经接近50%，油脂摄入量由2013年的人均每天34.2克降低到32.1克，食盐摄入量由2013年的人均每天13.3克降低到10.5克；每人每天蔬菜摄入量由低于国家推荐标准的10.1%降至低于7%，乳及乳制品由低95%降至低56%，全谷物由低50%降至低34%。

（四）卫生环境状况明显好转

2015年，全省建立保洁队伍的行政村增加到71.29%，保洁人员人数增加到14 951人，新增保洁车辆675台、垃圾箱11 873个；国家级生态示范区、生态乡镇和生态村分别建成49、65和16个，省级生态乡镇和生态村分别建成703和2650个，美丽乡村示范村增加到926个；农村卫生厕所和自来水普及率分别由"十一五"的66.44%和63.92%提高到75.92%和80%。

（五）健康服务能力显著提高

2015 年，全省二级以上医院与养老服务机构签订服务协议增加到 195 个，社区卫生服务中心与养老、日间照料机构签约服务增加到 196 个；2013—2015 年，全省城市社区卫生服务中心由 379 家增加到 581 家，居民健康档案建档率由 80％ 提高到 87.4％，高血压、糖尿病规范管理率分别由 2013 年 35％ 提高到 41％ 和 42％，孕产妇农村和城市系统管理率分别达到 93.35％ 和 94.58％，分别高出国家最低标准 8.35 和 9.58 个百分点；居民人均期望寿命已由"十一五"末期的 73 岁提高到 76.59 岁。

"健康龙江行动"是服务和保障全省人民健康的一项长远发展战略，也是政府主导、群众参与、践行"将健康融入所有政策"的一次尝试。我省将按照党的"推进健康中国建设"新部署和新要求，推动龙江人民在追求健康生活方式中实现全面发展，为全省经济社会发展作出积极贡献。

（黑龙江省卫生和计划生育委员会　邵玉滨　丛松滨　国林春　供稿）

专家点评

"健康龙江行动"是黑龙江省委、省政府于 2014 年启动的健康促进行动，该行动实施时间不长，但实施力度较大，有专项经费投入，现已逐步形成了政府主导、多部门合作、全社会参与的健康促进局面。

"健康龙江行动"亮点之一是建立了健康促进工作机制。该行动由黑龙江省委、省政府主导实施，制定发布了《健康龙江行动（2014—2020 年）实施方案》，并建立了由副省长为总召集人的"健康龙江行动"联席会议制度，省卫生计生委、发改委等 23 个部门为成员单位，健康促进工作机制的形成为项目顺利实施提供了有力保障。

"健康龙江行动"亮点之二是在充分评估基础上形成项目方案。"健康龙江行动"包括 5 大行动：健康知识普及行动、健康行为促进行动、科学饮食推广行动、环境卫生整治行动、健康服务能力提升行动。5 大行动的设计以居民健康状况和健康需求调查为基础、针对全省居民健康问题和行为危险因素而开展，项目方案有很强的针对性和实用性。

"健康龙江行动"亮点之三是目标具体明确，为行动实施指明了方向，为效果评价提供了依据和指标。

"健康龙江行动"亮点之四是根据当地居民的需求和特点，开展丰富多彩、吸引力强的健康教育活动，全方位提升居民的健康意识、参与意识和行动意识。

健康宁夏全民行动

关键词： 健康教育普及率达到 95.63%；健康素养水平提升至 5.4%；健康电视栏目共 21 个；健康教育咨询点 3687 个；宗教场所健康教育点 3345 个；覆盖率 100%；1.2 万场次；观众 270 万人次；投入资金 120 万元；培训健康教育师资 562 人

近年来，宁夏强化政府主导，实施了一系列健康促进与教育民生工程，惠及百姓健康。2007—2009 年，自治区财政投入资金 2000 万元，在全区开展了宁夏农民健康教育与健康促进行动。2010—2012 年，投入资金 3087 万元，开展了健康宁夏全民行动。

一、行动背景

宁夏地处西部欠发达地区，是全国最大的回族聚居地。西部大开发给宁夏带来的发展机遇，使宁夏经济社会全面发展，医疗卫生事业长足进步。但城乡部分群众卫生保健意识薄弱，卫生保健知识贫乏，没有形成良好的卫生行为和习惯，健康状况不容乐观，慢性病、传染病、地方病等发病率较高。2007 年全区肺结核、乙肝、包虫病、菌痢等传染病年报告发病率分别为 69.65/10 万、144.62/10 万、3.53/10 万和 99.06/10 万，特别是贫困地区因病致贫、因病返贫的现象突出。这些问题直接影响了城乡居民的身体健康，制约了宁夏经济与和谐社会的发展。因此，自治区党委、政府审时度势，从 2007—2009 年，投入专项资金，在全区实施了农民健康教育与健康促进行动，取得了初步成效。

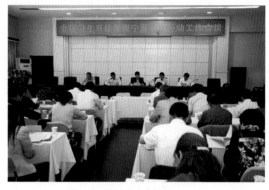

宁夏全民健康行动工作会议

随着健康教育工作的逐步深入，城乡居民的健康状况不平衡状况有所改善。但城乡居民健康素养水平低（2008 年为 3.82%），山川群众的卫生保健意识差异大，卫生行为和习惯尚未形成。为巩固农民健康教育与健康促进行动成果，建立全民健康教育长效机制，加速推进宁夏医药卫生体制改革与发展，提高城乡居民健康水平。2010 年，自治区政府再次投入专项资金，在全区城乡实施健康宁夏全民行动。通过建立政府领导、部门协作、群众参与的健康促进与教育工作机制，以"健康宁夏"为主题，以"全民健康、社会和谐"为宗旨，以"十个一"健康知识传播活动为抓手，落实干预措施，实现了以行政村（居委会）为单位"行动"工作全覆盖。

二、行动目标

（一）总体目标

提高群众健康理念和基本知识知晓率、健康生活方式与行为形成率、基本技能掌握率，降低传染病、慢性病、地方病等疾病发病率，实现"健康宣传普及化，健康教育均等化，健康素养全民化，健康宁夏经常化"的目标。

（二）具体目标

1.《健康素养66条》《健康100》读本传播活动覆盖率以行政村（社区）为单位达到95%。

2. 居民健康生活方式相关知识知晓率达到80%，行为形成率达到60%。

3. 居民重点传染病、慢性病、地方病防治知识知晓率达到90%，相关行为形成率达到80%，发病率逐年降低。

4. 居民妇幼卫生惠民政策知晓率达到90%，农村孕产妇住院分娩率达到95%，新生儿疾病筛查覆盖率达到95%，婚前医学检查率达到65%。

5. 居民拨打急救电话、测量脉搏与体温、抢救触电、火灾逃生、地震自救等健康基本技能掌握率达到60%。

6. 中小学健康教育开课率达到100%，学生健康知识知晓率达到90%，形成率达到80%，健康促进学校创建率达到85%。

三、行动实施情况

（一）开辟一个卫生健康栏目

1. 责任部门

（1）牵头部门：党委宣传部、卫生计生委、广电局

（2）协作部门：宁夏广电总台

2. 工作内容

（1）建立专家队伍。2010年，自治区行动领导小组办公室、卫生计生委先后两次聘任自治区疾病预防控制、健康教育、妇幼保健、预防医学教育和临床医疗等领域专家106名，中医药养生健康教育专家16名，为栏目提供专家支持。

（2）开辟健康栏目。2010年4月，宁夏卫计委、广播电视总台联合策划，在宁夏电视台公共频道设置了《百姓健康》栏目，栏目开播以来获较高收视率。宁夏广播电台《全民健康知识窗》专题节目，市、县电视台《健康时空》《生活与健康》《健康面对面》等卫生健康栏目，围绕中国公民健康素养、健康宁夏全民行动等内容定期播出，深受观众

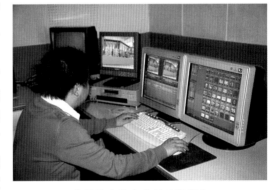
基层健康教育节目后期制作

喜爱。各级卫生健康电视栏目共21个，覆盖全区5个地级市22个县（区）每日黄金时段播出均在半小时以上。宁夏《百姓健康》栏目被中国广播电视协会授予"全国广播电视健康品牌栏目"称号。

（二）普及一本健康知识手册

1. 责任部门

（1）牵头部门：卫生计生委

（2）协作部门：民族宗教、区县政府

2. 工作内容

（1）普及《健康100》。2010年，自治区卫生计生委组织专家编写《健康100》读本、健康树等宣传画，发放全区机关、企事业单位和学校，配送城乡健康教育咨询点、文化活动室、"农家书屋"和宾馆、车站、机场等场所，普及城乡家庭163.3万户。城乡居民家庭每户达到了一本书、一张画。《健康100》知识读本被自治区党委宣传部、科技厅、科协评为自治区优秀科普读物。

（2）普及阿语读本。2011年，卫生计生、宗教部门组织专家编印穆斯林生活方式与健康系列丛书《伊斯兰教经典教义与健康》《伊斯兰教学者论健康》《回族健康专家讲健康》50万册，发放各清真寺及回族群众家庭，由清真寺教长向群众讲授。

（3）其他宣传资料。各地印发《健康素养66条》《健康100》宣传挂历、年画、图解画等，制作常见病、多发病健康知识、咨询电话与全家温馨照大幅合影等，扩大传播效果。

（三）建立一个健康教育咨询点

1. 责任部门

（1）牵头部门：卫生厅

（2）协作部门：民族宗教

2. 工作内容

（1）室内健康咨询。2010年3月，自治区行动办、卫生计生委印发宁夏健康教育咨询点标准规范，全区社区卫生服务机构、乡镇卫生院、村卫生室、宗教场所设立健康教育咨询点，开展健康咨询服务。全区基层卫生机构共设立健康教育咨询点3687个，宗教场所健康教育点3345个，覆盖率达100%。

（2）户外健康文化。机关、企事业单位和乡镇（街道）、村（居）委会驻地设置健康教育宣传栏，农村庄点、公路干道两侧设置健康教育宣传墙。各地建设"健康长廊"、健康文化一条街、健康主题公园等，宣传健康文化。

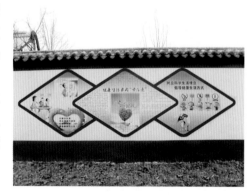

健康知识宣传墙

（四）开展一场健康教育巡讲

1. 责任部门

（1）牵头部门：党委宣传部、卫生计生委

（2）协作部门：机关工委、民族宗教、教育厅、发改委、总工会

2. 工作内容

（1）省级机关大讲堂。自治区聘任国家、省级健康教育巡讲专家，邀请国家级健康教育巡讲专家举办健康素养大讲堂。组织巡讲专家赴自治区党委等四大机关、"行动"成员单位开展健康巡讲，3年共62场次，约1.4万人聆听讲座。

（2）分片包干下县区。2012年，自治区卫计委采取直属单位分片包干，组织专家和业务人员赴各县（区）开展巡讲活动，开展居民健康讲座83场次，骨干人员、干部群众2.6万人受益。

（3）七进活动走基层。各级多部门联合组建宣讲团，开展健康巡讲进社区、农村、机关、学校、企业、寺院、家庭"七进"活动。清真寺在"主麻日""开斋节""古尔邦节"等宗教节日，由教长、阿訇向信教群众讲授传播健康知识。全区"七进"活动累计1600余场次，近40万群众聆听讲座。

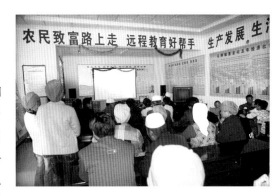

健康100巡展活动

（五）演好一台健康教育大戏

1. 责任部门

（1）牵头部门：文化厅、卫生计生委

（2）协作部门：县区政府

2. 工作内容

（1）专题节目巡演。自治区卫生计生委联合文化厅，组织文艺团体创作了"健康宁夏，幸福宁夏""情系百姓健康""现代秦腔剧《情系健康为民众》"等专题文艺节目，在全区城市社区广场、农村乡镇巡回演出3年累计196场次。

（2）文化下乡活动。各市、县（区）文化、卫生计生部门利用文化下乡活动，演出卫生健康内容文艺节目，内容丰富，群众喜闻乐见。

（六）放映一场健康科教电影

1. 责任部门

（1）牵头部门：广电局、卫生计生委

（2）协作部门：县区政府

2. 工作内容

自治区卫生计生委组织专业影视制作公司拍摄制作《健康知识进农家》《健康素养进万家》等健康教育科教片4部，时长约10～15分钟，由自治区电影公司在电影故事片前拷贝。各市、县（区）广电部门利用农村数字化电影放映工程、城市社区文化广场放映健康科教电影片，充分发挥银幕宣传阵地的吸引力和感召力，开展卫生健

组织群众观看健康教育宣传片

康宣传，累计放映1.2万场次，观众达270万人次。策划制作"健步走"公益广告宣传片在城市影院开展放映活动，各大影院放映故事片前加映4000场次。

（七）开设一堂健康教育课

1. 责任部门

（1）牵头部门：教育局、卫生计生委

（2）协作部门：县区政府

2. 工作内容

（1）上好一堂课。宁夏教育厅、卫生计生委按照教育部健康教育教学大纲，联合组织编辑全区中小学健康教育教案，组织中小学健康教育师资培训，普及中、小学健康教育课。教案印制累计投入资金120万元，培训健康教育师资562人。达到每个学校至少3名健康教育老师，每个月至少2节健康教育课程，每个学生有1本健康教育课本。

（2）小手拉大手。自治区卫生计生委、宁夏教育电视台联合制做《健康伴我行》教学光盘1部发放到全区各中、小学校，用于多媒体教学。组织家长参加学校健康教育活动，参与健康知识问答，通过中、小学生"小手拉大手"向家长传播健康知识，改变不良卫生行为。

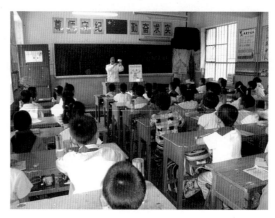

学校健康教育课

（八）发放一个健康教育服务包

1. 责任部门

（1）牵头部门：卫生计生委

（2）协作部门：县区政府

2. 工作内容

自治区"行动"领导小组办公室、健康教育所组织专家设计健康教育服务包，围绕健康宣传，强化干预措施。将《健康100》读本、健康知识宣传工艺扇、体温计、定量盐勺、计步器等10小件宣传干预物品整合，突出服务主题，显现干预特色，普及发放全区城乡居民家庭。全区累计制作100万个，城乡家庭发放覆盖率达到80%。

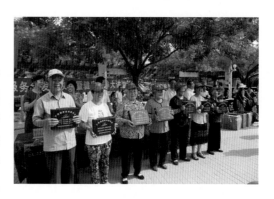

向社区居民发放健康教育服务包

（九）举办一场健康知识竞赛

1. 责任部门

（1）牵头部门：党委宣传部、卫生计生委

（2）协作部门：文化厅、教育厅、农牧厅、广电局、总工会、妇联、团委、宁夏广电总台

2. 工作内容

自治区"行动"领导小组办公室、卫生计生委、"行动"主要成员单位联合组织了全区健康知识竞赛，举办了自治区级全民健康知识竞赛决赛。各市、县（区）从居委会和行政村开始，层层组织、逐级选拔开展了健康知识竞赛活动。2011—2012年共举办村（居）级竞赛1947场，

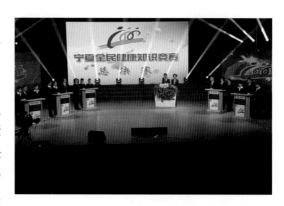

全民健康教育知识竞赛

街道（乡镇）级竞赛 231 场次，县（区）级竞赛 22 场次，市级竞赛 5 场次，自治区总决赛 1 场次，机关干部、企业职工、城乡居民 21.3 万人参与活动。

（十）评选一批健康行为模范

1. 责任部门
（1）牵头部门：文明办、卫生计生委、宗教局
（2）协作部门：机关工委、农牧厅、教育厅、发改委、民族宗教、总工会

2. 工作内容

（1）开展示范创建。2010 年始，全区开展了健康教育基地，健康社区、健康村、健康家庭等健康场所，机关、医院、学校、企业、餐厅等健康促进场所创建活动，发挥示范带动作用，推动行动工作上台阶。各地将示范创建活动融入卫生县城、文明县城等社会事业工程，在全社会形成追求健康、学习健康、管理健康的良好局面。共创建自治区健康教育基地 20 家，市、县（区）健康促进场所 236 个，平罗县被中国健康教育中心授予"全国农村社区健康教育基地"。

（2）突出民族特色。注重回族地区特色，打造清真寺穆斯林健康促进示范点，创建穆斯林健

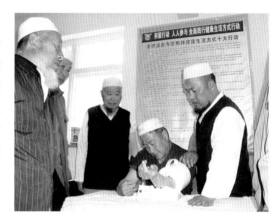

指导群众利用电子血压计测量血压

康书屋，设置穆斯林健康教育学校、健康促进温馨互助室，配备血压计、血糖仪、健康保健包等，通过慢性病同伴教育、自我管理、自测血压、防病经验介绍等传递健康知识和健康技能，突出服务主题，显现干预亮点。组织宗教人士"关爱穆民、关注健康"主题研讨、伊斯兰教学者健康宁夏行动学术交流，为探索回族健康促进模式奠定了基础。自治区健康宁夏全民行动领导小组命名清真寺健康促进示范点 50 个。

四、主要成效

通过"十个一"健康促进与教育活动，落实有效的干预措施，健康宁夏全民行动取得了实效。**一是健康知识普及率明显提高。**通过实施农民健康教育与健康促进行动和健康宁夏全民行动，保证城乡居民学习健康知识手中有书读、墙上有画看、广播有声音、电视（影）有图像、听课有讲堂、咨询有场地、看戏有舞台、行为有模范。目前，全区城乡健康教育普及率达到95.63%，健康促进与教育工作实现了新突破。**二是居民健康素养水平逐步提升。**通过健康传播和行为干预，城乡居民健康理念逐步形成，健康知识水平明显提高，健康行为明显改观，合理膳食、戒烟限酒、适量运动等生活方式逐步建立，预防传染病、慢性病、地方病等健康意识和能力不断增强，健康素养水平逐步提升。考核评估结果显示，城乡居民健康素养水平由 2008 年的3.82% 提高到了 2013 年的 5.4%，六类健康问题素养水平全面提升。其中安全与急救素养34.5%，科学健康观25.4%，传染病防治素养13.4%，健康信息素养11.1%，慢性病防治素养7.0%，基本医疗素养5.9%。**三是健康教育体系逐步完善。**通过系列健康促进项目的实施，全区

覆盖城乡的健康教育体系基本建立，以自治区、市、县健康教育专业机构为"龙头"，各级医疗卫生、公共卫生机构健康教育部门为基础，机关、学校、企事业单位、宗教场所健康教育部门为补充的健康教育体系逐步完善，在履行管理、指导、协调，提供政策建议，开展技术指导与培训等方面发挥了重要作用，健康促进与教育工作为提升城乡居民健康素养水平作出了重要贡献。**四是疾病发病率得到有效控制。**通过强有力的健康促进与教育活动，城乡居民了解掌握了基本防病治病知识，防控疾病能力意识和不断加强，乙肝、结核、菌痢等传染病发病率明显下降，高血压、糖尿病等慢性疾病得到有效控制。据统计，2013 年我区乙肝、结核、菌痢年报告发病率比 2007 年分别下降了 39.59、27.66 和 70.05 个百分点。高血压、糖尿病患病率分别由 2010 年的 35.4%、7.3% 下降到 2013 年的 21.8%、5.0%。

五、几点体会

（一）探索建立了健康促进工作机制

健康宁夏全民行动由自治区党委、政府统一规划部署，精心组织实施，逐步建立完善了政府领导、部门协调、技术支撑、群众参与的健康促进工作机制，对拓宽健康促进模式，推进健康促进工作有很好的推动作用。

（二）率先提出了宁夏健康促进目标

自治区健康宁夏全民行动明确提出工作目标。《健康报》2010 年 6 月 2 日报道：宁夏由此成为全国首个明确提出通过健康知识传播和行为干预，帮助城乡居民掌握健康知识，树立健康理念，建立健康生活方式，掌握有益健康的基本技能，提高全民健康水平和生活质量的省区。

（三）实践了将健康融入到所有政策

健康宁夏全民行动通过"十个一"健康促进与教育活动，政府主导，各成员部门密切配合，落实有效的健康传播方式和干预措施，取得明显的成效，是"将健康融入各项政策"的典型实践，也为自治区政府《健康宁夏行动规划（2013—2020 年）》实施积累了经验。

（宁夏回族自治区卫生和计划生育委员会　贺琪　供稿）

专家点评

健康教育与健康促进是传播健康知识，提升公众健康素养和自我保健能力，促进公众养成健康的行为习惯和生活方式，促使公众承担健康责任，发挥自身积极性和能动性，形成广泛的社会联合，从而保护和促进健康的重要社会策略，是医疗卫生工作的基础和先导。

作为西部欠发达地区，宁夏回族自治区面临城乡部分群众卫生保健意识薄弱，卫生保健知识贫乏，没有形成良好的卫生行为和习惯，慢性病、传染病、地方病等高发的挑战，自治区党委、政府审时度势，从 2007—2009 年，投入专项资金，在全区实施了农民健康教育与健康促进行动，取得了初步成效。

一是探索建立了健康促进工作机制。政府是健康促进的第一责任人，健康宁夏全民行动由自治区党委、政府统一规划部署，精心组织实施，逐步建立完善了政府领导、部门协调、群众参与的健康促进工作机制，对推进健康促进工作有很好的推动作用。

二是目标具体明确。自治区健康宁夏全民行动明确提出工作目标，包括健康知识、行为、理念、生活方式、技能等，具体、可操作、可实现、可考核评估，起到了良好的导向性和指向性。

三是将健康融入所有政策。健康宁夏全民行动通过"十个一"健康促进与教育活动，政府主导，各成员部门密切配合，落实有效的健康传播方式和干预措施，取得明显的成效，是"将健康融入各项政策"的典型实践，也为自治区政府《健康宁夏行动规划（2013—2020年）》实施积累了经验。

四是各种健康教育活动丰富多彩。宁夏健康促进行动开展的健康教育活动用"十个一"进行概括，内容具体，目标明确，操作简便，既有知识性传播活动，又有容易被广大人民群众所理解和参与的现场活动。

浙江省杭州市健康城市建设
实践与探索

关键词： 建设健康城市；七个人人享有；六大建设任务；市民公共文明指数 83.63；垃圾分类小区 1516 个；新增绿化面积 1915 万平方米；建成 3354 个公共自行车网点；治理重污染企业 953 家；淘汰高污染车辆 64 486 辆；生活垃圾处置设施 6 座；80 万余居民签约医养护一体化服务；人均体育场地面积 1.65 平方米；出台《杭州市公共场所控制吸烟条例》

一、建设背景

杭州位于中国东南沿海，是浙江省省会，自古就有人间天堂的美誉，元朝时曾被意大利旅行家马可·波罗赞为"世界上最美丽华贵之城"。进入 21 世纪以来，随着城镇化进程的快速发展，杭州市城市规模急剧扩张，人口数量快速上升。随之而来的环境负荷超限、公共设施滞后、社会保障不足、慢性病高发等各种城市病问题日渐严峻，成为城市发展的制约因素。

（一）人口急剧增长

2008 年，杭州市常住人口为 796.6 万，较 2000 年增长了 108.7 万。户籍人口 677.6 万，其中 60 岁以上人口 103.9 万，占 15.94%。2010 年，杭州市外来人口占到常住人口的 27.06%。

（二）慢性病高发

2004 年，杭州居民代谢综合征患病率 6.70%，糖尿病患病率为 4.59%。2005 年，杭州居民高血压患病率 29.13%，死因顺位前五位依次是呼吸系统疾病、恶性肿瘤、脑血管疾病、心脏病、损伤与中毒。随着老龄化的加剧，慢性病成为杭州居民严重的健康威胁。

（三）环境负荷趋重

近年来，杭州上游新安江、富春江接连发生水体污染事件，使得杭州市供水问题日益严峻。杭州市雾霾天气比例年均达到 150 天以上，垃圾堆积也带来了诸多问题。

（四）交通拥堵日趋严重

截至 2013 年，贯穿全城的高架只有中河-上塘高架一条。秋石高架、德胜快速路、留石快速路均为区段建设，规划地铁线路也仅有一条。市区地下交通隧道仅有西湖隧道一条，全长 1.3 公里。与此同时，杭州市机动车人均保有量却已跃居全国第一位。有限的交通空间与骤增的机动车数量矛盾日渐突出。

（五）领导重视，顶层设计

2004 年，杭州市政府批示开展"建设健康城市可行性调研"；2006 年，建设健康城市写入杭州市"十一五"国民经济和社会发展专项规划；2007 年，在上城区、下城区、拱墅区开展建设健康城市试点工作；同年 12 月，杭州市被全国爱卫办列为全国建设健康城市试点城市；2008 年，市委、市政府发布《关于建设健康城市的决定》文件。自此，杭州市建设健康城市工作全面铺开。

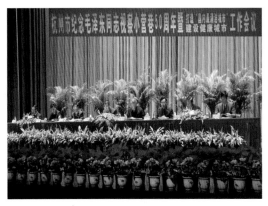

2008 年 1 月，杭州市委书记、市长出席
健康城市试点建设工作会议

二、目标任务

（一）总体目标

到 2015 年，基本实现"七个人人享有"，即人人享有基本医疗保障、人人享有基本养老保障、人人享有 15 分钟卫生服务圈、人人享有 15 分钟体育健身圈、人人享有安全食品、人人享有清新空气、人人享有洁净饮水。

六大任务：营造健康文化、改善健康环境、发展健康产业、优化健康服务、培育健康人群、构建健康社会。

（二）具体目标

1. 人群指标

人群期望寿命达到 81 岁，婴儿死亡率控制在 3/10 万以下，孕产妇死亡率控制在 5/10 万以下。

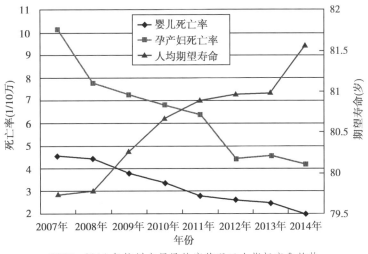

2007—2014 年杭州市居民健康状况三大指标变化趋势

2. 环境指标

全年空气质量优良天数比例在 90% 以上，集中式饮水水源地水质合格率达到 100%；生活垃圾无害化处理达到 100%，生活污水集中处理率在 90% 以上，重点企业工业污水排放达标率在

90％以上，人均公园绿地面积在 15 平方米以上，人均体育设施用地面积在 1.5 平方米以上；

3. 服务指标

每千人拥有医疗床位数在 7 张以上，每千人拥有执业医师数和每千人拥有执业护士数在 4 人以上，每百名老人拥有养老机构床位数达到 4 张。

4. 社会指标

城乡居民基本医疗保险参保率 98％以上，亿元 GDP 安全生产事故死亡率控制在 0.1 人/亿元以下，各类加工食品监测合格率和各类农产品监测合格率在 95％以上。

三、组织架构与规划编制

2008 年 3 月，杭州市委、市政府下发《关于建立杭州市建设健康城市工作领导小组的通知》。由市四套班子五位分管领导担任正副组长，各区、县（市）和市级主要成员部门的主要负责人为成员。领导小组下设办公室，设在市爱卫办（简称"市健康办"），由市政府分管副市长兼任办公室主任。

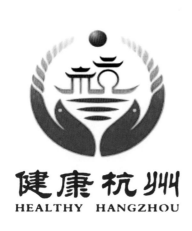

健康杭州 Logo

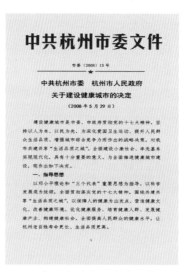

2008 年，杭州市委市政府发文
启动建设健康城市工作

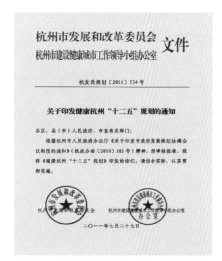

2011 年，杭州市发改委将建设健康城市
规划列入"十二五"专项规划

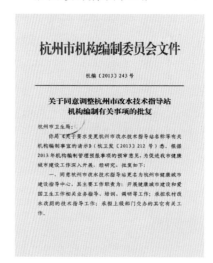

2013 年，杭州市编办批准成立杭州市
健康城市建设指导中心

同年，市健康办下发《关于建立杭州市建设健康城市专项组的通知》，增设专家顾问组，成立七个专项组对应六大任务，并明确牵头部门。每年定期召开建设健康城市工作领导小组成员会议。市健康办组织专家定期参加各专项组健康城市业务工作会议。

2013 年，经杭州市编办同意成立杭州市健康城市建设指导中心，为全额拨款正处级事业单位，机构编制核定为 10 名，负责组织全市健康城市建设技术指导工作。

在完善的组织框架下，市健康办发布《杭州市建设健康城市三年（2008—2010 年）行动计划》，并于 2011 年，将《健康杭州"十二五"规划》列入发改委 26 个专项规划之一，明确了"十二五"期间杭州市健康城市建设的十项重点工程。2015 年，《健康杭州"十三五"规划》正在起草编制过程中。

四、六大任务实施情况

（一）健康文化的营造

牵头部门　市委宣传部、市文明办
成员部门　市人大、市政协、市文广新局、市科协、市西博办、市文广集团、杭报集团等部门
工作任务　负责道德健康文化的传播和氛围营造

健康文化组围绕"整合资源平台、弘扬和谐人文、倡导自我管理、提升健康素养"四个方面开展工作，突出"道德健康"，打造杭州健康文化品牌。成功打造出"人行横道礼让""最美现象""公民爱心日""第二课堂行动计划""杭州数字化图书馆打造""我们的价值观主题实践活动""邻居节"等一系列健康文化杭州品牌。

2014 年，杭州市在全国副省级城市中首次发布"市民公共文明指数"。市民公共文明综合指数为 83.63，处于较高水平。其中，"机动车在斑马线前礼让行人"综合评价指数达到 86.28，网络综合文明指数达到 85.96。

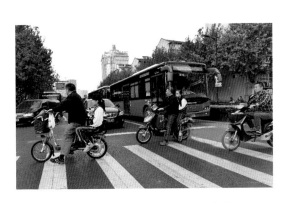

机动车斑马线前礼让行人已经成为
杭州一道亮丽的风景线

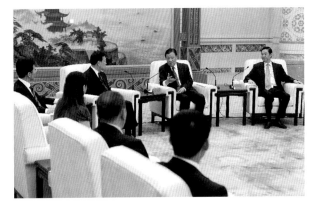

2013 年 6 月，中央政治局常委、中宣部部长刘云山在
人民大会堂接见杭州市"最美现象"经验报告团

（二）健康环境的改善

牵头部门　市建委、市城管委、市环保局
成员部门　市农办、市规划局、市国土资源局、市林水局、市交通局、市园文局、市城投集

团等部门

工作任务 负责组织实施全市城乡空间规划建设和环境保护工作

2014 年杭州市委市政府对《杭州市城市总体规划（2001—2020 年）》进行了修改，确定了城市发展方向和目标。以"美丽中国"建设为契机，充分发挥科技优势和历史文化、山水旅游资源优势，将杭州打造成为国家首美之地，创新智慧之都、东方品质之城。

1. 合理控制城市发展规模

延续"一主三副六组团"城市空间结构，按行政归属和城乡统筹的原则修改主城、副城和组团的构成，构建以市级中心—城市副中心—主城次中心（主城范围内）—地区次中心（副城和组团内）为骨干，居住区级中心为基础，小区网点为补充的多层次、多中心、多元化、网络型城市公共中心体系，带动基本公共服务均等化。

2008 年至今，交通设施规划并已建成"四纵五横"路网。4 条高架实现全城贯通并连成一体。规划地铁线路达到 10 条，2022 年前全部建成通车。

2. 加强重点水域保护

杭州市综合运用"五水共导、有机治理"（治污水、防洪水、排涝水、保供水、抓节水）的理念，通过实施饮用水源保护、城市河道整治、重点流域整治等工程，深入全面开展水环境综合整治。2004 年出台《杭州市生活饮用水源保护条例》和《杭州市生活饮用水源保护条例》。全市 1824 条乡镇以上河道完成"一河一策"编制，建成了一批从劣 V 类恢复到 III 类水体的生态示范河道，沿线居民对黑臭河治理效果满意率达 95.81%。

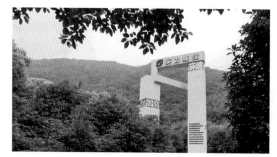

市城投集团首创实施垃圾场再覆绿工程

3. 综合改善大气质量

2012 年市政府实施了杭州市大气环境整治-灰霾专项整治工程。截至 2015 年 6 月，淘汰落后产能企业及关停转迁大气重污染企业 953 家，累计淘汰高污染车辆 64 486 辆，更新能源、清洁能源车 2939 辆。六城区基本建成"无燃煤区"。市城管委制订了《关于控制道路扬尘增加道路洒水的工作方案》，对城区 475 条主城区主要道路按照一、二、三类道路的要求开展洒水和清洗工作。市农业局利用多种政策资源，扶持秸秆利用，2014 年全年通过肥料化、饲料化、能源化、基料化利用等途径，使主要农作物秸秆综合利用率达 85%，其中建成区范围内秸秆综合利用率已达 100%。

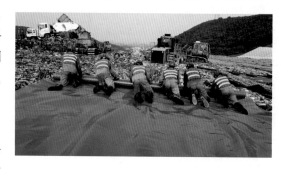

生活垃圾填埋处置，每日全覆盖

4. 深化城市垃圾治理

推行生活垃圾分类收集处理，餐厨垃圾初步实现分类处理和管理。截至 2014 年底，主城区范围内实行垃圾分类生活小区 1516 个，基本实现了生活小区的全覆盖。2014 年，市委市政府明确了垃圾治理"三化四分"战略指导方针。现有生活垃圾处置设施 6 座，处置能力为 6850 吨/日，生活垃圾无害化处理率达 100%。

5. 美化生态人居环境

杭州先后实施了西湖、西溪湿地、运河、市区河道等四大综合保护工程，以及旧城改造、庭院改善、"一绕六线""三江两岸""四边绿化""三改一拆""五水共治"等重点工程，建成了一大批精品城市绿化。大量公园绿地、健康游步道、亲水平台等游憩场所，已成为广大群众娱乐健身、观色赏景、骑车漫游的重要场所。2011—2014年，杭州市新增绿化面积1915万平方米，绿地率、绿化覆盖率和人均公园绿地指标稳中有提高。

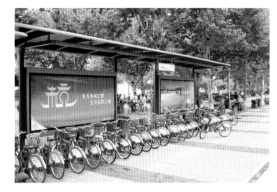

杭州公共自行车服务租赁系统

6. 推行公共自行车租赁系统

2008年起，在全国率先运行公共自行车租赁系统，方便了市民绿色出行，缓解了城市交通"两难"，解决公交出行"最后一公里"问题。截至2015年，已建成3354个公共自行车网点，投放公共自行车8.41万辆，日均最高租用频次达44.86万人次，免费使用率超过96%。

（三）健康服务的优化

牵头部门 市卫生和计划生育委员会、市民政局
成员部门 市医保局、市残联、市红十字会等部门
工作任务 负责推动全市居民健康医疗服务和养老服务

1. 推进公共卫生服务

（1）启动重点慢性病干预控制行动

该项目自2009年启动，目的是逐步使杭州城区35岁以上市民知晓自己的血压、血糖和掌握重点慢性病防治知识及干预技能。项目开展以来，高血压、糖尿病登记人数904 974人，纳入管理率98.74%，规范管理率78.75%。市民脑血管病死亡率比2008年同期下降7.03%，呼吸系统疾病同比下降7.10%。

（2）推进中小学生口腔保健工作

2009年起，市政府发放总额度为1600万元的健康券。其中市、区财政承担800万元，定点医疗机构让利800万元。杭州6个主城区初中、小学的约20万名在校生（含民工子弟），凭此券到定点医疗机构口腔科，可接受免费的口腔保健服务。服务项目包括防龋齿的窝沟封闭、局部用氟防龋和早期龋的预防性治疗3个"健康包"。

（3）开展健康生活方式进百万家庭行动

2008—2009年，市区两级财政安排约2500万元资金，向全市133万余户家庭赠送健康生活用品"五件套"（控油壶、限盐勺、体重尺、围裙、市民健康读本）。得到原卫生部、全国爱卫办和世界卫生组织的赞赏。

2. 智慧医疗功能持续拓展

围绕破解"看病繁""看病难"问题，以改革创新为手段，创新杭州特色的"智慧医疗"卫生服务模式，推出"市民卡诊间结算"改革传统的诊疗流程。

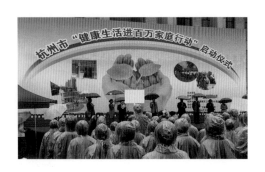

2008 年，杭州市市委书记、市长冒雨出席
健康生活进百万家庭行动启动仪式

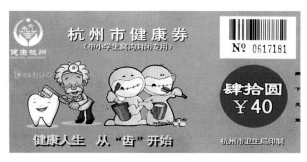

2009 年，杭州市面向全市中小学发放
20 万份健康券，用于口腔保健工作

截至 2014 年，全市智慧医疗模式实现"全院通"智慧结算、"全城通"智慧应用、"全自助"智慧服务。市属医院将智慧结算由诊断结算延伸至 B 超室、放射科等医技科室和停车、食堂等所有收费环节，实现了全院通用，彻底优化了诊疗和结算流程。目前全市 12 家市属医疗卫生单位、27 家县级医院、13 家省级医院、3 家民营医院及 7 城区 65 家社区卫生服务中心和 276 家社区卫生服务站全部推广实施了市民卡"诊间结算"，基本实现全市通用。

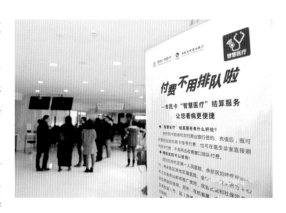

2012 年起，杭州全面启动智慧医疗模式

为了让没有市民卡的人群也享受到同等的便利，市卫生计生委发行了在杭各级各类医疗机构通用的"浙江·杭州健康卡"。9 家市属医院累计发放健康卡 14.74 万张，市属医院省医保和省一卡通人群均实现诊间结算，2014 年累计省级医保诊间结算 5 万余人次。

3. 医养护一体化开创新局面

医养护一体化健康服务管理系统是整合卫生、民政、食药、医保、体育等健康服务信息，构建健康服务综合信息网。财政安排专项经费 200 万元，于 2014 年起正式启动。通过新闻媒体报道、现场设点宣传和入户宣传等多种途径，对签约服务的相关政策、优惠举措、操作流程和服务内容等进行详尽的解读，让老百姓在完全接受的基础上主动参与。医养护一体化进一步优化了社区卫生服务体系的运行保障机制，构建"社区首诊、双向转诊"的分级诊疗体系，提升了医疗保健服务内涵。截至 2014 年底，已有 80 余万居民签约。2015 年 11 月，国务院副总理刘延东专题调研了杭州市医养护一体化服务模式。

4. 完善全方位养老服务体系

2011 年，杭州市民政局制定出台了杭州市社会养老服务体系"十二五"规划，明确了"9064"的发展目标：即到 2015 年，在老年人口中，以社区为依托、社会化服务为协助的自主居家养老占 90%，享受政府购买服务的居家养老占 6%，入住养老机构集中养老的占 4%。不断完善居家养老服务设施，大力开展社区居家养老服务站、星光老年之家、老年食堂以及集生活照料、康复保健、休闲娱乐于一体的社区居家养老服务照料中心建设，初步形成了主城区 15 分钟步行服务圈。现已基本实现既定发展目标。

5．推进计划生育优质服务

2014 年全市已婚育龄妇女的生殖健康和优生知识普及率达97.2%，免费享有计划生育和生殖健康服务覆盖率达90%以上。全面推广国家免费孕前优生健康检查项目，全市婚检率91.7%，免费孕前优生检测率为95.5%。持续开展免费产前筛查和新生儿疾病筛查工作，全市新生儿疾病筛查率99.7%，产前筛查率92.1%。

（四）健康人群的培育

牵头部门　市体育局、市卫计委
成员部门　市教育局、市机关工委、市妇联、市总工会、团市委等部门
工作任务　负责全民健身运动类活动组织与实施和提升市民健康素养

1．推进学校体育设施向社会开放

2013 年11 月，市体育局、教育局、财政局下发《推进杭州市中小学校体育场地设施向社会开放的实施办法》，2014 年1 月，市政府办公厅转发文件全面推进此项工作。2014 年起，市、区两级财政每年补贴每所学校管理人员经费5 万元。截至目前，全市所有具备开放条件的中小学校已经100%向社会开放体育设施。

2．加强全民健身工程建设

截至2015 年，全市体育场地数20 420 个，面积1457.24 万平方米，人均场地面积1.65 平方米，列全省首位。建成并投入使用体育健身中心、体育健身广场、体育健身主题公园52 个，全市共配建4827 个全民健身苑点、2753 个篮球场、3358 个乒乓球室（场）和30 个青少年俱乐部。社区体育健身设施达到全覆盖（100%），体育人数达到36%，共有近2 万名人员取得体育指导资格证书或职业技能证书，每千人体育指导员达2.2 名。

3．广泛开展全民健身活动

定期组织举办全市体育大会、社区运动会、体育社团运动会、中老年登山比赛、健美健身比赛、羽毛球俱乐部联赛、业余篮球赛，杭州中心镇农民篮球友谊赛、排舞大赛等诸多群众性体育赛事。每年组织举办万人健康跑、横渡钱塘江、环湖跑、运河健步走等10 余项具有一定规模的传统品牌群众体育活动。目前全市已基本形成具有经常性、基层性、传统性、品牌性、国际性、广泛性等特色的全民健身活动模式，每年组织开展群体活动600 余场。

4．成立了健康教育讲师团

2007 年，原杭州市卫生局联合浙江省医学会与杭州电视台合作，开辟了《相约健康》专栏，节目持续至今仍在不断的扩版。2013 年，又集中全市卫生领域权威专家组织成立了健康教育讲师团，由市健康办出资组织讲师团面向全市各级单位、团体和组织开展免费健康教育讲座。目前有副高级以上职称讲师65 名，覆盖临床、康复、预防、社会医学等所有卫生领域专业。

5．深化健康传播行动

2008 年，开设"健康杭州网"、改版《健康专递》（月刊）；2010 年编印《杭州市民健康知识读本》《杭州农村居民健康知识读本》；2013 年出版《家庭健康管理宝典》等科普宣传读物；每2 年交替举办市民健康知识电视大赛和健康教育技能比武大赛。至今已举办4 届。

（五）健康产业的发展

牵头部门　市经信委和市旅委

　　成员部门　市科技局、市市场监管局（含原食药局、工商局）、市贸易局（现商务委）、市质监局、市旅游集团、市工业资产经营公司、市商业资产经营公司等部门

　　工作任务　负责扶持和发展美食、保健、运动休闲、疗休养等具有鲜明健康元素和特征的特色潜力行业

1. 建章立制，明确一批健康服务业发展产业集群

　　2014 年，杭州市政府出台了《杭州市人民政府关于促进健康服务业发展的实施意见》（杭政函〔2014〕74 号）。同时，区县也启动了健康服务业发展集聚区规划与建设工作。2014 年，桐庐县发布了《富春山健康城总体规划》和《富春山健康城发展规划》；2015 年，淳安县制定了《淳安县健康养生产业发展规划（2015—2020 年）》。

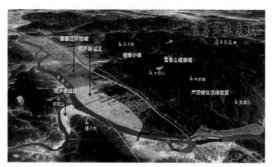

桐庐县富春山健康秤规划设计图

2. 医药产业规模稳步扩大，疗体养产业优势体现

　　市经信委出台了《杭州市生物医药产业创新发展三年行动计划（2013—2015）》，加快产业结构调整，加强行业经济运行分析和预测，医药行业主要经济指标实现较快增长。2014 年，全市规模以上医药工业企业 86 家，资产总计 399.58 亿元；完成销售产值 308.08 亿元；完成主营业务收入 305.21 亿元；完成出口交货值 35.13 亿元；实现利润 52.21 亿元。

　　依托疗养院，利用优美的自然环境资源，结合中西医医疗技术，给人们提供保健养生和旅游度假相结合的场所和服务的综合性服务业。杭州共有注册的疗休养机构 11 家，同时还有许多宾馆、大型旅游企业举办的没有注册但实际在运转的疗休养机构。共有床位约 2000 个，年接待疗休养人次达 10 万以上，数量和规模居全国领先地位。

3. 大力发展循环经济

　　2013 年杭州市积极创建循环经济国家级示范试点，获国家第 3 批餐厨废弃物资源化利用和无害化处理试点城市、循环经济教育示范基地等 4 个国家级示范试点。实施杭州市发展循环经济"770"工程，在绿色再制造、资源综合利用、节能环保等方面共筛选了 170 个项目，总投资 119 亿元。

（六）健康社会的构建

　　牵头部门　市发改委、市人力资源和社会保障局

　　成员部门　市公安局、市场监管局、市教育局、市建委、市财政局、市安监局、市房管局、市民政局、市交通局、市统计局、市消防局、市交警支队、市交通集团等部门

　　工作任务　部门负责落实人人享有基本保障、食品安全、住房、治安等健康和谐社会氛围相关的职责

1. 推进健康细胞工程建设

　　培育健康单位是建设健康城市构建健康社会的重要细胞工程。自 2008 年起，全市重点推进社区、村、家庭、学校、机关、医院、商场、企业、景点、宾馆、餐馆、市场等 12 类健康单位建设。2013 年起，又与 WHO 健康城市合作中心合作开展 WHO 健康单位建设。

2. 推动食品安全统筹监管

　　市政府每年与各级地方政府以及市级有关部门签订目标责任书，将食品安全工作纳入市、

县、乡三级政府综合考核目标，落实了食品安全地方政府及监管部门责任制度和责任追究制。市政府制定出台《关于食品安全基层责任网络建设的实施办法》（杭政办函〔2014〕148号），明确了镇街基层机构设置和工作职责。全市189个镇街成立食安委及其办公室，配备了121名食安办专职干部。设立市场监管所124个。2951个行政村（社区）建立了5275个小网格，配备市场监管专管员2414名、信息员4240名。

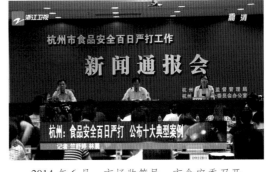

2014年6月，市场监管局、市食安委召开食品安全百日严打工作新闻通报会

2014年2月，市政府办公厅印发了《杭州市食品安全信用信息公开管理办法（试行）》，全市有54 115家食品企业落实了信用信息公开，67 040家食品企业建立信用档案。同时加强现场监督检查力度。尤其是对各类小餐饮实行拉网式的监督检查，监督覆盖率100%。结合主城区中小学校园及周边食品安全电视问政活动，实现了中小学校食堂持证经营、信用信息公开、量化分级和动态管理100%。

3. 打造"平安杭州"

为加强社会治安综合治理，围绕"平安杭州"建设，政法部门开展以"项目监管"为重点的"严管严控保平安"工程，以"平安网格"为重点的"基层基础固平安"工程，以"平安巡防"为重点的"群防群治筑平安"工程，以"案件督办"为重点的"公平公正育平安"工程，以"专业调解"为重点的"联调联处促平安"工程，以"平安公交"为重点的"各行各业创平安"工程。人民群众安全满意率达到96.2%。

4. 普及高质量的基础教育

（1）教育均衡发展新体现

杭州市15年基础教育优质均衡发展。全市城乡学校互助共同体覆盖率98.6%。全市9个区、县（市）通过全国义务教育发展基本均衡县的国家验收。省级义务教育标准化学校占全市义务教育段学校总数的62%。覆盖学前教育到高等教育19年的学生资助体系全面建成，每年政府财政投入资助的金额将近7亿元，实现了"不让一个孩子因家庭困难而失学"的承诺。

（2）教育品质得到新提升

杭州市高等教育也在全省率先进入普及化阶段，2015年全市高等教育毛入学率已达到60.43%。终身教育体系和学习型城市初步建成。教育国际化持续推进，编制《杭州市推进教育国际化四年行动计划（2014—2017年》，全市中小学与海外学校缔结友好关系累计357对，有7所中学获批中外合作办学项目。

2014年，在全国15个副省级城市教育现代化评价中，杭州分别以教育发展指数排名第四、教育公平指数排名第二、教育条件保障排名第五的优异成绩进入第一方阵，是三项指标均进入前五名的唯一城市，也是全省教育科学和谐发展考核"八连冠"唯一设区市。

5. 完善城乡社会保障体系

2013年修订出台《杭州市基本医疗保障办法》《杭州市基本养老保障办法》以及实施细则，实现全市城乡居民医保政府补助达到每人每年300元以上，企业退休人员养老金水平人均提高278.62元。全市8个统筹地职工医保和城乡居民医保，在政策范围内，住院医疗费报销比例在80%和70%以上。城乡居民医保参保人员发生的重大疾病医疗费用按70%比例予以补助。对符合条件的困难人员免缴医保费的同时，对医保政策范围内的自付医疗费用给予不低于50%的医疗救助，并实行医疗困难即时救助。城乡居民参加各类养老保障、医疗保障的参保率达97.07%和98.94%，基本实现"人人享有社会保障"。

6. 深化推进控烟工作

2010年3月1日，《杭州市公共场所控制吸烟条例》正式颁布实施。杭州成为全国最早实现控烟立法的副省级城市。2013年起，市健康办联合市文明办、市级创建文明机关活动领导小组办公室、市卫生计生委、市教育局等部门联合开展3轮百家无烟单位创建活动，形成了良好的控烟社会氛围。

五、健康城市建设成效

（一）大气、水质量逐年改善

自2007年以来，杭州市空气质量优良天数比例从84.4%提高到90.4%。除2013年受全国雾霾大环境影响降低到83.0%，其他年份均维持在90%左右。

水功能区环境质量达标率从2007年的73.0%提高到2012年的95.7%。之后受监测标准调整原因影响，2014年降回74.5%。集中式饮用水水源地水质合格率自2010年已经连续5年保持100%。

城市生活污水处理率从2007年的79.1%提高到了90.9%，重点工业企业废水排放达标率从2007年的73.4%提高到2012年的97.5%，之后由于受到监测标准的调整影响，回落到84.7%。

（二）人均公园绿地面积和人均体育设施面积稳步增长

2007年，人均公园绿地面积12.08平方米，2014年提高到15.5平方米。2013年人均体育设施用地面积为1.536平方米，同比10年前普查结果的1.530平方米提高0.06平方米。

（三）社会保障基本实现全覆盖，社会秩序良好，健康细胞工程建设初具规模

居民基本医疗保险参保率从2010年的94.57%提高到98.94%。各类加工食品抽样检测合格率从2007年的85.4%提高到了96.51%，8年来各类食用农产品监测平均合格率一直保持在97%以上。亿元GDP安全生产死亡率从0.25人/亿元降低到0.077人/亿元。

截至2014年底，全市共有702个单位被命名为市级健康单位，其中，57所学校建设成为省级健康促进（金奖）学校，11个医院建设成为省级健康促进医院，37个单位建设成为WHO健康促进单位（截至2015年）。

（四）医疗卫生和养老服务资源逐年提高

2007年，杭州市每千人拥有执业医师（助理）数为3.09人，每千人拥有执业护士数为2.61人，每千人拥有医疗床位数5.52张，每百名老人拥有养老机构床位数为1.71张。截至2014年，每千人拥有执业医师（助理）数、每千人拥有执业护士数、每千人拥有医疗床位数、每百名老人拥有养老机构床位数分别提高到了4.47人、4.85人、7.37张和3.96张。

（五）居民健康水平关键指标逐年提高

2007年，杭州市人均期望寿命79.78岁，婴儿死亡率4.43/10万，孕产妇死亡率7.77/10万。

经过 8 年的健康城市建设，全市人均期望寿命达到 81.56 岁，婴儿死亡率降低到 2.01/10 万，孕产妇死亡率降低到 4.18/10 万。全部达到发达国家水平。

（六）获得国内外同行的高度认可

2008 年 5 月，WHO 驻华代表韩卓升（Hans Anders Troedsson）博士考察杭州，对杭州市建设健康城市工作模式给予了高度的认可，评价杭州健康城市建设模式值得向世界推广。

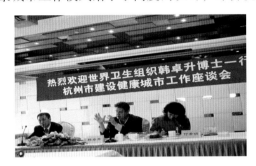

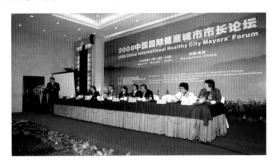

2008 年 5 月，WHO 驻华代表韩卓升考察杭州市健康城市建设工作

2008 年 11 月，中国国际健康城市市长论坛在杭州召开，并共同签署了健康城市《杭州宣言》

2008 年 11 月，中国国际健康城市市长论坛在杭州西湖国宾馆召开，时任卫生部副部长陈啸宏、全国爱卫办副主任白呼群、WHO 驻华代表韩卓升、杭州市市委书记王国平、市长蔡奇出席。与会城市发布了《健康城市杭州宣言》。

2014 年和 2015 年，中国社科院于分别发布的《城市蓝皮书：中国城市发展报告 NO.7》和《城市蓝皮书：中国城市发展报告 No.8》，对全国 287 座地级及以上建制市的健康发展情况进行了综合评价。杭州连续两年入围前十强。

2008 年至今，已接待数以百计来杭考察学习健康城市建设工作各级考察团。

（浙江省杭州市健康城市建设指导中心　王建勋　李金涛　供稿）

 专家点评

浙江省杭州市自 2008 年起开始健康城市建设工作，以城市问题为出发点，在世界卫生组织倡导的健康城市建设 4 个维度（健康环境、健康社会、健康服务、健康人群）基础上，结合工作实际又增加了具有中国特色的健康文化和健康产业。在健康城市理念和策略上有继承有发展，在建设成效上获得国内外同行的高度认可，其建设模式值得向全世界推广。

杭州市健康城市建设的一个特点是建设目标设置科学、具体可考核。宏观上，杭州市结合城市发展实际，提出了到 2015 年基本实现"七个人人享有"，明确了现阶段健康城市建设的奋斗目标。在宏观目标下，又设立了若干量化的具体指标，包括人群指标、环境指标、服务指标、社会指标，这些量化指标的设置，使得各部门建设工作有迹可循、有量可考。

杭州市健康城市建设的第二个特点是重视统筹协调和科学指导。除了成立领导小组、发布建设规划、明确各部门任务等常规做法外，杭州市还成立了应对 6 大建设任务的 7 个专项组，确保各项任务的落实。特别值得肯定的是，2013 年成立杭州市健康城市建设指导中心，统筹协调各类专业技术资源，为健康城市建设提供专业支撑。

杭州市健康城市建设的第三个特点是相关部门措施得力。许多部门的建设任务落实得坚决彻底，体现出各部门对健康城市建设工作的高度重视，而不是"健康城市是卫生部门的事情，简单地走走过场就行了"。环保部门、财政部门、教育部门、体育部门各司其职，充分落实"将健康融入所有政策"。

杭州市健康城市建设的第四个特点是勇于创新、极具活力。在落实各项任务的同时，注重观念理念更新、体制机制优化和技术方法创新。例如，发布"市民公共文明指数"、运行公共自行车租赁系统、构建医养护一体化健康服务管理系统等。

江苏省健康镇江建设

关键词："健康镇江"行动；3 大板块；12 项行动；48 个重点指标；"3＋X"家庭健康责任团队；15 分钟健康服务圈全覆盖；"10 分钟公厕服务圈"覆盖面达 75%；生态文明建设；健康素养水平从 2009 年的 6.96% 上升为 2014 年的 27.22%；平均期望寿命由 2010 年的77.89 岁提高到 2014 年的 79.73 岁

一、背景

1994 年，镇江作为全国医改试点城市，率先启动了试点城镇职工医疗保险制度改革，与江西九江市并称"两江模式"。2007 年 7 月和 2010 年 2 月，又先后被确立为省级和国家级公立医院改革试点城市。镇江以公立医院改革为核心，建立医疗集团，整合基层医疗机构的资源，逐步构建区域健康服务体系，基本形成了"小病在社区、大病进医院、康复回社区、健康进家庭"的就医新模式。在此基础上，镇江积极行动，针对当前存在的问题，以医改为背景，健康镇江为平台，健康教育和慢性病防治为突破点，提出了"健康镇江 2015 行动"，用健康城市统领医改工作，动员所有领域行动起来，将健康融入所有政策，努力探索一条符合自身发展规律和特点的健康城市建设之路。

二、工作思路

（一）多方调研，形成方案

2010 年初，镇江提出"健康镇江"建设设想，拟订了《健康镇江行动方案》初稿，在市级26 个相关部门征求意见和召开专题座谈会，后又邀请国内卫生、法学、健康城市建设等多方面的专家分别对《方案》进行了市、省、国家三级论证，最终形成正式方案，包括健康教育和健康促进、健康管理和疾病管理、健康环境和健康社会 3 大版块、12 项行动和 48 个重点指标。

（二）试点先行，卫生先动

2011 年，由原卫生部门进行"预实验"，先试先行，率先实施健康知识普及、健康场景建设、健康细胞工程等系列基础性健康工程，树立"健康镇江"品牌，形成一定影响，吸引全社会关注。

（三）建立机制，全面推进

2012 年 11 月，市政府印发了《健康镇江三年（2013—2015）行动方案》，成立了以市长任组长、由 26 个成员单位组成的健康促进委员会，明确了工作职责，全面推进健康镇江建设。

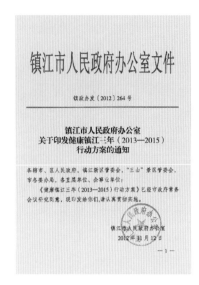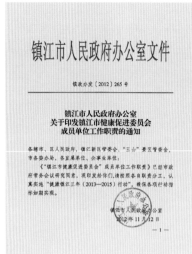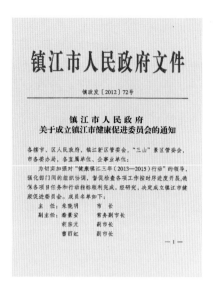

2012 年 11 月，市政府印发"健康镇江"相关配套文件

（四）项目管理，持续推进

1. 加大投入

从 2011 年到 2015 年，"健康镇江"行动仅市级引导资金投入就达 4000 多万元，社会总投入约 3 亿多元，健康促进和慢性病综合防控均为主要投入方向。各辖市区同步予以配套。

2. 项目化管理

每年"健康镇江"都作为医改的重点工作内容，纳入市政府与各辖市区政府签订的医改工作责任书。各相关部门每年都与各辖市区、重点单位等实施主体签订《健康镇江项目任务书》，实行项目化管理，推动项目工作深入开展。

3. 加强督导

市政府和各部门每年组织"健康镇江"项目工作进展情况中期督导评估和年度考核验收，并通过举办现场推进会等方式进一步推动工作。人大、政协每年组织"健康镇江"项目工作调研和督查推进。市及各辖市区将考核结果作为补助经

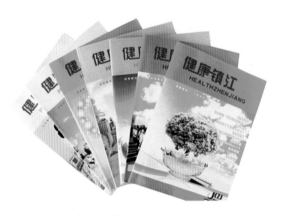

2011 年起，编发《健康镇江》专刊

费拨付以及单位争先评优、目标考核等次的依据，充分发挥考核的激励作用。

三、主要工作

（一）健康教育和健康促进

该版块包括健康促进体系建设行动、健康促进队伍建设行动、健康知识普及行动、健康促进场景建设行动及健康细胞工程建设行动共 5 项行动。

1. 健康促进体系建设行动

2012 年 11 月，市政府印发了《健康镇江三年（2013—2015）行动方案》和《镇江市健康促

进委员会成员单位工作职责》，成立了以市长任组长、由 26 个成员单位组成的健康促进委员会，明确了各成员单位应承担的具体职责和重点工作，建立健全了长效的组织协调和监督保障机制。各辖市区卫生计生行政部门均成立了健康促进的专门机构，各级疾控中心作为专业技术机构，也成立了健康促进的相关部门。

2. 健康促进队伍建设行动

各级各类医疗机构、公共卫生机构和基层医疗卫生机构均有专人负责健康促进与健康教育工作。建立了市、区两级健康素养巡讲师师资队伍，积极发展健康生活方式指导员和社会体育指导员，全市累计招募并培训健康生活方式指导员 3651 名，其中在慢性病患者中招募的健康生活方式指导员，覆盖 452 个慢病自我管理小组。全市每万人拥有社会体育指导员 39 人。每年举办多场专题培训班，不断提升基层健康教育队伍业务能力。

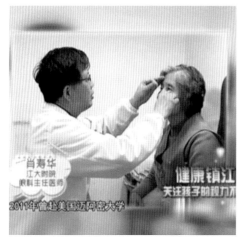
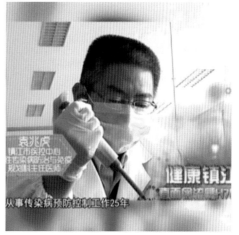
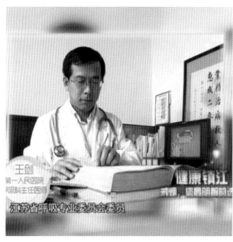
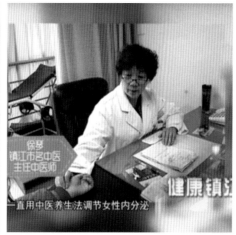

2013 年起，制作系列《健康镇江》电视专题

3. 健康知识普及行动

从 2011 年到 2015 年，镇江市政府针对影响群众健康的主要因素和问题，大力开展健康素养普及行动。编发了《健康镇江》《祝您健康》专刊等一批健康科普材料；通过开办健康专栏和专题节目等方式，充分发挥大众媒体的传播作用；建立市、区两级健康素养巡讲师队伍，深入重点场所开展巡讲活动。

通过多途径、广覆盖的健康干预方式，城乡居民健康素养水平明显提高，数据表明，城乡居民健康素养总体水平由 2009 年的 6.96% 上升至 2014 年的 27.22%。

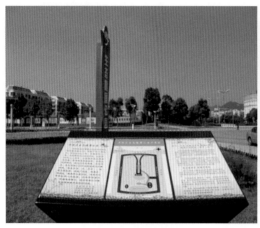
丹徒区健康生态公园

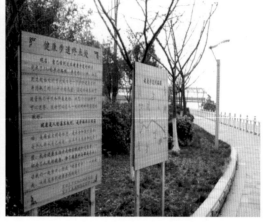
京口区滨江步道

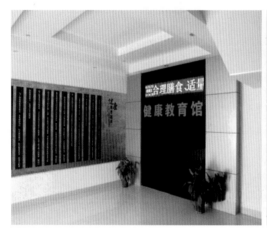

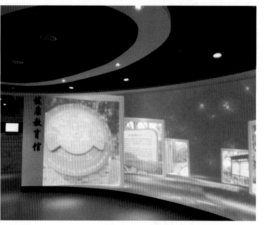
京口区健康教育馆

4. 健康促进场景建设行动

将健康元素有机融入公园、广场、步道、活动馆等景观文化，因地制宜，打造了一批健康促进场所和支持性环境，5 年来累计建成各类健康场景 260 多个，形象、生动、直观地宣传健康理念，形成了镇江特色的健康文化"风景"。特别是多部门共建的南山健康步道一期工程长 5.13 公里，借助南山 4A 级国家森林公园自然风景，打造了一条适合市民休闲、健身、保健、观光于一体的"绿色步道"，深受市民好评。

5. 健康细胞工程建设行动

按照国家、省级相关创建标准，全面开展健康促进示范学校、医院、企业、乡镇、社区、单位等健康细胞创建，5 年来累计建成各类健康细胞 1300 多个（家、所）。每年新建了一大批健康促进学校、示范医院、企业、全民健康生活方式行动示范乡镇、社区（村）、单位等，所有辖市区实现无烟医疗卫生系统和无烟学校全覆盖，所有辖市全部建成"江苏省农民健康促进行动示范市（县）"，覆盖率达 100%，扬中市被确定为全国健康促进市（县）试点。

（二）健康管理与疾病管理工作

该版块包括传染病防治行动、慢性非传染性疾病防治行动及重点人群健康管理行动共 3 项

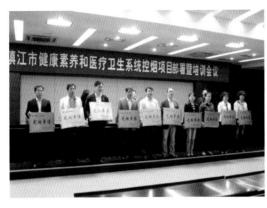
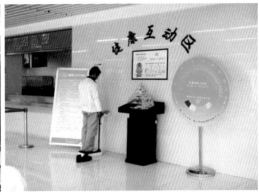

| 无烟单位授牌仪式 | 市政府示范食堂 |

行动。

1. 重大传染病防治成效明显

全市甲乙类传染病总发病率由 2010 年的 161.62/10 万下降至 2014 年的 101.44/10 万，疫情报告与管理、传染病综合监测工作、传染病预警信息响应与分析处置等质量居全省前列；2011 年到 2015 年，结核病、艾滋病、血吸虫病防治工作质量持续保持全省领先：结核病防治 2002 年在全国首创"三位一体"工作模式，被全国多地借鉴应用，并延伸至其他疾病的防控；全市高质量完成全球基金艾滋病项目，工作指标和经费执行率位居全省前列；超额完成查、灭螺任务，通过了国家、省级血吸虫病防控传播控制达标考核，以总分第一的优异成绩代表江苏省通过国家"十二五"中期现场评估，渔船民查病模式得到推广，2007 年起连续 9 年未发生"急感"病人。

2. 建立健全"三位一体"疾病综合防控模式

重点围绕加强防治机构规划建设、推进防治分工协作和完善防治信息平台三方面展开。

（1）抓好科学统筹规划

整合城乡医疗资源，控制公立医院规模，主城区二级医院全部转型成专科医院或社区卫生服务中心，村卫生室为乡镇卫生院派出机构。全市按标准设置社区卫生服务中心 30 个、站 84 个，乡镇卫生院 37 个、村卫生室 318 个，形成 15 分钟健康服务圈。

（2）强化规范达标建设

2010 年起，全市大力开展社区卫生服务机构、乡镇卫生院和村卫生室标准化建设，目前标准化建设达标率 100%，建成全国示范社区卫生服务中心 3 个、省级示范中心和示范乡镇卫生院 41 个（省级示范比例达 61.2%），省级示范村卫生室 44 个。

（3）推进基层综合改革

实施基层医疗卫生机构"核定任务、核定收支、绩效考核补助"的财政补偿政策；实行运行机制改革，政府办基层医疗机构 100% 完成岗位设置、竞聘上岗、合同聘用等工作；实施绩效工资，推行有效工时制，基层医务人员平均工资增幅达 45% 左右；全面完成基层医疗卫生机构债务化解。

（4）推进防治分工协作

明确各级医疗卫生机构功能，推进分工协作、三位一体、互联互通。通过整合疾控部门、市级医院和社区卫生服务机构在慢性病防控中的功能，形成"三位一体、三方互动"的慢性病综合防控新模式：在各级卫生行政部门领导下，各级疾控机构负责规划和指导，二级以上综合性医院开展慢性病监测、筛查和诊治、对基层开展技术指导、接受上转慢病患者等，三级综合医院建立慢性病管理中心，基层医疗卫生机构实施慢病患者全程规范化管理。

（5）完善防治信息平台

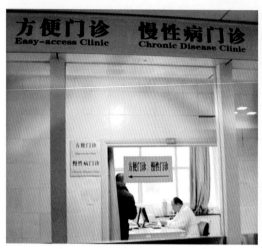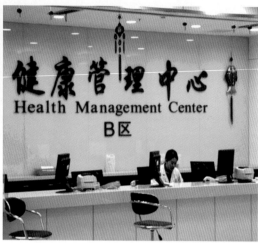

医院的慢性病门诊和健康管理中心

2011年起，全市投入2亿多元，建立了以居民电子健康档案为核心的市级区域卫生信息平台，为医疗卫生机构使用和居民自我管理提供智慧健康支撑。目前，常住居民电子健康档案建档率、完整率达到85%以上。建成市、县两级大数据库平台，基层、公共卫生、医院和卫生管理信息系统互联互通，启用了一网一卡（健康镇江网、健康卡）信息系统，开通集团与基层远程会诊和双向转诊系统。

3. 探索慢性病精细化管理

（1）建立分级诊疗、双向转诊机制

重构分级诊疗体系，引导优质资源、技术、人才下沉基层，形成了"小病在社区、大病进医院、康复回社区、健康进家庭"的服务新模式。

城区社区卫生服务机构由区政府举办建设、医疗集团一体化管理。成立社区卫生服务管理中心，负责日常管理和协调，打造了连锁化的社区卫生服务品牌。社区上转病人享受"一免三优先"（免挂号费，优先预约专家门诊、优先安排辅助检查、优先安排住院）服务，医院选择适宜病种康复病人，下转到社区康复联合病房管理，建立双向转诊、远程会诊和预约服务的数字化工作平台。同时，加强医保政策引导，社区门诊报销比例比三级医院高40%，实行按慢性病管理人头付费，保障参保人员的基本用药，部分治疗高血压、糖尿病的乙类药品取消了个人先付政策和封顶限制，使居民享受"三级医院的医疗服务，社区的收费价格和报销待遇"。2015年，全市基层门急诊病人占比提高到55%以上；基层高血压、糖尿病用药品种稳定在30多种以上，辅助用药稳定在15种以上。

（2）推行网格管理、团队服务模式

2010年起，在全市广泛开展"3+X"家庭健康责任团队服务，推进"健康服务零距离"活动和网格化管理，将全市划分为639个网格，建立639个"3+X"团队与240多万人、近百万户居民签订健康服务协议，签约率80%以上。

（3）在基层医疗卫生机构开展高血压、糖尿病和重性精神病规范治疗管理试点工作

在基本公共卫生慢性病管理项目的基础上，通过个性化干预、规范治疗，实现慢性病患者社

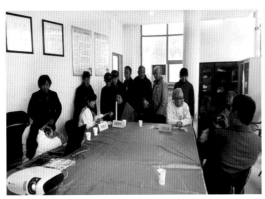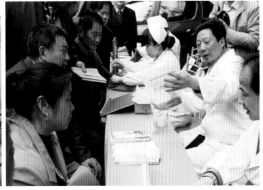

"3＋X"团队正在为居民们提供健康服务

区自我健康管理。经监测评估发现，试点单位高血压、糖尿病规范管理率分别上升49.9%、32.9%，血压和血糖控制率分别上升13.8%、25.3%。市区社区卫生服务机构医保慢性病平均人头药品费用保持逐年下降趋势，高血压、糖尿病两病种实际下降费用人均达300多元。

4. 推进慢性病综合防控示范区创建

各辖市、区政府将慢性病预防控制工作列入当地社会经济发展规划和政府重要议事日程，制订慢性病预防控制规划，出台相关政策，积极发挥政府主导及其在慢性病防控工作中的应有作用。截至2015年，7个辖市、区已实现省级慢性病综合防控示范区全覆盖，其中4个辖市、区被命名为国家慢性病综合防控示范区，省级覆盖率100%、国家级覆盖率66.7%。

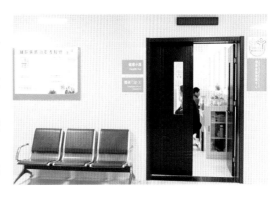

社区卫生服务中心的慢病门诊和健康自我管理中心

（三）健康环境和健康社会工作

该版块包括健康环境与健康社会，包括营造健康环境行动、维护健康食品行动、完善健康服务行动及构筑健康社会行动共4项行动。

1. 健康环境

（1）城乡环境卫生整洁行动卓有成效

镇江市及所有辖市均建成"国家卫生城市"和"江苏省灭鼠灭蟑灭蝇先进城市"并多次通过复审；

"十二五"期间完成农村改厕7万户，超额完成省下达的任务，全市无害化卫生户厕普及率达96.32%；

城乡饮用水卫生监测合格率均在95%以上；

截至2015年，全市累计建成国家卫生镇7个、省卫生镇22个、省卫生村366个、省级以上卫生镇比例达76%。

（2）生态文明建设扎实推进

蓝天行动：在全省率先完成黄标车淘汰任务；完成加油站、油库和油罐车的油气回收改造；开展扬尘污染治理；在全省率先实现秸秆禁烧全境覆盖；实施117项大气污染防治工程，化学需氧量、氨氮、二氧化硫、氮氧化物排放量等均有明显下降，2014年市区空气质量良好以上天数占比达 65.9%（列全省第 4），PM2.5 平均浓度下降 6.25%。

绿水行动：完成征润州水源地饮用水源地保护整治，区域集中供水率达 100%；截至 2014 年，全市建成污水处理厂 36 座，分散式农村污水处理设施 200 多处，行政村覆盖率超过 50%；2014 年到 2015 年，投入资金约 4 亿元，开展市区"一湖九河"水环境综合整治；列入国家《"十二五"长江中下游水污染防治规划》的 8 项工程提前完成，长江断面水质保持在 II 类标准；对所有新上项目实行最严格的环保审批，特别对化工、造纸、印染等重污染项目从严把关。

青山行动：发挥"城市山林、大江风貌"的自然禀赋，截至 2015 年，修复主城区山体 10 余座，建成一批城市绿化工程项目，绿化覆盖率和人均公共绿地面积达 43.5%、16.5 平方米。

低碳行动：大力推进"碳平台、碳峰值、碳评估、碳考核"创新，在国内率先建成和运营城市碳排放核算与管理云平台，通过管空间、建平台、控排放加强低碳城市建设。2015 年 12 月 2 日，作为低碳试点城市的代表，市长朱晓明率团参加在法国巴黎举行的联合国气候变化大会，向世界介绍镇江低碳城市建设的实践和经验，全方位展示生态镇江之美；在全国首家以"十二五"

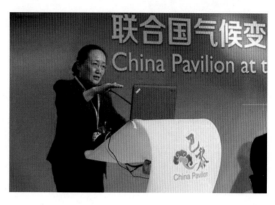

2015 年 12 月 2 日，市长朱晓明率团参加巴黎
联合国气候变化大会

新标准通过国家环保模范城市复核；建成国家级生态市、国家森林城市和全国文明城市，成为国家生态文明建设先行示范区和全省唯一的生态文明建设综合改革试点市。

（3）城乡居民宜居条件更加改善

重大项目和载体建设快速推进，北汽项目全面开工，惠龙 e 通上线运行，连淮扬镇铁路镇江最优方案成功获批，华东地区首个通用机场——大路通用机场正式开飞；跻身苏南国家自主创新示范区，创成国家级高新技术产业开发区，中瑞生态产业园正式开园；2014 年，投资 580 亿元，市区实施城建项目 218 个、重点竣工项目 30 项；全市 65 个三星级康居乡村通过省级验收，建成一批美丽宜居镇和美丽宜居村庄；入选 2015 年全国首批海绵城市建设试点；荣获 2013 年中国人居环境奖。

2. 健康社会

（1）全民健身行动深入开展

截至 2015 年，全市建成"10 分钟体育健身圈"，城乡体育健身设施覆盖率达 100%，人均体育场地面积达 2.86 平方米，公共体育场馆开放率达 100%，经常性参加体育锻炼人数达 40% 以上，国民体质合格率达 93% 以上；

举行了省老年人"健康镇江杯"汽排球等比赛，万人长跑、万人健步走、千家万人乒乓球比赛、万人爬山、万人骑行、万人健身操等 6 个"万人"活动；

《镇江快乐健身操》在全国健身项目创新交流大会上获创新奖、优秀组织奖和最佳展示奖。

（2）群众生活持续改善

截至 2014 年，全市可用财力的 71.2%、新增财力的 81.5% 用于保障和改善民生，"百村万户"双达标行动扎实开展，80% 的经济薄弱村和低收入农民达标；

2014 年，新增城镇就业约 8 万人、扶持创业 1 万余人，城镇登记失业率为 1.91%。城乡基本

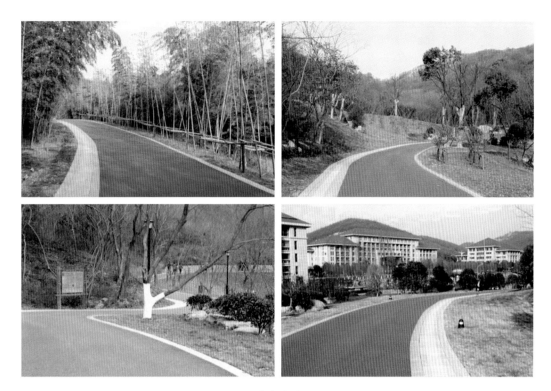

南山步道

保障覆盖率达97.6%，低保标准提高到每人每月580元；

2014年，开工各类保障性住房19 161套、建成11 610套；新建改造7个菜市场；主城区"10分钟公厕服务圈"覆盖面达75%；设立公共自行车站点251个，投放公共自行车6350辆；完成校安工程85.9万平方米，校车公交化实现全覆盖，所有辖市区全部通过国家义务教育基本均衡县评估验收；

镇江交通"公交全覆盖"工程入选2015中国民生示范工程十强，推出全省最低票价，公交IC卡全省互联互通，建成智能公交系统，公交车辆不断更新，清洁能源车和新能源公交车装备占比达70%以上；实现镇村公交全覆盖，在全省率先实现"村村通"；建成综合客运枢纽2个，省级重点物流基地13个，率先成为全国第一批"综合运输示范城市""全国绿色交通试点城市"；

创成省级公共文化服务体系示范区，文化广场标准化建设入选全国文化创新工程。

四、主要成效

（一）切实落实"将健康融入所有政策"的执政理念

市委、市政府将"推进健康城市建设"列入市委、市政府"十大民生工程"，26个成员部门分工明确。市人大负责审议和研究"健康镇江"推进工作，市政协负责提案督办推进。各部门、全社会也逐渐被"健康镇江"所吸引，主动关注并参与到健康镇江活动中来，多部门联合印发针对健康问题的政策文件，建立起了"政府主导，部门合作，全民参与"的工作格局，形成了较强的社会互动效应。

（二）健康环境建设成效显著

在全国首家以"十二五"新标准通过国家环保模范城市复核；建成国家级生态市、国家森林城市和全国文明城市；所有辖市全部建成"江苏省农民健康促进行动示范市（县）"；镇江市及所有辖市均建成"国家卫生城市"；国家卫生镇和省级卫生镇比例分别由 2010 年的 3% 和 26% 提升到 24% 和 76%；2014 年市区空气质量优良天数占比达 65.9%；城乡饮用水卫生监测合格率均在 95% 以上；全市无害化卫生户厕普及率达 96.32%；绿化覆盖率和人均公共绿地面积达 43.5%、16.5 平方米，林木覆盖率达 26.5%。5 年来累计建成各类健康场景 260 多个。

（三）人群健康状况得到显著提升

全市居民人均期望寿命由 2010 年的 77.89 岁提高到 2014 年的 79.73 岁，甲乙类传染病总发病率由 2010 年的 161.62/10 万下降至 2014 年的 101.44/10 万，孕产妇死亡率 4.37/10 万，婴儿死亡率 2.1‰；全市城乡居民健康素养综合水平达到 27.22%；经常性参加体育锻炼人数达 40% 以上。

（四）健康社会建设初显成效

全市每万人拥有社会体育指导员 39 人，人均体育场地面积达 2.86 平方米；城镇登记失业率为 1.91%；城乡基本保障覆盖率达 97.6%；校车公交化实现全覆盖，辖市区全部通过国家义务教育基本均衡县评估验收；建成健康促进示范学校、医院、企业、乡镇、社区、单位等各类健康细胞 1300 多个（家、所），筑牢健康城市基础。

（五）健康服务水平进一步提升

全市"3＋X"家庭健康责任团队城乡覆盖率达 100% 以上；社区卫生服务机构、乡镇卫生院和村卫生室标准化建设达标率 100%；全市基层门急诊病人占比由 2010 年的 53.8% 提高到 55% 以上；试点单位高血压、糖尿病规范管理率分别上升 49.9%、32.9%；全市每千人拥有执业（助理）医师数和医疗机构床位数分别由 2010 年的 1.7 人、3.2 张提高到 2015 年的 2.37 人、4.57 张；全市建成"10 分钟体育健身圈"；实施基层医疗卫生机构标准化建设，基本形成 15 分钟健康服务圈。

（六）人民群众满意度高

通过 5 年来医改背景下的"健康镇江行动"的实施，各级政府、部门单位、社会各界全面行动，健康融入所有政策、医改发展成果惠及城乡居民的理念得以持续强化，政府主导、部门协作、全民参与、持续推进的策略有力落实，全民健康的社会支持系统和市民参与健康相关活动的工作机制逐步形成。在整体推进的同时，注重需求评估，针对市民群众关注的热点、难点问题，主动介入，重点干预，受到了基层单位和城乡居民的欢迎，影响人群健康的危险因素逐步得到控制和减少，城乡居民主要健康指标得到显著改善。

附件："健康镇江"行动 48 项重点指标评价表

（镇江市卫生和计划生育委员会　林枫　伏庆鸣　鲍务新　供稿）

附件

"健康镇江"行动48项重点指标评价表

序号	分类	指标	2010 年	2014 年
1	健康知识普及行动	居民健康素养水平	6.96%	27.22%
2	健康细胞工程建设行动	省级健康促进示范学校	20	139
3		省级健康促进示范企业	0	20
4		健康促进示范医院/社区卫生服务中心（站）	2	50
5		市级全民健康生活方式示范街道/乡镇	1	39
6		市级全民健康生活方式示范单位	0	120
7		市级全民健康生活方式示范餐厅/食堂	1	221
8	健康促进场景建设行动	健康公园	0	9
9		健康小屋	0	86
10		健康步道	0	54
11		健康公交/站台	0/0	6/62
12	传染病防治行动	甲乙类法定报告传染病发病率	161.62/10 万	101.44/10 万
13		儿童相关疫苗预防接种免疫成功率	90%	≥95%
14		疟疾发病率	0.37/10 万	0
15		艾滋病毒感染者/病人随访干预比例	100%	93.3%
16		麻疹发病率	0.54/10 万	8.89/10 万
17		保持或达到血吸虫病传播阻断标准	丹阳	丹阳、句容、京口、新区
18	慢性非传染性疾病防治行动	人均期望寿命	77.89 岁	79.73 岁
19		高血压病患者规范管理率（示范点）	41.2%	91.1%
20		糖尿病患者规范管理率（示范点）	53.3%	86.2%
21		男性人群吸烟率	52%	50%
22	重点人群健康管理行动	婴儿死亡率	2.92‰	2.1‰
23		孕产妇死亡率	0	4.37/10 万
24		中小学生重点卫生防病知识知晓率	84.87%	96.5%

（续表）

序号	分类	指标	2010 年	2014 年
25	重点人群健康管理行动	职业健康监护项目开展率	87.8%	100%
26		65 岁以上老年人健康指导率	90%	94%
27		重性精神疾病患者管理率	55%	87%
28		残疾人规范建档率	80%	≥90%
29	营造健康环境行动	环保模范城市	无	三辖市全覆盖
30		生态县	无	丹阳、句容、扬中、丹徒全覆盖
31		生态乡镇	87%	100%
32		江苏省亿万农民健康促进示范县区	无	三辖市全覆盖
33		国家卫生城市	镇江市及丹阳、句容市	镇江及三辖市全覆盖
34		国家卫生镇	3%	24%
35		省级卫生镇	26%	76%
36		省级卫生村	123 个	366 个
37		全年空气质量优良天数	90.7%	65.9%（标准有变）
38		城市建成区绿化覆盖率	42.14%	43.5%
39		林木覆盖率	21.5%	26.5%
40	维护健康食品行动	实施餐饮服务食品安全量化分级管理	80%	≥95%
41	完善健康服务行动	"3＋X"家庭健康责任团队城乡覆盖率	0	100%
42		村卫生室标准化建设达标率	0	100%
43		居民到社区卫生服务机构就诊的比例	53.8%	55.2%
44		全市每千人拥有执业（助理）医师数	1.7 人	2.37 人
45		全市每千人拥有医疗机构床位数	3.2 张	4.57 张
46	构筑健康社会行动	经常性参加体育锻炼的人数	38%	40%
47		国家、省级青少年体育俱乐部	28 个	41 个
48		人均拥有公共体育设施面积	2.09 平方米	2.86 平方米

专家点评

江苏省镇江市是全国医改试点城市，取得过很多突破性的成绩。在此背景下，镇江市以健康教育和慢性病防治为切入点，提出了"健康镇江"行动，用健康城市统领医改工作，在健康城市、健康促进领域又取得新成绩。

"健康镇江行动"亮点之一是以健康促进理论为基础，以倡导、赋权、协调为核心策略，从健康教育和健康促进、健康管理和疾病管理、健康环境和健康社会3大版块出发，精心设计12项行动，明确提出48个重点指标。

"健康镇江行动"亮点之二是工作思路切实可行。项目实施过程经历了试点先行、基础性健康工程先行、逐步扩展这一循序渐进的过程，保证了项目稳步开展。在项目实施过程中，以签署目标责任书的手段开展项目管理，推进项目落实；以考核为抓手，将考核结果作为补助经费拨付以及单位争先评优、目标考核等次的依据，充分发挥考核的激励作用。

"健康镇江行动"亮点之三是12项行动贴近工作实际、贴近百姓需求，层层落实。各项活动以人为本，融入百姓日常生活，全民参与，持续推进。系统内加强健康促进体系建设、队伍建设，大力开展健康素养普及行动，强化健康管理与疾病管理工作；系统外建设健康促进场景和健康细胞工程，开展城乡环境卫生整洁行动，推进生态文明建设，改善城乡居民宜居条件，深入开展全民健身行动，持续改善群众生活。全方位、多层级、多系统共同推进"健康镇江行动"。

"健康镇江行动"亮点之四是成效显著，尤其是全市城乡居民健康素养整体水平达到27.22%，远远超过全国平均水平。政府主导各部门积极参与，履行部门职责，实施健康镇江行动，全面推进健康镇江建设，切实推进"将健康融入所有政策"的执政理念，值得各地学习和借鉴。

湖北省健康宜昌建设

关键词：健康城市；健康的公共政策；绿色生态城市；城乡一体发展；健康支持性环境；优化健康服务；构建健康社会；人均期望寿命从 2011 年的 74.51 岁增长到 2015 年的 77.72 岁

宜昌，是湖北省域副中心城市和长江中上游区域性中心城市，是举世瞩目的三峡大坝所在地。2013 年以来，湖北省政府提出构建三峡城市群发展战略，建设三峡城市群，推动长江经济带东中西整体开发、互动发展，宜昌市政府提出建设三峡城市群龙头城市，在经济发展中关注民生，坚持绿色发展统一论。宜昌市自 2008 年成为湖北省首个国家卫生城市以来，宜昌市委、市政府坚持以人为本，将人的健康作为城市发展首要目标，围绕健康环境、健康人群、健康服务、健康社会开展了扎实、深入的城市建设，先后成功创建了全国文明城市、国家卫生城市，国家环保模范城市、国家园林城市、全国森林城市、全国十佳宜居城市、中国优秀旅游城市、全国无偿献血先进市。

一、指导原则

（一）坚持政府主导，社会参与

强化政府对健康城市建设的组织领导，完善多部门协作机制，鼓励、支持社区、单位、家庭和个人参与健康城市建设活动，创造全民共建、全民共享的良好氛围。

（二）坚持城乡统筹，促进公平

将农村纳入健康城市建设范围，积极推进城乡一体化建设，着力改善农村基础设施、环境面貌和生活条件，加大公共资源向农村倾斜力度，缩小城乡差距。

（三）坚持因地制宜，量力施策

针对居民的主要健康问题和健康需求，科学确定健康城市发展目标和发展模式。

（四）坚持问题导向，持续提高

找准城市发展中影响健康的主要问题，提出阶段性目标和解决方案并组织实施，循序渐进地推动健康城市建设不断发展。

二、发展定位

将宜昌打造成宜居、宜业、平安、健康之城。

三、组织机构

2011 年，宜昌市政府成立了健康宜昌全民行动领导小组，主要领导任组长，明确了 25 个成员单位工作职责。在市卫生计生委成立了健康宜昌全民行动领导小组办公室，负责各部门协调和日常具体工作。

四、主要工作

（一）制定健康的公共政策

1. 制定"健康宜昌"全民行动计划

2011 年，宜昌市政府出台了《健康宜昌全民行动计划（2011—2015）》，提出"人人具备健康素养，人人养成健康行为，人人参加健身活动，人人动手清洁家园、人人享有健康服务，居民健康水平优于全国平均水平"的目标。

2. 将"健康城市"创建纳入政府规划

2012 年，宜昌市委市政府启动了湖北省健康城市试点工作。每年将"健康城市"创建写入政府工作报告，印发了《宜昌市创建健康城市工作实施方案》。市领导与各区及相关部门负责人签订了创建目标责任书。2014 年，宜昌市通过了湖北省健康城市考核评估。2015 年宜昌市政府将创建全国健康城市纳入政府"十三五"规划。

3. 发布居民健康状况报告

2015 年，宜昌市卫生计生委首次向社会发布了《宜昌市城区居民健康状况报告》，内容涉及人口基本情况、慢性非传染性疾病、行为生活方式、妇幼卫生、传染性疾病和公共卫生服务等 6 大领域、167 项指标，为政府健康决策提供依据。

宜昌市城区居民健康状况报告

4. 出台健康相关政策

自 2011 年以来，宜昌市政府先后出台《宜昌市城区公共场所禁止吸烟规定》《宜昌市政府办关于印发宜昌市大气污染防治实施方案的通知》《宜昌市政府办关于印发宜昌市食品安全事故应急预案的通知》等 20 多个健康相关政策文件；健康宜昌全民行动专项经费纳入了市区两级财政预算；切实体现了将健康融入所有政策保障。

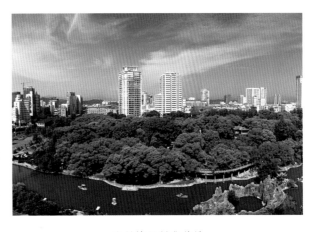

宜昌城区绿化美景

（二）建设绿色生态城市

1. 推进城市园林绿化建设

牵头部门 市园林局

协助部门 市住建委、市规划局、市城管委、市林业局、各区政府

2006 年创建成为国家园林城市，2015 年启动了全国生态园林城市创建工作。完成了磨基山公园等公园绿地建设、运河等河道景观整治、宜昌市绿道系统建设等工程，完成了绿道规划建设的前期相关研究工作，运河绿道、东山大道绿道、滨江绿道、城东大道绿道等部分绿道建设工程正在建设中。2014 年 3 月，通过立法将城区山体水域绿地纳入永久性保护的范围，对城区总面积达 944 公顷的 34 块公园绿地、总面积达 1517.73 公顷的 8 片山体、2 处水域实施了永久性保护。截至 2015 年，宜昌全市森林覆盖率达到了 65% 以上，居湖北省市州第一。城区人均绿地面积超过 14 平方米。全市已获命名的各级生态村镇共 186 个，其中国家级 9 个、省级 50 个、市级 186 个。"市民出门见绿、5 分钟进园、望得见山、看得到水、记得住乡愁"的绿色生态城市的已见成效。

2. 空气整洁行动

（1）污染物减排行动

牵头部门 市环保局

协作部门 市发改委、市住建委、市交通局、市公安局

◆ 推进工程减排。2014 年年底前，关闭宜昌美联电力和安能热电公司燃煤机组，全市所有燃煤机组必须安装脱硫、脱硝设施，取消烟气旁路；2015 年，全市所有水泥熟料生产线全面完成烟气脱硝改造。

◆ 抓好管理减排。建成污染减排治理设施的运行管理，确保全口径核算行业企业相关指标达标、稳定运行。推进畜禽养殖减排。对禁养区内养殖场按计划搬迁或关闭，完成 121 个规模化畜禽养殖场（养殖小区）污染减排治理设施建设投运。

◆ 开展结构减排。加大对造纸、纺织、水泥、砖瓦等落后产能和高耗能、高污染企业淘汰力度。

◆ 开展机动车减排。按照《市人民政府关于宜昌城区禁止"黄标车"通行的通告》要求，在城区实行"黄标车"限行。

（2）城区禁止燃放烟花爆竹专项行动

牵头部门 市公安局

协作部门 商务局、工商局、供销社、各区政府

2015 年，宜昌市政府下发《宜昌市城区禁止燃放烟花爆竹规定》（市政府令 163 号，成立了"禁放"工作领导小组，各区人民政府、有关单位负责人为成员，领导小组办公室设在市公安局，集中开展"禁放"宣传发动，从严查处违规燃放烟花爆竹的行为，全面落实"禁放"工作源头管控措施。

（3）禁止露天秸秆焚烧专项行动

牵头部门 市环保局

协作部门 市农业局

2015 年起，宜昌市已全面启动禁止露天焚烧秸秆工作。市政府成立秸秆焚烧专项行动领导小组，领导小组下设办公室在环保局，具体负责此项工作的实施、调度及指导。重点时间段加大执法巡查力度，深入各村镇、田间地头进行巡查暗访，及时查处农作物秸秆焚烧行为，充分发挥新闻媒体的舆论监督作用，联合宣传部门，开展多种形式的有关秸秆焚烧的宣传教育活动。

（4）启动雾霾监测项目

牵头部门　市卫生计生委

协作部门　市环保局

2014 年，宜昌市已被国家卫生计生委列入全国空气污染（雾霾）对人群健康影响监测项目城市。由市卫生计生委牵头，正式启动空气污染对人群健康影响监测项目。监测工作收集各监测点大气资料、医院门诊量等，完成宜昌市空气污染对人群健康影响监测工作报告，逐步建立宜昌市空气污染对人群健康风险评估，为政府采取有效干预措施、保护公众健康提供科学依据。

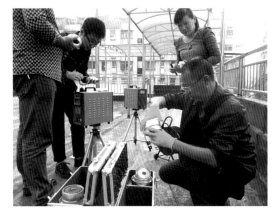

开展雾霾监测工作

3. 安全饮用水治理行动

牵头部门　市水利局

协作部门　市环保局、市卫生计生委、市住建委、各区政府

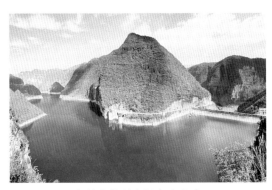

宜昌市饮用水源官庄水库

市政府建立健全城镇供水水源水质监测预警机制。环境保护主管部门负责饮用水水源地的水环境质量监测和监督检查，每日在当地政府网站和其他主要新闻媒体及时发布饮用水水源地水环境质量监测信息。将饮用水质量是否安全、达标，纳入全面建成小康社会的指标体系进行考核。合理启动、使用水利基金，加大对安全饮水工程资金投入，保障饮水工程顺利实施。加大区域或集中供水力度，提高安全达标饮用水普及率。截至2014 年，全市集中式饮用水水源水质达标率达到100%，生活饮用水水质达标率达到96.3%。

4. 推行"公交先行"行动

牵头部门　三峡旅游新区管委会

协作部门　市发改委、市住建委、市规划局、市交通局、市公安局、市财政局

BRT 是快速公交系统（Bus Rapid Transit）的简称，是一种介于快速轨道交通与常规公交之间的新型公共客运系统。

东山大道改造暨 BRT 项目，是宜昌有史以来第一条城市道路交通综合性改造工程，是宜昌坚持"公交优先，民生为本"的绿色示范工程。项目总投资23.5 亿，全长23.9 公里，是全国中心城区单条线路最长、功能最完善、建设最复杂的 BRT 项目。宜昌 BRT 从东到西贯穿整个主城区，成为整个中心城区的交通主动脉，

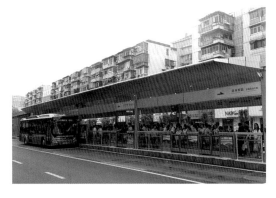

宜昌市东山大道 BRT

有效缓解了主城区交通拥堵压力，显著增强了城市交通承载力。东山大道 BRT 为公交车辆提供了 2 个专用车道，38 处路中站台沿线铺开，市民从居住地平均步行 600 米左右，就能到达公交站点。全线建成后每天发送旅客可达 50 万人次，运行时间将由原来的 92 分钟缩短为 59 分钟，市内 90% 地域将进入 30 分钟生活圈。数据表明，宜昌 BRT 开通运行以来，20% 的公交乘客由之前小汽车及出租车出行转换而来，相当于每天减少 5 万次机动车出行，步行、自行车出行增加了 50%，人们的出行方式正在发生改变。2014 年宜昌 BRT 被亚行评为国内唯一"世界可持续交通项目最佳案例"。

（三）推进城乡一体发展

1. 城乡垃圾一体化处理行动

牵头部门　市城管委

协作部门　市住建委、市规划局、市环保局、市农业局、各县市区（乡镇）人民政府

按照"户集—村收—镇转运—市处理"的四级管理模式做好垃圾的中转和处理。各乡镇生活垃圾在乡镇垃圾中转站经压缩后全部转运至指定处理场，确保垃圾日产日清。合理配置垃圾集并设施，在主次干道、居民区配置一定数量的垃圾集并箱。

2. 城乡环境卫生整洁行动

牵头部门　市爱卫会

协作部门　市住建委、市委宣传部、市发改委、市财政局、市国土资源局、市商务局、市环保局、市交通运输局、市水利局、市农业局、市林业局、市卫生计生委、市供销社

（1）实施"城乡清洁工程"

以县（市、区）为单位编制城市环境卫生专项规划、城乡生活垃圾统筹治理规划并认真组织实施。通过实施净菜进城、引导居民使用菜篮子布袋子、超市和农贸市场等商业网点"限塑"、改善燃料结构、在服务性行业限制使用一次性生活用品等举措，促进城乡生活垃圾源头减量。广泛发动城乡居民积极参与垃圾分类工作，重点抓好生活垃圾干湿分类、单独收运和处理。

（2）加强生活污水治理

积极推行公私合营模式（PPP）模式，开展城乡生活污水统筹治理，推进城镇生活污水处理设施和服务向农村延伸，提高对生活污水进行处理的行政村比例。建设和完善污水收集系统，将污水纳入到城镇污水处理厂集中处理。养殖业污水单独收集，处理达标后排放。

（3）推进农业清洁生产

推广农业清洁生产技术和无公害农业

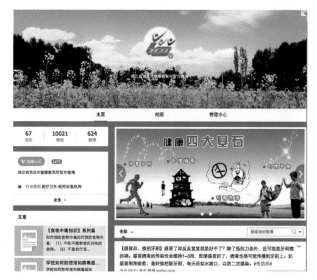

健康宜昌城微博宣传

生产技术，推进无公害农产品、绿色食品、有机食品和农产品地理标志产品生产，支持规模化养殖场畜禽粪污综合治理与利用，因地制宜发展规模化沼气和户用沼气。

（四）营造健康支持性环境

1. 健康传播行动
牵头部门　市卫生计生委
协作部门　市委宣传部、市文广新局、市国资委、市交通局

（1）媒体宣传

在《三峡日报》健康专栏设置"健康宜昌"版块，宣传健康知识，健康城市理念等内容，每周一期；在三峡电视台综合频道设置"健康宜昌"栏目，播放频率为每周一次，每次10分钟；在宜昌人民广播电台设立《健康同行》专家访谈栏目，每天上午9:50～10:40播出，节目覆盖宜昌辖区九县一市；开设"健康宜昌城"官方微信公众平台和新浪微博，每日定时发布健康知识，关注人数达到10 831人。健康短信平台每周向市民发送一次健康知识短信。"健康宜昌城"微信公众平台在全国458个公共卫生和卫生行政部门微信影响力排行榜位居25位，在全市新媒体影响力医疗卫生版块稳居前3名；健康短信平台累计发送健康知识短信232次119 088条。

（2）社会宣传

在机场、火车站、汽车站等8家重点窗口单位统一设置"健康城市"宣传栏，每两个月更新一次；统一规范"健康城市"社区宣传，在社区和重点单位设置"健康城市"宣传点300处，每季度更新内容。

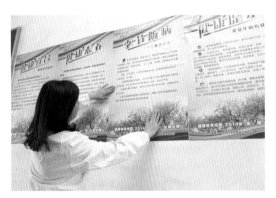
张贴健康知识墙报

（3）健康巡讲

市区两级分别成立了健康知识讲师团，组织开展健康知识"五进"活动，累计开展各级健康知识讲座达2230场，特别邀请到了全国健康教育专家洪昭光教授到宜昌开展健康知识讲座，市委、市人大、市政府、政协、工会、妇联等近300家企事业单位及社会各界1000多人到现场感受健康的魅力，各大主流媒体也进行了报道，录制视频并制作发放光碟800张，视频通过微信公众平台和三峡电视台互动点播电视广泛宣传，受众近20余万人。

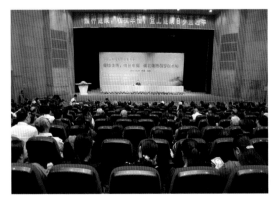
开展健康知识讲座

（4）发放健康管理包

由市疾控中心健康教育所统一编制《健康素养66条》读本及设定健康管理包配置，每年市区两级政府按模板印制读本并按要求采购了居民健康膳食管理包，健康管理包内含有腰围尺、握力器、限油壶、限盐勺、BMI小转盘等健康生活方式支持工具。通过各类活动发放给社区居民。截至2015年，全市共发放读本30万本，健康管理包30万套。

2. 健康细胞工程建设

牵头部门　市卫生计生委

协作部门　市教育局、市总工会、市妇联、团市委、各区政府

自 2012 年起，每年开展全面开展包括健康社区、健康家庭、健康促进医院、健康促进学校、健康促进机关、健康促进企业等健康促进场所建设，充分发挥其示范、引领和辐射作用。

截至 2015 年底，全市共有 35 个健康社区，2850 个健康家庭，32 个健康促进医院，86 个健康示范单位，45 个健康促进学校，群众参与度广，社会影响力大。

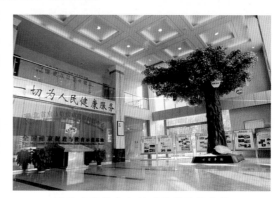

宜昌市疾控中心创建教育示范基地

3. 健康教育基地建设

牵头部门　市卫生计生委

协作部门　市人社局、市教育局、各区爱卫会

市爱卫办统一制定了健康教育基地创建标准，在全市建成了以市疾控中心健康教育为指导，以医疗机构重点专科健康教育为依托，以社区慢性病防治健康教育为载体，以行业健康教育阵地为补充的健康教育基地群。

2014 年 11 月，宜昌市疾控中心成功创建成为全国疾控系统首家健康促进与教育示范基地。基地建设面积约 1000 平方米，以"健康生活方式"为主题，分为引导区、健康行为体验区、人体器官认识区、合理膳食指导区、健康自检区、运动指导区、健康知识测试区、《健康素养 66 条》知识长廊、病媒生物标本室、传染病防治知识区等几大功能区。展品包括模型、标本、图书、图片、展板、展柜、健康自检设备、多媒体触摸系统等。基地定期与社会各界广泛联系，组织学生、机关公务人员、企事业单位职工、社区居民等社会群体到基地参观体验，让更多的市民在参与体验中学习健康教育知识。

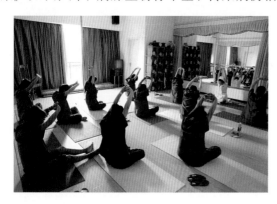

心理卫生健康教育基地

市一医院在内分泌科病区设有糖尿病防治健康教育示范基地，配备了糖尿病人食物模型、健康教育宣传资料、多媒体教学设备、运动器械等硬件设施，还专门配备了师资，定期组织病友交流会及开展健康促进活动。

市精神卫生中心建设了以心理科和康复科为主要专科特色的心理卫生健康教育基地，除心理咨询、心理治疗、心理测试、行为矫正、音乐治疗外，还经常开展户外活动、体育运动等形式多样的康复项目。

截至 2015 年，已完成 10 个市级健康教育示范基地建设，累计接待参观群众 10 余万人次，提升了市民"健康自助"能力。

4. 健康公园建设

牵头部门　市园林局

协作部门　市卫生计生委、市规划局、市财政局、市体育局

从 2012 年起，市园林局每年建成 2~3 个健康主题公园，确保覆盖到每个街道、乡镇。健康主题公园以运动健身体验区为基础，设立了健康教育知识提示牌、三峡石健康文化宣传栏、健康主题艺术雕刻等区域，吸引市民健身、休闲。健康主题公园将健康文化有机融入休闲健身活动之中，成为市民实施健身计划、交流健康心得的新场所，也成为宣传健康知识、传递健康理念的又一新窗口。截至 2015 年，全市主城区建成 15 个健康公园，最大规模的占地 12 平方公里。

5. 健康步道建设
牵头部门　市园林局
协作部门　市卫生计生委、市规划局、市财政局、市体育局

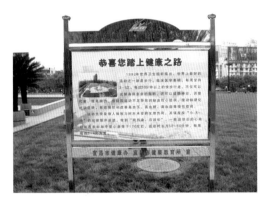

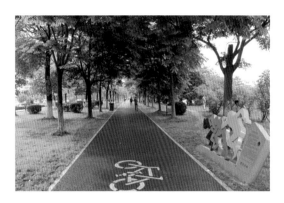

宜昌市夷陵广场健康主题公园　　　　　　　　　　　健康步道

市园林局沿长江边建成的长 16.5 公里，宽 2.5 米的健康步道贯穿整个城区。健康步道以宜昌文化石刻为主要特色，每间隔 50 米就有一块花岗岩石雕距离提示牌嵌于步道中，将健康元素融入自然景观，让健康理念和健康知识润物细无声地渗透到市民的休闲生活中。截至 2015 年，全市累计建设健康步道 8 条 20 公里。

6. 健康小屋建设
牵头部门　市卫生计生委
协作部门　智慧城市建设办公室、市财政局、各区政府

从 2014 年起，在宜昌城区规范建设了 100 个环境温馨、设施完备、简易实用、管理规范的健康小屋。健康小屋的配备了计算机硬件及网络、中医体质辨识、身高体重仪、血压计、血糖仪、腰围仪、健康触控一体机。健康小屋的功能有：养生保健自助、慢病防治自测、吃动平衡自查、中医辨识自检、心理健康自评、益智健脑自乐、健康档案自创等，健康小屋监测和居民居家监测数据与健康管理服务平台联结，在慢性病防治工作中发挥积极作用，社区居民通过健康监测，获取健康知识和健康技能，建立健康生活方式。

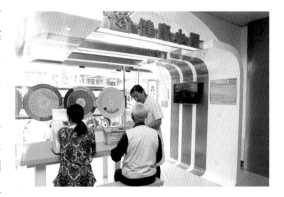

健康小屋

7. 健康教育馆建设
牵头部门　市卫生计生委
协作部门　市发改委、市规划局、市财政局、市食药局

宜昌市健康馆是一座通过健康展览、互动体验、科普讲座等丰富多彩的传播手段直观明了地向全社会公众普及健康知识、倡导健康生活方式、传播健康理念的专业科普宣传场馆。健康馆是以健康概念为主线，以健康城市建设内容为导向，集健康教育、健康体验、健康服务于一体。健康馆以健康城市五大指标体系（健康的人群、健康的社会、健康的环境、健康的政策、健康的服务）为导向，以健康四大基石为主线，应用展版图文宣传、实物模型展示、多媒体查询，以及声、光、电科技互动体验等形式，以全新的视野向人们普及健康知识和健康文化理念。按功能分区，场馆内设置健康认知区、人与健康区、环境与健康区、健康互动区、健康产业与服务区等五大主题展区和17个展厅。

宜昌市城区公共场所禁止吸烟规定

8. 无烟环境创建

牵头部门　市卫生计生委

协作部门　市法制办、市文明办、市直机关工委

1997 年，市政府颁发了《宜昌市城区公共场所禁止吸烟的规定》的政府令，2008 年对此规定作了进一步完善后重新发布，将禁烟工作纳入了文明单位考评内容。市爱卫办组织开展了健康素养与无烟单位创建活动，定期联合相关部门和新闻媒体开展督导检查，打造了无烟学校 55 个、无烟机关 48 个、无烟医院 59 个、无烟公共场所 49 个。

（五）优化健康服务

1. 健康管理

（1）工作机制

各级卫生计生部门成立以主要领导为组长的健康管理工作领导小组；宜昌市疾控中心加挂健康管理中心负责牵头，各级医院成立健康管理科，社区卫生服务中心设立健康管理门诊，每个管理门诊设有健康管理师和签约医生。根据行政区划、地理位置等设立网格，宜昌城区划分为网格，1600 个每个网格设立 1 个网格员，负责管理 300 个左右家庭。1600 个网格员纳入健康管理师培训计划，协助做好社区健康管理。

（2）工作内容

逐步形成预防为主、医防结合、医养融合的大健康工作机制和体系。建立以"医防结合"、"一主两专"（"一主"即慢性病为主；"两专"即以结核病、职业病为专业）为核心的健康管理联合服务体系，实现县域全覆盖，提高基层医疗卫生机构签约式服务覆盖率。

健康管理工作领导小组，设置专门的机构和人员负责健康管理工作，组建和完善本地健康管理中心和健康管理专家委员会，推进辖区内健康服务联合体的建设，将健康管理工作纳入卫生计生目标考核内容。

宜昌市健康管理中心强化健康管理工作的主导作用，对当地健康管理工作提供技术指导和技术支撑。做好区域健康管理信息收集、分析、评估的专业指导和技术支撑，研判辖区人群的健康状况和发展趋势，为政策决策和实行群体干预提供基础信息，适时发布地方健康白皮书。

基层医疗卫生机构以重大疾病及其高危人群为重点，通过签约式服务和全程化管理，开展个性化的健康管理服务，确保首诊在基层，努力减少患者非必要的诊疗行为。加强以健康体检为切入点的健康监测，推进对签约家庭健康评估和跟踪随访评价。

在城区三级医疗机构组建高血压、糖尿病、冠心病、肿瘤、脑卒中、职业病、心理危机、近视等各类健康危险因素防治中心，开展高危人群早期筛查和综合干预。建立高血压、糖尿病等慢性病自我管理小组和俱乐部，全面丰富干预活动内涵，实现慢性病人从被动接受管理到主动参与，并最终实现病人的自我管理。

网格员负责组建本网格内居民 QQ 群或微信群，定期发送健康信息和临时健康预警信息；组织居民群众参加健康知识讲座；作为全民健康生活方式的指导员，做好健康小屋志愿者；开展戒烟宣传和公共场所禁烟劝阻和监督；指导居民成立相应健康自助组织并开展活动；做环境卫生监督、食品安全的协管员；做社区应急救助、养老和托幼志愿者。

2. 分级诊疗

通过引入第三方社会资源，以服务病人为中心，以"互联网＋"为手段，将群众就医需求、第三方就医服务和分级诊疗政策管理有机结合，搭建"系统＋服务"于一体的分级诊疗转诊协作平台。平台业务主要涵盖家庭签约系统、医生随访系统、转诊协作系统、慢病管理系统、健康档案系统等。

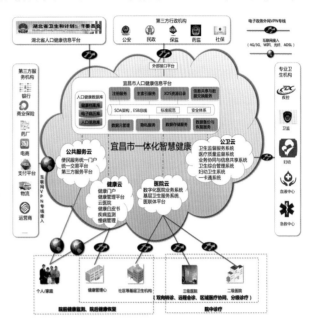

分级诊疗转诊协作平台

建立基层医疗卫生机构、县级医院、城市三级医院长期稳定的分工协作机制，形成了"全程服务人性化、转诊过程智能化、政策管理规范化、服务平台社会化、患者利益最大化"的分级诊疗"宜昌模式"，该模式受到了国务院通报表彰。

3. 智慧医疗

紧扣国家、省关于推进人口健康信息化建设的总体要求，注重科学规划和顶层设计，以"上下能够联动，左右可以共享，能力得以提升，群众得到实惠"为原则，提出了宜昌市一体化智慧健康医疗"1236"战略构想。

通过标准化统筹全市医疗机构信息化建设。将居民健康卡、就诊卡、妇保卡、献血卡等功能整合到市民卡（集合社保卡、公交卡、银行卡等功能）中，实行多卡合一，推行市民卡银医通诊疗自助服务。基层医疗机构负责人口健康信息采集、整合，各级医疗卫生机构共享电子健康档案和电子病历数据库资源，促进互联互通和有效协同。建设市级人口健康信息综合管理平台，实现全市医疗机构、公共卫生机构诊疗健康信息的对接和交换。市政府投资 500 万元开发健康智能服务平台，整合诊疗服务、公共卫生服务、健康监测、健康体检等信息，为个体和群体开展针对性健康分析与服务。市健康管理中心应用大数据分析，为行政管理决策提供依据。

（六）构建健康社会

建立部门联动机制，发挥部门协同作用，开展形式多样的健康创建活动，构建和谐健康社会。

1. "健康人群"评选活动

自2012年以来，市卫生计生委联合市妇联、市总工会开展"健康宝宝"、"健康之星"等评选活动。市卫生计生委制定各项健康评选标准，各部门组织实施，共同组建专家团队，本地各大媒体组织宣传发动和评选结果发布。截至2015年，全市共评选出50名"健康之星"、50名"健康宝宝"。

2. 健康餐饮推进行动

市卫生计生委联合市食药局在全市餐饮行业开展"阳光厨房"建设活动。通过视频式、透明式、开放式和网络式等四种形式，让餐馆后厨从"幕后"走到"台前"，让消费者能看到美食制作的全过程。截至2015年，已有1100家餐厅获得"阳光厨房"授牌。

2014—2015年，市爱卫办联合市总工会、市食药局、市人社局、市商务局开展了两届全市单位食堂健康食谱和操作技能比赛，共评选出36个健康套餐食谱，在全市企、事业机关单位食堂大力推进专兼职营养师配备，倡导低盐少油餐饮理念。

3. 全民健身行动

宜昌市民具有良好的健身传统，被称为"东方迪斯科"的巴山舞是在宜昌土家族传统民间歌舞"撒叶尔嗬"的基础上发展创新而来的一种民族舞蹈，被国家体育总局作为全民健身舞蹈向全国推广，成为广大市民业余健身的热门项目，市教育局将其纳入全市中小学校课间操活动内容。每年以"全民健身日"为节点，市体育局联合市卫生计生委、市文明办、市文化局举办了"舞动宜昌广场舞大赛""中老年剑、拳、操、舞大赛""全国阳光少年评选"等全民健身竞赛活动，吸引参与群众数十万人。

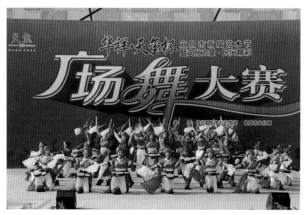

广场舞大赛

4. 健康示范公交线路建设

2013年，市卫生计生委联合市国资委、市交通局，将贯穿城区跨越长江南北两岸的27路公交车线路打造成湖北省首条"健康示范公交线路"，将公交站台设置成健康文化站台，在车厢内设置《健康素养66条》宣传挂旗、健康视频、健康药箱，健康管理包、健康资料取阅栏等设施，健康宣传传播资料可免费取阅。在线路设计上融入健康运动元素，市民可乘坐健康示范车前往具有"古夷陵八景之一"美誉的磨基山森林公园，进行登山健身运动，也可到达自行车免费租借点，骑自行车沿滨江大道返回市区。健康示范公交线路全长36公里，开通以来已覆盖人群620万人次。

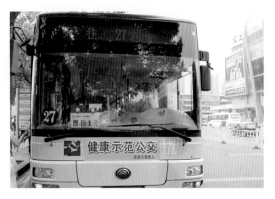

健康示范公交

五、取得成效

（一）通过"健康城市"创建，城市发展空间显著提升

中心城区建成区拓展到 175 平方公里，常住人口增加到 175 万人。宜昌新区累计完成投资 1003 亿元，东山大道 BRT、峡州大道、点军大道等一批重点基础设施项目，市规划展览馆等一批大型公建项目相继建成，至喜长江大桥、市博物馆新馆、市奥体中心等一批重点项目加快建设，220 平方公里新区骨架基本形成，"三年出形象"目标如期实现。

2016 年，在美国华盛顿召开的美国交通运输研究委员会（TRB）年会上，世界可持续交通奖委员会将"2016 年世界可持续交通奖"授予了宜昌，以表彰宜昌市在推进 BRT、公交导向发展、自行车、停车管理等可持续交通改革方面的杰出成就。

实施城市整理和绿化美化行动，完成建筑综合整治项目 550 个、165 万平方米，新增绿色建筑 222 万平方米；城区人均公园绿地面积达到 14.29 平方米。运河公园整治、东山公园改造、磨基山公园一期等项目相继建成，"六大水系、八大公园"生态景观雏形初显。蝉联六届全省城乡规划建设管理"楚天杯"。

（二）通过健康城市创建，市民健康水平获得感显著提升

全市居民人均期望寿命从 2011 年的 74.51 岁增长到 2015 年的 77.72 岁，分别高于全国、全省 1.92 岁、1.17 岁；孕产妇死亡率从 18.88/10 万下降到 2.96/10 万；婴儿死亡率从 5.13‰下降到 3.85‰；5 岁以下儿童死亡率从 7.11‰下降到 5.47‰；2015 年城市居民健康素养水平达到 14%，较 2011 年上升了 6%；城区居民国民体质监测合格率达到 91.2%，经常性参加体育锻炼的人数比例达到 47.3%。成人肥胖率控制在 11%，青少年儿童肥胖率控制在 6.3%。城区居民对"健康城市"建设进一步认同。

（三）通过健康城市创建，宜昌市知名度和美誉度显著提升

宜昌市有着"世界水电之都""中国动力心脏"的美誉。通过健康城市创建，宜昌市知名度不断提升。2015 年，宜昌市参加中国十佳食品安全城市排行，位居第三名；荣膺"世界可持续交通奖""国家创新型试点城市""全国质量魅力城市""国家森林城市"等称号。今天的宜昌，通过健康城市创建，经济更加繁荣，社会更加和谐，环境更加优美，人民更加幸福，城市知名度和美誉度显著提高。

（湖北省宜昌市健康宜昌全民行动领导小组办公室　李晓雯　林勇　供稿）

专家点评

湖北省宜昌市是长江中上游区域性中心城市，打造"宜居、宜业、平安、健康之城"是其发展定位。宜昌市政府将人的健康作为城市发展首要目标，围绕健康环境、健康人群、健康服务、健康社会开展健康城市建设，通过制定健康的公共政策、建设绿色生态城市、推进城乡一体发展、营造健康支持性环境、优化健康服务、构建健康社会等举措，城市发展空间、市民健康获得

感及城市知名度和美誉度显著提升。

　　宜昌市健康城市建设的第一个特点是多方同创、综合治理。2012 年实施健康城市建设以来，宜昌市政府对各类城市创建活动的指标和任务进行了整合。这种整合不仅强化了资源统筹，避免重复工作，更体现了综合治理的理念。健康的影响因素涉及经济社会发展的方方面面，解决健康问题需要从各个部门的工作着手。同时，健康又是整个经济社会可持续发展的目标和条件，将健康融入所有政策有助于各个部门政策目标的实现。在城市的发展中需要秉承综合治理理念，将城市发展中相互联系的方方面面统筹考虑，减少不相容和矛盾，使各部门向着统一的治理目标推进。

　　宜昌市健康城市建设的第二个特点是坚持城乡统筹。宜昌市健康城市建设将农村纳入建设范围，积极推进城乡一体化建设，着力改善农村基础设施、环境面貌和生活条件，加大公共资源向农村倾斜力度，缩小城乡差距。城市发展不能只重视建成区，还要将城市所辖的农村地区兼顾起来，这是社会公平的体现，当前我国处于全面建成小康社会决胜阶段，统筹城乡发展尤为重要。

　　宜昌市健康城市建设的第三个特点是重视健康教育服务体系建设。健康教育是提高人群健康素养的重要手段，健康教育服务体系是影响健康教育服务水平的重要因素。宜昌市构建了覆盖健康教育专业机构、医疗机构、社区、行业健康教育阵地的健康教育基地群，在城区建设了 100 个健康小屋，建设宜昌市健康馆。通过加强健康教育基地场馆建设，延伸了健康教育服务体系的范围，丰富了健康教育服务的内涵。

　　宜昌市健康城市建设的第四个特点是形成网格化的健康管理体系。宜昌市在卫生工作中引入健康管理理念，逐步建立以"医防结合"、"一主两专"为核心的健康管理联合服务体系。各级卫生计生部门成立健康管理工作领导小组，市疾控中心加挂健康管理中心牌子，各级医院成立健康管理科，社区卫生服务中心设立健康管理门诊，每个管理门诊设有健康管理师和签约医生。宜昌市健康管理体系体现了预防为主的理念，是卫生计生系统工作策略向"注重预防和健康促进"转型的有益探索。

河南省新县健康促进县建设
实践与探索

关键词： 2014 年 9 月启动；健康促进县建设；创建健康促进学校 14 个；健康促进机关 45 个；健康促进医院 16 家；健康促进企业 2 家；健康村（社区）70 个；健康家庭 100 个；举办培训班 107 期（场）；举办健康知识巡讲 173 场次

一、背景

（一）自然与人文环境

新县地处大别山腹地，豫鄂皖三省结合部，总面积 1612 平方公里，辖 17 个乡镇区 206 个行政村（居委会），总人口 36 万。人文及地理环境具有三个鲜明特点：一是"红"。新县是全国著名的将军县，走出了 98 位共和国将军和省部级干部；二是"绿"。属南北气候过渡带，四季分明，冬无严寒，夏无酷暑，雨量充沛，景色优美；三是"古"。地跨长江、淮河两大流域，中原文化与荆楚文化、黄河文明与长江文明在此交融。

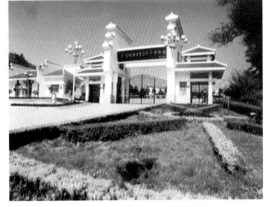

鄂豫皖苏区首府革命博物馆

（二）健康问题评估

2014 年基线调查显示：新县 15 岁及以上成人高血压患病率为 24.9%，高血压患病知晓率为 46.0%。在高血压患者中，有 35.7% 的患者进行了药物治疗；35 岁以上人群中有 26.6% 的人从没有测量过血压。

糖尿病患病率为 9.2%，糖尿病知晓率仅为 35.2%。

15~69 岁农村居民中，经常参加锻炼的人数比例仅为 13.8%，对体检的正确认识率只有 39.8%。

27.5% 的成人每天食盐量超过 9 克，38.4% 的成人每天食油量超过 50 克。

15 岁及以上成人对烟草的危害认识不足，吸烟率达 24.5%。

同时，新县的医疗卫生基础薄弱，专业技术人员不足，没有独立的健康教育机构，健康教育专业人员严重匮乏。

（三）创建机遇

2004 年新县成功创建"国家卫生县城"，对全面提高居民的健康素养发挥了积极作用。2014 年，新县被国家卫生计生委列为全国首批健康促进县建设项目试点县，项目周期为 2 年。新县紧紧抓住这一机遇，倡导健康优先，健康教育先行理念，扎实开展健康促进县建设工作。

二、工作思路

围绕"山水红城，健康新县"发展定位，实施"将健康融入所有政策"策略，建立"政府主导、多部门合作、全社会参与"的工作机制，健全工作网络，培养工作队伍，重点开展促进健康的场所和公共环境建设，广泛开展健康促进活动，逐步建立起与城乡居民日益增长的健康需求相适应的健康促进政策、网络、人才体系和机制，初步探索出一条适合新县实际的健康促进工作模式。

三、项目实施

（一）制定健康政策

统筹运用红色人文资源和绿色自然资源，以健康促进为基本策略，政府及各部门制定有利于促进居民健康的政策和措施，用优美宜居的自然环境促进人民群众的身体健康，用先进的红色文化促进人民群众的心灵健康，用绿色有机的健康产品提高人民群众的生活品质，用低碳环保的生态产业促进经济社会健康持续发展，在全县形成共建共享健康生活的生动局面。

1. 明确发展定位

从新县的县情特点和实际情况出发，提出了"山水红城、健康新县"的发展定位，在全县营造大健康、大卫生的良好社会氛围。2015 年，新县政府将健康促进县建设列入十大民生实事之一，相继制定了《新县健康促进县建设项目实施方案》《新县公共场所禁止吸烟管理规定》《关于加快发展健康养老服务业的实施意见》等 72 个健康政策相关文件。

2. 保护生态文明

坚持生态文明优先，在全县树立"尊山敬水爱林"的理念。2015 年，政府工作报告提出了"视山如父、视水如母、视林如子"的口号，将生态保护和生态文明建设控制性指标纳入目标考核，实行最严格的源头保护、损害赔偿和责任追究制度，保护健康之源。

3. 发展健康产业

新县政府立足新县的生态优势，把医药制造和农副产品加工等产业作为主导产业，着力打造健康产业集群。

（1）突出农业特色发展。以茶叶、油茶、中药材为重点，大力开展特色农业、生态农业建设，打造"放心餐桌"，确保"舌尖上的安全"。

（2）大力发展资源加工型工业。以医药制造、农副产品深加工为主导，壮大以羚锐制药为龙头的 65 家生态工业企业。

（3）创新服务业发展方式。采用"旅游＋健康"运营模式，大力发展文化旅游、休闲养生等新兴产业，为游客提供健康调理、营养指导、心理干预等健康服务，开发旅游养生、热动平衡等体验项目，让游客在旅游度假活动的同时，身心回归健康状态。

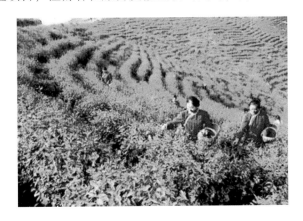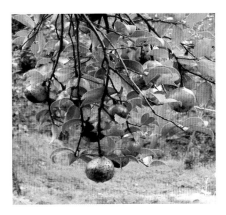

发展油茶生态产业

4. 传承红色精神

健康不仅仅是身体健康，还应体现在全社会良好的精神状态和道德情操上。红色是新县的底色，是老区人民的本色。新县政府发扬红色历史，传承红色精神，发挥红色文化教育人、感染人、鞭策人的作用，通过重走红军路、举办"红廉大讲堂"、"道德讲堂"等方式，把红色文化融入老区人民的血液和骨髓里，弘扬老区人民不屈不挠、自强不息的优良传统，激发求善向美的精神追求，彰显昂扬向上的道德力量，引导全县人民践行社会主义核心价值观。

（二）建立组织机制

新县政府把整合县内资源和借助外部资源结合起来，构建"政府＋专家团队＋医疗机构＋群众"四位一体的工作模式。

1. 成立组织网络

成立了以县长为主任的健康促进委员会，形成"县有委员会，乡镇有办公室，村有健康管理小组，家庭有健康明白人"的健康促进工作网络。建立了政府主导、部门联动、多方合作、全民参与的工作机制。

2. 组建工作网络

（1）建立专业机构网络。2015 年，成立了新县健康教育所，为独立的股级法人单位，编制 7 人。在乡镇计划生育服务中心加挂健康教育服站牌子，赋予健康促进职能；村卫生室与人口计生

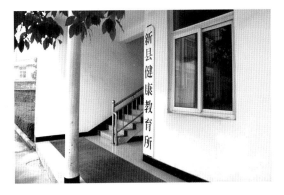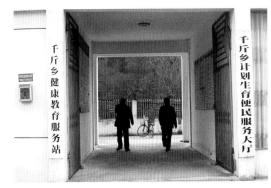

组建县级健康教育专业机构网络　　　　　组建乡级健康专业机构网络

学校共建健康教育室，共享资源。形成了 1 个县健康教育所，15 个乡镇健康教育服务站和 15 乡镇卫生院，206 个村（社区）健康教育室的健康教育专业机构网络。

（2）组建健康教育专业队伍网络。组建了以医院、公共卫生机构、乡镇卫生院（社区卫生服务中心）和健康教育服务站等机构健康教育专（兼）职人员为主的健康教育专业队伍；从全县具有中高级职称的卫生专业技术人员中组建健康教育讲师团，开展健康知识巡讲和培训；在村（社区）和学校、机关等选配 1～2 名具有高中和中专以上学历的人员，作为"健康指导员"（宣教员），形成县、乡、村健康教育宣传梯队。

（3）推选家庭保健员。以家庭为单位，家庭主妇为主要干预对象，从家庭中推选出具有初中以上文化的家庭成员作为"家庭保健员"（健康明白人），通过他们指导和带动家人及身边人关注、维护自身健康。

3. 建立工作机制

（1）健全督导考核机制。县政府与各单位签订目标责任书，拉出责任清单和任务清单，实行目标责任制管理。

（2）建立经费保障机制。发挥政府主导作用，将健康促进纳入全县长远发展规划，把健康促进工作经费纳入财政预算，并建立逐年增长的长效保障机制。

（3）坚持双向互动机制。在全社会营造政府

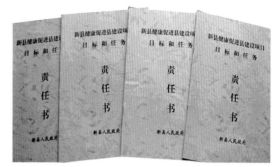

政府与各部门签订目标责任书

精心组织、群众积极参与的双向互动氛围，让全县居民既是健康促进县的建设主体，又是健康促进工作的受益主体。

（4）建立典型示范机制。重点抓好示范健康促进医院、学校、机关、企业、健康村、家庭等创建活动。截至 2015 年底，创建健康促进学校 14 个，健康促进机关 45 个，健康促进医院 16 家，健康促进企业 2 家，健康村（社区）70 个、健康家庭 100 个，并逐步推广到其他乡镇、社区和全体居民，最大限度地提高居民的健康状况和健康素养水平。

（5）构建资源合作机制。与北京协和医科大学公共卫生学院、郑州大学、河南中医学院、美国爱心基金会等 20 余家机构建立了合作关系，通过定期派专家到县、乡医疗卫生机构蹲点服务，

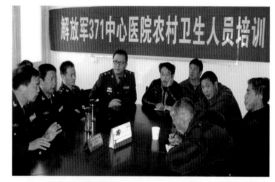

培训基层卫生计生人员

开展义诊、健康知识讲座、培训基层卫生技术人员、开展慢病患者健康管理等活动，推动健康促进县建设。

（三）分类培训，提升各类人员健康促进的意识与能力

1. 培训政府、部门负责人和健康促进网络工作人员

邀请国家、省健康教育专业机构、省内外高校等单位的专家教授，以工作会议、专题讲座等形式，对政府、部门负责人和健康促进网络工作人员进行培训，提高他们对健康促进县理念和策

略的认识，提升其政策水平和工作能力。截至 2015 年底，累计培训政府、部门负责人 720 人次，健康促进网络工作人员 1470 人次。

2. 培训健康教育专业人员

邀请省健康教育机构和高校的专家及 NGO 组织的专家志愿者定期来新县，采取理论授课、案例分析、小组讨论、模拟演练等方式，开展健康教育与健康促进专业技能培训，提升专业能力。截止到 2015 年底累计培训 451 人次。

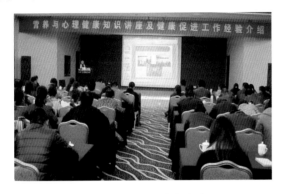

健康促进工作经验交流会

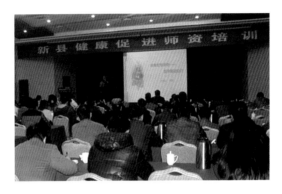

健康教育专业人员培训

3. 培训"健康指导员"、"家庭保健员"

采取"健康大讲堂"健康知识讲座等形式，以《中国公民健康素养——基本知识与技能》和《中国居民膳食指南》为主要内容，对"健康指导员""家庭保健员"进行培训，为每个健康促进重点单位至少培养 1～2 名"健康指导员"。截至 2005 年底，共培训宣教员（健康指导员）100 名，承担家庭和社区的健康教育、生活指导等具体工作，为每个健康家庭培养 1 名"家庭保健员"，负责家庭成员的保健。

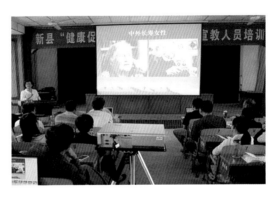

健康指导员（宣教员）培训

（四）丰富活动形式

2014 年 7 月至 2015 年 12 月，新县多部门联动，进机关、进学校、进社区、进企业，开展健康知识讲座 173 场次，其中单场 200 人以上讲座 20 余场。继 2014 年举办项目启动仪式和"我的健康我做主"万人签名后，2015 年 1 月至 12 月又相继举办了"健康万步行""健康知识竞赛""健康好声音"演讲比赛"健康厨艺大赛""全民健身日""健康之星""健康家庭"评选等系列活动和第二届全县农民运动会、第三届全县职工运动会等体育赛事，激发了群众参与的积极性，主动锻炼已成为更多居民的一种生活常态和时尚。

此外，自 2013 年 8 月开始，新县政府与中国著名的环境与生态建设民间组织——北京绿十字合作，共同发起了"英雄梦、新县梦"规划设计公益行活动，把健康教育、文明先导、垃圾分类、资源再生、禁白禁塑作为重要内容。健康促进县建设活动开始后，又陆续吸引了 30 多家社会组织、200 多位专家志愿加入。

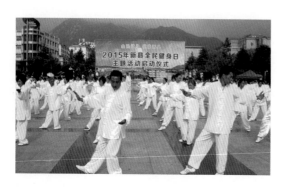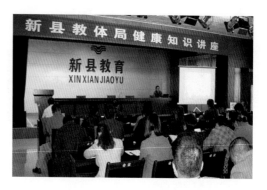

全民健身日宣传活动　　　　　　　　　　　　机关健康知识讲座

（五）优化卫生服务

各医疗卫生机构以健康促进医院创建为抓手，加快医院由"治疗中心"向"健康中心"的转变，与社区联动，以"百村义诊健康知识大传播活动"为载体，深入乡村开展义诊、体检、健康教育等活动，从家庭保健方面存在的问题、需求和期望入手，开展有针对性的健康巡讲、发放健康教育资料等活动；依托居民健康档案，对慢性病患者提供健康管理服务；针对农村空巢老人、"三留守"人员等弱势群体，推行村医签约服务制度，建立医疗保健"一对一"服务、健康知识"点对点"传播。2015 年度签约农户达 80%，覆盖 224 000 农村人口。

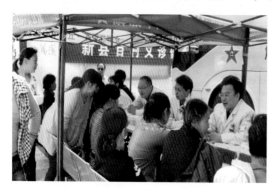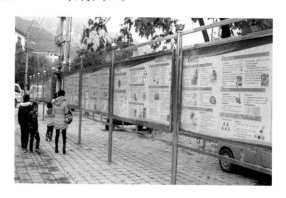

百村义诊健康知识大传播活动　　　　　　　　健康知识宣传长廊

（六）创建支持环境

1. 建设宣传阵地

自 2014 年 9 月开始，在县电视台开设健康教育栏目；以手机短信的方式定期向手机用户发送健康素养核心信息；在《今日新县》开辟《健康促进专栏》；在县城区建设健康文化长廊，在城乡主干道设立大型户外宣传牌、固定宣传栏及刷写固定宣传标语等。

2. 建设健康场所

协调卫生计生、教育、体育、住建、公用事业、旅游等相关职能部门，有效整合农村饮水安全、农村卫生改厕、垃圾和污水治理等项目资金，加大健康基础设施和公共服务设施投入力度，开展各类休闲、健身、体育场所和设施建设，将健康村（社区）、健康家庭创建与美丽乡村建设相结合，全力打造健康宜居的生产生活环境。2014 年，共完成投资 2.6 亿元，其中改善农村人居环境方面就达 1.6 亿元。

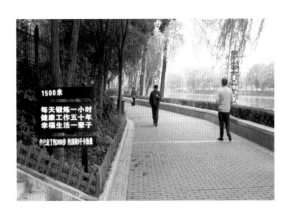
滨河路健康步道

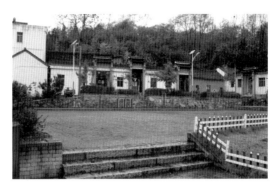
农村社区居民休闲锻炼场所及设施

（七）注重示范引领

2014 年 7 月，选择创建意愿强、基础好、有代表性的 2 个学校、2 个机关、2 个医院、1 个企业、4 个行政村（社区）和 10 个家庭，先期开展示范健康单元创建活动，取得经验后，于 2015 年 3 月份在全县逐步推广，发挥示范引领作用。

四、实践成效

新县健康促进县建设工作开展以来，按照实施方案要求，全县上下联动、部门协作，取得了初步成效。

（一）部门密切合作，形成良好氛围

通过政府倡导和广泛开展各种活动，大力倡导健康优先，健康教育先行理念，卫生计生委、财政局、广电局、教体局、住建局、环保局等 10 个政府部门建立了合作机制；建立了"县有健康促进委员会，乡镇有健康促进办公室，村有健康管理小组，家庭有健康明白人"的健康促进工作网络。在全县上下形成了政府精心组织，部门密切合作，群众积极参与的良好社会氛围和长效工作机制。

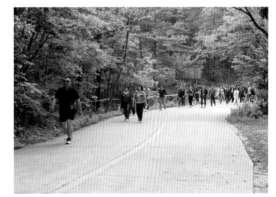
群众性的健步走活动

（二）培养人才队伍，工作能力提升

通过外联借力，将城市优质医疗卫生资源引入新县，以分类培训和带教的方式，对健康促进网络工作人员和专业技术人员进行培训，着力培养一支留得住、用得上的本县健康促进人员队伍。2014 年 7 月至 2015 年 12 月，累计举办各种培训班 107 期（场），共培训 9489 人次。其中：培训政府、部门负责人 8 期（场）720 人次；健康促进网络工作人员 10 期（场）1470 人次；培训健康教育专业人员期 11 期（场）451 人次；培训"健康指导员"17 期（场）1700 人次；"家庭保健员"30 期（场）1350 人次；培训卫生计生工作人员、乡村干部 31 期（场）3798 人次。

目前，已培养出一支147人的全县健康促进网络工作队伍；一支以41名健康促进专业技术人员为主、100名健康促进重点单位"健康指导员"为辅的健康教育队伍。提高了全县健康促进整体工作能力，为新县健康促进工作的可持续开展提供了人才保障。

（三）打造健康环境，形成和谐人文

截至2015年12月底，县城区已建成健康主题公园2个，健康步道3处，其他不同风格、各具特色的健康主题公园、健康步道分布于各乡镇、社区（村）。县城区30个居民小区、17个乡镇（区）206个行政村（居）每个乡镇、行政村至少建有一处供居民休闲、锻炼的场所和设施。

全县各卫生计生单位、学校全面实现禁烟，创建健康促进学校14个，健康促进机关45个，健康促进医院16家，健康促进企业2家，健康村（社区）70个、健康家庭100个。

80%以上的村实现了村内无垃圾堆放、无污水横流、无杂物挡道，全县健康、安全、愉快的自然环境和和谐互助的社会人文环境初步形成。

（四）健康意识增强，健康行为改善

经抽样调查评估，城乡居民对创建健康促进县知晓率达到73%；与基线调查时相比，经常参加体育锻炼人数比例由13.8%上升到38%，吸烟率由24.54%下降到23.78%。

（五）优化产业发展，提高农民福祉

以全国旅游标准化试点县建设为契机，优化产业发展，大力推动健康产业与旅游产业、文化创意产业的有机融合，在推动健康促进工作的同时，着力促进农村经济发展，持续提高农民的收入。2015年接待游客220多万人次，综合收入超10亿元，实现了经济与健康共赢，政府工作与农民福祉双提升的良好局面，并保证了健康促进工作的可持续开展。

（河南省新县人民政府　吕旅　供稿）

专家点评

河南新县是一个革命老区，也是一个国家级贫困县，面临全面实现小康和疾病负担过重的双重压力。为了从源头上遏制因病致贫、因病返贫现象的发生，努力让群众不生病或少生病，新县以健康促进县区试点建设为依托，坚持预防为主，实施"将健康融入所有政策"策略，确立了"山水红城、健康新县"的发展定位，打健康牌，唱山水戏，走转型路，取得人民群众健康福祉和经济社会可持续发展的双赢局面。

新县健康促进县区建设取得的一项重要经验就是以健康促发展，将健康理念、健康思维贯穿于经济社会发展全过程。新县立足实际，勇于创新。一是打造了健康旅游品牌。用"健康＋旅游＋体育"的方式，推动旅游产业转型升级，促进健康服务业融合发展。2015年新县共接待游客254.8万人次，实现旅游综合收入12.18亿元，健康旅游持续升温，成为新县经济发展的新动能；二是打造了健康产品品牌。推进农业标准化生产，打造大别山北纬31°红色土地绿色产品公共品牌。以羚锐制药为龙头重点打造医器械、卫生材料"一药一卫"两个基地；三是打造了健康扶贫品牌。提高新型农村合作医疗最高限额保障水平，完善医疗保障，加强对常见疾病的预防控

制。同时，通过健康服务业的发展，间接创造了 500 多个就业机会，为群众脱贫致富带来新机遇。总体来看，健康促进县区建设不仅对缓解城乡医疗卫生问题、提高全民健康素养发挥了重要作用，而且对新县加快脱贫攻坚进程，乃至推动整个经济社会发展带来了一次难得机遇。

新县开展健康促进县区建设的主要路径是构建了政府主导、部门协作、社会参与、全民动员、科学指导的大健康、大卫生工作格局。领导重视是基础，新县成立了健康教育和健康促进工作委员会，由一把手县长担任主任，县长直接参与试点建设工作。在健康素养促进、健康生活方式普及、健康支持性环境建设、健康旅游业发展、绿色农产品开发、环境保护、红色文化倡导等多项工作中建立起实实在在的多部门协作机制。在全县建立健康促进工作网络，做到县有委员会，乡镇有服务中心，村有健康保健员，家庭有健康明白人。加强与公益组织合作，先后有北京绿十字、美国爱心基金会、北京营养师俱乐部、北京红枫妇女心理咨询服务中心、北京农家女文化发展中心、中美健康峰会等 10 余家社会组织参与试点建设工作。注重科学指导，成立健康教育所，加强专业体系建设。充分利用中国健康教育中心、北京协和医科大学公共卫生学院等国家技术资源，与郑州大学、河南中医学院等高校及华中科技大学附属协和医院、郑州市中心医院、信阳职业技术学院附属医院、解放军 154 及 371 中心医院等城市医院建立合作关系。这些做法都确保政府、部门、群众、专业技术力量各尽其责，协同发力，共同推动健康促进县区建设向纵深发展。

四川省汶川县创建全民健康示范县建设

关键词：全民健康·幸福汶川；空气质量优良率达 95%；绿地覆盖率 37.01%；人均公园绿地面积达 8.19 平方米；1000 平方公里生态康养基地；构建了公共服务标准化试点总体系，包括 40 项国家标准，24 项行业标准，55 项汶川自制标准，共计 119 项标准；社区健康服务覆盖率上升至 95%；孕产妇死亡率下降到 50/10 万；婴儿死亡率下降到 13.5‰；健康教育网络覆盖率社区达到 95% 以上，农村达到 90% 以上

2008 年，"5·12"特大地震给汶川带来了毁灭性灾难，让汶川人民倍感生命的可贵，更加懂得健康和幸福的意义。2010 年，汶川县委、县政府以"迈向全民创造健康的幸福汶川"为核心，率先在全国提出了创建"全民健康示范县"。

一、背景

党的"十八大"提出"健康是促进人的全面发展的必然要求"，这对健康的意义有了更高的认识，也成为科学发展观的理论基础。习总书记指出，人民对美好生活的向往，就是我们的奋斗目标。经过灾后重建，汶川经济社会取得了显著发展，但作为一个经济欠发达的少数民族县，依然存在一些特殊的挑战和困难。

1. 群众看病就医难
群众居住分散，基层医疗条件滞后，医疗成本高。

2. 公共资源统筹难
公共服务职能、资源、项目整合统筹步履维艰。

3. 公共服务不均衡

4. 可持续发展困难
地方经济社会后续持续发展急待破题。

5. 转型内动力不足
自然条件限制因素较多，经济社会转型内动力不足等。

面对这些问题和困难，汶川提出了创建"全民健康示范县"，以健康理念引领政府全面工作，不断提升全民健康素养和健康水平，促进人与环境、社会与经济的和谐可持续发展。

二、实践理念

汶川创建全民健康示范县是以人的健康为中心，保障广大人民群众健康生活和工作，将社会

打造成为健康人群、健康环境和健康社会有机结合的发展整体，实现执政理念由生存文明、生态文明向健康文明转变的重大转折。2012 年汶川县提出了让老百姓住上好房子、拥有好身子、过上好日子。2014 年又提出了"让老百姓住上好房子、过上好日子、养成好习惯、形成好风气、物质富裕、精神富足"的"四好两富"奋斗目标，努力建设"全民健康·幸福人民"的新汶川。

三、实践优势

（一）四大资源支撑

1. 政治优势
汶川已受到国家相关部委、省、州的关注并因此获得了大力支持。

2. 援建优势
灾后援建的成果和经验为实现"全民健康·幸福人民"新汶川奠定了建设基础。

3. 专家优势
哈佛、清华、北大、中标院和烽火基金等机构专家给予了汶川大力的指导、咨询和智力支持。

4. 项目优势
汶川县已经成功申报了国家级全民健康公共服务标准化试点、全国慢性病防控示范区、国家科技惠民等项目，通过项目推动，促进全民健康示范县稳步建设。

（二）三大基础条件保障

1. 民生基础
汶川提出的全民健康是全方位的大健康概念，其体系最全、内容最丰富，让群众得到了实惠，广受好评。

2. 发展基础
汶川已从灾后重建阶段向发展振兴阶段迈进，为健康发展新路径道路提供基础条件。

3. 服务基础
汶川始终坚持以人为本的理念，更加便捷优质的服务理念已在悄然萌生。

（三）两大动力牵引

1. 民生工程动力牵引
汶川的全民健康覆盖了卫生、服务和就业等方面，通过示范已初具优势。

2. 灾后重建发展振兴示范区动力牵引
以健康为指引，统领社会发展的新模式将变得更加合乎实际。

四、实践做法

（一）建设一流健康环境

1. 好环境行动计划
按照"重点生态功能区"定位，大力实施重大地灾综合治理，改善自然生态环境，县境内森林覆盖率达 38.1%，空气质量优良率达 95% 以上，县城空气污染指数 49，PM 达 0.029 毫克/立方米，生态区负氧离子浓度可达到 9480～12 600 个/立方厘米，主要河流水质达到 Ⅱ 类水质，饮用水源水质达标率达 100%，2014 年通过省级环保模范县验收。

2. 幸福美丽县城行动计划

进一步加强县城环境综合治理，实施村容村貌、生态能源、入户文明路建设和"五改三建三清"工程，实现了城乡环境清洁化、秩序化、优美化、制度化。县城新建成区绿地率达 36.29%，绿地覆盖率 37.01%，人均公园绿地面积达 8.19 平方米。

3. 健康农产品升级行动计划

以高原绿色为方向，培育和发展生态农业。围绕"农业增效、农民增收、农村美丽"目标，大力发展甜樱桃、青（红）脆李等优势主导产业。发展"互联网＋农业"模式，加快生态农业物流园区建设，大力推进电子商务进农村，成功创建全国休闲农业与乡村旅游示范县。

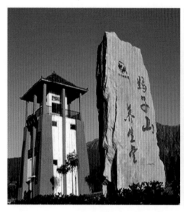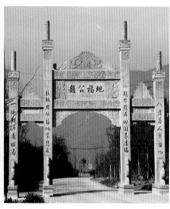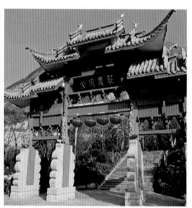

生态康养经济庄园

4. 健康工业转型行动计划

以转型升级为重点，培育和发展新型工业。坚持"新能源、新材料、新医药"工业发展方向，推进工业经济向低碳环保效益型转变，经济发展结构实现了从"高耗能、高污染"型向"节能低碳、绿色发展"型的转折，节约能源资源的循环工业发展体系基本形成。我县水磨镇已成功从原来污染严重的工业镇转型为集旅游、教育为一体的宜居小镇，更被评为联合国灾后重建最佳范例。

汶川县域经济综合实力在四川省 51 个少数民族县（区）中连续 5 年排位第 3，被四川省委、省政府表彰为县域经济发展先进县。

5. 健康旅游行动计划

依托区位优势，以生态康养文化旅游为主题，以生态经济庄园建设为载体，以基础设施、医疗服务、健康食疗、生态修复等为重点，全力打造集医疗、文化、膳食、运动、休闲于一体的1000 平方公里生态康养基地。

举办健康欢乐阳光节庆活动，打造阳光"康体运动"旅游项目、岷江大峡谷健康户外运动基地、康体疗养旅游区、健康休闲养生旅游带，推进健康自驾游营地建设，开发好汶川特色健康旅游商品，创建水映三江国家 5A 景区、全省旅游标准化示范县，2015 年汶川鹞子山养生堂、赵公福地被国际旅游目的地创新发展论坛授予"最具文化创意旅游乡村"。

（二）提供一流健康服务

1. 全民健康公共服务标准化行动计划

全面实施全民健康公共服务标准化试点项目，搭建了包括医疗卫生、公共教育、健康文体、健康环境、健康就业、食药安全六大领域、13 分领域在内的全民健康公共服务标准化试点总体系，总体系包括 40 项国家标准，24 项行业标准，55 项汶川自制标准，共计 119 项标准。在试点推进中编制采用国家标准 109 个、行业标准 110 个，自制标准 355 个，申报区域性地方标准 6 个，共 580 个标准。在国内率先形成系统的全民健康公共服务标准化理论体系，让老百姓享受到优质高效的健康资源。公共服务满意度由 74.4% 上升到 95.34%，成功通过国家验收。

2. 公共卫生服务能力建设行动计划

搭建了以华西医院、四川省人民医院为引领的省、县、乡、村四级医疗协作平台，建立全国第一个县级移动诊疗服务中心，共开展巡回医疗 400 次、出动车辆 600 台次、派出医务人员 1000 人次，开展疑难杂症远程会诊 300 人次，远程教学 120 次，基本实现卫生系统信息网络全覆盖、医疗机构远程医疗服务和会诊。

认真落实分级诊疗制度，采取乡村医生签约模式，为群众提供及时、适宜、专业的医疗服务。社区健康服务覆盖率由 80% 上升到 95%，孕产妇死亡率下降到 50/10 万，婴儿死亡率下降到 13.5‰。

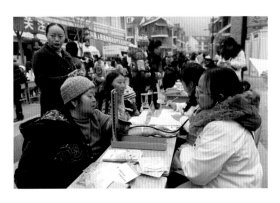

服务百姓健康行动

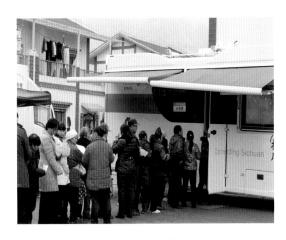

群众免费体检

3. 慢性非传染性疾病防控示范区巩固行动计划

2012 年成功创建全国慢性病防控示范区，建立主动医疗中心，率先在全国第一个实行全民健康免费体检和全员慢病管理。

组织专业医疗团队借助移动诊疗中心每 2 年开展一次全民免费体检，近 3 年全县累计体检 12.1 万人次，年参检人数占全县人口的 46%，居民定期体检比例由 20% 上升到 80%。

建立 9.4 万份居民健康档案，规范化电子建档率达到 98% 以上。

开展县内乡镇巡回医疗服务 42 次，结合助残日、肾病日、服务百姓健康行等活动开展大型义诊 30 余次，共义诊 1.5 万余人次，健康咨询 11 万余人次。

借助连续服务中心，利用医患共同决策系统，倡导现代自助式健康管理模式，建立 36 个"健康自助小屋"和慢性病 QQ 群，免费为体检发现的 4179 名高血压、2018 名糖尿病、336 名乙肝、47 名结核病患者提供了确诊和复诊检查服务，全部建立了患者健康档案并对慢性病患者健康状况、管理情况进行跟踪随访。

高血压、重性精神疾病、糖尿病等疾病规范管理率由80%上升到90%，健康教育网络覆盖率社区达到95%以上，农村达到90%以上，人民群众的健康意识明显增强，居民的身体素质得到了提高，公民健康素养基本知识和技能掌握率由60%上升到80%，居民平均寿命高于75岁，全民体检满意度从94%上升到99.5%。

4. 保障体系完善行动计划

积极探索社会基本医疗保险与社会医疗救助相结合的新机制，加快发展农民工公寓、老年公寓、托老所、福利院、老年人日间照料服务为内容的康养服务业。

5. 健康家庭行动计划

加强家庭健康环境、健康文化、健康生活和健康理念培养等工作，培育一批健康家庭示范户。

6. 心理干预行动计划

建立精神卫生防治体系，充分利用县人民医院的心理咨询中心和各中心卫生院的心理咨询室，配备相应设备；进一步规范机构建设，加强全县心理咨询师业务培训，满足人民群众需求。

（三）培育一流健康人群

1. 禁烟控烟行动计划

按国家规定执行，确定了50个示范单位、示范窗口，人群吸烟率男性下降到50%以下，女性下降到5%以下。

2. 健康教育行动计划

强化"健康与低碳"意识，结合世界卫生日、无烟日、"6·5"世界环境日和各种会议等形式多渠道普及健康知识，开展公众健康咨询、健康讲座等，累计发放宣传资料30余万份，播放音像资料20余种、6000余小时，开展公众健康咨询300余场次、健康讲座200次，使干部职工健康知识知晓率达到85%以上。

3. 全民健身行动计划

加快推进体育健身场所建设，完善健身设施，动员和组织全县群众积极参与体育锻炼，改变生活方式和理念。免费开放体育馆、锅庄广场及全县各乡镇体育场所，积极开展"趣味体育比赛""职工（乒乓球）运动会""中小学生篮球比赛"等体育赛事，全年有100余万人次群众和游客自发参与健身活动。

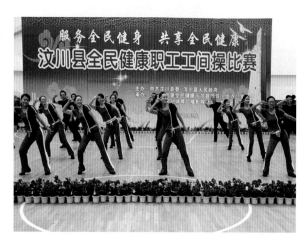

职工工间操比赛

目前全县农民体育健身路径达150条，居民保持每周3次、每次30分钟以上运动的比例在原有基础上提高了15%～20%，居民经常参加体育锻炼的比例由30%上升到60%以上。

4. 健康生活方式行动计划

大力宣传和倡导合理膳食、适量运动、戒烟限酒、控盐控油、心理平衡的健康生活方式，自觉培养科学、健康、文明的生活和工作方式。融入民族元素的羌族健身操、藏羌锅庄备受群众喜爱，"跳锅庄、防慢病"已成为汶川县一道亮丽的风景线。

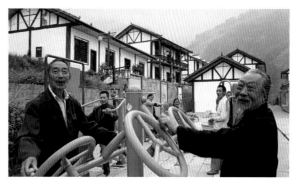
群众健身工程

5. 赢在起跑线工程行动计划

稳步推进健康直饮水项目，继续在全县各中心学校（园）开展健康营养餐包项目，科学合理制定学生餐营养搭配，保证学生安全饮食和营养饮食，培育了健康学校10所。

6. 小手拉大手行动计划

进一步开展好校园小手拉大手活动，培养少年儿童良好的文明习惯和健康的生活习惯，提升少年儿童的思想道德品质，争做健康知识的宣传员、健康环境的营造员、健康习惯的监督员和健康运动的倡导员，让健康的理念深入到每一个青少年中。

今天的汶川，用科学的眼光，审视未来发展之路；未来的汶川，以全民健康的新形象，向世界诠释健康发展的内涵，以"全民创造健康的幸福汶川"成为西部民族地区科学发展的一面旗帜，"全民健康·幸福汶川"将成为灾后重建振兴与发展的成功模式！

（汶川县人民政府　供稿）

 ## 专家点评

"5·12"特大地震给汶川带来了毁灭性灾难，让汶川人民倍感生命的可贵，更加懂得健康和幸福的意义。汶川在灾后重建和振兴发展的社会经济长远规划中将健康作为发展的第一要义，提出"全民健康·幸福汶川"的发展理念，创建"全民健康示范县"。通过创建工作，汶川实现了执政理念由生存文明、生态文明向健康文明转变的重大转折，汶川的生态环境、城镇环境、健康服务为维护和提高人群健康水平提供了重要保障，人群健康素养和健康水平不断提升。

汶川健康示范县建设是建立在对健康问题及其应对策略的正确认识的基础上，与健康城市的理念和策略相一致。健康的影响因素涉及社会、经济、环境、卫生服务、人群健康素养等方方面面，要实现健康和健康公平，仅靠卫生部门是不够的，必须秉承综合治理的理念，通过多部门努力改善健康的各类影响因素。汶川的健康示范县建设确立了"健康环境、健康社会、健康服务、健康人群"的四维框架，调动政府及其相关部门资源，不断优化卫生计生服务。从空气质量、绿地覆盖率、人均公园绿地面积、社区健康服务覆盖率、孕产妇死亡率、婴儿死亡率等指标改善情况看，汶川健康示范县建设成效显著。

汶川健康示范县建设因处于灾后重建和振兴发展的大背景下，有其独特的优势，包括政治优势，汶川受到国家相关部委、省、州的关注并因此获得了大力支持；援建优势，灾后援建的成果和经验为实现"全民健康·幸福人民"新汶川奠定了建设基础；专家优势，哈佛、清华、北大、中标院和烽火基金等机构专家给予了汶川大力的指导、咨询和智力支持。在这一点上，其他地区与汶川相比，很难在区域发展中短时间内得到如此大力度的政治、政策、资金、人力、物力支持。尽管如此，"全民创造健康的幸福汶川"为灾后重建和振兴发展提供一个成功典范，也为其他地区科学规划社会经济发展提供了有益的借鉴。

第三部分

场所健康促进

江苏省健康促进学校
创建与成效

主题词：2002 年启动；健康促进学校创建；教育厅和卫生厅联合；截至 2015 年创建 3913 所；全省覆盖率 55.64%；开发小学、初中、高中健康教育教材 15 本；开展学生健康监测

20 世纪 80~90 年代，世界卫生组织（WHO）提出健康促进学校的理念，并在全球范围内积极倡导、推广。健康促进学校是学校健康新策略，是把学校作为健康促进场所，通过政府参与和社区行动，提高学生、教职员工和社区成员的健康素养，改善自身和他人健康。在教育部和原卫生部的领导和支持下，我国自 1995 年引进"健康促进学校"这一理念，并在部分省（自治区、直辖市）开始创建工作。2002 年，江苏省启动了"健康促进学校"创建工作，截至 2015 年底，已创建 3913 所健康促进学校，覆盖全省 55.64% 的中小学校。

一、发展历程

（一）探索阶段

1. 领导重视

2002 年初，江苏省加入到 WHO "健康促进学校创建"项目中，得到省卫生厅和教育厅领导的重视和支持。2002 年 4 月，省卫生厅、省教育厅联合下发了《关于开展健康促进学校活动的通知》（苏卫疾控〔2002〕14 号），印发了《江苏省"中国/世界卫生组织健康促进学校的推广与持续发展"项目实施方案》，正式启动"健康促进学校创建"试点项目。

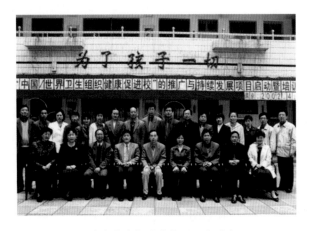

江苏省健康促进学校项目启动会

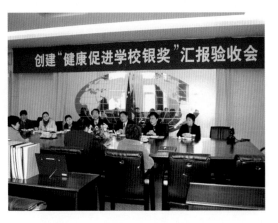

评审组专家听取创建学校工作汇报

2. 试点先行

以南京市为试点，开展"健康促进学校创建"活动，共有14所学校参加了创建。截至2005年，14所项目学校均通过了国家级验收，其中1所学校获金奖，7所学校获银奖，6所学校获铜奖。

3. 全省推广

WHO健康促进学校试点创建工作的成功，使卫生部门和教育部门都认识到健康促进学校是落实和强化学校卫生工作的一个非常有力的抓手。随后，全省各地创建健康促进学校的积极性大大提高。2004年初，常州、镇江等地的教育局和卫生局联合发文，要求并组织当地的学校认真开展健康促进学校的创建工作。

（二）工作常态化阶段

1. 成立省级领导小组

2006年初，WHO在江苏省南京市的试点项目结束后，省卫生厅、省教育厅决定在全省推广"健康促进学校"，成立了"江苏省健康促进学校工作指导委员会"，省教育厅副厅长和省卫生厅副厅长任主任，办公室设在江苏省疾病预防控制中心，健康教育所所长任办公室主任，负责全省健康促进学校的技术指导、日常管理及组织评审等工作。

2. 制定全省创建方案及创建标准

2006年，由江苏省疾控中心健教所牵头，组织健康教育、学校卫生和教育部门的有关专家，参考WHO项目中关于健康促进学校的标准，结合省内前期实施情况，经过反复研讨，充分论证，制定了《江苏省健康促进学校推广实施方案》《江苏省健康促进学校评价标准》及验收评审细则。随后，由省卫生厅、省教育厅联合下发了《关于在全省中小学校开展"健康促进学校"创建活动的通知》（苏卫疾控〔2006〕26号）和《省卫生厅办公室、省教育厅办公室关于做好健康促进学校申报与考评工作的通知》（苏卫办〔2006〕69号），决定从2006年10月1日起，接受全省各市中小学校"健康促进学校"的申报，并开展评审验收工作。

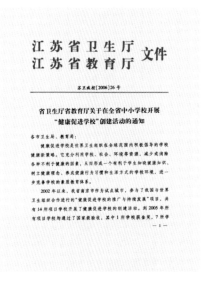

省卫生厅和教育厅联合发文

3. 稳步发展

自2006年起，省卫生厅和教育厅每年都组织专家去各地指导、验收健康促进学校工作，各级卫生、教育行政部门和健康教育机构加强监督、指导和协调，健康促进学校的影响力越来越大，数量呈稳步上升趋势。2007—2008年，全省共有109所学校通过了健康促进学校的验收；2013—2015年，全省共有3559所学校通过验收。

（三）发展提高阶段

1. 多次修订标准

2009年，根据教育部、原卫生部、财政部印发的《国家学校体育卫生条件试行基本标准》（教体艺〔2008〕5号）和教育部印发的《中小学健康教育指导纲要》（教体艺〔2008〕12号）

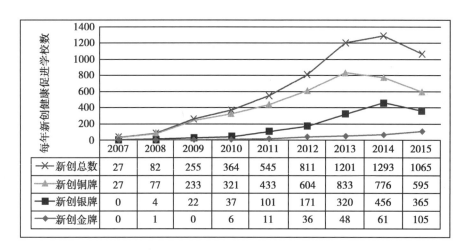

	2007	2008	2009	2010	2011	2012	2013	2014	2015
新创总数	27	82	255	364	545	811	1201	1293	1065
新创铜牌	27	77	233	321	433	604	833	776	595
新创银牌	0	4	22	37	101	171	320	456	365
新创金牌	0	1	0	6	11	36	48	61	105

江苏省健康促进学校工作成效显著

以及省教育厅、省卫生厅有关工作要求，江苏省健康促进学校工作指导委员会组织专家修订了《江苏省健康促进学校评价标准》，并对"健康促进学校"的考核评估程序作了调整。

2014 年，增加了体育考核内容，对评估标准和管理办法进行了第二次调整，并于 2015 年 4 月出台了新的评估标准和管理办法。

2. 上升为政府行动

2009 年 7 月，江苏省人民代表大会常务委员会颁发了《江苏省学生体质健康促进条例》。2012 年 4 月，江苏省政府办公厅批转了《江苏省学生体质健康促进行动计划（2012—2015 年)》，该计划把健康促进学校的创建放在了首位，明确提出"到 2015 年，全省 50% 左右的中小学开展健康促进学校创建工作并达到相应标准"。至 2015 年底，全省健康促进学校已达 55.64% 的覆盖率。

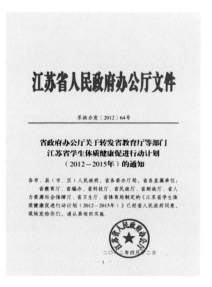

江苏省政府转发江苏省学生体质健康
促进行动计划

二、具体创建过程

（一）管理与指导

1. 建立工作网络

（1）成立市级、区（县）级领导小组

2006 年，在省级领导小组的基础上，按照省教育厅和省卫生厅要求，成立了市级、区（县）级健康促进学校工作指导委员会，由各级教育局和卫生局的分管局长担任主任，指导委员会办公室设在各级疾病预防控制中心。各级健康促进学校工作指导委员会负责制定辖区内健康促进学校的具体实施方案。

（2）成立校级领导小组

参与健康促进学校创建的学校，必须成立创建领导小组。校长或副校长任创建小组的组长，副组长由校长助理或德育处主任担任，成员由教导处、总务处、学生会、少先队、共青团和校医室等部门人员，以及班主任、家长和学校所在街道办事处的代表组成，一般 10 人左右。

2. 组织培训

（1）一级培训

一级培训是由省级专家作为师资直接开展的培训，培训对象为各级疾控人员、中小学校长、校医等，覆盖所有创建地区、创建学校。

（2）二级培训

二级培训主要由参加过省级培训的市、区（县）级疾控专业人员承担，面向基层，开展辖区内培训，覆盖更多学校。

（3）三级培训

三级培训是指学校内培训，由参加过培训的

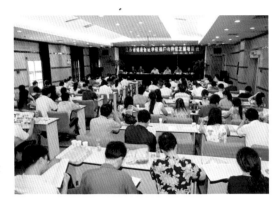

健康促进学校推广与持续发展培训

学校领导和业务骨干承担，对全校教职工和学生进行培训。

3. 选择试点学校

试点学校选择非常重要，选择时既要优先考虑学校的积极性，又要充分考虑创建的可行性，兼顾城乡地区。

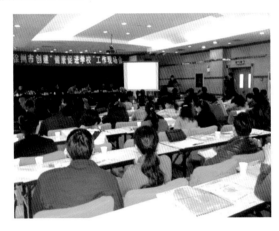

健康促进学校工作现场会

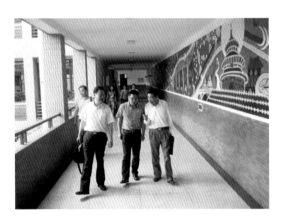

省教育厅带队参观浙江省健康促进学校

4. 现场指导

各级指导委员会对各个学校在创建初期面临的困惑给予针对性指导。如采取现场座谈会和实际考察等形式，为创建学校指出问题，挖掘亮点，指导学校完成创建工作。

5. 行政推动

多地教育局和卫生局将创建健康促进学校纳入到年度考核、体卫艺教处的年度先进评比和校领导的年度考核总成绩中，极大地提升了教育系统的积极性和主动性，使创建工作顺利推广。

6. 组织交流学习

组织申请创建的学校到起步较早、创建成效好的地区实地参观学习，借鉴创建思路与做法；请成功创建的学校或地区的相关人员到培训班上介绍、分享经验，进一步扩大健康促进学校的影响力。

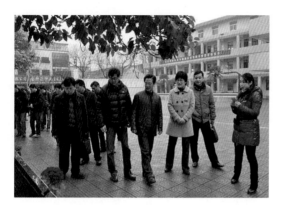

组织江苏省内参观学习

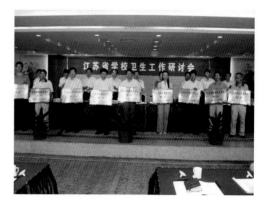

命名健康促进学校并授牌

7. 命名与授牌

由省教育厅和省卫生厅联合发文组织评审，对通过评审的学校进行命名，并授予相应资质的奖牌。

（二）学校开展的创建活动

1. 需求分析

对照健康促进学校的标准，分析学校现状，明确问题，确定目标，制定可行的实施方案；挖掘学校的特色并加以开发，找准主要的公共卫生问题，将之作为开展健康促进活动的切入点，逐步全面开展工作。

2. 加强制度落实

梳理已有的与学生健康有关的政策和规章制度，如健康食品政策、不吸烟政策、师生预防性体检制度、校内传染病暴发应急措施和伤害预防措施等，对照标准进行修改、补充和完善。

3. 营造优美环境

改造校园环境，清除卫生死角，增加绿化面积，通过名人字句、书画长廊等呈现浓厚的人文气息，提供清新舒适的学习环境。

4. 改善基础设施

平整操场或硬化操场，给学生提供安全的运动场所；增设电开水器或净水器，解决学生的安全饮水问题；改建食堂，提供良好就餐环境；改建厕所，增加水龙头，解决学生如厕拥挤和洗手问题；购买电子教学设备，如镇江市教育局给每个学校都配上了电子白板设备，减少教师的粉尘吸入；改造或新建教室，改善采光条件，更换高度可调节课桌椅，预防近视和脊柱侧弯问题等。

5. 创造支持性环境

在学校的宣传栏张贴健康素养知识宣传画；在食堂张贴合理膳食、均衡营养的宣传画；上下楼梯处贴上运动及安全小贴士；水龙头处贴上节水环保提醒及正确洗手示意；在学校厕所内加强洗手宣传，张贴简单明了的洗手示范图，教会小学生如何正确洗手，倡导小学生养成饭前便后洗手的好习惯。

6. 校园文化建设

通过心理咨询热线、心理咨询信箱或心理接待日，以及"献爱心、手拉手、一助一"和帮助贫困生活动，创造师生间和学生间相互关怀、信任的和谐环境。在学校发展多个社团组织，培养学生多方面的兴趣和才艺，让学生在校园生活里充分感受"爱"与"美"。

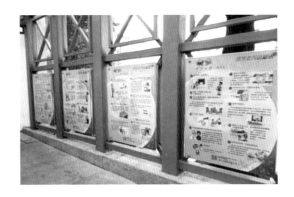
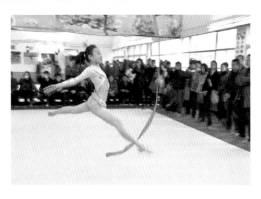

苏州市沧浪实验小学的健康教育长廊　　　　盐城市解放路实验学校学生才艺展示

7. 社区关系建设

学校及时向社区通报健康促进学校活动情况，组织学生为社区做好事，争取社区、家长对学校的支持。此外，通过各种方式加强社区联动，如盐城市亭湖区为配合"健康促进学校"的创建，区卫生局同时启动了"健康促进社区"和"健康促进企业"的创建活动，争取家庭和社区更广泛参与，全方位策应创建工作，为学校与社区、家庭的联动打下了基础。

8. 提高个人健康技能

强化学生健康教育课程"五有"（有课时、有教师、有教材、有教案、有评价）制度，保证每两周一课时，提供统一的可循环使用的课本，力求使学生掌握控烟、营养、预防意外伤害等健康知识，以及拒吸第一支烟、远离毒品和自救互救等健康技能。例如苏州市工业园区方洲小学统一购买了《小学健康教育读本》作为教材循环使用，每周至少安排一次晨课时间讲授健康教育方面的内容，由保健老师负责讲授，每学期考核一次，并对每次考核结果进行统计分析，发现薄弱环节，加强指导。

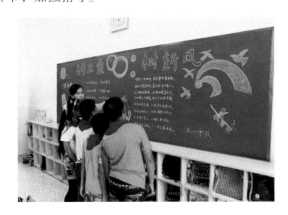
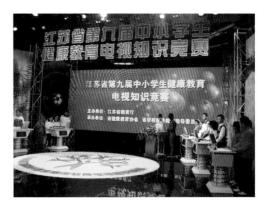

指导学生制作健康板报　　　　中小学生健康教育电视知识竞赛

9. 鼓励师生参与健康教育活动

把教师和学生参与校内外健康教育活动作为考核评优的内容，鼓励师生积极参与健康促进学校的各项工作。如南京市中央路小学将教师在授课及课外活动中是否通过学科渗透的方式融入健康教育的内容作为考核指标，纳入绩效考核；将学生在校内外健康教育活动的参与程度作为三好生评选的条件之一。

10. 提高学校卫生服务能力

按规定要求落实专职保健医生（老师）或者聘用当地有医师以上资质的卫生技术人员担任学校保健医生，并定期培训，不断提升业务能力。

11. 做好学生健康监测

开发江苏省学生健康监测网络系统，实时收集学生健康数据。江苏省疾控中心的"学生健康监测评价中心"负责日常管理，针对中小学生群体进行监测，包括五大块内容：因病缺课监测、危险行为监测、常见病监测、心理健康监测、教

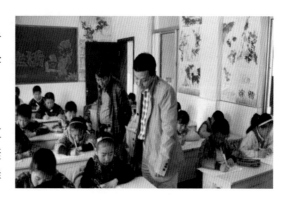
学生进行健康素养测试

学环境监测。因病缺课监测每天收集信息，其他监测周期为 1 ~ 3 年不等。

三、评审标准

（一）健康促进学校标准

1. 贯彻素质教育，树立"健康第一"的理念

（1）80% 以上教职工能正确理解健康概念；

（2）80% 以上的教职员工树立"健康第一"办学理念。

2. 制定学校健康政策

（1）把创建工作纳入学校整体工作中；

（2）配备数量足够的卫生保健人员；

（3）制定老师控烟、学生禁烟相关政策；

（4）制定政策限制学生每天学习时间；

（5）制定政策保证学生每天有 1 小时体育活动时间；

（6）制定师生定期体检制度；

（7）制定并实施学生常见病的群体预防和矫治措施，每年有计划和总结；

（8）制定并实施传染病（包括艾滋病）的预防控制措施，有计划和总结，有应对传染病暴发的应急措施；

（9）制定促进学生心理健康的相关政策及配套措施；

（10）制定保护学生安全的政策及配套措施；

（11）有保证食品卫生的政策及配套措施；

（12）有针对自然灾害和意外事故的安全防范和应急措施；

（13）在学校显著位置展示健康促进学校章程，70% 以上的师生了解其基本内容。

3. 全体教师职工承担对学生健康的责任

（1）70% 以上的教师在本学科教学中有机结合健康相关内容并在教案中有所体现；

（2）70% 以上的教师每学期至少参加一次学生组织的健康活动。

4. 改善学校物质环境

（1）学校提供有利于学习、运动和生活的物质条件，教室、课桌椅、黑板、教室采光、教室

照明、饮用水、水龙头数、厕所、蹲位数、食堂、操场、宿舍等达到规定的要求；

（2）学校环境的安全性；

（3）优美整洁的校园环境。

5. 建立良好的学校人际关系

（1）教师对学生没有任何形式的体罚和变相体罚；

（2）没有校园打架斗殴和欺侮事件发生；

（3）学校对有特殊困难的学生提供适当的帮助；

（4）学校提供学生参与学校管理和决策的机会。

6. 为学生提供基本的卫生服务

（1）每年体检，开展传染病登记、预防、慢病防控，提供心理咨询等；

（2）健康状况指标有所改善。

7. 促进师生健康相关知、信、行的改变，提高学生个人保健技能

（1）健康教育课有"五有"，有课时（每学期不少于 6～7 课时）、有教师、有教材、有教案、有考核，学生课本应符合《中小学健康教育指导纲要》的要求；

（2）学生健康知识知晓率、学生健康行为形成率达到金、银、铜奖要求。

8. 学校与所在社区建立持久的健康互动关系

（1）学生每学期至少参与 1 次学校组织的深入社区的健康活动；

（2）社区有保证学校周边健康环境和安全的措施。

（二）评审等级

1. 前提条件

（1）成为无烟学校。

（2）健康教育课实现"五有"，即有课时（每学期不少于 6～7 课时）、有教师、有教材、有教案、有考核，学生课本应符合《纲要》的要求，各年级课本内容要涵盖《纲要》中相应水平段要求的知识点 70% 以上。

（3）创建活动期间未发生集体食物中毒、传染病暴发疫情或学生和教职员工的重大伤亡等意外事故。

2. 铜奖

（1）对照评审标准得分在 90 分；

（2）学生健康知识知晓率达到 80%，学生健康行为形成率达到 60%。

3. 银奖

（1）对照评审标准得分在 90 分；

（2）评为健康促进铜奖学校一年及以上；

（3）学生健康知识知晓率达到 85%，学生健康行为形成率达到 65%。

4. 金奖

（1）对照评审标准得分达 90 分；

（2）带动一所学校建成健康促进铜奖学校；

（3）评为健康促进银奖学校一年及以上；

（4）学生健康知识知晓率达到90%，学生健康行为形成率达到70%。

四、评审过程

（一）评审组成员

由江苏省教育厅和卫生厅召集江苏省疾控中心健康教育所、各省辖市体育卫生与艺术教育处、省辖市爱国卫生运动委员会办公室和省辖市健康教育机构的专家组成专家组，对各省辖市进行交叉评审验收。每组由省疾控中心健康教育所人员担任联络员，负责行程安排、资料收集及记录。目前仅金奖学校由省级评审，银奖和铜奖由各省辖市组织专家验收。

（二）评审方式

评审方式为听取汇报、现场查看、学生测试和教师访谈相结合。

（三）反馈

1. 对学校进行反馈

（1）该校在创建过程中已取得的成绩；

（2）该校目前还存在的问题；

（3）改进的建议。

2. 对学校所在地市行政部门进行反馈

（1）各校在创建过程中已取得的成绩；

（2）各校存在的主要问题；

（3）对各校关键性指标（健康教育课、知识知晓率、行为形成率）的考核结果。

（四）提交评估报告

各组对每一所验收过的学校出具评估报告和排序后的打分表，组长及成员签名后，由各组联系人汇总后交给省健康促进学校工作指导委员会办公室，最后上报省教育厅和卫生厅。两厅根据评估报告，确定最终命名名单并授牌。

五、长效管理

健康促进学校创建工作已经成为江苏省健康教育工作中一项常规工作。对已经创建成功的学校，定期开展自查和复查，从而保证健康促进学校工作稳步开展。

（一）定期自查

已创建成功的学校每年对照评审标准进行自查并打分，对不足的地方予以改进和调整；向当地健康促进学校工作指导委员会提交自查报告，保存过程资料以备查。

（二）定期复查

1. 当地检查

当地健康促进学校工作指导委员会对照评审标准对已获得铜奖或银奖且尚未申报金奖的学校每两年进行一次复查，对金奖学校每年进行一次督导。

2. 省级检查

省健康促进学校工作指导委员会组织专家每两年对获得金奖的学校进行复查，每两年对获得银奖和铜奖的学校进行抽查。

3. 处罚及整改

如发现工作退步、达不到该奖项最低标准时，责其整改，两个月后再查，如仍未有改变，则由省级指导委员会撤销奖项并予以摘牌。

六、创建成效

（一）健康促进学校覆盖全省近一半的中小学校

截至 2015 年底，江苏省共命名健康促进学校 3913 所，占全省中小学总数的 55.64%，其中金奖 269 所，银奖 1215 所，铜奖 2429 所（3.82%，17.28%，34.54%）。

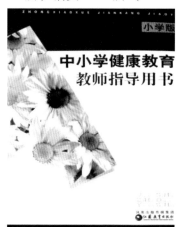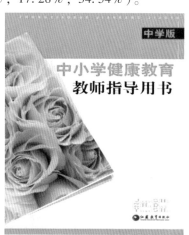

中小学健康教育教师指导用书

尤其值得表扬的是苏州地区，健康促进学校蓬勃发展，成效显著。截至 2015 年底，苏州市已被省命名的健康促进学校 555 所，占全市中小学总数的 79.06%。其中金奖 29 所，银奖 159 所，铜奖 367 所（4.13%，22.65%，52.28%）。奖牌数为全省之首。

（二）开发了健康教育系列教材

按照《中小学生健康教育指导纲要》的要求，结合不同年级学生特点和健康问题，江苏省疾病预防控制中心健康教育所组织专家编写了《小学健康教育》（12 本）、《初中健康教育》（2 本）和《高中健康教育》（1 本）系列教材，涵盖小学、初中、高中三个阶段。

除了开发学生教材，江苏省疾控中心健康教育所又针对教师的需求开发教师用书，为老师备课提供参考。

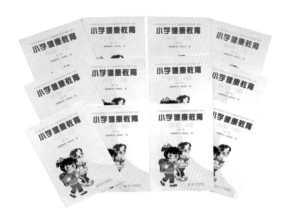

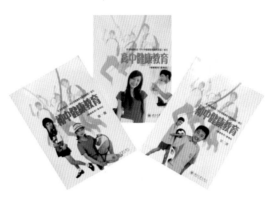

小学健康教育课本　　　　　　　　　　　中学健康教育课本

（三）开发了系列健康传播材料

　　围绕学校重点健康问题，江苏省疾控中心健康教育所设计制作了40多种针对中小学校的卫生科普张贴画，分发到全省所有中小学校，实现传播材料全覆盖。

　　针对学校健康教育的需求，制作了中小学健康教育系列光盘（1～4册，共20张），不仅广受师生欢迎，更荣获了2015年江苏省优秀科普作品影视类一等奖。

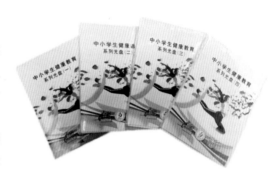

中小学生健康教育系列光盘（1～4册）

（四）学生健康素养水平逐步提高

　　创建健康促进学校有效提高了学生的健康素养水平。2013年对全省各创建学校进行创建前后两次健康知识知晓率调查，小学创建前为82.98%，创建后为88.35%；中学创建前为83.27%，创建后为85.30%。

（五）学生健康状况得到改善

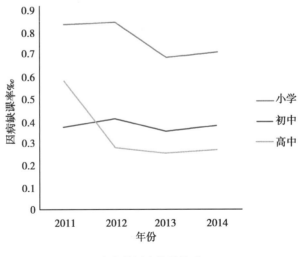

中小学因病缺课情况

在健康促进学校创建活动的持续开展中，学生的健康状况也得到改善。

1. 营养指标

中小学生总体肥胖率控制有效，未见明显增加；中小学生总体低体重率下降0.7%。

2. 疾病指标

（1）龋患率和龋均

与2010年比，2014年中小学生总体龋患率从32.6%下降到23.8%，下降了8.8%。龋均从1.6颗下降到0.8颗，下降了0.8颗。

（2）近视率

与2010年比，2014年总体近视率有所增加，但与全国中小学生近视率上升10%相比，上升速度趋缓。

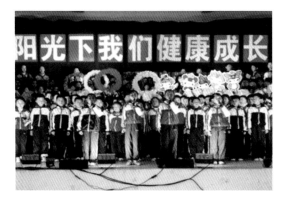

无锡市宜兴善卷小学学生活动充满活力

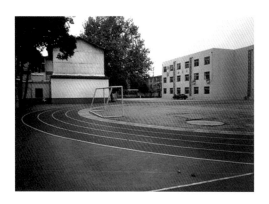

南京市南化四小在创建过程中将煤渣
跑道改造为塑胶跑道

（3）因病缺课率

与2011年相比，2014年小学生因病缺课率从0.831‰下降到0.708‰，初中生未见改变，高中生从0.575‰下降到0.271‰。总体缺课率从0.640‰下降到0.527‰。

（六）学校面貌发生显著改变

全省开展创建健康促进学校后，不仅改善了学校的设施设备条件，更改变了学校的精神面貌。有的校长介绍，学校参加创建活动后，不但没有影响教学质量，还增强了学校的综合实力，提高了知名度，不少学生还跨学区借读。学校的教学工作进入了良性循环，师生也在创建活动中更显朝气。

（七）创建工作延伸到幼儿园

盐城市亭湖区在常规学校创建的基础上，提出了"健康促进幼儿园"的试点创建，拟定了"健康促进幼儿园"评价标准，选择了4所幼儿园为代表开展试点创建工作，进一步拓宽创建的形式和思路。

（江苏省疾病预防控制中心健康教育所　季莉莉　李小宁　供稿）

专家点评

1995 年，我国引进"健康促进学校"理念，并进行了首批试点建设，江苏省是中国健康促进学校创建工作的优秀代表。江苏省健康促进学校创建始于 2002 年，至今已持续开展 14 年，经历了探索、常态化和发展提高三个阶段，现已成为江苏省促进青少年身心健康发展的政府行动。

江苏省健康促进学校最突出的特点是从上到下（省—市—县）建立了卫生部门与教育部门密切合作的工作机制，这也是江苏省健康促进学校成功创建的基础。教育部门充分发挥其组织管理优势，卫生部门充分发挥其专业指导优势，两部门密切合作，推动了健康促进学校的可持续发展。

其次，在全省范围内建立了健康促进学校工作网络，形成了一套完善的管理机制。江苏省卫生厅和省教育厅联合成立了江苏省健康促进学校工作指导委员会，并在江苏省疾控中心下设办公室；地级市、县（区）级成立本级健康促进学校工作指导委员会，在同级疾控中心下设办公室，定期开展辖区内健康促进学校的创建、验收和复查工作；学校成立健康促进学校领导小组，全省形成了完善的健康促进学校工作网络。

三是制定了健康促进学校的创建标准，做到要求具体、目标明确。按照教育部门的要求，结合江苏省实际情况，江苏省健康促进学校工作指导委员会对 WHO 健康促进学校评价标准进行了本土化修订、完善，形成了一套适合江苏省省情的健康促进学校标准，并与时俱进，不断完善，是江苏省健康促进学校创建活动持续发展并保证创建质量的基础和保障。

四是建立了江苏省学生健康监测网络系统，实现对学生健康状况的实时监测。通过该监测网络，系统收集学生健康数据，动态追踪青少年健康状况，并作为健康促进学校的效果评价指标，使健康促进学校创建工作的效果更加具有说服力。

五是依托健康促进学校创建工作，开发了一套涵盖小学、初中和高中三个阶段的健康教育系列课本和一套教师用书，为学校健康教育课程开设提供了规范教材。通过开设健康教育课，将系统的健康知识和理念植入孩子的心中，必将对孩子的一生产生深远的影响。这也是创建健康促进学校的核心目的所在。

十堰市太和医院
健康教育与健康促进工作
实施与成效

关键词：健康教育融入所有诊疗环节；纳入管理与考核体系；门诊健康教育；住院健康教育；一病两方；3 个健康教育科普展厅；面积 800 平方米；系列科普读物；108 名专家科普讲师团；新媒体健康传播；社会健康教育"五个一工程"；医院健康文化建设

十堰市太和医院创建于 1965 年，是一所集医疗、教学、科研、预防、保健、急救、康复、培训八大功能于一体的大型综合性三级甲等医院，是中西部市州级区域医疗中心、全国文明单位。历任医院领导秉承弘扬"和而不同、和衷共济"的医院文化理念，坚持率先发展、特色发展、和谐发展，高度重视医院健康教育与健康促进工作，将其融入预防、门诊、住院、康复等各个诊疗环节。从 1993 年开始，健康促进创建工作。经过 20 多年建设，先后于 2003 年荣获湖北省健康教育示范医院称号，2011 年成功创建十堰市"无烟医院"，2013 年确定为全国首批健康促进医院创建单位，2014 年建成"全国健康促进与教育示范基地"和"全国健康管理示范基地"。十堰市太和医院健康促进工作形成了完整的工作体系，并取得了显著的成效。

一、工作机制保障

（一）管理体系

医院成立了健康促进医院领导小组，党委书记任组长，设立医院健康教育中心，专门负责全院健康教育与健康促进的规划、组织、实施、考核等工作。

（二）工作网络

各职能科室负责人作为医院健康促进领导办公室成员，建立以科室为单位的工作网络体系。每个科室确定 1 名护士长、1 名医生、1 名护士为成员。每个网络小组每年制定健康教育计划，按照要求开展健康教育活动。

（三）工作机制

根据医院健康教育与健康促进规划，充分发挥医院技术优势，健康教育中心制定年度健康教育与健康促进工作计划，下发各职能处室。各职能处室，根据医院下发的工作计划，结合科室职能，制定年度工作计划，上报健康教育中心，作为年度健康教育工作量和考核的依据。

（四）制度建设

1. 纳入发展规划

2010 年，医院制定了健康促进与教育中心五年发展规划。2011 年，太和医院将健康教育中心确定为支撑未来发展的"八大中心"之一，提出"用 3 年时间建成鄂豫陕渝毗邻地区健康教育中心，并创建全国健康教育示范基地"的目标。

2. 制度体系

为了规范、持续、深入开展医院健康教育工作，医院出台了一系列管理办法和技术规范，形成完备的健康促进管理及考核体系，如下：

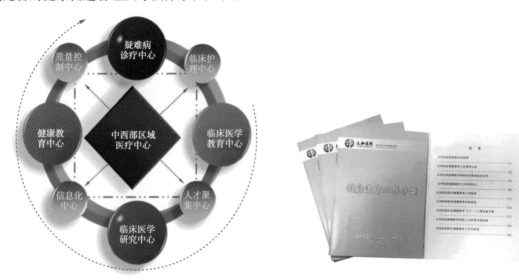

太和医院未来发展的"八大中心"　　　　　　　　太和医院健康教育工作手册

《太和医院健康教育中心建设规划（2012—2015）》《太和医院健康教育管理办法》《太和医院健康促进工作职责分工》《太和医院临床健康教育制度》《太和医院临床健康教育实施规范》《太和医院健康教育与健康促进网络人员职责考核标准》《各科室健康教育工作奖惩办法》。

（五）技能培训

建立多层次培训体系，通过院、处、科三级培训，实现人人都是健康教育专家，人人参与健康教育活动的局面。

1. 由医院健康促进办公室组织实施院级培训，培训医院健康促进网络人员，学习健康促进基础理论和工作技能。

2. 专项培训：由护理部、医务科、保卫科等职能部门，根据职责分工和管理对象不同，举办健康促进专项培训。

3. 科室培训：由科室根据科室特点，培训科室人员开展科室特色的健康教育技能培训。

（六）评估考核

不定期重点检查各科室健康教育计划制定情况、实施情况、记录情况以及实施效果。

健康教育纳入医院千分制考核，占 7 分，与绩效挂钩。

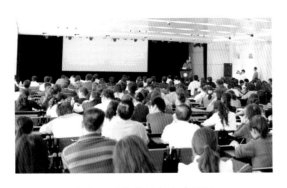
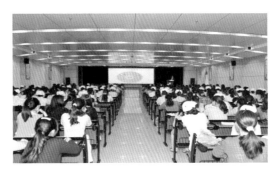

太和医院健康教育专业培训　　　　　　　护理部健康教育专项培训

二、院内健康教育

（一）门诊健康教育

1. 实施门诊"一病两方"制度

为每一个就诊者出具 2 张处方：一是病人开具药物处方，一是健康教育处方。

2. 门诊健康教育大课堂

门诊建立了健康教育大课堂，不定期举办健康知识讲座，由各科室自愿申报，有序开展。

3. 开设咨询门诊

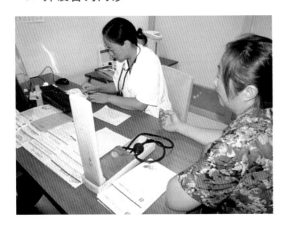
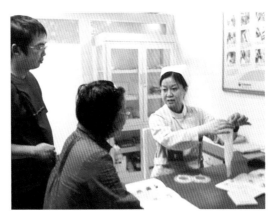

门诊病人实施"一病两方"　　　　　　　健康咨询门诊

医院开设了营养咨询门诊、心理咨询门诊、健康管理中心、孕期保健咨询门诊、乳腺保健护理门诊、糖尿病护理门诊等一系列健康门诊，使病人及家属随时可进入咨询环节。

4. 门诊硬件建设

（1）电子显示屏：在医院候诊大厅安装有 6 台电子显示大屏，每天滚动播出健康教育知识；

（2）健康教育资料架：每个科室建立有健康教育资料架，每年编印健康教育报刊、折页在 38 万份以上；

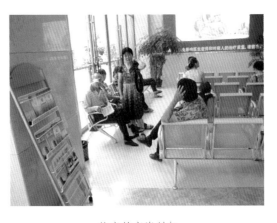

健康教育资料架

（3）健康教育宣传橱窗：各科室建立有健康教育宣传橱窗，实行定期更换，全院健康教育橱窗达到150处。

（二）住院健康教育

1. 向病人发放入院须知
病人住院当天，主管护师向病人发放入院须知。

2. 设立健康教育橱窗
根据科室特点，每个科室设立专科健康教育宣传橱窗，定期更换。

3. 闭路电视系统
在所有病房安装有闭路电视，每天定时播放医院制作的健康教育专题讲座，成为住院患者的健康讲堂。《健康频道》每天定时播放2小时。开辟有《太和健康有约》《太和健康资讯》《太和大讲堂》等栏目。主要内容为专家健康讲座、健康案例报道、新业务新知识介绍等。《健康频道》提高了健康教育的针对性，增强了有效性。

4. 低音广播系统
每天定时播放健康提醒及健康科普知识。部分科室将其发展成"健康小广播"，专门用于院内健康教育工作，形成一种特色。

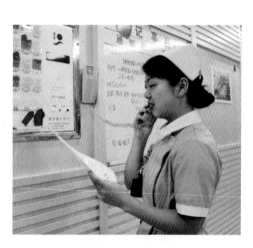

病区健康小广播

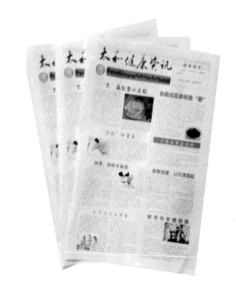

太和健康资讯报

5. 编发《健康资讯》
免费向患者发行，充当患者的健康情报员，其内容定位是：介绍预防季节性疾病的相关知识，传播生活中的疾病防护常识，为患者提供咨询服务和及时有效的健康指导，既丰富了病人健康知识，也有效地促进了病人康复。病人评价：《太和健康资讯》，我的健康顾问。

6. 科室特色活动
根据科室特色，成立了9个临床健康教育室，常年开展病人健康教育活动。如风湿病之家、甜蜜家园、准妈妈健康俱乐部等，定期组织病人及家属开展座谈会、体验会、患者联谊会，融洽医患关系，增强病人治疗信心。

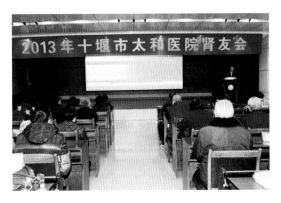
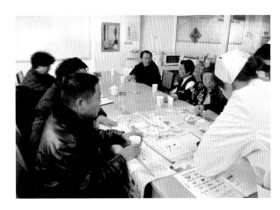

肾病内科肾友会　　　　　　　　　　　患者健康教育活动现场

（三）健康教育场所建设

太和医院 3 个互动式健康教育科普展厅分别位于医院体检中心、儿童医疗中心、济康楼住院部，总面积约 800 平方米。

1. 体检中心科普展厅

针对健康体检人群。一楼展厅设置了运动的妙处、膳食宝塔、科学点餐、健康食品的选择以及吸烟、酗酒的危害等内容的展板。二楼展厅为自助测量区，设置了身体柔韧度、握力、掌力、平衡、反应、足弓、台阶和身体成分测试等项目。

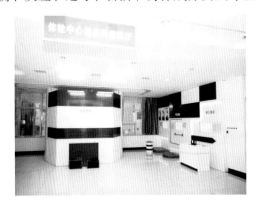
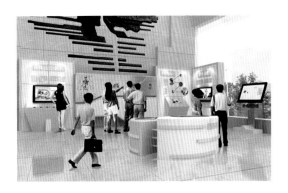

体检中心健康教育展厅　　　　　　　　济康楼健康教育展厅

2. 儿童医疗中心科普展厅

设置了牙齿保健、正确洗手、儿童安全知识、科学选择健康零食、认识五官健康、儿童营养补给站、输液常识、家庭药箱、好妈妈食谱等展项，让儿童在诊疗过程中，不仅增强乐趣，还能认识到疾病的危害，掌握一些健康知识，并愉快地度过漫长难熬的诊疗过程。

3. 济康楼住院部科普展厅

设置了心脑血管疾病、肿瘤知识、老年保健、科学运动、疾病一点通、养生百科、疾病知识问

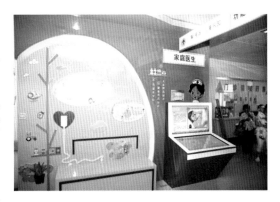

儿童医疗中心健康教育展厅

答、糖尿病知识、泌尿系统疾病常识等主题，介绍中老年常见性疾病，让他们了解自己的身体状况，重视日常保健事项。

三、面向社会的大众传播

1. 杂志

医院创办了湖北省唯一一本面向全国公开发行的健康科普类杂志——《健康与生活》（月刊），服务对象为中老年人群，尤以领导干部、企业高管、社会精英人士、公务员等为重要对象。每期 3 万本，发行渠道有赠阅（十堰及周边地区特殊人群）、直投（十堰及周边县市各公共场所）、在院免费赠阅（患者）和市场零售等，宗旨是：传播健康知识，树立健康理念，指导健康实践，提升健康素养。

2. 报纸

医院主办面向广大县乡村组发行的《太和人》月报，面向基层传递医学核心信息，每期印刷 20 000 份，对外邮寄 15 000 份，院内发放 5000 份，主要对象是十堰市及周边县乡村行政机构和医疗服务机构。许多人拿着报纸到太和医院找专家看病。他们说：拿到《太和人》报看病，读着《太和人》报防病。极大地弥补了农村健康教育宣传不足的缺陷。

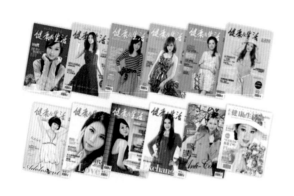

《健康与生活》杂志

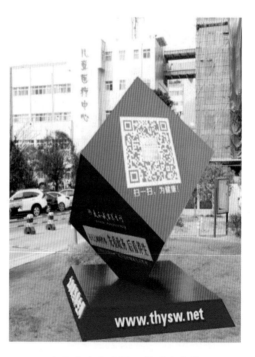

太和武当养生网二维码立方体

3. 网站

创办了中国首家三级医院养生门户网站——"太和武当养生网"，打造市民网上寻医问药主渠道。网站主管单位为十堰市爱国卫生运动委员会、十堰市卫生计生委，得到了十堰市领导的大力支持、具有权威性、科学性、实用性，受到社会信赖。太和武当养生网立足高起点，开阔大视野，是一个文化深厚、内容丰满、主题集中、特色鲜明的网站。它以网民需求为导向，以传播健康养生知识为核心内容，重在树立网民科学的健康观念，养成良好的生活行为习惯。据统计，目前太和武当养生网日浏览量达到 5 万人次。

4. 系列健康教育丛书

2005 年以来，医院积极出版健康系列专著 50 多部，先后出版了《大众健康宝典》《大众膳食宝典》《大众就医宝典》等 "健康三宝"，深受市民欢迎。同时还出版了《医院健康教育理论与实践》《皮肤病人饮食大全》。2010 年出版《中国武当中草药志》等著作。2014 年出版《养生药膳》等专著，目前正积极印刷出版《养生之道》专著。这些专著的出版，极大丰富了太和医院健康教育工作成果，增强了医院健康教育工作的系统性、规范性，拓宽了健康教育工作的渠道，提高了健康教育的效果。

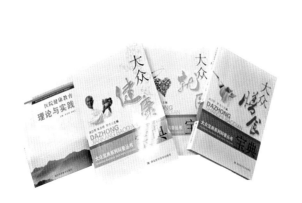

太和宝典　　　　　　　　　　　　　　太和微信

5. 微信、微博

太和微信宗旨是 "关注健康，贴近生活"。宣传口号是 "扫扫太和微信，开始精彩一天"。太和微信平台在功能定位上注重实用、方便，目前在所有的医院微信平台中，太和医院微信平台功能更强大，信息更广泛，有网上问诊、预约挂号、就医指南、查询服务、健康资讯、医院介绍等版块，同时开通有太和官方微博。

四、社会拓展服务

医院将健康促进工作作为医院文化展示的窗口，常年、大量、多形式开展各种社会健康促进活动，为医院赢得良好的社会口碑，既密切了医院与社会的联系，也促进了群众与医院的沟通。

1. 建设了十堰第一支星星急救小分队

急救科普队成立于 2008 年，有 5 名医护人员利用节假日无偿为社会服务。5 年来，共计培训 6 万人次。他们在全国首创性的将日常突发事件及急危重症患者编制成情景剧，形式为讲授与表演同步进行，真切、实用，效果好。经常深入学校、工厂、商店、厂矿等讲述现场急救知识，普及群众性的救护知识和技能，提高市民他救、自救能力。其事迹被《人民日报》等众多媒体报道。《九岁孩子救母》还被湖北省科协作为重要科普案例。星星急救科普小分队还于 2011 年荣获"感动十堰集体"。

2. 建设了十堰市第一支灾难救援医疗队

为培养和提升在校医学生的急救反应能力和综合救治能力，全面掌握急救队现场搜索与救援，灾害现场的医疗救助、公共卫生等技能，快速、有效处置各类突发灾害事故，2010 年 11 月 18 日，湖北省十堰市首支灾害紧急救援学生医疗队在湖北省医药学院成立。由太和医院急诊急救专家以户外集中讲授、分组模拟现场演练为授课模式，以实践操作为主体，对学员进行灾害救援现场搜救、病情分类、救治及安全转运等动手能力的培训。

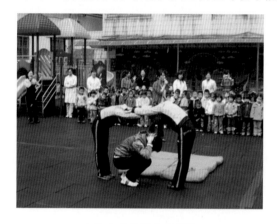 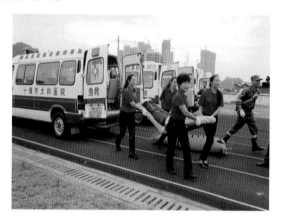

太和小星星应急表演队　　　　　　　　　　太和灾害应急表演队

3. 组建了鄂西北太和健康宣讲团

健康宣讲团由各专业医技专家组成，共 108 人。宣讲团办事机构设在宣传健康教育中心，负责宣讲团日常组织协调和管理工作以及宣传推广工作。宣讲团提供免费"菜单式"宣讲服务。每个宣讲团成员有自己的宣讲课题，社会和各单位根据实际需要向太和宣讲团提出申请，由宣传健康教育中心负责协调各方确定具体宣讲事宜。宣讲团成员要围绕宣讲主题，认真备课，内容要融科普性于专业性之中，突出实用和通俗，针对不同对象适时调整宣讲内容和时间，增强宣讲的针对性，提高宣讲的效果。2014 年 1—9 月开展社会讲座已超过 80 场次。

4. 完成政府指定工作——社会健康教育"五个一工程"

每年帮扶一个乡镇卫生院、出版一期《健康教育墙报》、帮扶一个社区、联系一个学校、开设一个社会健康教育宣传栏，将社会健康促进工作深入到城乡各阶层。

五、健康促进环境

（一）无烟医院

1. 2011 年，医院成立了控烟领导小组，每月进行检查督导；建立覆盖后勤保洁、安全保卫、

门诊导医等 3 个阵地的 3 支控烟队伍，聘请控烟员达到 300
多名。

2. 实行院科两级管理，落实控烟奖惩制度；控烟设施齐
全，建立了 10 个吸烟区，控烟标识标牌规范化张贴，控烟烟
具醒目到位。

3. 在全院悬挂 300 余块控烟文化宣传板；开设戒烟控烟门
诊，由呼吸内科专家每日应诊；每年定期主办控烟知识橱窗。

4. 长期在门诊、病房发放控烟知识宣传手册，通过出院
病人随访中心向出院病人发送戒烟控烟知识短信，举办戒烟控
烟咨询义诊活动，对员工和患者进行健康教育。

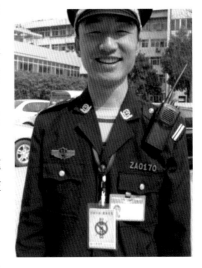

太和控烟监督员

（二）医院人文环境建设

太和文化的核心是"和"文化，医院以山铭志，传承武当
道教文化血脉，培育了"弘敷仁爱、泽被群生"的主体文化，
形成了"和而不同、和衷共济"的发展理念，锤炼了"崇德、精医、和道、济世"的核心价值，
在全院倡导"自豪不自大，昂扬不张扬，务实不浮躁"的太和人作风。

太和文化有"碑刻"文化，有武当医魂碑、
医师誓言碑、太和箴言碑、和文化碑、大医精诚
碑、医学名人碑苑等，遍布院区，形成尊崇医德
的医学人文氛围。

太和还有命名文化，其中医院核心的医技大
楼分别取名"济世大楼""济民大楼""济安大
楼""济康大楼"等，寓意"世民安康"，给人深
切和亲切的文化熏陶。

各科室还根据科室发展理念和特色发展科室
"亚文化"，如儿童医疗中心的天使文化、重症医
学科的同心文化、中西医结合科的攻坚文化、医
学影像中心的影像文化等。

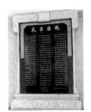 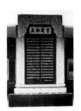

武当医魂碑　　医师誓言碑　　太和箴言碑

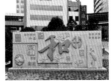 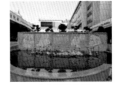

和文化碑　　　　大医精诚碑

太和文化碑

（三）医院健康文化建设

为促进员工思想健康、行为健康、身心健康，构建和谐医患关系，倡导健康文明生活方式，
将健康促进工作与医院文明创建、医院文化建设共同推进，开展了太和医院健康文化节活动。

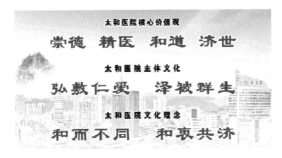

太和文化牌

1. 以践行太和核心价值观，以人文大讲堂、
道德大讲堂为载体，举办系列国学讲座、心理
减压知识讲座、道德模范事迹报告会、礼仪培
训等活动，把"崇德、精医、和道、济世"作
为武装员工思想的利器，坚定医务人员的服务
信念，增强职业责任感，树立良好的道德
形象。

2. 以"告别陋习、健康生活"为主题，向全

171

院发出"不吸烟、不赌牌、不酗酒、讲文明、讲学习、讲奉献"的倡议书，养成好学习、重礼仪、讲文明、守公德的院风院面貌，营造和谐美好的人际关系。

3. 建立太和医院吸烟者信息资料库，成立戒烟帮扶基金，在全院开展"寻找戒烟成功者"有奖活动。

4. 编排并推广"太和办公室健身操"，举行健身操比赛，评选健身操推广优胜科室，将健身操普及到每一个科室、每一个员工，达到改善体质、增进健康、塑造体型、控制体重、缓解压力、愉悦精神、陶冶情操的目的。

5. 以科室、病区为单位，提炼科室发展目标、精神、理念等，表达积极健康向上的核心价值观，推动院科两级共建、医护患三位一体和谐健康的前沿文化阵地。

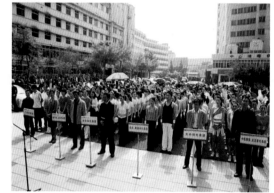

健身操比赛

6. 征集"微健康"作品，并将"微健康"通过太和医院官网、微信和太和武当养生网进行专题推广，从而影响家人、同事、朋友和社会大众，丰富太和医院健康文化，提升太和医院形象传播力。

7. 以提高医务人员自我防护意识和能力为中心，通过展板、海报、电子显示屏、横幅、内部网站等多种形式，营造重视职业安全、人人参与的活动氛围，维护医务人员身心健康。

8. 成立十堰市健康养生协会，网罗十堰广大养生爱好者、武术爱好者，邀请省内、国内知名专家与太和医院专家一同开展健康养生系列讲座，讲座与网民进行线上互动，面向社会开放，让广大市民分享太和健康养生盛宴。

六、效果

（一）形成一套良性健康促进工作模式

1. 措施强劲。2010年制定《太和医院健康促进与教育"十二五"发展规划》，2011年提出打造鄂豫陕渝毗邻地区健康教育中心，并成为医院重点打造的"八大中心"之一。

2. 独立设置健康教育中心，统一主导管理医院健康促进工作。

3. 全面覆盖，网络小组覆盖全院各科室。

4. 每年有健康促进与教育中心推进计划，健康促进工作纳入千分制质量控制。

5. 经费保障：所有诊疗场所安装电视；公共场所安装5台大屏幕；全院设立9个健康教育室；所有科室安装健康教育橱窗；每年编印10万册健康宣传折页；年经费在200万元以上。

（二）获得良好的社会效益和经济效益

1. 2003年，湖北省健康教育示范医院；2006年，承办全国医院健康教育经验交流会；2013年，首批全国健康促进医院创建单位；2014年，全国健康教育示范基地；2014年，全国健康管理示范基地。

2. 门诊量增长率：2011年16.25%，2012年8.51%，2013年7.16%。

3. 出院量增长率：2011年22.98%，2012年15.39%，2013年6.74%。

4. 医院收入增长率：2011 年 40.45%，2013 年 14.63%，2013 年 24.11%。

5. 医患纠纷：近 3 年呈持续降低走势。

（三）行业示范作用

2014 年下半年，全国近 70 家全国各地二级以上医院来到太和医院参观考察医院健康促进医院。

（十堰市太和医院　陈启超　供稿）

 专家点评

"和而不同，和衷共济"是十堰市太和医院的发展理念，也是该院健康教育与健康促进工作的真实写照。起步于 1993 年的太和医院健康教育与健康促进工作，通过全院职工 20 多年的共同努力与不懈探索，不仅取得了显著成效，更形成了自己的品牌与特色，实现了医院由以"临床、医疗、急救"为中心向以"患者、职工"健康为中心的功能转变，是国际健康促进医院理念的有益实践。

太和医院健康教育与促进工作第一大亮点是领导重视，定位明确。在 20 多年的发展历程中，历届领导高度重视健康教育工作，设立独立的健康教育职能机构——健康教育中心，把健康教育作为临床治疗的有机组成部分，以患者为中心，大力开展疾病教育，提高患者对疾病的自我管理能力。目前，太和医院把健康教育中心明确为未来太和医院发展的"八大中心"之一。

太和医院健康教育与促进工作的第二大亮点是工作体系完善、务实高效。医院成立了健康促进领导小组，健康教育中心具体负责全院健康教育与健康促进工作的规划制定、组织实施及考核评估等工作；医院各职能科室按照医院的统一要求开展健康教育工作，人员配置合理，工作机制有序；医院出台了一系列健康教育与健康促进管理办法和技术规范，并把健康教育纳入医院千分制绩效考核；有年度健康教育专项经费等。这些具体、行之有效的措施，保证了医院健康教育工作规范化、常态化和可持续发展。

太和医院健康教育与促进工作的第三大亮点是将健康教育服务全面融入日常诊疗。太和医院健康教育深入、细致，将健康教育服务融入医院预防、门诊、住院、康复等各个诊疗过程中，是医院提供各类诊疗服务中不可或缺的一部分。通过院、处、科多层次培训体系，提升医务人员健康教育工作的意识、责任和技能，实现了在太和医院"人人都是健康教育专家、人人都参与健康教育活动"工作局面。

太和医院健康教育与促进四大亮点是为患者提供多种健康教育优质服务。通过开设健康咨询门诊、举办健康教育大课堂、实施"一病两方"、闭路电视讲座、患者俱乐部、定期更换宣传栏、印发科普报刊和健康传播资料等多种渠道，为门诊和住院患者提供多种优质健康教育服务。同时，医院还利用专业及专家优势，勇于承担社会责任，通过出版系列科普书籍，利用新媒体向公众普及健康知识和健康技能。率先成立了十堰市第一支急救小分队、第一支灾难救援医疗队以及 108 名太和医院专家讲师团，促进了医院和社会之间的沟通，密切了医院和群众之间的关系。此外，太和医院在维护和促进职工健康方面也开展了大量工作。

太和医院健康教育与健康促进工作已经内化成医院的一种文化，成就了太和医院以及员工的一种内在气质，更彰显了太和医院成熟、内敛、高端、大气的社会形象。其健康促进医院创建的经验告诉我们，医院健康教育与健康促进工作要有准确的定位、明确的工作思路、扎实的工作作风，重视细节与实效，不急功近利，日积月累才能取得卓越的成绩。

肿瘤专科医院健康促进实践

关键词：72 种健康教育指导手册；年发放量 20 万册；17 部肿瘤防治、康复科普宣传片；年平均开展讲座 600 余次，听众 13 000 余人次；13 位高级临床心灵关怀顾问；134 位心灵关怀小组成员；医院防癌体检 1 万余人次/年；住院患者健康教育覆盖率达到 100%；健康知识掌握率达到 85%；出院患者随访率保持在 85% 以上；患者总体满意度上升至 90.1%；医疗纠纷案件发生率比 2011 年下降了 28.12%；2015 年医院门诊量较 2011 年增加了 31%；2015 年体检人次较 2011 年上升了 43%

湖南省肿瘤医院/中南大学湘雅医学院附属肿瘤医院是一所集医疗、科研、教学、预防、康复于一体的三级甲等肿瘤专科医院，是国际医疗卫生机构认证联合委员会认证医院，美国 M. D. 安德森癌症中心"姊妹医院"。湖南省癌症医学中心、湖南省肿瘤防治研究所、湖南省肿瘤防治研究办公室、湖南省抗癌协会均设在该院，是湖南省及周边省市肿瘤防治研究的中心。医院始建于 1972 年，至今拥有国家级临床重点专科 3 个，省级临床重点专科 6 个；目前编制床位 1300 张，年住院患者近 7 万人次，约 85% 以上是恶性肿瘤患者，其中 80% 以上为中晚期。

医院始终坚持"以人为本，以患者为中心"的服务理念，以促进健康为基本职责，自 2012 年开始医院将院外健康促进工作常态化。经过几年发展，健康促进工作形成了较为完善的工作体系，并取得了显著的成效。

一、工作保障机制

（一）组织管理

成立医院健康促进领导小组，院长担任组长；成立健康服务中心，负责健康促进的组织、规划、统筹、考核等工作。

（二）工作网络

1. 根据开展健康促进工作需要，扩大医院健康教育管理委员会成员，建立健康促进组织网络，负责健康促进相关职能部门统筹与协调工作，审定健康科普资料。根据各部门职能划分部门健康促进工作职责，每半年召开一次委员会议，讨论上阶段的工作成效及存在的问题，商定下阶段重点工作与实施方案。

2. 各临床科室成立健康教育小组，科主任为组长，成员包括护士长，1 名医生、1 名护士，负责科室健康促进与健康教育组织与实施工作，协助开展医院健康促进工作。

3. 根据肿瘤患者需求，组织医师、护士、营养师、健康管理师、心理咨询师、心灵关怀师、音乐治疗师、沙盘游戏治疗师、志愿者等人员建立健康促进团队，为患者提供身心社灵四位一体健康服务。

（三）技能培训

采取全面培训与重点培训相结合的方式，加强医院员工健康教育、科普技能的培训，发掘和培养科普宣教人才。

1. **专业培训**　健康教育专职人员每年至少参加1次省级以上专业机构组织的健康教育类培训班。

2. **外出培训**　每年派出相关部门职员参加国内外健康促进相关会议及培训。

3. **内部培训**　每年邀请知名专家在院内做健康教育、科普技能等专题讲座与培训。

4. **发掘、培养健教人才**　2014年举办科室微视频、科普讲故事竞赛活动；2015年承办第二届全国医学科普能力大赛湖南赛区决赛；参加

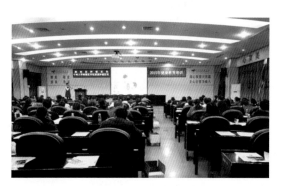
医院职工健康科普技巧培训

2015年湖南省科普讲解大赛。通过科普大赛，一方面传播防癌健康知识，另一方面发掘和培养院内的健康教育人才。

（四）考核评估

将科室健康教育工作纳入科室服务质量考核管理体系，作为年终考核、评先评优的指标之一。按考核标准每月检查临床科室健康教育工作，每季度通过第三方调查在院及出院患者对临床科室健康教育工作的满意度。

二、建立支持性环境

（一）硬件建设

利用医院现有资源，投入专项经费，为健康促进工作提供需要的场所、设施、设备。

1. **院内**　建立设备齐全的患者/家属健康教育资源中心、门诊健康大讲堂、心理心灵护理中心、心灵关怀/音乐治疗室等健康促进场所。

2. **院外**　购买了移动肿瘤筛查车、社区义诊医疗设备、社区健康教育全套投影设备及音响装备、健康科普宣传展板等。

（二）宣传环境建设

1. **科普资料架**　在门诊大厅、层楼大厅、每个病区内放置科普资料架，免费提供医院印制的院报及72种健康教育指导手册，包括43种疾病专科指导手册，7种检查指导手册，14种常见疾病健康指导手册及8种公共健康教育折页，年发

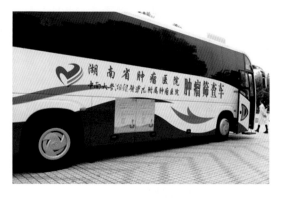
湖南省肿瘤医院肿瘤筛查车

放量达 20 万册。

2. 健康科普宣传栏　在医院墙面，风雨走廊两侧建立科普橱窗，宣传健康生活方式，肿瘤防治科普知识；在病区走廊、阳光活动室内建立专科健康宣传栏。

3. 电视健康频道　湖南省肿瘤医院从 2012 年建立了医院电视健康频道，并先后拍摄了 17 部肿瘤防治、康复科普宣传片，每天 9：00～22：00 循环播放科普宣传片及健身操等节目，让全院病陪人在病房内接受到康复指导。

4. 医院网站-微博-微信-大众媒体　先后建立了医院网站、微博与微信等新媒体平台，每个信息平台均设置了科普健教与科普视频版块，播放医院拍摄的科普宣传视频，并不断更新上传肿瘤防治科普知识。除在医院自身多个平台进行健康科普宣传外，医院还积极与湖南卫视、红网、长沙晚报等省内主流大众媒体合作传播健康科普知识。

（三）无烟环境建设

1. 医院成立控烟领导小组、控烟办公室，将"创建无烟医院"纳入医院的工作计划，并提供 4 万元资金保障。

2. 按照《无烟医疗卫生机构标准》，出台湖南省肿瘤医院在医疗、办公区域内全面禁烟的通知，制定《湖南省肿瘤医院控烟制度》，并实施肿瘤医院禁烟计划。

3. 医院随处可见禁烟标识，并明确禁烟场所，设立 3 个吸烟区，分区设立禁烟监督员，培训禁烟要求、戒烟方法与技巧，控烟办公室定期督查与考核。

4. 开展全体医务人员、新进职工简短戒烟技巧培训。严格执行无烟医院规章制度，建立首诊询问吸烟史、宣传吸烟危害及劝阻戒烟制度；对于住院吸烟患者劝烟宣教至少 2 次并记入病历中。

5. 2014 年底成立戒烟门诊，建立戒烟热线（0731-88651900）及戒烟微信群，为吸烟患者提供戒烟指导；每月在健康教育资源中心、门诊健康大讲堂举行控烟知识讲座。

三、开展活动

分别以医院患者/家属、医院员工、社区群众、特需肿瘤患者家庭为重点服务对象，开展健康促进。

（一）患者/家属健康促进

湖南省肿瘤医院从医院-科室-主管医师/责任护士三个层面为患者及其家属提供从门诊诊疗到住院至出院后的健康促进服务，并从身心社灵等不同角度全面促进患者康复。

1. 医院层面

（1）两大健教阵地

在住院楼及门诊大厅分别建立了患者/家属健康教育资源中心和门诊健康大讲堂，每个工作日分别向全院住院患者、家属及门诊就诊者、社会大众开放。根据前期健康知识需求调查及患者治疗康复指导需要，工作日每天 13：00～14：00 在门诊健康大讲堂举行养生保健、肿瘤预防等健康知识讲座，播放科普视频；15：30～16：30 在患者/家属健康教育资源中心举行疾病防治知识、康复知识和技能等不同主题的健康知识讲座。由医院健康科普讲解团专家轮流授课。将每月健康教育课程安排在医院网站、微信、科室病房、门诊大厅公布、张贴，鼓励大家参加。年平均开展讲座 600 余次，听众 13 000 余人次。

（2）特需门诊与健康咨询

医院除了开设各种疾病专科门诊外，还根据肿瘤患者的需求，开设有造口门诊、血管通道门诊、营养门诊、疼痛门诊、心理咨询门诊、戒烟门诊等，为患者提供治疗与健康指导。同时医院提供多个健康咨询途径，为患者及公众的健康问题答疑解惑：

1）门诊咨询：在门诊大厅设置用药咨询台及营养咨询台，工作时间由营养师、中级及以上职称药师为患者、家属、社会公众提供营养咨询及免费用药咨询。

2）电话咨询：开通 24 小时健康咨询电话：0731-88651900、400126116，由中级以上职称医务人员为公众提供健康指导，并开通医院戒烟咨询热线及用药咨询热线，为公众提供专线健康指导。

3）网络咨询：设立健康服务微信，专人为公众答疑解惑；推广"微医""医生助手"，由临床医师提供健康咨询。

4）现场咨询：在社区健康促进与健康教育活动中，专家对参与者提出的健康问题进行现场答疑解惑。

（3）心理心灵康复

医院于 2007 年与香港有关协会及中南大学公共卫生学院合作开展临床心灵关怀项目，成立了顾问小组和临床心灵关怀小组。发展至今，已拥有来自中国内地各地和中国香港地区的 13 位高级临床心灵关怀顾问、来自医院管理及临床一线的 134 位心灵关怀小组成员，培养了 27 名国家心理咨询师和 38 名心灵关怀师服务临床一线。主要开展的工作有：

1）以临床心灵关怀部、心理门诊和宁养院为核心，设置有接待室、辅导室、音乐治疗室等，逐步建立并完善各项工作制度及流程，如制订临床心灵关怀师守则、工作标准、工作流程及工作制度，使临床心灵关怀工作有章可循。

2）在医院内部建立临床心灵关怀服务转诊网络，建立心灵关怀员的值班制度，每周一至周五有小组成员值班接受预约，根据病友及家属需求，安排临床心灵关怀师或临床心灵关怀员深入病房探访。至今进行一对一探访和咨询 1500 余人次，有效解决了患者、患者家属、医务人员的各种心理困惑和问题。

3）引入"音乐治疗""沙盘游戏治疗""团体心理辅导"、宗教灵性关怀等服务，满足肿瘤患者心理和精神层面的照护需求。与长沙市民宗局合作，每月开展"健康心灵大讲堂"，帮助肿瘤患者培养积极的人生观。至今成功举办十五期健康心灵大讲堂，2000 余名病陪人参加。陆续开展了抗癌明星、宗教人士与病患座谈交流、志愿者床旁心理疏导、个体辅导等活动。举办 8 场心灵音乐会，千余名患者参与其中，得到了愉悦的心理体验。

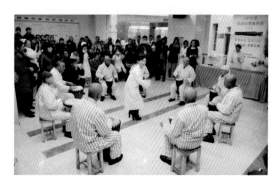

为患者进行团体心理辅导

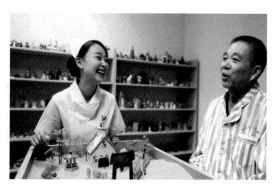

为患者进行沙盘治疗

（4）发展病友院后联盟

根据患者出院后的康复需求，湖南省肿瘤医院先后成立了 3 个病友俱乐部，建立 QQ 群、微信群等信息沟通平台，每年举行造口俱乐部、湘江粉红丝带俱乐部、甲状腺病友联盟等活动，期间进行了专家知识讲座、义诊、文艺汇演等，并且为前来参加活动的肿瘤康复者免费提供食宿。

1）造口俱乐部：湖南省肿瘤医院于 2003 年成立了湖南省第一个造口俱乐部，目前拥有会员 3000 余名；每月举行"阳光之家"造口培训；每年举行 1 次造口人联谊活动，为造口患者恢复信心，增添战胜疾病的力量，目前已举办十届造口人联谊会。近三年共举办"阳光之家"造口培训 143 次，培训造口俱乐部成员及家属 963 人。

2）湘江粉红丝带俱乐部：湖南省肿瘤医院一直注重乳腺癌患者的身心康复，于 2010 年成立"湘江粉红丝带俱乐部"，通过探访住院病患、电话沟通、QQ 群交流、康复志愿者、社区义工服务等方式搭建信息共享、彼此慰藉关怀的平台，并每年举办一次粉红丝带俱乐部活动，为 600 多名乳腺癌患者免费提供健康咨询、安排免挂号费复查、康复治疗等。

3）甲状腺病友联盟：2015 年 8 月，湖南省肿瘤医院开展了甲状腺知识宣传周义诊活动与慈善义卖，并成立湖南首个"甲状腺病友联盟"，同时为 6 名贫困甲状腺患者提供了医院生命关爱基金的救助。

（5）提供社会支持

1）志愿者支持：与中南大学湘雅医学院青年志愿者协会、新河街道志愿者联盟等组织合作，每月开展爱心病房志愿者活动，为住院患者提供病房陪伴、生活照顾、沟通交流、心理疏导等服务，增添生活乐趣，传播正性能量，使患者积极、乐观面对生活中的困难，改进患者住院感受。参加活动的志愿者达 1000 多人次，给患者们表演精彩节目，共送出 800 多条爱心手链和 800 多份祝福贺卡，捐赠物品 20 多件。

2）经济支持：湖南省肿瘤医院 2009 年建立"生命关爱"救助基金，每年通过公益活动募捐、爱心义卖等形式筹集善款，截至 2015 年 12 月，共救助 126 位贫困肿瘤患者，救助金额574 443元。2013 年与湖南省红十字会成立"红十字爱心基金"，募捐 60 多万元，救助近百位贫困乳腺癌

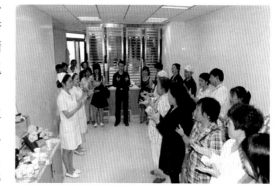

科室组织病陪人开展专科健康指导

患者；2014 年启动"双百工程"，募捐 100 万专项基金资助 100 位乳腺癌患者重建乳房，目前已有 110 位患者从中受益。

2. 科室层面

各科室组建健康教育小组，由科室主任、护士长、1 名医生及 1 名护士组成，各科室健康协调员负责本病室健康教育指导及任务实施，根据科室健康教育计划定期开展科室专科健康教育讲座，每周至少一次，并将讲座安排在科室内公布展示，组织对应的病陪人参加；每天 7：00～7：30，14：30～15：00 利用科室广播传播健康知识。

3. 主管医师/责任护士层面

主管医师/责任护士全程无缝隙服务，根据患者的住院阶段给予相应的个体化健康教育，包括入院宣教，疾病知识介绍，手术、化疗、放疗等特殊治疗与前、中、后的健康指导及康复锻

炼，压疮、跌倒等危险因素的防护指导，出院健康教育等，并动态评价健康教育的效果。出院后通过《患者关系管理系统》对患者定期进行电话随访，根据患者的现状给予对应的健康指导，并通过系统短信平台发送健康指导内容，提供出院后健康教育。医院每月统计公布科室随访率，并通过第三方调查评价科室出院患者随访满意度情况。调查结果显示，随访率保持在85%以上。

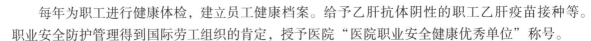

责任护士对家属进行术后护理指导

（二）医院员工健康促进

1. 定期组织职工体检

每年为职工进行健康体检，建立员工健康档案。给予乙肝抗体阴性的职工乙肝疫苗接种等。职业安全防护管理得到国际劳工组织的肯定，授予医院"医院职业安全健康优秀单位"称号。

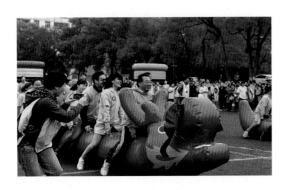

职工趣味运动会

2. 建立各种职工身心减压场所及俱乐部

院工会关心职工身心健康，利用有限的空间为职工提供心理减压、娱乐等场所。如：职工阅览室、职工活动中心、职工减压室、篮球场等。

院工会成立了篮球、排球、羽毛球、乒乓球、网球、足球、摄影、书画、钓鱼、歌舞10个职工文体俱乐部，并制定了《湖南省肿瘤医院职工文体俱乐部章程》。俱乐部以职工自愿参加，执委会自主管理为原则，开展各项文体活动，并接受医院工会的指导和监督。

3. 开展各种体育竞赛活动

在业余时间组织乒乓球、篮球、羽毛球、歌咏等团体文娱、体育比赛，增强职工体质，提高集体凝聚力。

（三）社区公众健康促进

1. 搭建全省肿瘤防治网络

依托湖南省肿瘤规范化诊疗培训基地与湖南省肿瘤防治科普基地，凭借承担的16项中央财政转移支付项目和癌症筛查项目及2项健康素养与科普项目，借助设在医院的湖南省肿瘤防治研究办公室，在湖南省14个地州市建立肿瘤防治基地，发挥医院作为湖南省科普与健康教育专业委员会主委单位的优势，与湖南省各地州市健康教育所保持紧密的联系与合作，建立全省范围的肿瘤防治网络。

2. 肿瘤防治科普宣传活动

利用肿瘤专科特长、技术优势，与肿瘤防治网络资源合作，以新媒体、大众媒体为宣传手段，在长沙市及周边、14个地市州开展每季度"博士下基层"、每月"防癌科普进社区"等活动，卫生主题宣传日于门诊、社区开展健康主题宣传活动。通过专家义诊、科普讲座、健康咨询、免费体检、放置宣传展板、发放健康教育宣传折页，播放宣传视频、开展有奖问答等形式，积极宣传科学防癌的相关知识，以提高人民群众的健康意识。

至今开展专家义诊 40 余次，科普讲座 20 余场，1 万余名群众受益，免费发放科普手册 5 万余份，科普书籍 2 千册。并通过城市五癌早诊早治项目，对 10 万余名高危人群进行问卷评估，免费临床筛查 3 万余人次，检出可疑癌症病人 200 余例，癌前病变 3000 余例。多次开展肿瘤筛查公益活动，利用移动肿瘤筛查车为基层偏远社区居民免费体检 1500 余人。

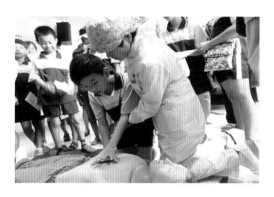

青少年安全及自救互救知识培训

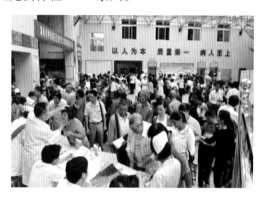

"博士下基层"义诊现场

3. 肿瘤规范化诊疗培训

为加强基层医务人员肿瘤早防、早诊、早治观念，提高肿瘤预防及规范化诊治水平，医院通过"走出去，请进来"的形式，一方面在医院组织全省肿瘤规范化治疗培训、基层医疗机构肿瘤康复培训等继续教育培训班，培训后通过微信、QQ 等交流方式，进一步巩固湖南省肿瘤医院与其他基层医疗机构间的联系，扩大区域肿瘤防治网络；另一方面组织专家团深入湖南省各地市州开展肿瘤防治健康巡讲，自 2012 年来共开展了 96 次常见肿瘤规范化诊治和护理学术讲座，使 156 家县级医院和 291 家乡镇卫生院的 6000 余名基层医护人员受益。

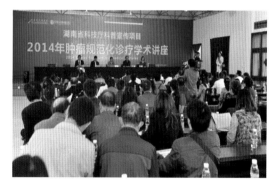

基层肿瘤规范化诊疗培训现场

（四）特殊家庭健康促进

2008 年，湖南省肿瘤医院与香港李嘉诚基金会合作，成立了全省唯一的宁养院，由 2 名肿瘤医生，1 名心理医生，2 名护士（1 名心灵关怀师）组成工作团队，共同为贫困晚期癌痛患者及家属提供镇痛及对症治疗、护理照顾、心理辅导、哀伤辅导、死亡教育、临终关怀等；并于每年 4 月、10 月面向社会、医院、高等院校等招聘义工，经面试、培训、考核后以小组为单位，为患者提供陪伴、生活照顾、子女家教辅导等支持。7 年来，宁养院医护人员为 2300 余名居家晚期癌症患者提供服务，免费提供止痛药品价值 600 余万元，向社会、学校招募义工 200 余名。

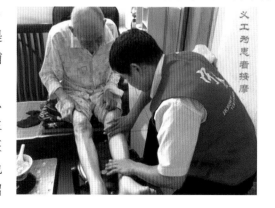

义工为晚期癌痛患者按摩

四、成效

（一）提高了公众防癌意识与能力

医院防癌体检达1万余人次/年，且呈逐年增加趋势。医院影响力扩大，社区/单位主动联系防癌活动。

医院门诊就诊统计数据显示，2015年较2014年同期门诊量增加了13.6%，同期预约挂号率增加了159%，从侧面反映出公众的防癌意识有所提高。

（二）提高肿瘤患者/家属应对肿瘤的能力

以优质医疗护理服务为前提，以医院-科室-责任医生/护士三级健教网络为基础，以患者俱乐部为联络平台，以志愿者服务、生命关爱基金为支持，以心理心灵关怀服务、音乐治疗、宗教人士/抗癌明星交流为特色，为患者提供贯穿入院-住院-出院-出院后的全程身心社灵健康服务。住院患者健康教育覆盖率达到100%，健康知识掌握率达到85%，出院患者随访率保持在85%以上。

（三）承担健康促进相关项目

承担湖南省科普计划项目"湖南省医学科普宣传与健康教育系列活动（2015—2016年)"、2015年中央转移支付地方健康素养促进行动项目；已完成中央财政转移支付项目和癌症筛查项目11个。目前主要承担5项国家项目：城市五癌早诊早治项目、农村地区上消化道癌早诊早治项目、非小细胞肺癌术后随访、全省肿瘤发病和死亡登记工作、武陵山贫困片区肿瘤综合防治体系建设。

五、工作成效

（一）形成了长效有序发展的健康促进工作平台

1. 构建了一个良好的健康促进工作团体，网络覆盖全院各科室。
2. 培养了一支优秀的健康科普宣讲团。
3. 建立了全省范围的肿瘤防治网络，在全省14个地州市拥有开展肿瘤防治合作的资源。
4. 医院设有健康促进专项经费，并获得国家及省内健康促进相关项目经费支持。

（二）获得良好的社会效益和经济效益

1. 提高了肿瘤患者与家属应对肿瘤的能力，医院患者自杀率连续八年为零。
2. 提高了患者满意度。第三方满意度调查结果显示，患者总体满意度从2012年的77.17%上升至2015年的86.8%，其中健康指导满意度从2012年的82.1%上升至2015年的90.1%。在2013年全国211所三甲医院患者满意度调查中排名第三。
3. 医疗纠纷逐年下降，2015年医疗纠纷案件发生率比2011年下降了28.12%。
4. 医院影响力增加，门诊量逐渐上升，2015年医院门诊量较2011年增加了31%。
5. 提高了基层社区民众防癌意识与能力，主动进行防癌体检的人次逐年增加。2015年体检人次较2011年上升了43%。主动合作的社区与单位显著增多，移动防癌筛查车尤为受欢迎。

（三）医院健康促进工作影响力增加

2014 年确定为湖南省首批健康促进医院创建单位，2015 年成为湖南省"肿瘤防治科普基地"，被授予"湖南省无烟医院"，2016 年初获得 WHO 国际健康促进医院网络组织成员资格，并担任湖南省区域网络的协调单位。4 次在全国及省内健康促进相关会议中进行健康促进经验分享。

（湖南省肿瘤医院/中南大学湘雅医学院附属肿瘤医院

邹艳辉　刘湘国　谌永毅　供稿）

 专家点评

健康促进医院是世界卫生组织倡导的全球医院发展方向，是建立以健康为中心的全程健康服务模式的重要策略。健康促进医院不仅致力于改善医院环境、开展健康指导、提升患者的自我保健和康复能力，也通过建立和谐的医医关系、医患关系和社区关系，促进医学知识的社会化，提升人们的医学科学和健康素养，是履行医院社会责任，提高公众健康水平和生命质量的重要途径。

作为一所三级甲等肿瘤专科医院，湖南省肿瘤医院/中南大学湘雅医学院附属肿瘤医院，建立了健全的健康促进保障机制、创设了完善的健康支持性环境，举办了丰富多彩的健康教育与健康促进活动，取得了较好的成绩，可谓把"以人为本，以患者为中心"的服务理念和健康促进思想融入了医院服务的各环节。

一是健全的保障机制。健全的管理机制和工作机制是医院健康教育与健康促进的重要保障。湖南省肿瘤医院专门成立了医院健康促进领导小组，由院长担任组长；各临床科室都成立健康教育小组，负责对本部门患者进行健康教育；为了可持续性地提高医护人员的健康教育能力，采取全面培训与重点培训相结合的方式，加强医院员工健康教育、科普技能的培训，发掘和培养科普宣教人才；将科室健康教育工作纳入科室服务质量考核管理体系，作为年终考核、评先评优的指标之一。

二是完善的健康支持性环境。该院注重软硬两方面的环境建设，在硬件环境建设方面，在院内建立设备齐全的患者/家属健康教育资源中心、门诊健康大讲堂、心理心灵护理中心、心灵关怀/音乐治疗室等健康促进场所，并利用闭路电视系统、网路新媒体和科普材料等开展院内健康教育。购买了移动肿瘤筛查车、社区义诊医疗设备、社区健康教育全套投影设备及音响装备、健康科普宣传展板等，在院外开展癌症筛查和健康教育服务。

在无烟环境建设方面，医院成立控烟领导小组、控烟办公室，将"创建无烟医院"纳入医院的工作计划，并提供资金保障。按照《无烟医疗卫生机构标准》，出台湖南省肿瘤医院在医疗、办公区域内全面禁烟的通知，制定《湖南省肿瘤医院控烟制度》，并实施肿瘤医院禁烟计划。为了加强针对患者的控烟健康教育，2014 年底还专门成立戒烟门诊，建立戒烟热线及戒烟微信群，为吸烟患者提供戒烟指导；每月在健康教育资源中心、门诊健康大讲堂举行控烟知识讲座。

三是丰富多彩的健康教育活动。本院开展了针对患者、医护人员、社区等多层次的健康教育活动。在患者教育方面，在住院楼及门诊大厅分别建立了患者/家属健康教育资源中心和门诊健康大讲堂。开设营养门诊、疼痛门诊、心理咨询门诊、戒烟门诊等，为患者提供治疗与健康指导。同时医院利用门诊咨询、电话咨询、网络咨询和现场咨询的方式，为患者提供多个健康咨询途径，答疑解惑。

在心理咨询和指导方面，医院于 2007 年与香港有关协会及中南大学公共卫生学院合作开展临床心灵关怀项目，成立了顾问小组和临床心灵关怀小组。发展至今，已拥有来自中国内地和中国香港地区的 13 位高级临床心灵关怀顾问、来自医院管理及临床一线的 134 位心灵关怀小组成员，培养了 27 名国家心理咨询师和 38 名心灵关怀师服务临床一线。开展了个体心理指导和团体心理辅导。并引入"音乐治疗"、"沙盘游戏治疗"、宗教灵性关怀等服务，满足肿瘤患者心理和精神层面的照护需求。

另外，通过建立病友院后联盟、造口俱乐部、湘江粉红丝带俱乐部、甲状腺病友联盟等开展病友活动。通过志愿者服务、爱心基金等方式为患者提供社会支持。

医护人员自身的健康教育是健康促进医院的重要组成部分，医院开展了针对员工的定期健康体检、文体活动、减压活动等，改善了职工的精神面貌。在院外健康教育和健康促进活动方面，医院开展了全面的义诊咨询、防癌知识传播等活动，建立了良好的社区关系。

武警营区健康促进实践

关键词：将健康教育纳入基础教育课程；系列教材开发；新兵教育；专题培训；重大任务应急；心理测查；心理咨询；情绪宣泄室；五位一体心理干预模式；健康素养从 2011 年的 14.8% 上升到 2013 年的 21.2%；传染病发病率降低到 6.43‰；训练伤病发生率控制到 5.78%；官兵患病后就医率达 83.87%；干部吸烟率下降到 2.41%；战士吸烟率下降到 10%

武警部队广大官兵主要遂行执勤、处突、反恐、维稳等多样化的急、难、险、重、长任务，且驻地分布呈"点多、线长、面广"的特点，官兵面临的自然环境和社会环境复杂，健康危害因素多，严重影响着官兵的健康和部队战斗力。从宏观层面来讲，保健康就是保战斗力，就是保打胜仗。而保健康涉及到整个营区，关系到各个部门，既需要环境、政策的支持，又需要全体人员的协同参与，同时还要有个体技能的掌握和提高。因此，通过健康促进维护官兵健康和保障部队战斗力非常必要。目前，武警部队面临健康教育机构不健全、师资缺乏、官兵健康知识不足等问题，健康教育与健康促进工作任务艰巨，任重道远。为了提升武警部队官兵的健康素养，武警健康教育指导中心针对部队实际情况，积极探索营区健康促进模式，取得了初步成效。

一、目标

（一）总体目标

提高武警官兵健康素养水平，促进健康行为形成，实现"保健康就是保战斗力，保健康就是保安全稳定"的总体战略目标。

（二）具体目标

针对武警官兵开展新训期健康促进行动和心理健康促进行动，完成 10 项健康指标：

1. 官兵健康知识知晓率达到 90% 以上。

2. 干部吸烟率下降到 5% 以下，战士吸烟率下降到 10%。

3. 训练伤病发生率控制到 8% 以下。

4. 官兵刷牙率达到 95% 以上，正确刷牙率达到 85% 以上。

5. 传染病发病率控制到 10‰ 以下。

6. 官兵严重心理障碍发病率控制到 5‰ 以下。

7. 官兵患病后就医率达 80% 以上。

8. 基层卫生队/室有提供健康教育、咨询和健康维护的能力，官兵健康素养总体水平达到 15% 以上。

9. 基层官兵健康教育参与率达到 100%，健康教育传播材料覆盖率达到 100%。

10. 基础健康教育普及率达到 100%，继续教育普及率达到 90% 以上。

二、主要做法

（一）成立武警部队健康促进领导小组

2000 年，武警部队成立健康促进领导小组，由后勤部和原卫生部牵头，原卫生部部长任组长，成员部门包括司令部和政治部。司令部负责科学组训，政治部负责心理维护，原卫生部负责其他健康维护。

（二）成立武警部队健康教育指导中心

根据 1992 年全军颁发的《军队防疫工作规定》和《军队健康教育方案及提纲》要求，2003年 11 月成立了武警部队健康教育指导中心，具体负责武警部队健康教育与健康促进工作，挂靠武警后勤学院（原武警医学院）健康教育教研室，并设计了武警部队健康教育指导中心的专署 Logo，取其"健康"之意。

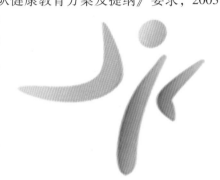

健康教育指导中心 Logo

（三）构建四级工作网络

在武警后勤部卫生部的领导下，建立武警部队健康教育与健康促进四级网络体系。

一级是健康教育指导中心，负责武警部队整体健康教育与健康促进的调查研究。职能包括：为上级决策提供依据；为基层健康教育提供指导和咨询；参与编写相关政策性文件、计划；为部队提供科普读物及各种资料；开展巡回演讲等服务；培训健康教育骨干及管理人员；参与健康教育工作的检查与评估。

二级是健康教育指导站，由各总队和警种卫生处、机动师卫生科组成，负责调查研究，收集信息，制订计划；协调、组织、指导、检查、考核、评价、总结基层健康教育工作；组织培训师资和卫生员。

三级是健康教育指导室，由基层卫生队、医院健康教育科、机关门诊部组成，主要任务是协助上级调查研究；制定健康教育计划，实施健康教育活动；培训卫生员。

四级是健康教育点，由基层中、连队和院校学员队组成，负责协助上级调查研究；协助专业人员落实健康教育工作；在日常生活、训练中强化卫生知识；督促战士的卫生行为和习惯。

（四）加强专业队伍能力建设

开发健康教育与健康促进系列教材，采取任职培训与学历教育相结合、院内与院外相结合的方式，开展专业队伍能力建设，增强各级健康教育与健康促进的工作能力。

1. 开发系列专业教材

（1）针对任职教育人员编写了《武警部队卫生队长培训教程》《医疗救护员军事医学知识与技能》《军事医学》，重点介绍健康教育与健康促进的理念、意义及相关实践技能。

（2）针对学历教育人员编写了本科、研究生教材《营区健康教育》《武警健康教育学》及配套实习教材

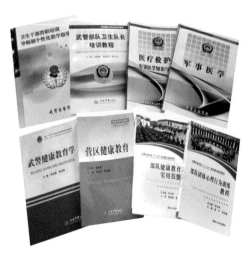

健康教育专业培训系列教材

《部队健康教育实用技能》《部队团体心理行为训练教程》，系统介绍健康教育与健康促进的基本理论、开展健康教育与健康促进活动的方法和技能。

2. 任职教育培训

（1）卫生处（科）长、医院院长培训

每年开展1次卫生处（科）长、医院院长培训，培训内容包括健康教育相关政策、计划、工作要求和标准、组织管理等，目的是提高卫生处（科）长、医院院长对健康教育工作重要性的认识，明确年度工作计划和工作重点，做好本单位健康教育与健康促进的组织管理工作，每年培训30～40人。

（2）卫生队长培训

每年开展1次卫生队长班培训，培训内容包括健康教育与健康促进的基本概念、健康信息传播理论与方法、健康传播材料制作、科普讲座技巧、专题健康教育、团体行为训练、培训技巧、卫生队健康教育工作策略与方法等，目的是提高基层卫生队长计划、实施健康教育工作、培训和指导基层卫生员开展实际工作的能力，每年培训40～50人。

（3）卫生员培训

每年开展1次卫生员培训，培训内容包括健康基本概念及影响因素、健康教育现状及工作思路、健康传播的基本概念、信息加工和传播材料制作技巧、科普课件的制作及讲座技巧等，目的是提高基层卫生员健康教育实际操作和解决基层健康教育相关问题的能力，做好一线健康教育点上的具体工作，每年培训120～130人。

3. 深入基层指导培训

对于无法派出人员接受专业化、系统化、规范化培训的机构，健康教育指导中心借助基层单位各类人员培训之机，采取"走下去"的方式，指导基层健康教育与健康促进工作开展。

对新训骨干，主讲如何科学带兵、健康带兵，如何观察、识别身边人的心理变化，如何预防军事训练伤病等，同时对其开展心理行为训练的培训与指导；对于防疫工作人员，主讲基层部队健康教育工作的组织与实施等；对处于敏感地区、有特殊任务的单位，有针对性地协助制定培训方案。此外，借助司令部举办的各类高级培训班，开展领导培训，争取政策支持。

4. 学历教育培训

将健康教育课程作为预防、临床、检验、救援、护理等医学专业的必修课，全面开展医学生健康教育学历教育培训，让所有在校医学生掌握系统的健康教育与健康促进的基本理论和技能。

在院内理论教学与实践培训相结合的基础上，建立6个健康教育实践基地，采取"分组、定点、包连队"的方式，每月定期到基地为官兵服务，提高学员实际服务部队的能力。

学院成立"大学生健康教育协会"，每年寒、暑假组织60～100余名学员参加服务基层活动，进一步拓展和提高学员的沟通、组织、协调及管理能力。

（五）开发健康传播材料

根据基层部队遂行任务特点和实际需求，建立了新兵教育类、专题培训类、重大任务类教育资源，并建立了多个专题健康教育网站，为各基层单位健康教育工作的开展打下了良好基础，健康教育传播材料覆盖率达100%。

1. 新兵教育类

开发《新兵健康自助手册》《心理健康知识100问》《训练伤病防治知识100问》《呼吸道传染病你

应该知道的》《武警官兵健康指南》等健康教育科普手册，同时，开发 6 个基础健康教育课件及教案，并录制专家讲座视频，供新训部队官兵使用。

2. 专题培训类

针对军事训练伤防治、心理健康维护、艾滋病防控、心理行为训练等专题，开发了系列课件、教案、视频、教具和 APP 终端等健康传播材料。如：《训练伤病防治知识 100 问》《心理健康知识 100 问》《军校学员心理健康自助手册》《艾滋病防控知识手册》《艾滋病防控知识画册》等。

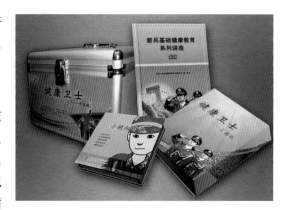

健康传播材料工具箱

3. 重大任务类

针对抗震救灾、区域性维稳、海关执勤等武警官兵，开发了健康教育和健康传播的课件、教案、视频、手册。如《海关执勤部队心理健康自助手册》《震区自我健康维护手册》。

4. 专题健康教育网站

设计开发健康卫士网、武警部队官兵健康管理系统、武警政工网 3 个健康教育专题网站，面向广大武警官兵，广泛开展健康教育和健康传播。网站包括保健知识、干部保健、专家论坛、心灵家园、专业资源、教育培训等版块。

（六）创建健康支持性环境

1. 保持营区环境整洁，创建健康警营环境

每天有专人对营区室内外环境进行清扫保洁；实行垃圾袋装化、桶装化、密闭式管理，及时收集、日产日清，定时定点收运；车辆摆放整齐，墙体外无乱张贴；落实绿化措施，保持营区环境整洁，促进官兵身心健康。

2. 健康教育宣传栏和活动室

每个基层支队（团）设置固定的宣传栏、橱窗等健康教育窗口和长廊，以及健康教育活动室。健康教育宣传栏根据季节和任务特征专人定期负责内容更换；活动室配备有促进身体活动的专门场地且活动设施在 3 ~ 5 种以上；另外，活动室设置"健康读书角"，配有官兵需要的健康科普读物不少于 6 类。

3. 卫生队提供正规心理咨询和放松的场地及设施

心理咨询室严格按要求建设配置，放松室（或情绪宣泄室）根据要求进行放松和宣泄器材的配备。

三、亮点工作

亮点一　新训期健康促进行动

（一）目标人群

新训期官兵，包括两部分人群：一是新入伍战士，二是新训骨干（训练新兵的官兵）。

（二）行动目的

1. 面向新入伍战士开展健康教育和健康知识传播，促进其尽快适应军营和维护健康的能力，减少集训期常见伤病的发生。

2. 面向新训骨干开展健康教育和健康传播培训，提高新训骨干科学带兵、健康带兵的理念和能力。

（三）主要做法

健康教育营区行

1. 多部门合作，分工明确

充分发挥各部门的作用，群策群力，共同开展。

司令部——编制作训大纲，安排科学组训、健康教育；

政治部——开展心理健康教育、心理测查；

卫生部——部署新训期整体防病及健康教育工作；

总队训练基地——开展新训骨干培训；

健康教育指导中心——负责业务指导、巡讲帮带、提供资料；

卫生队、医院——落实健康教育、训练监督及防病措施。

目前，新训期健康促进工作形成了司、政、后齐抓共管的机制；将健康教育、心理训练编入新训大纲，使得各项工作顺畅开展；卫生人员经过各方面培训，具备了主动开展工作的能力。

2. 开展体格检查和心理测查

新兵入伍后，在适应性训练阶段，开展体格复查和心理测查，每年复查和测查率达100%，目的是通过体格检查了解和掌握每名新兵的身心素质、防止不宜服役人员进入部队、保障新训任务顺利完成，并根据检查和测查结果分类进行处理和提供相应服务。

3. 开展健康教育

新兵集训期间的教育是基础教育。结合《内务条令》、体格检查和心理测查结果，安排12个学时进行健康与卫生行为、心理卫生常识、常见心理问题及调节、常见传染病预防和一般常见病的预防六个内容的教育。通过教育，使入伍新兵树立基本的健康观念，了解影响健康的常见因素，掌握必要的心理问题应对、常见病和传染病预防的相关知识和技能。

4. 提供健康服务保障

每天派军医到训练现场巡诊，组织总队医院的专科医务人员到训练现场开展特色医疗服务，针对新兵常见的适应问题、软组织挫伤、膝关节痛、流行性感冒等常见身心问题，进行针对性的科普知识讲座，切实做好新兵集训期的健康保障工作。

（四）行动成效

通过体格检查和心理测查，对有心理问题和健康隐患的入伍新兵进行了恰当有效的处理；通过基础健康教育工作提高了广大官兵整体健康素养水平，常见训练伤病减少，适应能力和人际交往能力明显提高，促进了新兵更快、更好地适应警营生活。

亮点二 心理健康促进行动

（一）目标人群

武警基层部队的广大官兵。

（二）行动目的

维护广大基层官兵的心理健康，保证各项任务的圆满完成。

（三）主要做法

1. 职责分工

心理健康促进工作由总部后勤部卫生部总体负责，整个实施小组由一名政治副职领导任组长，组成人员包括司令、政治、后勤机关及训练、警务、干部、宣传、保卫、卫生等有关业务部门组成。具体职责为：

总部——负责顶层设计，政策制定，研究部署，召开专题会议；

总队——成立心理工作领导小组、组织落实；

卫生队、医院——实施健康教育、行为训练、开展咨询与治疗；

专家队伍——进行业务指导、巡讲帮带、资源服务、开展重大任务后心理危机干预。

基层部队的心理工作机制逐步完善，职责明确，心理健康教育得以基本落实。

2. 常规服务

心理测查：利用军人心理测量评估系统，在新战士、新学员入伍后开展心理测查；对要害部位和执行重大任务人员，结合政审一并实施心理测查。对心理疾病人员进行治疗和妥善处置，对心理问题人员进行专业咨询和指导，对健康人员进行健康教育以维护心理健康，并教育广大官兵不歧视患心理疾病的战友，帮助战友回归正常训练和生活。

心理健康教育：通过心理专题健康教育讲座，帮助官兵熟悉心理科学常识，掌握心理调适方法；针对官兵在成长进步中遇到的心理问题，有针对性地进行教育，提高心理调适能力。

心理咨询疏导：采取当面咨询、电话咨询、网上咨询等方式，解决官兵常见心理问题；抓住重大政策出台、形势任务转换、官兵学员入伍入学、家庭发生重大变故等易发生心理问题的时机，开展团体咨询和个体疏导。

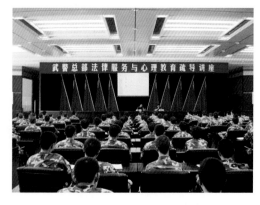

新疆处突部队心理救援讲座

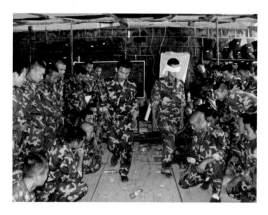

汶川地震救援官兵帐篷辅导

心理行为训练：结合心理行为训练，开展以提升自信、控制情绪、磨炼意志等为主要内容的训练。

专业心理服务人员培训：通过心理专家引进、心理医生准入和心理骨干培训的多种途径培训机制，提升专业心理服务人员的业务能力。

3. 遂行任务

坚持围绕中心开展心理服务工作，探索在抗震救灾、海关执勤和维稳执勤部队扎实开展遂行任务时的心理健康服务模式：

基线调研：采取定性与定量相结合的方法，对部队首长、基层干部、随队军医等不同人群进行调研，加强工作的针对性。

执勤一线官兵的心理测查：采用快速心理评估量表，全面摸底，快速掌握遂行任务官兵心理危机障碍的发生情况。根据调查了解的情况及评估结果，拟定相应的干预方案。

"五位一体"心理干预模式：以心理健康教育为基础，以帐篷团体辅导为主线，以个别咨询治疗为辅助，以文化生活为补充，以骨干培训为后盾，开展官兵遂行任务时的心理健康干预。

（四）行动成效

促进了官兵心理健康水平，提升了部队整体战斗力，缓解遂行任务过程中的焦虑紧张情绪，提高了个体自我心理维护的能力，降低了"创伤后应激障碍"的发生率，因心理问题原因导致的案件逐年减少，保证了任务的圆满完成。

四、成效

（一）建立了多部门合作的工作机制

多部门合作，分工明确，建立长效工作机制，将健康融入所有政策、制度、条令、条例，为各项工作的高效和可持续开展打下了良好基础，也为部队官兵健康素养和部队战斗力提高提供了平台。

（二）建立了完善的健康教育与健康促进工作网络

建立了四级工作网络，各级单位任务清晰，形成了双向和多向互动的工作机制，官兵健康状况得到了及时反馈，对科学有效的调整训练计划和制定健康教育方案提供了有力的支持。

（三）开发了系列培训教材，培养了一支稳定的专业人才队伍

形成了从教材建设到实践培训、继续教育到学历教育、从院内到院外、从理论到实践的培养机制，在开发系列培训教材的同时，培养了一支稳定的健康教育与健康促进专业人才队伍，解决了谁来干的问题；以"技能培训"为特色的培养模式，解决了干什么，能不能干的问题；走向基层传帮带的实践，解决了知识不断更新，工作层面不断扩展的问题，保证了健康教育事业的可持续发展。

2013年，对全国216个基础单位进行的健康教育工作评估结果显示，基础健康教育课时平均为9.6学时，高于2002年的6学时；35.6%的支队有专职健康教育人员，远高于2002年的13.6%。

（四）提高了官兵健康水平

随着健康教育的落实和科学组训的实施，基层广大官兵健康素养得到了明显提高。2013年调

查结果显示，官兵健康素养从 2011 年的 14.8% 上升到 21.2%，健康生活方式素养水平由 20.3% 提高至 34.8%，技能行为素养水平由 24.2% 提高至 35.8%。传染病发病率控制在 6.43‰ 以下，训练伤病发生率控制到 5.78% 以下。官兵患病后就医率达 83.87%，干部吸烟率下降到 2.41% 以下，战士吸烟率下降到 10% 以下。

（五）得到了官兵的高度认可

4 年来，总部卫生部每年组织"健康警营"评比活动，制定了 24 大项，89 条评价标准，每年评比建设一批健康警营，极大推动了基层部队的健康促进工作。基层卫生队/室具备了提供健康教育、咨询和健康维护的能力，基层单位参与健康促进实践的积极性和能动性空前高涨，健康教育参与率达到 100%，健康教育工作得到了官兵的高度认可。

（六）得到了专业机构的认可

经过多年的工作努力，武警营区健康促进实践工作得到了国内专业机构的认可。先后获得武警部队科技进步二等奖 2 项、三等奖 2 项；获得军事理论研究成果奖 2 项；全军教学成果二等奖 2 项、三等奖 2 项；学院教学成果一等奖 4 项。2012 年，被评为"国家健康促进与教育示范基地"。2013 年"健康教育营区行"项目荣获"中国健康教育与健康促进最佳实践奖"。

（武警部队健康教育指导中心 李浴峰 曹春霞 供稿）

 专家点评

我国武警部队健康促进工作始于 2000 年。十几年来，围绕"保健康就是保战斗力，保健康就是保安全稳定"的总体战略目标，经过全体官兵的共同努力和不断探索，取得了初步成效，形成了特有的营区健康促进工作模式。

武警各级领导高度重视营区健康教育工作。在行政层面，成立了武警部队健康促进工作领导小组；在业务层面，设立武警部队健康教育指导中心。各部门分工明确，团结协作，将健康融入所有政策、制度、条令条例，为健康教育工作的高效和可持续开展提供了保障。

在工作机制上，武警部队构建了完善的健康促进四级网络体系，各层级任务清晰，双向互动，及时反馈官兵健康状况，为科学调整训练计划和制定营区健康教育方案提供了科学依据。

在工作形式上，武警部队积极探索适合营区的健康教育项目。针对新兵进行健康知识传播，促进新兵尽快适应军营，减少集训期常见伤病的发生；针对新训骨干开展健康教育，提高其科学带兵、健康带兵的理念和能力。建立不同类别健康教育资源库，为基层官兵提供适宜的健康传播材料。

此外，武警部队注重专业队伍能力建设。开发了系列培训教材，开设了继续教育、学历教育，规范人才培养。通过技能培训、基层实践等方式，促进专业队伍知识更新和能力拓展，提高了专业队伍整体素质和业务能力。

青岛市口腔健康教育基地
创建与成效

关键词：4 大功能分区；9 大展厅；200 幅展板；40 个展柜；1500 余件教具；30 部多媒体视频

2007 年，青岛市口腔医院在青岛市人民政府支持下，发挥专业优势，建立了全国首家口腔健康教育基地。基地通过展板、模型、实物、多媒体、亲身体验、专业讲解演示等形式，面向市民开展口腔健康知识宣传普及工作，截至 2014 年底，累计接待参观者 14 万余人次；利用基地资源，主动深入社区、学校、企事业单位开展口腔健康公益活动，营造社会氛围，受益人群达到 50 万余人次，为青岛市口腔卫生工作整体发展奠定基础。基地运行 8 年来，受到各级政府、社会各界的普遍认可，先后被中国健康促进与教育协会评为"全国健康促进与教育示范基地"，被中国科协评为"全国科普教育基地"。

一、基地创建

（一）创建目的

充分发挥专业优势，普及口腔健康知识，弘扬口腔医学文化，服务百姓，树立公立医院良好形象。

（二）创建机遇

2006 年，青岛市政府科学规划医疗资源分布，将青岛市人民医院原址整体划拨给青岛市口腔医院使用，医院房屋面积增加近 10 倍，为基地创建提供了场地保障。2007 年初，为贯彻《全国健康教育和健康促进工作规划（2006—2010 年）》文件精神，针对青岛市民口腔卫生保健知识匮乏现状，医院积极申请，得到青岛市政府支持。

（三）创建过程

1. 成立领导小组

医院成立了由院长任组长，相关科室主任为组员的青岛市口腔健康教育基地建设领导小组，明确分工，制定创建计划。

2. 动员职工参与

口腔健康教育基地专业性强，对展出内容及表现形式要求较高，为了做好基地设计，医院充分调动职工积极性，鼓励职工对基地布展内容、布展方式、功能区域划分等献计献策，使医务工作者成为基地设计、布展的主力军。

3. 争取政府支持

基地建设得到了青岛市政府、青岛市卫生局的大力支持，青岛市卫生局从规划到建设都提出了指导意见，并下发文件号召全市医疗机构帮助收集基地创建相关物品。历经半年时间，一座面积 800 平方米，总投资 200 多万元的大型口腔健康教育基地展现在青岛市民面前。

（四）人员配备

2009 年初，成立口腔预防科，负责基地管理。口腔预防科有专职人员 8 人，并有本科生、研究生、实习生、志愿者以及医院专家团队等人员协助工作。日常由一名退休职工负责基地运转，集体参观、讲座时，口腔预防科安排专业人员进行接待、讲解，灵活科学的用人机制为基地运转提供了人员保障。

（五）运行保障

1. 青岛市人民政府每年拨款 10 万元。
2. 护齿用品大世界的营业利润。
3. 基地承担政府工作所得到的相关经费。
4. 医院的宣传经费。

二、基地功能分区

青岛市口腔健康教育基地以普及口腔保健知识，培养健康生活方式，弘扬口腔医学文化为设计理念，建设了口腔健康教育展区、护齿用品大世界、口腔医学博物馆以及流动口腔健康教育基地四大功能区。

功能区一 口腔健康教育展区

配备展板、模型、实物、图书、多媒体等 1500 余件教育工具，讲解口腔生理、口腔疾病的病因、预防、治疗等知识，寓教于乐。即做健康教育，提高市民口腔保健意识，又做疾病治疗前教育，加强医患沟通，使患者明明白白就医，提高医院服务质量。

1. 口腔生理展厅

介绍牙齿的生长发育，舌头、颞下颌关节等和口腔有关器官的组成、功能等知识。

（1）牙齿的解剖、名称和功能（展板）

展示了牙齿的复杂解剖形态，乳牙和恒牙的组成，列举了牙齿的功能，这张展板可以让参观者对牙齿有初步了解，对进一步学习口腔保健知识，预防口腔疾病奠定基础。

（2）牙齿的萌出和替换（展板）

通过图片展示从儿童出生 6 个月时开始萌出第一颗乳牙，到形成乳牙列，7 岁时第一恒磨牙萌出完成，逐步乳牙完全被恒牙替代，以及最后智齿的萌出情况的动态过程，使家长对儿童牙齿的生长发育有所了解。

（3）舌和味觉的关系（展板）

图示舌的形态，讲解舌的作用，强调舌与味觉的关系，增强健康教育的知识性、趣味性。

（4）唾液的分泌和功能（展板）

讲解唾液的分泌过程和分泌量，以及唾液的功能。

（5）颞下颌关节简介（展板）

讲解颞下颌关节的形态、功能。

（6）口腔生理展柜

展示牙冠形态、牙体形态、乳、恒牙仿真形态、牙齿解剖形态、颅骨、颌骨形态模型，使参观者认识更加直观。

（7）特殊展示

磨牙工艺品模型，展示磨牙粗壮的牙根，宽大的牙冠，对牙齿的功能认识更加深刻；1000 毫升量杯展示，直观展示成人每天分泌的唾液量。

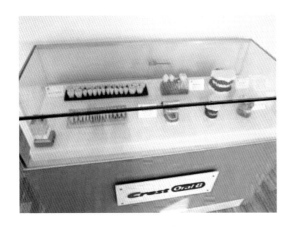
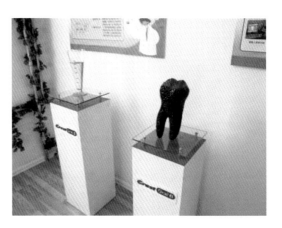

口腔生理展柜　　　　　　　　　　　　　　　磨牙工艺品模型

2. 龋病展厅

介绍龋病的病因、危害、预防、治疗等知识，着重强调了非正规治疗的危害和窝沟封闭预防龋齿技术。

（1）龋病的病因与预防（展板）

通过介绍龋病的病因、预防方法，使参观者了解龋病，重视口腔健康。

（2）龋病的危害（展板）

讲解龋病对口腔局部以及全身的危害，提高参观者口腔保健意识。

（3）龋病及牙体缺损疾病的治疗（展板）

通过图片直接展示治疗方法和效果，进行疾病治疗前教育，增强医患沟通效果。

（4）牙髓及根尖周疾病的治疗（展板）

详细介绍根管治疗的方法、步骤。

（5）龋病展柜

通过模型、实物展示龋病的形态、进展过程和治疗方法。

3. 口腔修复展厅

介绍各种口腔修复治疗方法，不良修复体的危害，通过实物展示了义齿制作的复杂技术，体现义齿修复的科技含量。

（1）口腔修复的意义（展板）

介绍牙齿缺失后造成的危害，以及即使镶牙的意义。

（2）牙体缺损的修复（展板）

介绍金属冠、烤瓷冠以及桩核冠修复的过程和效果。

（3）义齿修复（展板）

介绍固定义齿、全口义齿的修复过程及效果，修复方法和材料比较等知识。

（4）修复新技术，新进展（展板）

介绍嵌体、全瓷、套筒冠义齿、磁性附着体义齿修复方法。

（5）口腔修复展柜

制作烤瓷牙制作过程模型，显示烤瓷牙制作的复杂性和技术含量，体现烤瓷牙价值。同时展示各种修复体的实际模型。

4. 口腔颌面外科展厅

对智齿、儿童牙槽外科、牙外伤以及生长发育畸形等问题的知识普及，对牙种植修复技术做了详细的展示。

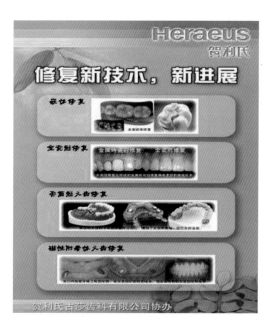
修复新技术展板

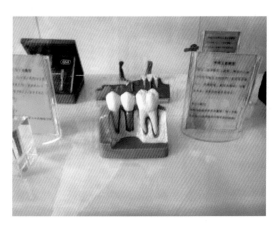
义齿种植示意图

（1）义齿和智齿系列知识宣传（展板）

介绍种植义齿的优点、种植义齿的组织和治疗过程；介绍智齿的发生原因和危害。

（2）牙外伤的应急处理（展板）

介绍牙齿外伤的各种情况以及应急处理方法。

（3）口腔种植展柜

展示种植体实物、种植模型、以及种植过程多媒体演示。

5. 口腔正畸展厅

介绍牙列畸形的各种表现、危害、治疗方法以及治疗注意事项等内容。

（1）错𬌗畸形的预防与治疗（挂图）

通过系列挂图，用图片、文字、示意图等详细介绍错合畸形的危害、最佳矫治年龄、常规治疗方法、常用矫治器械及牙齿矫治过程中口腔护理方法等。

（2）正畸治疗展柜

展示正畸治疗方法模型以及各种错𬌗畸形模型

6. 牙周病展厅

（1）牙周病系列展板

详细介绍牙周病病因、症状、危害、预防、治疗方法进行了详细介绍。

（2）牙周病展柜

展示牙周病模型以及牙周病各种预防器械。

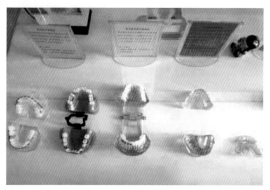
正畸治疗展柜

7. 健康教育课堂

配备了投影仪、笔记本电脑、电视、DVD 播放器等多媒体教学系统，可以开展 50 人以内的口腔健康教育讲座。

8. 互动游戏区

配备儿童口腔治疗设备、各种口腔医疗玩具、适合儿童穿着的医生工作服，儿童可以在这一区域进行角色扮演，通过数码相机、相片打印系统，免费为儿童拍照留念。

9. 多媒体、图书阅览室

配备多媒体电脑 3 台，收集制作 30 余套数字化软件，通过数码游戏、视频普及口腔科普知识，另外购置了适合各年龄人群的口腔保健书籍 200 余册。

功能区二　护齿用品大世界

护齿用品大世界推广正规口腔保健用品，并指导参观者养成正确的口腔卫生习惯。

1. 护齿用品推广区

展示并销售包括牙刷、牙膏、漱口水、电动牙刷、牙线、冲牙器、间隙刷等专业口腔护理产品 300 余种，引导参观者正确使用正规的口腔护理用品，销售利润用于基地的运营支出。

（1）牙刷、牙线展柜

展示各种牙刷和牙线。

（2）牙膏、漱口水展柜

展示各种牙膏和漱口水。

（3）间隙刷展柜

展示各种型号、品牌间隙刷，适合各种牙周病患者。

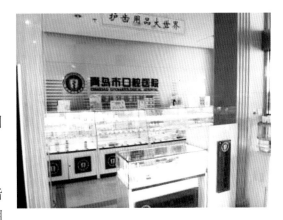

护齿用品推广区

2. 口腔自我护理方法体验室

通过多媒体播放系统、儿歌、展板、专业指导、亲身体验等形式指导参观者正确刷牙、使用牙线等方法。

功能区三　口腔医学博物馆

为弘扬口腔医学发展文化，基地设立了口腔医学历史展区，该区域在 2013 年被山东省文物局批准注册成立青岛市口腔医学博物馆，博物馆收集包括原始动物牙齿化石、古代口腔医学典籍、清朝至近代口腔医学文物 400 余件。

1. 口腔医学文化展板

设置展板 40 余块，展示了从远古时代一直到现代口腔医学发展过程。

2. 口腔医疗设备展示

收集自民国时期一直到近现代口腔治疗设备 30 套，包括综合治疗台、空气压缩机、以及小型医疗设备，其中日本殖民时期的空气压缩机在国内仅见。

3. 口腔医学文物收藏

博物馆收藏口腔医学文物300余件，清朝时期的专业刷牙缸、民国时期口腔医学教材等文物具有极高的历史价值和学术价值。

功能区四　流动口腔健康教育基地

流动健康教育基地是由依维柯客车专业改装的特种车辆。流动基地增加了口腔健康教育基地健康教育的机动性，扩大了基地的工作覆盖区域。

1. 流动诊疗功能

流动口腔健康教育基地配备了全套的口腔治疗设备，包括综合治疗台、空气压缩机、X线拍片系统，上下水及发电设备，可以开展各类口腔疾病治疗工作。

2. 流动健康教育功能

流动口腔健康教育基地还配备了健康教育展板、多媒体播放系统、健康处方等健康教育设施，可以深入学校、企事业单位等各类社会团体开展健康教育工作。

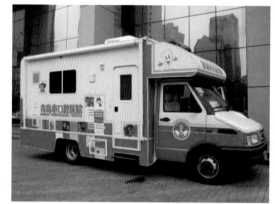

流动口腔健康教育基地

三、基地的推广

（一）免费参观券

印制免费参观券10万张，在学校、企事业单位、社区免费发放。

（二）参观基地免费挂号

医院开展初诊患者参观基地免挂号费活动，累计免除挂号费1万余人次。

（三）电台广告

青岛人民广播电台黄金时间宣传"青岛市口腔健康教育基地，牙齿的博物馆，参观一次，受益终生！"

（四）媒体宣传

通过电视、网络、报刊登媒体宣传基地100余次。

四、拓展工作

（一）口腔健康进校园活动

自2007年，每年为市南区4万名中小学生进行口腔健康普查，建立口腔健康档案，进行就医指导工作。

（二）大力推广窝沟封闭防龋技术

在基地日常工作中，宣传窝沟封闭防龋技术，逐步形成覆盖全市的大型公益项目。

（三）开展口腔健康团体会员活动

我们充分利用基地资源，免费为会员单位做健康教育讲座、查体等服务。已经招募团体会员300多家，10万人从中受益。

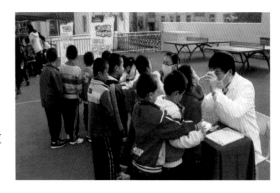
口腔健康进校园活动

（四）开展口腔公益医疗服务

利用流动诊疗车，到社会福利院、农村提供口腔医疗服务。支持即墨市兰村卫生院、宁夏吴忠西典口腔医院，定期安排专家诊治患者，培训医生。

五、工作成效

（一）百姓受益

基地截至2014年底，共接待参观市民14万余人，社会团体400余个，举办健康讲座、义诊咨询400余场，电话咨询3000余次，发放健康处方、宣传资料20万余份，参观者主动留言上千条。基地拓展工作受益人群达50余万人次。

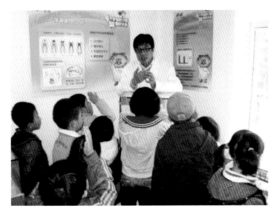
儿童参观基地

（二）行业提升

政府每年在口腔公益项目上投入近1200万元，初步形出覆盖全市的口腔病防治工作网络，30余家农村、基层口腔医疗机构得到提高和发展。

（三）政府肯定

基地工作受到各级领导的高度重视，原卫生部陈竺部长、中共青岛市委李群书记、山东省卫生厅包文辉厅长等各级领导先后50余次视察基地工作。

（四）同行认可

基地工作引起国内外口腔医学专家的关注，中华口腔医学会王兴会长在参观基地并听取工作汇报，欣然题词"口腔医学之瑰宝，人民大众之福音"；中华口腔医学会名誉会长樊明文教授参观后，在《口腔医学研究》杂志发表文章，评价基地为"构思独特，形式新颖"。据统计，国内知名专家参观交流1000余人次。

（青岛市口腔医院　吕健　供稿）

专家点评

塞万提斯说："乘着顺风，就该扯篷"。提醒人们应该抓住机遇、成就大事。2006年，青岛市政府科学规划医疗资源分布，将青岛市人民医院原址整体划给青岛市口腔医院（以下简称"口腔医院"），口腔医院抓住机遇，积极完善调整医院职能，充分发挥专业优势，建立了全国首家口腔健康教育基地（以下简称"口腔基地"）。经过精心设计、行之有效的运作，口腔基地不仅发挥了向公众宣传普及口腔健康知识的职能，树立了公益医院良好的社会形象，而且还推动了整个青岛市口腔卫生保健事业的发展。

口腔基地以普及口腔保健知识、倡导健康生活方式、弘扬口腔医学文化为理念，建设了口腔健康教育展区、护齿用品大世界、口腔医学博物馆和口腔流动健康教育基地四个功能分区，通过展板、科普图书、模型、实物、多媒体、专业讲解、亲身体验、互动游戏等多种形式，立体、形象、全方位向人们传递口腔生理、口腔疾病的成因、治疗及预防知识，寓教于乐，提升市民口腔保健素养。

为了提高口腔基地的知名度和利用率，口腔医院采取了一系列行之有效的措施。一方面利用电视、广播、报刊、网络等多种形式向公众进行宣传，提高口腔基地的知名度；一方面开展初诊患者参观基地免费挂号活动，激励、引导公众到基地学习、参观，提高基地的利用率。

青岛口腔医院积极开展拓展服务，走进中小学校为孩子们开展口腔健康普查；开展儿童窝沟封闭防龋公益活动；利用流动宣传车为社会福利院、农村提供口腔保健服务等，获得了良好的社会美誉度。

青岛口腔医院以口腔基地为依托，大力培训、支持乡镇卫生院开展口腔诊治工作，大大提高了乡镇卫生院口腔诊治能力，打造了一支口腔专业队伍，带动了整个青岛市口腔保健服务能力的提升，推动了行业发展。

口腔基地的运营方式也是一个很大的亮点。日常管理由专门科室负责，人员安排灵活机动，保证了基地的顺利运营。值得赞许的是，青岛口腔医院将企业管理的理念引入到口腔基地日常管理中，一方面，大胆管理，不避嫌，积极与企业合作，实现口腔基地与企业双赢的良好局面；另一方面，设立了"护齿大世界"功能区，不仅为市民选择优质口腔保健用品提供了方便，卖口腔保健品所产生利润直接用于支持基地运营，建立了基地自主造血机制，为基地的良性运作提供了经费保障。

基地建设是开展公众健康教育活动的重要途径，是健康教育形式与载体的创新。青岛口腔健康教育基地的成功实践不仅为医院赢得了社会声誉，还以此为契机，推动了全市口腔保健事业的发展。青岛口腔医院"抓住机遇、成就大事"的胆识和气魄以及基地在设计、运营、管理上的思路与模式为全国同行们提供了借鉴。

福建省永安市青少年健康教育基地

关键词：健康教育基地；学生社会实践中心；面积 206 亩；5 大功能分区；9 大展馆；同时容纳 1100 人学习；场景模拟；6 年；10 万人次学习

健康教育是学校教育不可缺少的重要部分，与德、智、体三方面都有着极为密切的关系。通过健康教育，使青少年懂得科学的卫生保健知识，养成良好的卫生习惯，形成乐于遵守和维护公共卫生的道德品质。针对永安市中小学校健康教育普遍存在师资力量缺乏、无统一的健康教育教学大纲与教材、主课负担过重健教课时得不到保证、学校健康教育流于形式等问题。2009 年，永安市借助学生社会实践中心这一平台，创建全市青少年健康教育基地，对进入基地实践的学生开展有目的、有计划、有组织的健康教育活动，作为学校健康教育课不足的重要补充。

一、基本情况

永安市学生社会实践中心（青少年健康教育基地）是市教育部门与社会力量联合创办的中小学生社会实践基地。市教育部门明文规定：永安市辖区内小学三年级至高中二年级的中小学生每学年必须到社会实践中心进行为期一周的社会实践活动。

学生社会实践中心占地面积 206 亩，建有生活区、教学区、活动区、劳动技能区、户外拓展区以及寓教于乐的重走红军路、百米障碍军事训练场、模拟交通岛、勇敢者之路等活动场所，各类展馆、功能室一应俱全，各项相关配套设施完善。

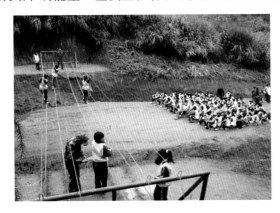
户外拓展区

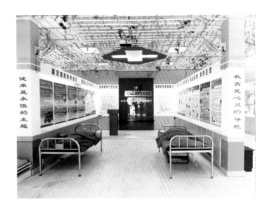
展馆区

在学生社会实践中心创建健康教育基地正是基于政策保障、设施完备、师资稳定等基础条件。遵循政府主导，多部门合作，专业机构支持，全社会共同参与的健康教育工作机制，联合各职能部门在基地共建各类展馆，建设健康教育与健康促进主题中心展馆、禁毒教育展馆、道路交通安全教育展馆、防震减灾教育展馆、气象教育展馆、环保教育展馆、中草药科普教育展馆以及待建的国防教育展馆和法制教育与廉政文化教育展馆等，极大地丰富了学生健康教育与社会实践的内容。现有规模可一次性容纳1100人社会实践、健康教育、学习、训练和生活。该中心聘有6名老师和教官，经疾控中心培训后分别承担艾滋病、传染病防治、慢性病、青春期卫生、急救知识与技能、心理健康等课程的教育。

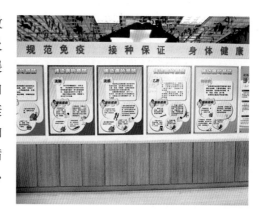

免疫接种展厅

二、主要做法

（一）成立领导小组

成员由市教育局、市卫生局、市疾控中心、学生社会实践中心等单位组成，负责制订实践中心的年度健康教育计划，落实各项工作制度和工作措施。领导小组每年召开两次办公会，研究实践中心的工作安排。

（二）开设健康教育主题展厅

在实践中心的中心位置开辟了面积近200平方米的健康教育与健康促进主题中心展厅，设置了10大类内容可方便替换的健康教育宣传展板区域：健康素养、健康四大基石、生理健康、心理健康、饮食安全、精神卫生、急救知识、艾滋病防治、学校传染病防治、慢性病防控、紧急救护知识等；建立了健康自助检测站，提供身高、体重、腰围、血压、血糖等多种项目的自测体验；设置急救人体模型、心肺复苏急救、人体生理解剖模型与人体器官模型、食物模型、膳食宝塔模型等。

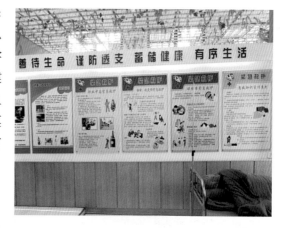

急救示范区

（三）培训健康教育教师骨干

疾控中心对实践中心的教师和教官开展健康教育知识培训，着重提高教师对健康教育的科学认识及业务水平，交流青少年健康教育与健康促进工作经验，探讨如何把健康的行为方式渗透到课堂教学，大力开展健康教育教学能力建设，为基地健康教育奠定了基础。

（四）编写课程教案

借助福建省、三明市疾控技术力量及提供的参考资料，结合已开发的青少年健康教育的校本课程，根据不同层次和年龄的学生，编写了三年级至高二9个年级的健康知识参考教案。

1. 针对小学三、四年级学生的生理、心理特点

（1）掌握必要的学习方法，激发学习兴趣，初步具有独立自主的学习能力。

（2）通过举办晚会，汇报演出等活动，使学生萌发集体荣誉感意识，提高学生的社会适应和

自控能力，掌握一定的社会行为规范。

（3）通过观看健康教育专题片及班会等活动，培养学生良好的个人卫生及参与家务劳动的习惯，改变不良行为习惯，全面学习作为普通人应该掌握的教养和习惯。

（4）学习人体构造，观看人体模型，端正坐姿行姿，预防脊柱异常弯曲，强调饮食营养卫生，预防食物中毒，加强交通安全，用火用电安全，预防煤气中毒及溺水，提高学生自我保护意识。

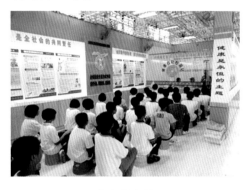

健康教育课

2. 针对小学五、六年级学生的生理、心理特点

（1）组织知识竞赛、有奖征文、写字、手抄报等活动培养竞争意识，增进记忆品质，培养学生勤于思考，不甘落后的精神及集体荣誉感和归属感，并掌握一定的社会行为规范。

（2）通过定期发放《健康知识问卷》，初步学会分析自我、设计自我、发展自我，促进自我意识发展，使其心理变化与生理变化相适应。

（3）开展漫画展、健康诵读竞赛等活动引导学生树立学习苦乐观，求知欲望和勤奋学习的精神，强调劳逸结合的同时引导学生正确使用电脑等电子产品，预防"电脑病"，杜绝网络成瘾，注意用眼卫生，预防近视。

（4）学习青春期卫生及生理心理特点，树立正确的性别观念。

3. 针对初中学生的生理、心理特点

（1）通过健康知识测试等活动增强学习技能，鼓励参与社会实践活动，培养正确的竞争意识，提高做事情的坚持性，建立进取的人生态度。

（2）学习营养卫生，膳食平衡，加强体育锻炼，组织开展体能训练，预防肥胖，保持健康体重，塑造强健体魄。

（3）强调远离毒品、烟草、邪教，拒绝赌博，培养积极向上的兴趣爱好，促进身心健康。

（4）学习急救知识和技能，预防运动性损伤等意外伤害。

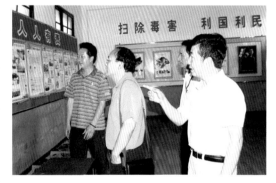

禁毒展馆

4. 针对高中学生的生理、心理特点

（1）确立学习目标，掌握正确的学习方法和如何有效地利用学习时间；开展丰富多彩的体验活动，获取"一分辛勤一分收获"的愉悦感。

（2）学习身高、体重、腰围、血压、血糖等多种项目的自测体验知识，关注自身及家人的健康。

（3）加强艾滋病、乙肝、结核病等学校传染病和慢性病、地方病防控知识培训，组织开展紧急救护知识和心肺复苏等多项急救技能的培训。

（五）开展多种形式的健康教育系列活动

通过班会、广播、专题讲座等形式，对参加实践的青少年学生进行健康素养、生理健康、心理

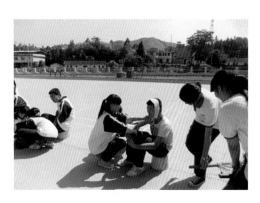 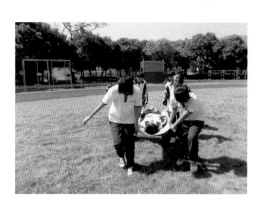

急救技能练习　　　　　　　　　　　　急救技能练习

健康、饮食安全、精神卫生、急救知识、艾滋病防治、学校传染病防治、慢性病防控健康教育与健康促进等健康知识的教育；根据《中小学健康教育基本要求》，以"卫生主题宣传日"为切入点，开展健康教育主题活动、知识竞赛、有奖征文；组织学生观看健康教育专题片；开展"我阳光 我健康 我快乐"为主题的写字、手抄报，漫画展、健康诵读竞赛等活动；开展"六个一"健康宣传活动，即：读一本健康书籍、听一场健康教育报告或办一场"健康教育专题晚会"、观看一场健康教育专题片、出一期健康教育墙报宣传栏、"拒吸第一

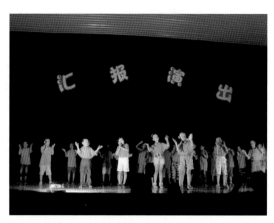

学生汇报演出

支烟，做不吸烟的新一代"为主题进行签名活动、写一篇健康教育的观后感或心得体会文章；利用社会实践中心网站，开辟健康教育专栏，定期在师生、家长平台上刊出专题内容；定期发放《健康知识问卷》，广泛普及健康知识和健康行为，提高健康知识知晓率和健康行为形成率。

（六）建立心理健康咨询室

心理健康咨询室定期开放，一般每周不少于5小时，并配备1~2名兼职心理健康咨询教师。主动与各班班主任沟通交流以了解各班学生的心理状况，对少数有心理行为问题和心理障碍的学生，给予单独心理咨询和辅导，使他们尽快摆脱障碍，调节自我，形成健康的心理品质，促进学生人格的健全发展。同时开展针对不同年龄的心理健康教育探索和活动，提高全体学生的身体和心理素质，充分开发他们的潜能，使学生不断正确认识自我，增强调控自我，承受挫折，适应环境的能力，培养学生健全的人格和良好的心理品质。

三、工作成效

5年多来，健康教育基地紧紧围绕中小学生健康教育的总体目标和主要任务，紧抓"亮点、力点、切入点"，通过专题课、健康讲座、培训、班会、竞赛等各类活动方式，面向参加实践活动的青少年学生开展形式多样的健康教育活动，引导学生养成良好的健康意识和生活习惯，成为学校学生健康教育工作的重要补充。

健康教育基地成立以来，共接待10万人次来自永安市各中小学校及三明地区部分县（市、区）的学生参加基地组织的各种健康教育活动。对参加实践活动的部分学生进行《健康知识调查问卷》调查，参加健康教育基地活动青少年健康知识知晓率从参加活动前的 45% 提高到 85.2%，健康行为形成率从参加健康教育前的 35% 提高到 75.3%。

四、实践体会

（一）以创新带动普及，提高青少年健康教育工作水平

中小学生健康教育是一项系统工程，健康教育工作任重而道远，需要社会、学校、家庭联合起来，相互配合，齐抓共管，常抓不懈，以创新带动普及，多形式推进带动广大师生健康教育活动。

（二）体验式的健康教育活动与健康教育课互补

在基地实践工作中，健康教育课与课外各种健康教育活动缺一不可，互相促进，互为补充，可提高青少年健康教育的有效性。

（三）通过家校联合，将青少年健康教育引向深入

充分发挥青少年"小手拉大手"作用，积极带动家长、社区居民广泛参与到活动中来，引导广大群众建立科学健康的生活方式，提高全民健康水平。

（永安市疾病预防控制中心/福建省疾病预防控制中心

彭元槐　范光　陈燕霞　陈锦辉　供稿）

 专家点评

福建省永安市青少年健康教育基地依托永安市学生社会实践中心建立，成为该中心的组成部分。在市政府的支持下，各专业机构和各职能部门有效合作，综合考虑青少年的兴趣和爱好，以及青少年的生理和心理发育特点，建设了以健康知识为核心的健康教育主题展厅，设有禁毒教育、道路交通安全、环境保护教育、中草药科普等多个展馆，将健康教育相关内容与户外拓展、劳动技能培养、百米障碍军事训练等活动穿插进行，在磨炼意志品质、强健身体的同时，集中学习健康知识，倡导健康行为，成为一个非常具有特色的青少年健康教育基地。

健康教育基地乃至学生社会实践中心的建立，体现了永安市政府对青少年身心健康发展的高度关注和承诺；市教育部门出台政策文件，规定永安市辖区内小学三年级至高中二年级的学生每学年必须到基地进行一周的培训。该政策一方面使精心打造的学生社会实践中心（青少年健康教育基地）充分发挥其作用；另一方面，也为全市学生提供了较为系统学习健康教育知识、促进身心健康的机会。基地内部各类学习、实践场所和设施的配置，体现了多部门合作的特点；健康教育集中培训、健康教育主题展厅以及其他健康教育相关内容的展厅，针对不同年级学生的心理和生理特点，分别组织不同类型的活动和授课内容，由浅及深，讲授不同发育阶段的生理知识和相对应的疾病预防知识，寓教于乐，使学生在不同学年的集中授课中能学到不同的知识。

永安市健康教育基地目前已经运转 6 年，已经对 10 万名本市学生进行了培训，取得了良好效果，成为当地学校健康教育工作的重要补充。

第四部分

跨部门行动和社会动员

跨部门合作促进妇女儿童健康的国家机制

关键词：1990 年成立；妇女儿童发展与保护；议事协调机构；35 家成员单位；妇女儿童发展纲要制定；推动妇女儿童权益保护立法；关注妇女儿童健康

一、国务院及各级地方政府妇女儿童工作委员会的组成及其职能

1990 年，国务院成立妇女儿童工作委员会（简称国务院妇儿工委），作为国务院负责妇女儿童工作的议事协调机构，履行组织、协调、指导、督促的职能，推动成员单位和有关部门共同促进包括健康在内的妇女儿童发展，保障妇女儿童合法权益。国务院妇儿工委委员由政府相关部门领导担任，主任由国务院领导担任。

20 年来，国务院妇儿工委成员单位从成立初的 19 个增至目前的 35 个，包括中宣部等 29 个部门和全国总工会等 6 个群团组织，35 个成员单位在促进妇女儿童发展方面担负着具体明确的职责。

国务院妇儿工委下设办公室负责日常工作，办公室机构单设、编制单列、经费单拨。全国 31 个省（区、市）县级以上人民政府均成立妇女儿童工作委员会并设立办公室，形成纵向贯通、横向联动、协同配合的促进妇女儿童健康的组织体系。

二、制定实施中国妇女、儿童发展纲要，确定并促进实现妇女儿童健康目标

通过制定并实施中国妇女、儿童发展纲要推动妇女儿童事业发展，是中国妇女儿童工作的鲜明特色和重要经验。国务院妇儿工委自成立以来，协助国务院制定并实施了 3 个周期的中国妇女、儿童发展纲要，目前正在实施的为《中国妇女发展纲要（2011—2020 年）》和《中国儿童发展纲要（2011—2020 年）》（简称"两纲"）。

两纲确定了妇女儿童与健康、妇女儿童与教育、妇女与经济、妇女参与决策和管理、妇女儿童与福利和社会保障、妇女儿童与环境、妇女儿童与法律保护等妇女儿童发展各个领域的目标任务，制定目标责任分解书将目标任务分解到妇儿工委各成员单位和相关部门，并通过年度监测、中期评估和终期评估对两纲实施和目标任务落实情况进行监测和评估，发现问题、分析原因、制定对策，确保包括妇女儿童健康领域在内的两纲目标任务如期实现。

将妇女儿童发展目标任务纳入国民经济和社会发展总体规划促进妇女儿童健康目标实现。第十、第十一、第十二个国民经济和社会发展五年规划都将妇女儿童发展目标纳入其中，内容不断丰富，目标更加明确，措施更加有效，推动妇女儿童与经济社会同步协调发展。十二五规划纲要专门设立了"促进妇女全面发展""保障儿童优先发展"专节，要求坚持男女平等基本国策和儿

童优先原则，实施妇女儿童发展纲要，促进妇女儿童发展，保障妇女儿童权利。协调推动将妇女儿童发展重点难点目标任务纳入部门专项规划，确保妇女儿童健康领域的具体目标任务得以落实。

全国31个省（区、市）分别制定了省、市、县三级政府妇女儿童发展规划，形成了全国自上而下促进妇女儿童发展的规划体系，将妇女儿童发展主要目标任务纳入本地区国民经济社会发展总体规划、部门专项规划和政府民生工程，建立目标管理责任制和监测评估机制，推动逐级落实妇女儿童健康发展目标任务。

三、建立健全政府主导、多部门合作、全社会共同参与的合力推进妇女儿童健康发展的工作机制

国务院妇儿工委成立以来，共召开了5次全国妇女儿童工作会议，对妇女儿童工作进行专题部署。每年召开全体委员会议，总结工作，研究问题，提出对策，部署工作。国务院妇儿工委各成员单位及其办公室积极发挥议事协调作用，开展多部门合作，统筹部门资源，联手促进妇女儿童健康事业发展。加强统计监测和评估督导，通过重大事项督办督查等手段推动成员单位积极履行职责；对于一些妇女儿童发展中的重点难点问题、社会关注度高、影响大的热点焦点问题，特别是国务院领导做出重要批示的重大问题，及时进行部门通报、信息沟通、专题研究，共同商讨对策，制定解决问题的策略。各成员单位按照各自职责分工，将妇女儿童发展纳入本部门重点工作，统筹安排，狠抓落实，做到既分工明确，又相互配合，形成工作合力。

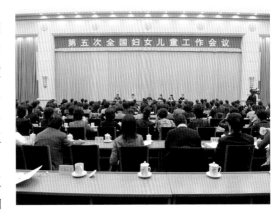

温家宝总理出席会议并作重要讲话

地方县以上各级政府及妇儿工委将妇女儿童工作纳入重要议事日程，加大政策和资金投入，将妇女儿童工作纳入政府领导责任分工、纳入政府常务会议专题研究、纳入政府工作报告、纳入政府为民办实事项目、纳入政府财政预算、纳入目标管理和考核体系，努力做到领导责任到位、投入保障到位、督查落实到位。

四、推进制定实施促进妇女儿童健康发展的法规政策

国务院妇儿工委自成立以来，推动多部门合作，制定修订多部促进妇女儿童健康发展的法规政策，如妇女权益保障法、未成年人保护法、母婴保健法及其实施办法、食品安全法、传染病防治法、艾滋病防治条例、疫苗流通与预防接种条例、校车安全管理条例等。

与相关部门密切配合，在深入调查研究、认真总结经验基础上，起草了《中华人民共和国反家庭暴力法（草案送审稿）》，经国务院审议、征求意见、报全国人大审议修改等程序后，《反家庭暴力法》已于2015年12月27日经全国人大常委会审议通过，将于2016年3月1日起实施。针对虐待儿童罪应扩大犯罪主体适用范围、取消嫖宿幼女罪、收买被拐卖妇女儿童一律入罪等问题，联合有关单位向全国人大内司委提出意见建议，在刑法修正案（九）当中得到采纳。

配合全国人大开展《妇女权益保障法》和《未成年人保护法》执法检查，会同相关成员单位和有关部门对执法检查报告中所提建议和审议意见进行研究，提出具体意见和工作措施，并予以落实。

推动相关部门出台司法解释，切实保障妇女儿童权利。召开多部门参与的妇女儿童保护工作座谈会，推动相关部门出台《关于依法惩治性侵害未成年人犯罪的意见》《关于依法处理监护人侵害未成年人权益行为若干问题的意见》《关于依法办理家庭暴力犯罪案件的意见》等。

五、跨部门合作推动妇女儿童健康发展的实践

作为国务院负责妇女儿童工作的议事协调机构，国务院妇儿工委通过试点探索、高层倡导、组织协调等方式，推动跨部门合作，推动纳入国家政策和部门职能，形成了合力解决妇女儿童发展重难点问题的工作模式。

项目一　降消项目

为全面履行中国政府对国际社会的承诺，落实中国妇女儿童发展纲要及联合国千年发展目标，自2000年起，原卫生部（现国家卫生计生委）、国务院妇女儿童工作委员会与财政部共同组织实施了降低孕产妇死亡率和消除新生儿破伤风项目（以下简称"降消"项目）。

（一）主要内容

1. 通过加强产科管理，规范妇幼保健服务，对提供产科服务的机构和人员进行严格审批，查处不具备接生资格的机构和人员，取缔非法接生。

2. 加强县、乡级产科制度的建立与规范管理，开展产科疑难病例会诊和孕产妇死亡评审。

3. 加大对县级助产人员、产科人员的技术培训力度。

4. 建立和完善孕产妇急救"绿色通道"和危急症抢救中心。村级负责高危筛查、转送高危孕产妇，乡（镇）卫生院严格执行高危孕产妇转诊，县级孕产妇抢救中心负责危重孕产妇和新生儿急救，形成上下畅通的孕产妇急救"绿色通道"，努力消除造成孕产妇和婴幼儿死亡的转诊急救延误。

5. 实施贫困孕产妇住院分娩救助政策。将"降消"项目与新型农村合作医疗结合，将对贫困孕产妇的救助纳入新型农村合作医疗，规定开展项目的地区"孕产妇住院分娩要先执行项目规定的定额补助政策，再由合作医疗基金按有关规定给予补偿"，实现贫困地区孕产妇救助与新型农村合作医疗的衔接。

6. 实行驻县专家蹲点。选派副高职称以上、有临床和教学经验的省级专家监督和指导蹲点地区的项目实施，培训当地的乡村医生和妇幼保健人员。

7. 推行"以妇女为核心，家庭为最佳场所"的健康教育模式。对孕产妇进行孕产期保健、安全分娩的宣传教育，并把健康教育同动员孕产妇住院分娩有机结合等多部门合作的工作手段，提高中西部和农村地区妇幼卫生服务能力，降低孕产妇死亡率和新生儿破伤风发病率。

（二）成效

"降消"项目的实施对逐步缩小孕产妇和新生儿死亡率的地区差距，提高卫生服务的公平性、

可及性，保障农村妇女儿童的生命安全和健康起到了重要作用。

1. 经过 11 年的努力，"降消"项目扩展到中西部的 22 个省（区、市）和新疆生产建设兵团的 2297 个县，覆盖人口 8.3 亿，中央财政累计投入 21.3 亿元。

2. 项目地区妇幼卫生相关指标出现了"一提高三下降"的良好局面。

（1）住院分娩率明显提高。2010 年"降消"项目县住院分娩率达到 97.1%，高危产妇住院分娩率达 99.3%，较 2001 年分别提高了 65.1%、9.97%。

（2）孕产妇死亡率快速下降。2010 年项目县孕产妇死亡率由 2001 年的 76/10 万下降到 30.2/10 万。

（3）新生儿死亡率快速下降。2010 年项目县新生儿死亡率下降到 4.9‰，比 2001 年下降了 68%。

（4）新生儿破伤风发病率快速下降。2010 年项目县新生儿破伤风发病率降低到 0.02‰，新生儿破伤风发病率以省为单位均实现低于 1‰目标。

在各方面的大力推动下，农村孕产妇住院分娩补助已经成为国家妇幼卫生重大项目，大大提高了农村孕产妇的住院分娩率，2014 年，农村孕产妇住院分娩率已经达到 99.4%，孕产妇死亡率已下降到 21.7/10 万，婴儿和 5 岁以下儿童死亡率下降到 8.9‰和 11‰，提前实现联合国千年发展目标。城乡之间、区域之间的差距进一步缩小。

项目二　农村妇女　"两癌"　检查项目

乳腺癌、宫颈癌是威胁妇女健康和生命的两大"杀手"。据统计，我国宫颈癌和乳腺癌患病率分别为 13.3/10 万和 10.7/10 万，每年约 6.7 万妇女死于"两癌"。由于经济状况相对较差，医疗条件相对落后，我国农村特别是贫困农村地区是"两癌"等妇科疾病高发区。

（一）主要内容

为了实现"两癌"早发现、早治疗，2009 年，在全国妇联和原卫生部（现国家卫生计生委）共同推动下，实施农村妇女"两癌"检查项目，提出通过 2009—2011 年 3 年试点，对 31 个省（区、市）221 个县（市、区）的 1000 万农村妇女进行宫颈癌检查，对 200 个县（市、区）的 120 万农村妇女进行乳腺癌检查，探索建立以政府为主导、多部门协作、区域医疗资源整合、全社会参与的妇女"两癌"协作机制和防治模式，逐步形成定期为农村妇女进行"两癌"检查的制度化、规范化、长效化的工作机制。

（二）成效

1. 直接成效

截至 2011 年，共对 1169 万和 146 万名农村妇女进行了免费宫颈癌和乳腺癌检查。项目地区共检出宫颈癌及癌前病变等阳性病例 16 313 例，检出率为 141.56/10 万，早诊率达 91.7%；确诊乳腺癌病例 631 例，检出率为 48/10 万，早诊率达 69.72%，试点项目成效显著。

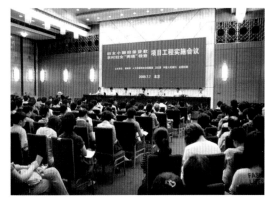

2009 年农村妇女"两癌"检查项目实施

会议在北京召开

2. 拓展成效

（1）进一步扩大农村妇女受益覆盖面。开展了 2012—2015 年第二个三年周期农村妇女"两癌"免费检查项目。新一周期将项目县扩展至1140 个县（区），目标是为 5000 万名农村妇女提供免费宫颈癌检查和为 600 万名农村妇女提供免费乳腺癌检查，检查对象年龄范围由第一周期的35 ~ 59 岁扩大至 35 ~ 64 岁。

截至 2015 年底，项目已累计为 5000 多万名农村妇女进行了宫颈癌免费检查，为 700 多万名农村妇女进行了乳腺癌免费检查。开展贫困母亲"两癌"专项救助活动。2011 年，全国妇联在财政部中央彩票公益金的支持下设立"贫困母亲'两癌'救助专项基金"。截至 2015 年底，累计救助 41 693 名贫困患病妇女。

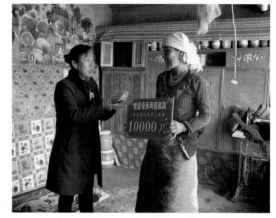

为农村贫困患病妇女发放"贫困母亲两癌救助金"

（2）将"两癌"检查项目纳入国家政策。农村妇女"两癌"检查项目纳入了国民经济和社会发展总体规划，纳入了国家新医改方案，纳入了国家重大公共卫生服务项目。

项目三　预防和控制儿童伤害

伤害是我国 1 ~ 17 岁儿童第一位致死原因，包括溺水、道路交通伤害、跌落、烧烫伤、中毒和窒息等。伤害不仅给儿童本人造成了不可弥补的身体和心理创伤，还给受伤儿童家庭和社会造成了难以估算的心理伤害、经济损失和社会负担。

联合国千年发展目标、2030 年可持续发展议程都将预防儿童可避免的死亡作为促进社会发展的重要目标。《中国儿童发展纲要（2011—2020 年）》也明确提出要"减少儿童伤害所致死亡和残疾。18 岁以下儿童伤害死亡率以 2010 年为基数下降 1/6"的目标，并制定了具体的策略措施。

1. 2006 年，推动教育部出台《中小学幼儿园安全管理办法》，明确了教育、公安、司法、建设、交通、卫生、工商、质监等 10 个部门的职责。教育部连续 20 年联合公安部等部门举办全国中小学生安全教育日活动，开展交通安全、溺水等专项宣传教育。

2. 2012 年，推动国务院颁布《校车安全管理条例》，规范校车管理，保障乘坐校车学生的人身安全。

3. 2005 年，推动国家卫生计生委协调中国疾病预防控制中心建立了以医院门急诊为基础的全国伤害监测系统，开发预防儿童伤害的技术和工作指南指导儿童伤害预防工作。

4. 2013 年，推动国家质检总局持续开展儿童用品质量提升工作，推动产品伤害监测，推进儿童用品标准化和强制认证。

5. 持续开展儿童安全主题教育活动。国务院妇儿工委办公室联合卫生、教育、公安、质检等部门，举办儿童安全高层论坛，持续开展儿童安全主题教育活动，编制预防和控制儿童伤害宣传资料，开展儿童伤害基线调查、能力培训和试点项目，全方位开展协调推动工作，为预防和控制儿童伤害搭建工作平台，促进政策开发、社会动员和方法创新。

6. 持续开展儿童伤害干预。从 2003 年起，国务院妇儿工委办公室和联合国儿童基金会合作开展预防和控制儿童伤害项目，在北京市和江西省开展预防和控制儿童伤害的干预工作。

2011 年以来，在北京市、江西省和江苏省进一步推广预防和控制儿童伤害项目。北京市探索建立了"安全学校、安全幼儿园、安全社区和安全家庭"四个安全的工作模式，实现学校、幼儿园、社区和家庭干预策略的有效衔接和整合。江苏省宜兴市着力创建儿童"安全家庭—安全社区—安全上学路—安全学校"的安全干预模式。江西省要求各级妇儿工委办切实摸索有本地特色的儿童伤害干预模式，全省各地陆续探索了一批市本级、县区本级的儿童伤害干预示范点。特别是针对江西湖泊、江河多的特点，江西省疾控中心在全省 262 个居委会、村委会、自然村及学校中进行了儿童溺水干预推广项目。

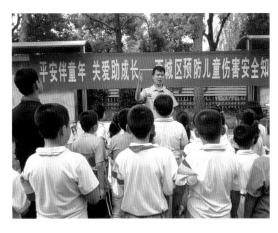

举办预防儿童伤害安全知识宣讲

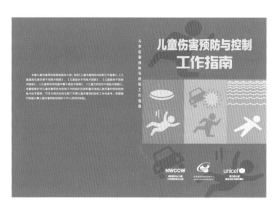

2015 年，开发《儿童伤害预防与控制工作指南》

7. 开发传播材料和工作指南。在总结项目地区成功经验的基础上，国务院妇儿工委办公室编制《预防和控制儿童伤害电子资源包》和《预防与控制儿童伤害工作指南》等资料，召开了预防和控制儿童伤害项目交流暨培训会、全国预防和控制儿童伤害工作推进会等会议，将预防和控制儿童伤害项目工作经验向全国推广。

项目四　反对拐卖妇女儿童工作

拐卖妇女儿童犯罪是严重侵犯妇女儿童人身权利，对被拐卖妇女儿童身心健康造成巨大伤害，严重影响和谐稳定的社会问题。

（一）起源

2001 年，湄公河次区域跨国拐卖妇女儿童形势严峻，多边、双边拐卖人口问题相互交织，国内拐卖妇女儿童的现象也屡禁不止，中国政府与多个联合国机构都开展了打击拐卖妇女儿童的项目合作。

为了加强联合国机构间和国内各部门之间的沟通和协调，整合力量共同做好打击拐卖妇女儿童工作，联合国设立"联合国机构间湄公河次区域打击拐卖人口项目"，该项目由多个联合国机构、政府、非政府组织等共同参与，参与国包括柬埔寨、中国、老挝、缅甸、泰国和越南 6 个国家，各国都设有办公室，中国的总协调工作由国务院妇儿工委办公室负责。

（二）发展

国务院妇儿工委办公室牵头实施"联合国机构间湄公河次区域打击拐卖人口项目"以来，通过推进项目合作六国间的合作，协调联合国各机构和国内相关部门，共同开展打拐工作的倡导和干预活动，为合作各方搭建平台，共享信息，共商反拐策略，有效推动了打击拐卖妇女儿童工作的进程。

2004 年召开了第一次湄公河次区域六国部长磋商会，在此会议上，六国签署了《湄公河次区域反对拐卖人口区域合作谅解备忘录》，成为全球在反拐领域第一个政府层面的区域合作文件，包括政策与合作、预防措施、法律框架、执法、审判、保护、康复、监督和执行机制等领域的 34 项具体承诺和条款。

2007 年在北京召开的"湄公河次区域第二次部长级磋商会"上，六国部长签署了《反拐联合宣言》，通过了《湄公河次区域反拐行动计划》，各国也分别制定了本国的反拐行动计划。

（三）出台国家反拐行动计划

2007 年 12 月，国务院制定发布了《中国反对拐卖妇女儿童行动计划（2008—2012 年)》，这是中国首个国家反拐行动计划。为落实国家反拐行动计划，成立国务院反对拐卖妇女儿童行动工作部际联席会议，由公安部、中宣部、中央综治办等 26 个部门和单位组成，公安部为牵头单位。2013 年 3 月国务院发布了《中国反对拐卖人口行动计划（2013—2020 年)》。

（四）反拐计划的实施

中国反拐行动计划实施以来，通过召开国务院反拐部际联席会议、布置开展全国打拐专项行动、建立全国打拐 DNA 数据库进行信息比对、拐卖儿童案件实行"一长三包制"（"一长"就是县市区公安机关主要领导或主管领导担任专案组长，"三包"就是专案组长要对案件侦办、查找解救被拐卖儿童、安抚被害人家庭等工作全程负责），在全国实行儿童失踪快速查找机制，开展来历不明儿童集中摸排行动，借助微博等新兴媒体和主流媒体，采取网上与网下、平面与视频等多种形式，立体推进打拐宣传工作增强群众的防拐反拐意识等手段，打击拐卖犯罪，解救被拐卖妇女儿童，建立集预防、打击、解救、康复为一体的反拐工作机制。

（五）成效

以 2015 年为例，公安机关彻底摧毁 6 个跨省贩卖婴儿犯罪团伙，抓获犯罪嫌疑人 171 名，解救被拐卖婴儿 64 名，成功找回多年前失踪被拐儿童 400 余名。

（国务院妇女儿童工作委员会办公室　供稿）

 专家点评

妇女儿童健康发展是国际社会共同关注的焦点，我国政府一直高度关注妇女儿童健康，将妇女儿童发展目标纳入到国民经济和社会发展总体规划。该案例站在国家层面，介绍了我国在跨部门合作促进妇女儿童健康工作中的典型做法，并以在多部门合作框架下开展的针对重点领域和重点问题的项目实施为例，展示了工作特点及所取得的成绩。

机构和机制的建立完善是推进工作的前提和保障。国务院成立了妇女儿童工作委员会，作为国家层面的妇女儿童工作的议事协调机构，建立和完善了推动妇女儿童工作的国家机制。在 20 余年的发展中，该工作委员会成员单位发展到 35 个，委员会办公室机构单设，有人员编制，有经费保障，形成纵向贯通、横向联动、协同配合的促进妇女儿童健康的组织体系；各成员单位按照各自职能，分工明确，相互配合，形成了政府主导、多部门合作、全社会共同参与的工作机制。

二是制定并实施了《中国妇女发展纲要》《中国儿童发展纲要》（两纲），明确了妇女儿童发展各领域目标任务，分解落实。在全国形成自上而下的促进妇女儿童发展的规划体系，推动妇女儿童事业发展。

三是推进法规政策的制定和实施。国务院妇女儿童工作委员会推动部门合作，制定修订多部促进妇女儿童健康发展的法规政策，使我国的妇女儿童健康发展工作有政策支持和法律保障。

针对影响我国妇女儿童健康和安全的一些重点工作领域，实施降低孕产妇死亡率和消除新生儿破伤风项目（"降消"项目）、农村妇女"两癌"检查项目、预防控制儿童伤害以及反对拐卖妇女儿童工作等项目，充分体现了政府主导、多部门合作、全社会参与、资源整合的工作思路。

"心系"家庭健康教育系列活动

关键词：1994 年启动；家庭健康教育；女性全生命周期；7 大主题；50 个项目；18 699 万户；1 个理念；5 句箴言；8 节必修课

心系系列活动组委会项目办公室（简称"心系"）由全国妇联牵头，全国总工会、共青团中央、教育部、民政部、国家卫生和计划生育委员会等 17 家单位联合主办，以家庭健康教育为主要活动内容。自 1994 年以来，"心系"系列活动已经形成了针对新婚夫妇、孕产妇、儿童、女性及老年人等特定人群，涵盖全生命周期的 7 大主题系列活动，包括 50 个家庭教育项目，线上线下活动惠及 18 699 万户家庭，成为全国知名的家庭教育服务品牌。本文从"心系"系列活动中精选了"家庭药箱"、"玫瑰课堂"和"种子工程" 3 个案例，力求窥一斑而知全豹，展示"心系"系列活动的做法、特点和经验。

一、规划背景

健康的影响因素既包括先天遗传因素，也包括后天养护因素。许多家庭缺乏科学的保健和养生知识，有的不重视保健，有的盲目养生。据 2013 年老年人医药保健品消费数据显示，50 岁以上人群在保健方面的消费比例高达 55%。政府机构和社会公益组织有责任通过科学权威的家庭健康宣教活动，指导人们了解和掌握正确的保健养生知识，提高公众的健康素养和健康水平。

（一）家庭用药存在很多健康隐患

新的医疗制度改革促使日常保健和用药被更多的家庭重视，但是人们对如何储存、管理、使用药品则存在很多盲区和误区，由此造成的用药安全问题时有发生。全面引入家庭药箱理念，推广家庭科学用药已刻不容缓。

（二）女孩青春期教育已经成为一个严重的家庭和社会问题

2010 年，"心系"组委会对北京、上海、重庆等 10 个城市 4030 名青春期女孩进行了调查，结果表明，"身心健康"被列为最受关注的问题；针对青春期女孩及家长的专项教育活动缺乏专业指导，缺乏科学的教育方法和喜闻乐见的表现形式。

（三）我国是新生儿出生缺陷高发国家

2005 年 9 月，"第二届发展中国家出生缺陷与残疾国际大会"公布的数据显示，全世界每年大约有 500 万出生缺陷婴儿诞生，其中 85% 在发展中国家，出生缺陷已逐渐成为发展中国家婴儿和儿童死亡的主要原因。我国是出生缺陷高发国家之一，出生缺陷儿数量约占全世界的 20%。而且近年来，我国缺陷儿出生率有升高趋势。

二、项目目标

（一）总目标

积极围绕《中国妇女发展纲要》《中国儿童发展纲要》开展家庭健康教育活动，积极探索社会动员、社会资源整合的创新机制，充分发挥妇女在家庭中的主导地位，助力实现"中国梦健康家"的目标。

（二）具体目标

1. "家庭药箱进万家"项目

充分发挥女性在家庭中的主导作用，倡导通过妇女带动家庭关注健康；广泛动员、整合社会力量，传播家庭药箱的概念，普及家庭养生保健知识；营造社会舆论，有效推动中国家庭健康素养的全面提高。

2. "玫瑰课堂"项目

普及青春期健康知识，让女孩们学会自我保护，学习礼仪修养，区分真善美，培养她们积极的人生观、道德观、审美观；同时也让女孩父母们树立"母爱需要学习、父爱需要学习"的家庭教育理念和方法，推动家庭健康教育深入开展。

3. "种子工程"项目

按照《中华人民共和国母婴保健法》《中国儿童发展纲要（2011—2020）》和《全国家庭教育指导大纲》指导意见，按照孕前、孕期和产后三个阶段，向广大母婴家庭普及科学的孕育知识，帮助广大育龄家庭树立优生优育、自然分娩、母乳喂养、科学育儿等科学理念。

三、项目实施情况

项目一　心系女性——"家庭药箱进万家"

1. 建立项目领导机构

由"心系"组委会主办，全国妇联妇女发展部、全国总工会女职工部、国家中医药管理局共同支持，北京同仁堂集团协办。

2. 家庭药箱的构建

由 35 名医疗专家经两轮集体研讨后确定设计方案。药箱分 3 层 5 个功能区：第一层放置常备药品，内服药与外用药隔断分开；第二层放置体温计、止血包等家庭常用医用器具；第三层存放家庭医疗记录、体验报告、药品说明书等档案；顶盖翻开后可做辅助平台，便于临时放置棉签、瓶盖等物品。塑料材质轻便、防潮、坚固，白底

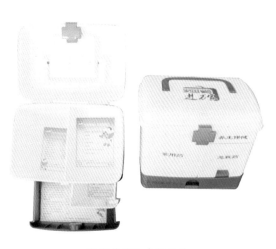

家庭药箱及内部设计

配以绿色标志象征着生命与健康。

3. 确定项目形象大使及志愿者

以"德艺双馨、与项目契合度高"为原则，邀请北京电视台《养生堂》等家庭生活类栏目主持人悦悦、高燕、秦天、亚明，著名演员茹萍、刘之冰等人担任项目的爱心大使。

志愿者由各街道工会组织的工作人员和社区居民组成。

4. 举办"家庭药箱进万家"项目启动会

2012年12月5日，在人民大会堂小礼堂隆重举行了项目启动仪式。主办单位和协办单位领导、专家代表、医疗机构及社区卫生服务站的代表，药店代表，基层单位代表，以及大学生志愿者、家庭代表800多人与会，50家媒体参加。"心系"组委会名誉顾问、第十届全国人大常委会副委员长、中国关心下一代工作委员会主任顾秀莲现场为嘉宾赠送了第一个家庭药箱。

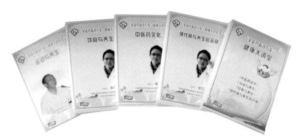
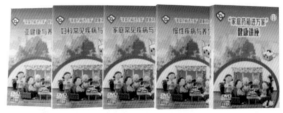

多个版本的教育光盘

5. 编印发放健康科普读物

（1）通过覆盖全国的妇联、工会等工作网络，有效发放5个版本的《家庭药箱进万家》《宝宝药箱》（家庭版和医务版）宣传手册共1210万册。

这些资料都由"心系"组委会专家委员会编写，通过百场课堂、百场社区活动发给厂矿企事业单位的职工及社区居民。

（2）发放《妇科常见病与养生》《家庭常见病与养生》《慢性疾病与养生》《亚健康与养生》《现代病与养生启示录》《饮食与养生》《运动与养生》《中医药文化》等8个版本的主题教育光盘6万张，主要发给各市各厂矿企事业单位。

（3）发放蒙、藏、维、哈、朝五种文字宣传画（折页）120万张，主要在老、少、边、穷地区发放。

（4）在北京、上海、天津、重庆等城市共发放大、中、小药箱模型20余万个，重点发给各社区推荐的困难家庭、五保家庭等特殊家庭。

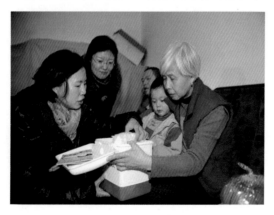

为留守儿童家庭发放药箱

6. 社区活动

（1）由"心系"组委会牵头，围绕家庭健康和养生主题，采取"健康节目汇演""专家咨询义诊""互动按摩""现场涂鸦秀"等多种形式，从2013年到2015年3年间共与各地街道办事处合作开展"家庭药箱进社区"活动230场，覆盖大中城市60个，受益人数超过5000万人次。

（2）由"心系"组委会牵头，围绕"亚健康""健康操""中医与养生"等主题，与基层社区合办"家庭药箱进万家"知识课堂240场。另外在南京、广州等地举办了 7 场市级宣传活动和中医药知识大讲堂活动。

（3）"心系"组委会组建新媒体传播平台，精心制作"宝宝药箱空中课堂"短信、彩信，共辐射 200 万户家庭。

7. 论坛研讨和项目观摩

（1）2013 年 8 月，"心系"组委会在哈尔滨组织了全国部分城市工会女职委领导座谈会及全国社区推广会，哈尔滨、武汉、南京、太原、长春、郑州、扬州等 7 个城市工会女职工部负责人和相关区县、街道负责人参会，目的是推广和复制社区活动的成功经验。

（2）2014 年 12 月和 2015 年 5 月，"心系"组委会先后组织了中医药文化北方论坛和南方论坛，邀请主办单位领导、所在城市妇联、工会、妇幼系统领导及专家代表 200 余人参加，以"中医药文化与家庭养生"为主题展开理论研讨。

8. 全国社区健康才艺大赛

2015—2016 年度在北京、太原、呼和浩特等 10 个重点城市、1000 个社区开展，才艺表演形式有歌舞、戏曲、器乐、诗歌朗诵等，每队人数不超过 20 人，时限 8 分钟，共分社区海选、街道赛、市级赛、全国总决赛四个阶段进行，目前第一阶段活动已经全面推开。

9. 线上线下媒体传播

（1）主流平面媒体：以国家级、健康养生、时尚类媒体为主，以项目地区主流媒体为补充，共 50 多家媒体，体现媒体的权威性、高度和深度，如《人民日报》《光明日报》《环球时报》等。

（2）电视媒体：选择主流电视台新闻和生活类频道合作，力求扩大覆盖率，如央视生活频道、中国教育电视台、北京电视台新闻频道、财经频道等。

（3）网络媒体：以综合门户网站的健康、养生、生活、时尚等频道为主，根据转载率随时调整媒体，扩大年轻人中的覆盖率，如新浪、搜狐、腾讯、网易、优酷等门户网站。

开拓手机报、微信"微课堂"、H5 等移动互联网新平台，体现信息传播的快捷性。传播活动及比赛视频，进行在线投票，提高活动的互动性和传播率。

开展 WIKI 问答，每月在"百度知识问答""知乎"等 5 个平台上发布家庭养生知识问答 25 组。为了提高传播率，每月对关键字进行优化。

项目二　心系女童——"玫瑰课堂"

1. 问题评估

2014 年 1 月起，"心系"组委会在北京、上海等重点城市 50 余所中、小学校，针对 10 ~ 13 岁青春期的女童和家庭进行家庭教育现状调查及座谈，发放调查问卷 5000 份。调查结果显示：

（1）93% 的家长没有对青春期女童进行深入教育；

（2）90% 的家长希望得到专业指导，向专家咨询相关的知识和技能；

（3）66.9% 的家长认为，青春期教育的最好方式是"课堂教育"；

（4）54.0% 的家长认为，"父母指导"在青春期教育中不可或缺；

（5）45.3% 的女童认为，青春期教育受益于"家庭教育"。

"心系"组委会还通过与女童家庭代表面对面交流、深入访谈、小组讨论等形式进行了调研、数据收集、整理及筹备工作，从而为有效开展青春期教育活动奠定了坚实基础。

2. 精心设置课程

2014 年 1 月，"心系"组委会召开了由青春期生理、心理、法律与自我保护等领域专家以及优秀青春期教育实践基地的中小学校高级德育、心理教师、媒体代表等参加的专家研讨会，会上讨论并确定了项目名称、必修课内容、《读本》、光盘、模式课堂等载体的大纲及主体内容。明确了父母亲需要掌握的知识、女童教育内容及课堂的时长、频次、授课形式、老师选择等具体要求。

3. 玫瑰课堂的主要内容

玫瑰课堂分别针对家长和女童进行设计，其主要内容概括为"一个理念、五句箴言、八节必修课"。

（1）一个理念：母爱需要学习

这是针对家长的教育，意在告诉家长，母爱不仅是先天的本能，而且需要后天的学习，有责任掌握必要的科学知识和心理疏导能力。

（2）五句箴言——给母亲

1）初潮来访·祝贺你身体将要"成熟"

母亲向女儿解释月经初潮的科学成因，揭示身体成长的密码。

2）"玫瑰"初绽·世界因你而美丽

告诉女儿生理期的到来，意味着女性的美丽和魅力开始绽放，要充满自信。

3）"叛逆"没错·学会尊重才是真成长

青春期生理变化导致心理"叛逆"是正常的，但要学会控制情绪，尊重周围的人，逐步走向成熟。

4）青春悸动·把握友谊需理智

性意识开始唤醒，需要教育女儿在交友上自尊自爱，防止冲动，懂得自爱。

5）珍视生命·自我保护靠智慧

告诉女儿，一系列生理心理变化带来的苦恼，关键要依靠自己的智慧来化解。

（3）八节必修课——给女儿

1）初潮来了

科学解释月经初潮的成因，消除女童的惊慌恐惧心理，消除自卑心理。

2）我的经期秘籍

教会女童从容应对经期一系列问题的方法，缓解生理和心理上的紧张不适。

3）悦纳自己——我的青春我做主

教育女童认识到女性的美丽和魅力，重拾自信，塑造健康、阳光心态。

4）我的未来角色

引导女童树立成人意识，认真规划自己的人生未来，树立远大的理想。

5）"叛逆"是我的成长

认识到"叛逆"是自主意识产生、发展的必然结果，是成长的一种表现形式，无需烦恼。

6）青春有"情"天

教育情窦初开的少女正确处理好爱慕、友情、亲情等情感问题。

7）学会自我保护

学会应对人身安全、个人隐私等问题，强化自我保护意识和技能。

8）网络让我的世界更精彩

正确使用互联网等现代社交平台，积极建立与外部世界的联系，让生活丰富多彩。

4．推广活动

2009年，全国"心系"组委会面向北京、上海、广州等20个重点城市的10～18岁女童家庭开展活动，累计1300万户家庭直接受益。2014年起，组委会推出"女生第一课·玫瑰课堂"活动，项目进入全新阶段。主要实施步骤有：

（1）免费发放《女生第一课》系列读本90万册（《初潮来了》《我的经期秘籍》）、动漫光盘6000张。内容分为"妈妈看""女儿看"两部分，涵盖了青春期生理、安全、情感、亲子和审美等知识。

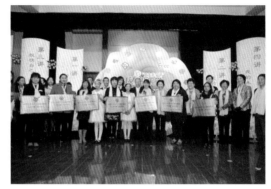

为教育基地家长学校颁发铜牌

（2）以小学女生和家长为主要目标人群，开展多种形式的课堂教育，既有集中授课，又有个别辅导，兼顾私密性。组织了50场"母女对话"课堂，组织流动课堂5万余场，建立实践教育基地234家。其中：

主题课堂：以"自尊自爱""审美教育"等主题，采用班会、讨论、"校园青春角"等形式由学校组织开展。

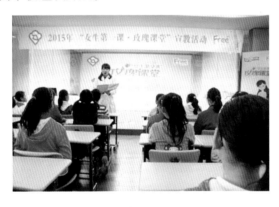

北京三里河第三小学玫瑰课堂

模式课堂：由"知心姐姐"卢勤等全国著名教育专家主讲，采用集体讲解、现场互动、个别问答等多种形式。

动漫光盘课堂：以青春期生理知识为核心内容，统一制作动漫光盘，组织女童及家长固定时间观看。

家庭课堂：通过对父母传授知识点，由父母在家庭生活中寻找适当的时间和场合对女童进行教育。

空中课堂：以订制手机报和微信公众号等形式定期推送。

亲子夏令营：首创青春期女童亲子夏令营，把亲子教育从家庭搬到户外，在大自然中增进亲子感情，解决情感困扰。

（3）发放"女生第一课·玫瑰课堂"关爱礼包90万个，多次组织赴贫困地区捐赠关爱礼包。

（4）媒体宣传：与央视、北京电视台、中国妇女报、中国教育报、法制晚报、健康时报及新浪、凤凰、腾讯、网易等近百家全国主流媒体、新媒体通力合作，有机组合不同的新闻表现形式，达到最佳效果。

（5）明星效应：发挥自身优势，体现公益性，放大明星效应，以项目匹配度高、公众形象好为原则，精心选择邀请濮存昕、鞠萍、林妙可、杨紫、阿尔法等明星积极参与，极大地增加了项目的影响力。

项目三 心系新生命——"种子工程"

1. 项目启动

2002 年，由"心系"组委会主办，雀巢（中国）有限公司协办的"种子工程"项目正式启动，活动范围覆盖北京、上海、广州、重庆、天津等 30 多个城市，目标人群是新婚夫妇、孕期妇女、0~3 岁婴幼儿三类家庭。

2. 精心设计宣教内容

（1）权威前沿：邀请 168 位妇产、妇幼保健、儿童教育等领域专家参与宣传资料的编辑制作。自 2015 年起，采纳"母婴营养 1000 天"的理念和国际最新研究成果，宣教内容更加科学准确。

（2）高度细分：对孕期到学龄前儿童家庭的线上教育内容已经细化到了每一周，实现了 688 个版本共计 3500 个题目的个性化推送。

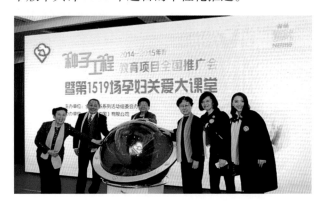
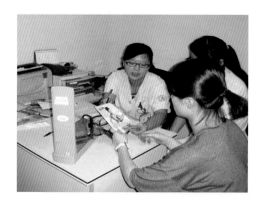

2014—2015 年度种子工程启动仪式　　　　杭州妇幼产科门诊发放健康教育手册

3. 宣教内容的传播

（1）知识读本：编写《种子工程》知识读本，共制作 14 个版本，免费发放 300 多万册。

（2）光盘：制作 6 集动漫教育光盘，并配以 U 盘关爱手环等形式，免费发放 40 万份爱心礼包。

（3）教育基地和教师培训："心系新生命"活动在全国共建立了 507 个教育基地和"孕妇学校"，在 30 多个城市开展医师培训，普及孕校规范课程，培训孕妇学校老师逾 3000 人，并授予国家一类教育学分。

（4）孕妇大课堂：截至 2015 年 9 月，"种子工程"共开展"孕妇大课堂"3585 场，面对面传播科学孕育科普知识。在 2015—2016 年度，计划再开展 3000 场孕妇关爱课堂活动。

（5）空中课堂：针对 80、90 后母婴家庭的信息传播特点，推出百万场"心系妇儿空中课堂"，其中仅中国妇幼手机报一年内就免费发送了累计 1.98 亿频次的家庭教育知识内容，惠及624.9 万户孕期及 0~6 岁儿童家庭。

4. 扩大社会影响

（1）动态新闻传播：通过中国妇女报、健康报、新华网、新浪等 50 余家新闻媒体，及时刊播活动的动态消息，体现项目的及时性、连续性和覆盖面。

（2）专题深度传播：在搜狐、新浪、宝宝树等热门网站，开设"种子工程"网络专页，在健康类传统媒体上刊登营养主题知识连载，体现项目的全面、深度和厚度。

（3）借力明星造势：邀请热衷公益事业的杨幂、刘恺威、孙悦、黄小蕾等影视明星作为爱心形象大使，现场与孕妈妈互动，放大明星效应，提高项目影响力。

四、"心系系列活动"的经验体会

（一）"心系1+5"机制高效整合社会力量

在21年的家庭健康教育实践活动中，"心系"组委会建立了一种高效便捷的"1+5"运行机制，有效形成合力。"1"是指"心系"系列活动，这是基础和核心；"5"是指建立了行政网络、专家、媒体、企业、志愿者（包括公众人物）五大支持委会员。

截至2015年，共有40多个领域的500多名专家、300多家媒体、80多个城市的妇联、民政、妇幼、教育、共青团、工会等相关单位参与了"心系"系列活动，创建了2000多个宣教基地。

（二）找准实际需求，填补现行健康教育的空白

"心系"组委会开展的七大系列50项活动，都是群众迫切需求，政府重点关注、政策着力扶持的热点问题。同时，组委会在确定项目时，找准当前健康教育和健康传播领域内的空白点，努力使项目成为现行健康教育和健康促进的有益补充。这是"心系"项目能够顺应国家政策，获得社会广泛支持、群众热情参与的关键。

（三）巧借妇女在家庭中的主导作用，事半功倍

"心系"系列活动将妇女定位为核心目标人群，特别注重发挥妇女在家庭中的纽带和主导作用。通过全面提高妇女的健康素养，进而带动家庭其他成员树立健康意识，学习健康知识，效果事半功倍。

（四）精心设置课程，内容细分实用是项目成功要诀

实践证明，为了提高健康教育与健康促进项目的适用性和实际效果，必须对项目人群进行高度细分，量身订制产品内容。同时，课程的设置应当实现内容适用、形式多样、互动性强、手段与时俱进等高度统一。

（五）活动形式喜闻乐见，线下线上两翼齐飞

发挥渠道作用，深入社区、学校、家庭，线下活动注重"接地气"，形式丰富多彩、喜闻乐见，是"心系"系列活动的传统优势。为了适应网络媒体崛起的新形势，"心系"建立了新媒体中心，开设了"中国妇幼手机报""心系妇儿空中课堂"等线上平台，紧跟时代步伐，两翼齐飞。

（六）注重实际成果，社会效益显著

2015年1月，在CCTV-发现之旅《公益的力量》栏目和中国下一代教育基金会联合主办的"2014点燃希望公益盛典"上，"家庭药箱进万家"项目荣获年度公益项目奖。

"玫瑰课堂"项目不仅在全国声誉鹊起，而且在国际上产生了较大影响。由联合国儿童基金会、全国妇联国际联络部支持，"心系"组委会、中国家庭教育学会主办的"青春期女童卫生保健和保护家庭教育"项目于2015年6月正式启动，面向北京、河南等地开展活动。

（心系系列活动组委会项目办公室　和峰　供稿）

专家点评

在全国妇联的支持下，心系系列活动组委会项目办公室紧密协调17个国家部委和机构，整合了行政、专家、媒体、企业、志愿者5种社会力量，开展了"心系"家庭健康教育系列活动，取得了良好的教育效果和社会反响。全国妇联充分发挥群团组织的社会动员和渠道网络优势，体现了健康促进工作中多部门协作和全社会动员的特点。该活动根据女性全生命周期的生理特点，精心设计开展了多项家庭健康教育活动，对于提高女性健康意识、性别意识、自我权益保护意识等方面发挥重要作用。

"家庭药箱进万家"项目针对家庭用药的误区和用药安全问题，以特别设计的家庭药箱为载体，制作发放宣传手册、折页、光盘等，组织大讲堂和社区活动，精心制作发送短信、彩信，举办社区健康才艺大赛，利用多种媒体广泛宣传家庭用药与养生知识。

"一个理念、五句箴言、八节必修课"的"玫瑰课堂"，针对青春期女童面临的生理、心理、情感和自我保护问题，利用主题课堂、模式课堂、动漫光盘课堂、家庭课堂、空中课堂、亲子夏令营等多种形式，注重女童隐私保护，温馨、亲和力强，深受青春期女童和家长的欢迎。

"种子工程"项目以降低出生缺陷为己任，精心打造宣传教育内容，覆盖688个版本3500个题目；高度细分目标人群，根据孕周或月龄精准推送个性化信息，及时、动态、连续满足孕妇或0~6岁儿童家长的需要。

公众人物——推动艾滋病防治宣传的重要力量

关键词：6 名预防艾滋病宣传员；17 名红丝带健康大使；100 余次防艾宣传活动；40 余种防艾宣传材料；数百万次公益广告播出

公众人物具有良好的社会影响力和行为示范作用，发挥名人效应对提高艾滋病关注度，普及预防艾滋病知识，营造反歧视的社会氛围，具有非常重要的作用，是一种行之有效的传播手段。1999 年，经过慎重挑选和精心策划，中国健康教育中心协助原卫生部聘任著名演员濮存昕为我国第一位"预防艾滋病宣传员"，开创了公众人物参与艾滋病防治宣传的先河，产生了良好的社会效应。随后彭丽媛、蒋雯丽、蔡国庆、周涛、鞠萍等一批具有社会责任感的公众人物相继加入预防艾滋病宣传队伍，用行动号召全社会关注艾滋病，预防艾滋病，理解关爱受艾滋病影响人群，成为推动中国防艾和反歧视宣传的一支不和替代的力量。

一、公众人物的选择

（一）选择领域

1. 演艺行业

著名歌唱家和影视演员具有较高的社会知名度、曝光度、影响力和演艺才能。他们常通过演唱、诗歌朗诵、情景剧等参与防艾宣传，将反歧视、防艾信息融入表演创作，提升活动质量和吸引力。代表人物有歌唱家蔡国庆、许巍、沈娜、李丹阳，演员濮存昕、蒋雯丽、沈腾等。

2. 媒体行业

著名媒体人、电视节目主持人具有丰富的知识储备和较强的媒体传播能力，他们常在防艾宣传活动中担任主持人，或作为嘉宾参与访谈、辩论赛、专家论坛等知识密集型活动，能发挥引领作用，使防艾话题更具深度。代表人物有中央电视台资深评论员白岩松，著名主持人康辉、鞠萍、张宏民等。

3. 体育行业

体育明星形象健康，积极向上，在青年人群体广受欢迎。代表人物有篮球明星姚明、体操明星李小鹏等。

4. 成功人士

各行各业的成功人士具有较高的社会知名度和较强的个人魅力，他们通过自身奋斗的成功经历向受众传递防艾宣传的正能量。代表人物有著名企业家张朝阳、李亦非等。

（二）选择标准

1. 在本领域成绩突出，具有较高的社会知名度；
2. 具有较高社会责任感，热心公益事业；
3. 严于律己，作风正派，无负面传闻；
4. 了解艾滋病防治知识，具备传播能力。

二、公众人物聘任

（一）聘任方

1. 国际组织

2011 年，世界卫生组织聘任著名歌唱家彭丽媛担任结核病艾滋病防治亲善大使。

2009 年，联合国艾滋病规划署聘任中央电视台国际频道主持人周柳建成担任中国亲善大使。

2. 卫生主管部门

1999 年以来，原卫生部相继聘任了濮存昕、彭丽媛、蒋雯丽等 6 位公众人物担任预防艾滋病宣传员。

2014 年，湖南省卫生计生委聘任湖南卫视主持人汪涵为湖南省预防艾滋病宣传员。

3. 专业机构

2014 年，中国健康教育中心和中国性病艾滋病防治协会联合聘任鞠萍、许巍、李小鹏等 17 位公众人物担任"美好青春我做主"红带青春校园行活动的红丝带健康大使。

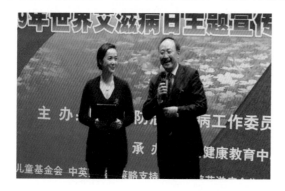

原卫生部副部长尹力向蒋雯丽颁发聘书

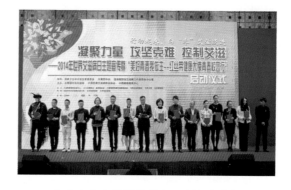

公众人物在世界艾滋病日主题活动上
受聘为红丝带健康大使

（二）聘任过程

1. 明确双方意向

聘任方根据聘任目的确定聘任候选人名单，通过单位、经纪公司或其他合作渠道与候选人沟通，双方达成聘任意向。

2. 聘任手续

以红丝带健康大使为例：由聘任方向公众人物发出邀请，公众人物签署承诺书。主办方出具加盖公章的聘书，聘书内容包括：聘任方、聘任人、公益称号、聘任期限、聘任时间。

3. 聘任仪式

通常选择在艾滋病日主题宣传活动、新闻发布会等具有新闻效应的时点或特殊场合，由聘任方领导向公众人物颁发聘书，并邀请媒体对聘任事件进行宣传报道。一方面体现了聘任方对聘任事件的重视和对公众人物的尊重，另一方面可通过媒体宣传报道扩大防艾宣传。

（三）聘任要求

因聘任主体和目的不同，聘任要求也不尽相同，以红丝带健康大使为例，聘任要求如下：

1. 始终如一保持良好的公众形象；
2. 肖像权可无偿用于艾滋病防治公益宣传；
3. 每年至少无偿参加 1～2 次艾滋病防治公益活动；
4. 不用公益形象参与商业活动，为企业（或产品）代言并收取费用；
5. 聘期内如本人发生损害公众形象或触犯国家法律法规的行为，将自动终止与聘任方的公益合作关系。

三、开展活动

（一）参与防艾宣传活动

1. 主题宣传活动

宣传大使们曾多次参与各类宣传活动，走进校园、工地和医疗卫生机构，普及防艾知识和理念。如历年世界艾滋病日前夕，国家卫生计生委主办的世界艾滋病日主题宣传活动，"美好青春我做主"红丝带青春校园行活动、"爱在阳光下"艾滋病致孤儿童夏令营活动等。他们发挥自身特长，在活动中担任主持人、演唱歌曲、朗诵诗歌、表演小品或情景剧、参与观众互动，提升了活动质量和社会影响。

2. 艾滋病宣讲

为加强各级党政干部艾滋病防治知识与政策的教育，2006—2010 年间，国务院防治艾滋病工作委员会组织宣讲团在全国 29 个省（区、市）开展宣讲活动，预防艾滋病宣传员彭丽媛、濮存昕、周涛、蒋雯丽、蔡国庆等多次赴东北、安徽等地参与宣讲活动。此外，宣传大使们还在多种艾滋病宣传活动中，发表专题演讲。如 2015 年，宣传员蔡国庆在上海交大医学院举办的 TED 艾滋病系列演讲中，作题为"我们在一起——艾滋病反歧视的社会意义"的演讲。

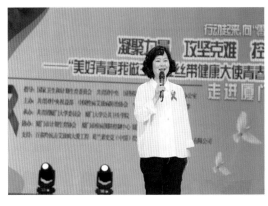

鞠萍主持红丝带青春校园行活动

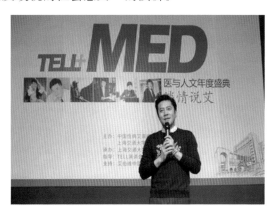

蔡国庆在做防艾宣讲

3. 艾滋病致孤儿童关怀活动

2010年4月，彭丽媛、濮存昕、蒋雯丽、顾长卫等宣传员和名人参加了全社会参与共同消除艾滋病社会歧视座谈会。就反歧视话题开展讨论。彭丽媛与受艾滋病影响儿童共同演唱了反歧视歌曲《爱你的人》，会后还带孩子们浏览了天安门和毛主席纪念堂。蒋雯丽将孩子接到家中共度周末。

彭丽媛曾多次到山西临汾红丝带学校、安徽阜阳阜艾协会、云南瑞丽等地看望艾滋病致孤儿童，捐款改善孩子们的学习生活条件。在她倡导和帮助下，山西临汾红丝带学校解决了困扰多年的学籍和经费来源问题，瑞丽市成立了艾滋病致孤儿童关爱组织"圆愿小屋"，她被受艾滋病影响的孩子们亲切地称为"彭妈妈"。

自2010年以来，彭丽媛、蒋雯丽、濮存昕、蔡国庆、姚明、沈娜、李小鹏等宣传大使多次参加"爱在阳光下"艾滋病致孤儿童夏令营和冬令营活动。与孩子们一起互动交流，勉励他们面对人生挑战。

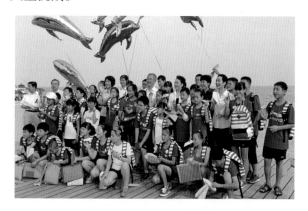

艾滋病致孤儿童夏令营上孩子们放飞希望

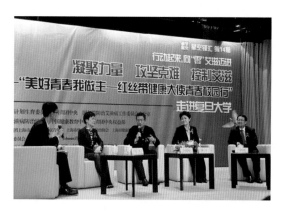

白岩松和专家与大学生互动访谈

4. 专家论坛

2015年，在红带青春校园行和防艾大使/防艾专家医学院校行活动中，白岩松、康辉、蔡国庆、周涛等宣传大使曾作为主持人或访谈嘉宾与防艾专家共同就艾滋病防治和反歧视的话题进行深度探讨，并回答大学生提出的问题。

5. 电视节目

中国健康教育中心连续多年与中央电视台合作，制作世界艾滋病日特别节目，在央视综合频道、科教频道播出。2008年，与央视《实话实说》栏目合作，制作播出女性艾滋病题材的电视访谈节目，宣传员蒋雯丽受邀作为访谈嘉宾与专家、UNAIDS总代表、感染者等共同参与节目。

（二）参与传播材料开发

为了配合防艾宣传主题和不同目标人群的需要，中国健康教育中心协调公众人物参与拍摄制作各类传播材料20余种，相比没有公众人物参与的传播材料，有公众人物参与的传播材料更能吸引公众关注，更受欢迎，传播效力也更强。

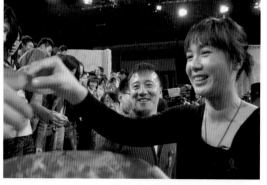

蒋雯丽在《实话实说》节目现场发放红丝带

1. 传播材料种类

（1）主题海报

公众人物参与拍摄制作世界艾滋病日主题海报、青少年防艾海报、农民工防艾宣传海报。

（2）公益歌曲

2006 年，著名歌唱家彭丽媛受聘成为卫生部预防艾滋病宣传员后，曾多次参与艾滋病致孤儿童关怀活动并深受感染和触动，在她的积极倡导和推动下，词曲作者创作了公益歌曲《爱你的人》。歌曲主题鲜明、旋律优美，关注艾滋病致孤儿童生存现状，呼吁全社会奉献爱心，自问世以来广为传唱，是艾滋病反歧视宣传的经典之作。

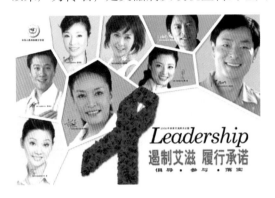
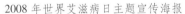

2008 年世界艾滋病日主题宣传海报

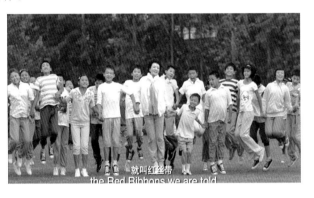

彭丽媛与孩子们拍摄公益短片《永远在一起》

（3）公益广告和短片

2012 年，著名导演顾长卫在歌曲《爱你的人》的基础上创作了公益短片《永远在一起》，短片由世界卫生组织结核病/艾滋病亲善大使彭丽媛和受艾滋病影响的儿童共同拍摄，短片发布以来，网络累计播放数百万次，在社会上掀起了一次反歧视的高潮。

（4）电影和纪录片

2009 年，在宣传员蒋雯丽的影响下，顾长卫导演计划拍摄一部艾滋病题材故事片《最爱》，借此契机，国务院防治艾滋病工作委员会办公室、原卫生部策划并支持拍摄了纪录片《在一起》。该片记录了《最爱》剧组通过网络聊天、全国寻访征集选定艾滋病感染者进入剧组参与拍摄的全过程，以独特视角反映了艾滋病感染者的生存现状，呼吁全社会关注艾滋病，消除恐惧和歧视。纪录片和故事片套拍的创新模式也为防艾宣传增添了新的活力。

（5）新媒体传播材料

2015 年世界艾滋病日前夕，中国健康教育中心开发制作了"预防艾滋 明星问答"网络微视频 6 部，邀请宣传大使解读青年人关心的防艾话题，通过今日头条、微信和腾讯视频平台推送，累计播放约 10 万次。

2. 传播材料的使用

（1）中央级

中国健康教育中心积极拓展媒体合作，协调中央电视台和北京电视台等主流媒体于世界艾滋病日期间在多个频道黄金时段滚动播出艾滋病公益广告和短片。

（2）省地市县级

中国健康教育中心将历年开发的平面和视频传播材料通过光盘模板或网络发送全国 31 个省区市和新疆建设兵团疾病预防控制中心，通过全国各级网络，扩大防艾宣传覆盖面。对于平面材料，专业机构可自行改编和加印；对于影视材料，专业机构可协调地方媒体在省级和地方电视台、网络或在当地宣传活动中使用。

四、成效

（一）建立宣传大使队伍

自 1999 年至今，先后聘任多位演艺界、媒体界、体育界等行业公众人物担任防艾宣传大使，建立了一支由 6 名预防艾滋病宣传员和 17 名红丝带大使组成的国家级防艾宣传大使队伍。

（二）开展预防艾滋病宣传

1. 宣传活动

近 10 年来，邀请宣传大使参与各类防艾宣传活动 100 余次。以"美好青春我做主"红丝带健康大使青春校园行活动为例，2014 年 12 月至 2015 年 12 月，宣传大使走进全国 27 所高校，开展了宣传活动、讲座、访谈等各类活动 27 场，累计影响 40 万大学生。

2. 传播材料

宣传大使参与制作海报、公益广告、公益短片、微视频、电影、纪录片等传播材料 40 余种。中国健康教育中心累计向省级专业机构提供名人参与制作的传播材料光盘模板 10 余张。

在中央电视台等电视媒体及网络累计播放名人公益广告数百万次。以反歧视纪录片《在一起》为例，在全国 17 个主要城市院线播出，35 家报刊媒体参与报道，11 家门户网站和 56 家大中型网站转载网络新闻和图片，《焦点秀》等 22 档国内热播电视节目客座访谈，11 家视频分享门户播放影片，新浪网全球网络首映礼活动。

（三）产生积极社会影响

1. 提升艾滋病关注度

自 20 世纪末，中国健康教育中心通过防艾宣传大使的聘任和开展一系列宣传活动，提高了公众对艾滋病话题的关注度，逐渐使艾滋病宣传成为社会关注的焦点和热点。公众对了解艾滋病的愿望和对艾滋病感染者的态度发生了很大变化。一项调查显示：公众对艾滋病的关注度由 1998 年的 64% 上升至 2000 年的 87% 以上。2001 年联合国秘书长安南偕夫人访华期间，其夫人专门访问我单位，称赞我们在艾滋病宣传"打破沉默"方面，取得了有目共睹的成绩。2010 年，反歧视纪录片《在一起》发布期间，通过全方位多角度组合宣传，2010 年 11～12 月间网络用户对于关键词"艾滋病"的主动搜索量数据显著高于前两年。

2. 提高艾滋病知识知晓率

宣传大使通过参与活动，参与制作传播材料，以及上述信息在媒体和公开场合大量播放使用，普及了防艾知识，有效提升了公众对艾滋病知识知晓率。以 2001 年中国健康教育中心承办的《飘动的红丝带》大型公益文艺晚会为例，中央电视台播出后累计收看人数达上亿人，89.1% 观众通过晚会增加了对艾滋病知识的了解。晚会也受到了时任总理朱镕基和联合国艾滋病规划署执行主任彼得·皮奥特的高度评价。2002 年，全国青少年心系红丝带——爱心倡议行动后对参会近 500 名大学生调查显示，97.1% 的人不同程度获得了预防艾滋病的知识。

3. 减少艾滋病社会歧视

公众人物与艾滋病感染者近距离接触，对消除艾滋病社会歧视起到了积极作用的示范作用。2002 年，《全国青少年心系红丝带——爱心倡议行动》活动后调查显示 45% 的观众对艾滋病感染者的态度有了转变，64.9% 的人表示今后要积极参与预防艾滋病的公益活动。2010 年，反歧视纪录片《在一起》播出后观众问卷显示，绝大多数人表示可与艾滋病感染者正常交往。宣传大使参与艾滋病致孤儿童关怀救助活动，将一份温暖送进孩子们的心中，同时也通过个人的影响力，推动了相关政策的落实，改变了致孤儿童的生活境遇，为营造没有歧视的社会环境做出表率。

五、结语

近 20 年来，我国通过公众人物倡导开展艾滋病防治大众宣传，倡导消除艾滋病社会歧视，取得了显著成效。大众艾滋病知识知晓率显著提高，社会公众对艾滋病的偏见和歧视得到有效改善。中国的艾滋病疫情的有效控制，与成功的防艾宣传倡导是分不开的，也为国际防艾提供了可供借鉴的经验。

（中国健康教育中心　刘童童　江虹　供稿）

 专家点评

社会名人具有良好的影响力和行为示范力。本案例邀请社会名人参与艾滋病防治工作，利用名人效应打破 20 世纪 90 年代我国艾滋病防治宣传教育的沉默和瓶颈状态，同时建立了一支相对稳定且不断扩大的艾滋病防治名人队伍，在普及艾滋病预防知识、消除恐惧和歧视、营造良好社会氛围等方面发挥着重要作用，取得了良好效果。

案例取得的最主要的经验是名人的选择、使用、培养都有规范的要求，有长期、可持续发展的规划，也有明确的目的和具体的工作计划。对名人的使用不局限于某一场活动，而是针对每个人的特点及意愿，有针对性地进行设计和策划。

在名人选择方面，不单纯以知名度高低作为判断标准，而是提出了几条原则性要求：在本领域成绩突出，具有较高的社会知名度；具有较高社会责任感，热心公益事业；严于律己，作风正派，无负面传闻；了解艾滋病防治知识，具备传播能力。选择名人不局限于单一领域，并根据不同目标人群有所区别，包括歌手和影视演员，知名媒体人和电视主持人，体育明星、企业家等成功人士。

在本案例中通过会议研讨、专家咨询，尤其是深入一线，"面对面"接触受艾滋病影响的群体等系列活动，加深名人对艾滋病及受艾滋病影响群体的认识和理解，使名人正确把握在艾滋病防治宣传中应该"说什么"和"怎么说"，结合名人各自特点找准定位，有侧重、有针对性地参与防治宣传工作，是加强名人建设的有效渠道，也是名人团队不断发展壮大的保障。

在艾滋病防治大众宣传教育活动中，打造平台，把专业机构和专家的权威性、名人的影响力、媒体的传播力等有机结合，提升传播效果也是本案例的另一亮点。

四川省凉山彝族自治州促进
住院分娩实践

关键词：彝族自治州；住院分娩；健康促进；COMBI 的培训；53 条母子健康核心信息；204 条手机母子健康短信；1139 名乡村健康骨干；发现-动员-护送机制

住院分娩是降低孕产妇死亡率和新生儿死亡率的重要措施。在中国偏远贫困地区，由于经济困难、交通不便、文化习俗、服务能力不足和对住院分娩的认识不够等原因，住院分娩率难以提升，导致孕产妇死亡率、新生儿死亡率居高不下。2010 年，全国妇幼卫生监测数据显示，孕产妇死亡率西部地区是东部地区的 2.5 倍；5 岁以下儿童死亡率，农村是城市的 2.8 倍；新生儿死亡占 5 岁以下儿童死亡的一半以上。

为降低孕产妇和儿童死亡率，自 2011 年以来，国家卫生计生委（原卫生部）与联合国儿童基金会合作开展"母子健康促进"项目。此项目重点关注生命初始的 1000 天，即从怀孕到生后 2 岁，促进孕产妇和儿童对妇幼保健服务的利用和良好家庭实践的形成，进一步促进母子健康的公平性。本文精选了四川凉山地区五个项目县（昭觉县、越西县、木里县、美姑县和金阳县）住院分娩促进的案例，展示贫困少数民族地区健康促进的做法、特点和经验。

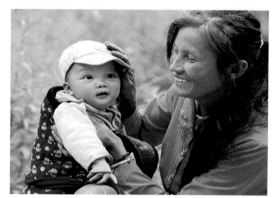

妈妈和孩子

一、项目背景

（一）自然条件差

大凉山地区是中国最大的彝族聚居区，也是中国最贫困地区之一。位于四川省西南部川滇交界处，幅员面积 6 万余平方公里，辖 1 市 16 县，总人口 473.04 万人。大多数县以彝族为主，超过总人口的 50%，其中昭觉县是全国彝族人口第一大县，比例高达 97.9%。境内多高原山地，雅砻江流贯西部，金沙江、大渡河流经南北边境。山大沟深、交通不便是大凉山地区的突出问题。木里县全县通公路的村 32 个，仅占全县的 28%。昭觉县离县城最远的支尔木乡距离昭觉县城有 100 公里。因此，交通问题是阻碍住院分娩的重要瓶颈。

（二）受教育程度偏低

2010 年，项目地区文盲率在 30%～41% 之间，半文盲率在 40%～50% 之间。由于彝族妇女文盲半文盲较多，语言沟通有障碍，知识接受程度较低，缺乏有效的本土化的健康促进策略，影响了当地住院分娩的提升。

（三）不健康的传统观念普遍存在

受民族传统观念和当地风俗习惯影响，当地群众普遍认为怀孕是件害羞的事情，不愿意让别人知道，不愿意到医院产检和住院分娩，增加了孕产妇和新生儿死亡的风险。

（四）卫生资源严重不足

大凉山地区乡村级卫生服务资源不足，人员缺乏，县、乡级医疗卫生机构缺乏具有产科资质的人员或专职妇幼保健人员。以越西县为例，全县仅有产科资质人员 12 人，40 个乡镇卫生院均没有具有产科资质的人员或专职妇幼保健人员。

（五）住院分娩率偏低

调查显示，2010 年大凉山地区的五个项目县住院分娩仅为 30% 左右，70% 的孕妇家庭分娩或途中分娩，严重影响着当地孕产妇和新生儿的生命安全。2010 年 5 个项目县孕产妇死亡率为 83/10 万，远远高于全国农村平均水平（30/10 万）。

二、项目目标

（一）总目标

通过提高住院分娩率，以降低孕产妇、新生儿和 5 岁以下儿童死亡率，提高孕产妇和儿童健康状况。

（二）具体目标

1. 至 2015 年，项目地区 70% 的孕妇能够住院分娩，孕产妇死亡率、新生儿和 5 岁以下儿童死亡率在原来的基础上进一步降低，孕产妇和儿童状况得到进一步改善。

2. 至 2015 年，项目地区 80% 的孕产妇知晓至少一项住院分娩的好处。

三、项目实施

（一）制定健康促进计划

1. 引入国际理念，国际方法本土化

产生行为效果的交流（COMBI）是世界卫生组织提出的一种健康交流策略，明确了制定健康促进计划的十个步骤，旨在强调促进行为结果的健康交流，已在全球 50 多个国家应用。联合国儿童基金会在世界卫生组织儿童卫生合作中心翻译的基础上，进一步修订和本土化，以适合西部偏远贫困地区非健康促进专业人员的使用，并于 2011 年引入母子健康促进项目，指导项目地区健康促进工作的开展。

2. 开展培训，健康促进规范化

健康促进工作的规范化、科学化是项目工作的重中之重。基于此，联合国儿童基金会邀请了

国际专家，首先对国内专家进行 COMBI 的培训。培训后，国内专家集体讨论和备课，精心打造适合县级非专业人员的 COMBI 课程，并采用参与式的培训方法，结合现场定性观察和访谈，开展了两期为期四天的培训。共有 90 人参加了培训。通过此次培训，学员改变了思路，学到了方法，并能有效运用 COMBI 的方法和步骤，促进了健康促进工作规范化。

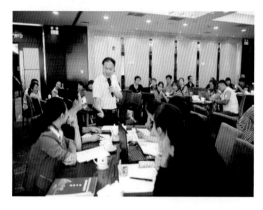

专家对省县级提供培训

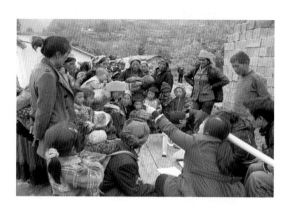

金阳县入村进寨开展社区评估

3. 进行现状分析，计划制定科学化

计划制定是健康促进工作的重要内容。COMBI 培训后，国家级成立包括联合国儿童基金会、北京大学医学部、中国健康教育中心的 7 人专家组，以专家包省，即 1 个专家负责 1 个项目省 5 个项目县的方式，支持地方开展现状分析。各县针对母子健康方面存在的主要行为问题，分别通过专题小组讨论、现场观察、打分法、生活的一天等社区需求评估方法了解目标人群在住院分娩等方面的知识、态度和行为，住院分娩服务的提供和利用情况。基于现状分析的结果，各县制定符合地方特点的、有针对性的健康促进计划。

4. 开发核心信息，健康促进精准化

根据现状分析的结果，组织专家开发制定母子健康核心信息 53 条，内容涵盖怀孕前准备、产前检查、孕期营养、儿童体检、预防接种、婴幼儿喂养、疾病预防、意外伤害、早期发展促进、营养包和疾病危险征兆等。各地基于当地的实际情况，可以选择使用，并进一步本土化、通俗化。

同时，项目还组织人员翻译并修订了南非母亲行动联盟（Mobile Alliance for Maternal Action，MAMA）开发的手机母子健康短信 204 条，以周为计算单位，根据孕妇和婴儿发育的不同时期，提供不同内容的短信发放内容，分享到供项目地区参考使用。项目地区根据地方的特点和服务内容，进一步简化了手机核心信息，方便目标人群阅读和转发。

（二）推动促进住院分娩政策和措施出台

1. 建立项目领导机构和技术支持机构

各县成立以分管县长任组长的领导小组，由县委政府牵头，组织协调卫生、公安、民政、计生、广电、工会、妇联共同参与。同时，成立县技术指导小组，开展落实项目具体工作。

2. 出台配套政策，减轻住院分娩负担

在国家住院分娩补助的政策基础上，凉山州充分考虑少数民族的特点，出台了关于调整农村孕产妇住院分娩补助项目实施方案的通知，加大补助力度，解决少数民族地区住院分娩的经济负担。同时，各县出台住院分娩支持性文件，向所有农村孕产妇提供免费住院分娩、免费接诊服

务。并提供交通补助和待产补助，降低因住院分娩而产生的机会成本。

3. 运用行政干预，促进住院分娩

倡导地方政府将住院分娩纳入各级政府工作的重要议事日程，将住院分娩率纳入各乡镇政府年度考核目标。每年下达住院分娩任务和指标，层层签订妇幼卫生工作责任书。

运用行政手段协调乡村级，成立乡村级护送队伍，保障住院分娩工作的开展。

县卫生局、民政局、公安、广电等多部门联动，将婚前检查、领结婚证、住院分娩、发放出生医学证明、办理户籍等进行捆绑式宣传，并尽可能提供一站式服务，吸引群众住院分娩。

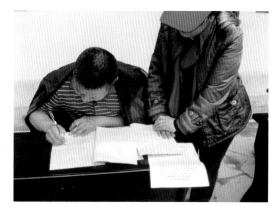

昭觉县四开乡乡镇领导签订责任书

（三）建立发现-动员-护送机制

1. 确定乡村健康骨干

社区评估发现，目标人群对女村医和女妇女干部比较信任，喜欢和她们进行交流。并且考虑到每村孕妇较少，每年平均在 8 ~ 15 个左右。因此县卫生局制定遴选标准，包括同一村寨、有一定文化、沟通能力良好、有威信和较强号召力、乐于妇女儿童健康促进五个指标。根据遴选标准，各村推荐一名彝族妇女干部或村医作为乡村健康骨干，负责对本村孕产妇基本信息的收集、动员和护送，确保住院分娩。2012—2015 年期间，共选拔 1139 名乡村健康骨干参与村级健康促进活动，覆盖率达到 100%。

2. 对乡村健康骨干进行培训

遴选的乡村健康骨干与乡卫生院签订目标责任书，由乡卫生院统一管理，每季度开展一次妇幼健康教育培训。培训内容包括人际传播技巧、核心信息、如何发现妇女怀孕，判断预产期、动员产前检查、分娩前的征兆和准备、孕妇管理流程即发现-动员-护送机制等。同时，妇幼保健人员在下乡进行健康教育时，还通过角色扮演、小讲课等形式，把住院分娩的核心信息传达给乡村健康骨干，使他们在走村入户时能够更好地向目标人群传达核心信息。

3. 动员住院分娩

培训后，村级健康骨干利用婚礼、询问等方法主动发现孕妇，并亲自上门动员，采用现身说法和身边的案例，或利用人群聚集的地方（田间地头、寨子口、小卖部前等），宣传项目核心信息，动员孕妇进行产前检查和住院分娩。

4. 护送住院分娩

交通问题是影响住院分娩的重要瓶颈。在县卫生局的领导下，村长、村医、乡村健康骨干组成护送小组。当预产期临近或出现临产征兆时，乡村健康骨干主动联系护送小组和车辆，对孕妇提供转运护送服务。乡级成立孕产妇急救转诊领导小组，对急产或难产孕妇，负责协调救护车辆与医务人员接应产妇到医院住院分娩。县保健院也配套开设 24 小时服务电话和绿色通道，通过母婴快车提供免费接送孕产妇，保证了孕产妇及时住院分娩。

昭觉县 2010—2014 年接到急救电话 5012 通，免费出诊 4180 人次，接诊率达到 83.39%。为了激励乡村健康骨干，县卫生局制定考核办法，对动员孕期检查和住院分娩成功的人员实行补

助，提高健康骨干的积极性。

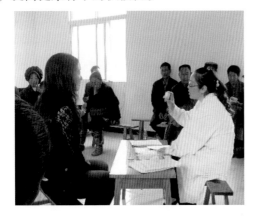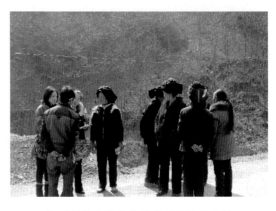

对乡村健康骨干提供培训　　　　　越西县的乡村健康骨干开展社区动员

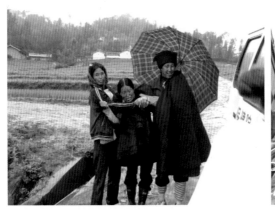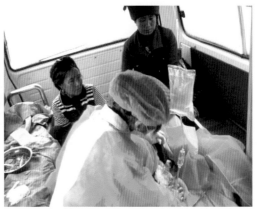

昭觉县护送小组联系县母婴快车，救护人员免费接应并在救护车上准备接生

5. 编发印有住院分娩核心信息的宣传品

宣传品是当地群众喜欢的宣传方式。基于此，项目县编发并发放印有住院分娩核心信息的宣传挂历、围裙、宣传扇等宣传品，倡导孕妇住院分娩。自 2011 年起至 2014 年昭觉县累积发放宣传品及宣传资料 29 652 人份。

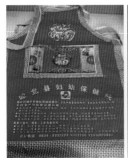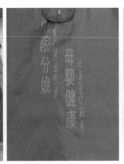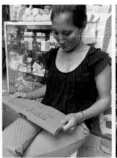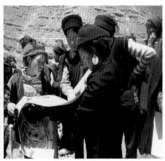

多种形式的宣传品

6. 对乡村健康骨干进行激励

对本季度动员或组织孕妇到医院孕期检查的村级健康骨干，按照实际建档的孕妇花名册每人次给予 10 元的奖励；对动员孕妇到医院住院分娩的村级健康教育骨干按照实际住院分娩孕产妇花名册每人次给予 50 元的绩效补助，激励乡村健康骨干。

（四）倡导宗教人士

考虑到当地人民的宗教信仰，木里县人员主动上门，争取大寺主任偏初大师的支持和参与。利用燃灯节在大寺前宣传住院分娩的好处和优惠补助政策，动员家庭鼓励孕产妇住院分娩。

（五）制作宣传视频

昭觉县制作以住院分娩为主题的、彝汉双语的宣传短片在县广播电视台滚动播出，每天 3 次，每次 2 分钟，连续播放 6 个月。同时下发宣传短片到村，在村活动室循环播放，通过生动感人的典型案例感动、感化目标人群，促进健康知识在村级传播，促进行为的改变。

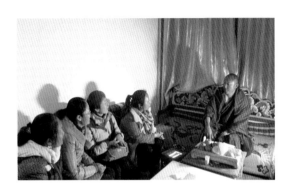
木里县倡导大师宣传住院分娩

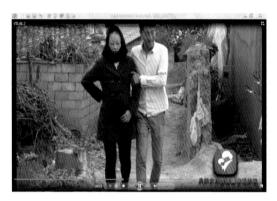
昭觉县宣传住院分娩的视频

（六）学校"小手拉大手"活动

考虑到部分民族地区存在结婚较早的现象，木里县利用下乡督导时间，对 7 个试点乡中心校的六年级学生共 325 人，开展了以讲座为主，鼓励互问互答，通过讲小故事的形式，以"我（孩子）从哪里来"为主线，讲解怀孩子、生孩子有风险、及如何通过到医院检查、住院分娩来化解这些危险等保健知识。对于六年级的小学生来说，传授的知识相对有吸引力，学生的记忆较好，能够将了解的知识传授给家人亲友，并且能够促进他们自身健康知识水平的提高，采纳健康行为。

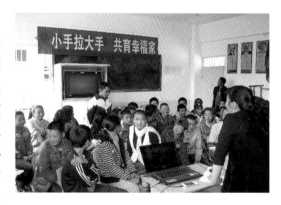
木里县学校"小手拉大手"活动

（七）基层网底建设

项目县以四川省提高民族地区住院分娩率项目为契机，和母子健康综合项目有效整合，通过对口支援、进修、专家蹲点、定向培训等方式提升县级服务能力。同时充实乡村级卫生队伍，加强妇幼卫生网底建设，有力保障住院分娩的实施。

四、成效

（一）住院分娩率大幅度提高

根据妇幼卫生的年报数据，大凉山地区 5 个项目县的住院分娩率由 2010 年的 36% 上升到 2015 年的 81%，提高了 120%。孕产妇死亡率由 2010 年的 83/10 万下降到 2015 年的 44/10 万，下降了 47%。

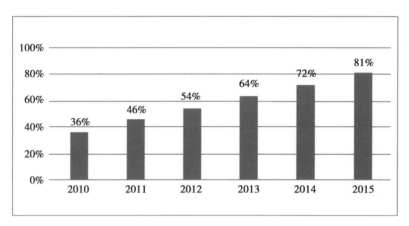

项目县 2010—2015 年住院分娩率的变化情况

（二）人员能力进一步提升，为项目的可持续发展奠定了基础

通过项目的实施，培训了一批基层妇幼保健管理和技术人员，培养了一支妇幼保健师资队伍，壮大了基层健康促进工作力量，为项目的实施提供了人员和技术保障。

（三）母子健康保健意识进一步增强

项目地区通过开展多种形式的健康教育和健康促进活动，使群众的观念发生了变化，母子健康保健意识和利用妇幼保健服务的能力得到了提高，对妇幼卫生服务的需求变被动为主动，并且要求越来越高，这对项目的可持续发展十分有利。

（四）拓展项目成效，促进凉山其他县母子健康促进工作

凉山州妇幼保健院推广母子健康促进项目的影响行为交流的策略、以目标人群需求为导向的健康促进工作方法、及发现-管理-动员-护送机制促进孕妇住院分娩的实践经验，促进凉山地区母子健康水平的提高。

（联合国儿童基金会驻中国办事处　赵春霞　供稿）

 专家点评

住院分娩率偏低是导致西部农村少数民族地区孕产妇死亡率和新生儿死亡率高的主要原因。四川省凉山彝族自治州通过实施"母子健康促进"项目，传播住院分娩知识，推动住院分娩政策

出台，建立护送机制，有效提高了该地区住院分娩率，改善了当地孕产妇和儿童健康状况。

引入国际理念指导项目实施，使国际方法本土化是本项目的创新之处。产生行为效果的交流（COMBI）是世界卫生组织提出的一种健康交流策略，联合国儿童基金会在世界卫生组织儿童卫生合作中心翻译的基础上，进一步修订和本土化，以适合西部偏远贫困地区非健康促进专业人员的使用，并于2011年引入母子健康促进项目，指导项目地区健康促进工作的开展。在国家级专家组支持和指导下，基于现状分析结果，各项目县制定符合地方特点的、有针对性的健康促进计划，开发制定母子健康核心信息，并进一步本土化、通俗化。通过电视、手机、学校学生、宗教人士等多种途径传播健康知识和技能，营造良好舆论氛围。

建立发现-动员-护送机制是本项目实施过程中探索总结出的一个行之有效的方法，也是同伴教育方法的拓展和深化。遴选的乡村健康教育骨干一方面负责宣传住院分娩核心信息，动员孕妇进行产前检查和住院分娩，一方面负责联络协调护送小组和车辆，对临产孕妇提供转运护送服务，大大提高了住院分娩的可能性。

本项目第三个亮点是推动促进住院分娩政策和措施出台。在国家住院分娩补助的政策基础上，凉山州充分考虑少数民族的特点，出台了关于调整农村孕产妇住院分娩补助项目实施方案的通知，加大补助力度，解决少数民族地区住院分娩的经济负担。通过项目实施，提升县级服务能力，充实乡村级卫生队伍，加强妇幼卫生网底建设，为实现住院分娩提供了有力保障。

《北京市控制吸烟条例》的
出台与实施

关键词：《条例》实施5个月；公共场所吸烟人数从11.3%下降到3.8%；餐馆执行全面禁烟的比例由22.2%提高到87.7%；大堂和卫生间吸烟比例由48.4%下降到19.7%；所有餐厅内未发现烟草广告；行政处罚217家单位，罚款64.3万元；598名吸烟者被罚款30 650元；世界卫生组织授予北京市政府"世界无烟日奖"

烟草危害健康已成为一个重要的公共卫生问题。为保护人民群众的健康，2014年11月28日，北京市人民代表大会常务委员会第十五次会议审议并通过了《北京市控制吸烟条例》（以下简称《条例》），并于2015年6月1日起正式实施。该《条例》被称为"史上最严的国内控烟法规"，也是目前国内最接近世界卫生组织《烟草控制框架公约》的地方性控烟法规。《条例》实施5个多月来，在北京市人大的监督下，北京市政府高度重视《条例》的贯彻落实工作，采取了一系列有效措施，将北京市控烟工作推向一个新高度。

一、制定《条例》的背景

（一）工作基础

1995年，北京作为国内较早开展控制吸烟立法的城市，率先制定了《北京市公共场所禁止吸烟的规定》，规定8类公共场禁止吸烟。2008年，以"无烟奥运"为契机，颁布了《北京市禁止吸烟场所范围若干规定》（市政府令第204号），将禁止吸烟的公共场所扩大到11类。

（二）履行《公约》

2005年8月，十届全国人大常委会第十七次会议批准了世界卫生组织（WHO）《烟草控制框架公约》。按照《公约》要求，2011年1月在我国全面实现无烟环境。2009年，北京市政府制定了《健康北京人——全民健康促进十年行动规划》；2011年，颁布了《健康北京"十二五"发展建设规划》，明确提出要履行WHO《烟草控制框架公约》，强化控烟行动，在全市公共场所禁止吸烟。

（三）城市发展需要

随着北京市建设宜居城市的发展，以及广大市民对健康的迫切需求，制定一部与《世界卫生组织烟草控制框架公约》相吻合的地方性法规，是推动北京市控烟工作的当务之急。

二、制定《条例》的准备

（一）开展科学循证

2008年以来，北京市开展了一系列人群调查，为控烟条例的制定提供循证。

1. 人群烟草流行监测

2008年，北京市疾控中心健康教育所在医生、教师、公务员中开展了烟草流行情况调查，旨在掌握北京市重点人群吸烟、被动吸烟以及对烟草危害的认知情况；2014年北京市疾控中心健康教育所使用全球统一标准问卷对北京市15岁以上人群开展了成人烟草调查，获得了北京市人群烟草使用、戒烟、二手烟、烟草经济、烟草广告、烟草危害认知等情况。

调查显示北京市室内工作场所二手烟暴露率为35.7%，成人吸烟率为23.4%，吸烟人群为419万。

2. 公共场所控烟调查

2009—2014年，北京市爱国卫生运动委员会办公室连续在全市各级卫生计生委、医院、疾控中心、卫生监督所、社区卫生服务中心/站等开展调查，旨在掌握无烟医疗卫生机构创建情况；2008年5月，北京市疾控中心健康教育所开展了全市出租车控烟情况开展调查，了解奥运期间北京市出租车全面无烟政策的实施效果；2014年，北京市疾控中心健康教育所在全市中式餐馆开展调查，全面了解餐馆对现有控烟法规的执行情况。

3. 控烟立法民意调查

2013年，北京市爱卫办委托专业调查机构对本市居民控烟立法的社会支持度和认知度进行专项调查。结果显示，93.8%的调查对象支持北京市控烟立法，92.8%的人支持北京市"室内公共场所和工作场所"全面禁烟。

（二）开展控烟宣传

2008年北京奥运会以来，北京市进一步加大了控烟宣传力度，有效地提高了人群对吸烟、二手烟危害以及控烟立法重要性的认识。

1. 举办媒体控烟培训班

自2008年以来，共举办新闻媒体培训班12期，培训新闻媒体工作者218人次，通过举办媒体控烟能力培训班，提升在京主要新闻媒体工作者的控烟意识，统一宣传口径，引导媒体正面传播控烟成效。

2. 大众媒体宣传

与北京电视台合作，共制作控烟公益广告和宣传片8部，滚动播出20 000余次；在《北京晚报》《法制晚报》开设控烟专版126个，内容涉及吸烟、二手烟危害、戒烟服务、控烟立法等内容，每年覆盖人群上千万人。

3. 开展主题宣传活动

利用每年的5·31世界无烟日，动员中央机关、首

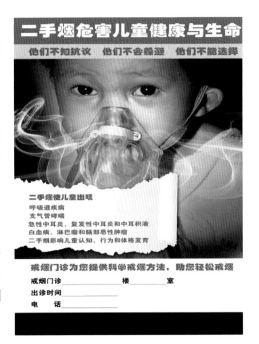

控烟宣传海报

都机场、各区县爱卫会等相关机构，深入开展控烟主题宣传活动。初步统计，2008 年以来，全市共开展控烟主题宣传活动 30 000 余场；开展控烟知识竞赛、演讲比赛、海报设计大赛、绘画比赛、控烟征文比赛、口号征集等大型控烟活动 28 次；发放控烟宣传海报 32 种 30 余万张，折页 16 种 500 余万张，小册子 15 种 120 万册；举办各级各类控烟大课堂 18 000 多场，覆盖人群 100 余万人。

4. 户外媒体宣传

2008 年以来，各有关单位利用宣传展板、公交灯箱、手机短信、电子显示屏、楼宇广告、公交车电视等各种渠道开展控烟传播活动，活动覆盖面广、持续时间长。

5. 新媒体宣传

开通无烟北京微信公众号，全市各有关单位利用本单位官方微博、微信广泛开展控烟宣传。

2015 年，中国疾病预防控制中心控烟办公室发布全国 14 个城市开展的成人烟草调查结果显示，北京市人群吸烟、被动吸烟水平低于其他城市，对公共场所立法的支持率显著高于其他城市。

（三）创建无烟环境

加大无烟场所建设工作，为控烟立法营造环境支持及实践经验。

1. 无烟出租车

2007 年 5 月 31 日，为迎接北京无烟奥运会，北京市卫生计生委联合北京市出租车管理局率先在全市 6.6 万辆出租车施行全面禁烟政策。

2. 无烟学校

北京市卫生计生委和北京市教育委员会共同开展无烟学校建设。2009 年，全市 1000 余所中小学校全部达到无烟学校标准；无烟学校纳入北京市卫生计生委、北京市教育委员会联合开展的健康促进学校一票否决标准。

3. 无烟医疗卫生机构

2005 年，北京市爱卫会开展无烟医院建设；2007 年，北京市爱卫会联合北京市卫生计生委加大了无烟医院的创建力度。截至 2011 年 12 月 31 日，全市所有医疗卫生机构全部达到无烟医院的标准。2011—2014 年，北京市无烟医疗卫生机构建设工作一直位居全国暗访结果前 3 名。

4. 无烟机关及无烟单位

2009 年开始，北京市爱卫会在全市范围内开展无烟机关及无烟单位创建工作，倡导领导干部带头在公共场所不吸烟；截至 2014 年底，共创建无烟机构 796 家。与此同时，共创建无烟单位 2456 家。

5. 无烟家庭

截至 2014 年底，各区县爱卫会及相关单位共创建无烟家庭 100 万个。

（四）开展高层倡导

每年 1～3 月地方和全国"两会"相继召开，促进控烟立法成为北京和全国"两会"热点，动员、倡导"两会"代表及媒体关注控烟，推动无烟立法进入立法程序。

1. 召开"两会"代表座谈会

为进一步推动控烟立法，每年"两会"召开前，北京市各相关部门都适时举办"两会"代表控烟提案座谈会，专家、学者、法律界人士、社会团体等就控烟问题进行深入研讨，集中控烟提案议题。

2. 向"两会"提交控烟提案

截至 2014 年，"两会"代表共提交控烟提案 23 件，内容涉及两会全面禁烟、公共场所禁止吸烟、领导干部带头禁烟、烟盒警示上烟包、提高烟价及税收、制定国家控烟规划、完善慈善法、修改广告法等多项内容。

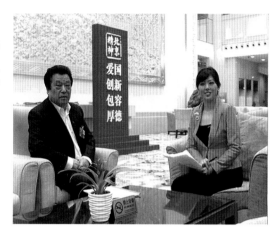

全国政协委员金大鹏谈控烟立法

三、启动立法程序

（一）纳入立法计划

2013 年，控烟立法作为调研论证项目被分别列入了北京市政府立法工作总体安排和北京市人大常委会立法工作计划，并于 2014 年 1 月列入《北京市地方性法规五年立法规划（2013—2017 年)》中任期内完成制定的法规。

（二）深入研究论证

北京市卫生计生委、北京市爱卫会办公室在立项论证基础上，先后听取了北京市人大代表和政协委员、专家学者、政府相关部门、控烟经营场所负责人代表等方面的意见和建议，借鉴青岛、深圳、上海、长春等省市控烟管理和立法先进经验，特别就禁止吸烟范围、控制吸烟日常管理等立法重要内容与场所经营管理者代表、教育、公安、旅游、工商、烟草专卖等行业主管部门进行了深入研究。

（三）开展社会大讨论

《条例》制定过程中，开展了充分的调研和广泛讨论，北京市人大首次将法规列入预案研究，首次网上公开直播审议过程。期间，针对《条例》"保留首都机场设立吸烟室、宾馆吸烟客房"以及"单人办公室不禁烟"等热点问题，网民展开激烈讨论，最终因专家推动、群众支持以及北京城市建设发展需要而达成了一部与世界卫生组织《烟草控制框架公约》基本一致的地方性法规。

四、《条例》出台

（一）《条例》审议通过

2014 年 7 月、9 月、11 月北京市人大对《条例》进行三次审议，2014 年 11 月 28 日，北京市十四届人大常委会第十五次会议表决通过了《条例》，自 2015 年 6 月 1 日起实施。

《条例》的核心内容有四点：室内全面禁止吸烟；全面禁止烟草广告、促销赞助；共同治理，单位负责的工作理念；卫生监督为主、行业监管为辅的执法模式。

（二）《条例》的特点

与既往北京控烟法规相比，《条例》有四大转变：

1. 关注重点从吸烟者个人健康转变到公众健康，同时对妇女儿童予以特别保护

《条例》制定的目的是减少吸烟造成的危害、维护公众健康权益。《条例》明确规定：妇幼保健机构、儿童医院以及幼儿园、中小学校、少年宫、儿童福利机构等以未成年人为主要活动人群的场所的室内外区域全面禁烟。

2. 禁烟场所从部分场所转变到室内全面禁止

《条例》第九条明确规定公共场所、工作场所的室内区域以及公共交通工具内禁止吸烟。《条例》规定的禁止吸烟范围与世界卫生组织《烟草控制框架公约》基本一致。

3. 控制对象从对个人吸烟行为的限制转到全方位的控烟管理

除对个人吸烟行为进行场所限定以外，《条例》还规定禁止烟草广告、促销和赞助，最大限度地与《烟草控制框架公约》要求保持一致。

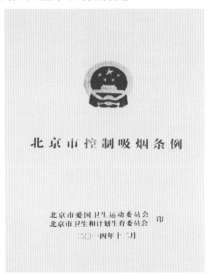

《北京市控制吸烟条例》

4. 责任主体从卫生计生行政部门为主到社会共同治理

《条例》确定了本市控制吸烟工作"政府管理、单位负责、个人守法、社会监督"的工作原则，一改以往由卫生部门单独负责管理的薄弱局面。

五、《条例》实施准备

按照《条例》规定的"政府与社会共同治理、管理与自律相结合"和"突出重点、循序渐进"的工作原则以及市领导提出的"法既出，出必行，行必果"的工作要求，在北京市政府的领导下，北京市卫生计生委制定了落实控烟法规三步走的工作思路，即：首先形成落实法规的社会氛围；再逐步养成室内禁烟的法律意识；最终形成健康文明生活方式的目标。为此，北京市卫生计生委在《条例》实施前进行了精心的系列准备工作。

（一）开展《条例》宣传培训

调查结果表明，北京市民对《条例》实施知晓率为83.9%，覆盖受众超过5亿人次。广泛的宣传及深入的培训为《条例》的顺利实施奠定基础。

1.《条例》培训

北京市人大、市卫生计生委组织专家编写了培训教材，举办了高级师资培训班，先期培训了700多名各行业、各区县的业务骨干，并按计划开展了市、区县、单位三轮控烟培训，保证《条例》得到正确解读。

2.《条例》宣传

围绕《条例》实施时间和主要内容，北京市爱卫会进行了广泛的社会动员，《条例》宣传工作落实到所有单位，并深入到人们生活的各个

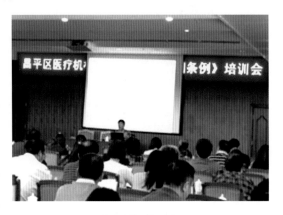

《条例》培训会

角落。

（1）《条例》施行倒计时宣传。一是倒计时50天的宣传活动，北京网络电视台同步直播，现场发布劝阻吸烟手势评选活动，市民通过"无烟北京"微信服务号网上投票达到300万人；二是倒计时30天时，北京市爱卫会、市卫生计生委向市民发出"依法控烟　爱在身边"的公开信；以卫生监督、无烟生活为主题和一批知名人士为控烟形象大使设计的系列控烟海报，向街道、社区、单位等公共场所投放22万套；三是倒计时20天时，以潘石屹、张靓颖等知名人士为控烟形象大使设计系列控烟海报，向地铁、社区等公共场所投放12万套控烟海报；四是倒计时10天时，发布北京控烟情况，公布北京人群吸烟及二手烟暴露等基本情况；五是倒计时1天即世界无烟日，国家卫生计生委、北京市政府等8部门在鸟巢联合举办"世界无烟日暨《北京市控制吸烟条例》施行启动"大型宣传活动，在鸟巢外侧悬挂6个大型控烟标志，彰显"无烟北京"良好形象。

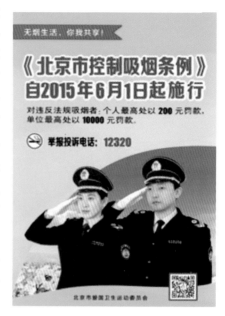

《条例》宣传海报

（2）社会层面的广泛宣传。6月1日后，随着《条例》的实施，媒体关注热情不减，控烟专题的微信、微博、网站和APP、无烟北京公众服务号、北京控烟联盟随时在传递信息，报纸、电视、广播、网络从不同视角报道控烟法规实施的进展情况，仅北广传媒移动电视单日受众超过1千万人次。北京电视台10个频道每天平均播放4次控烟宣传片，连续播出2个月，北京广播电台每天播放控烟提示语。此外，各类宣传海报、条幅、社区宣传栏、区县电视台等各种手段都在宣传《条例》，市卫生计生委、爱卫办每月向社会报告进展情况。7月3日，北京市政府新闻办举行《条例》施行一个月新闻发布会，同日的控烟微博进入人民日报全国百强微博前10名。

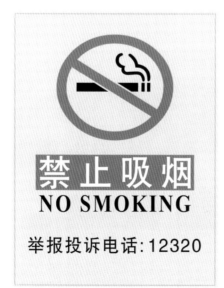

规范的禁烟标识小样

（二）建立协调管理机制

在北京市委、市政府的统一领导下，北京市爱卫会通过召开工作会、贯彻会、发文、发函以及考察学习等多种形式广泛协调北京市公安局、市城管局、市委宣传部、市地铁公司、市公交公司、首都机场、烟草专卖局等59个市爱卫会委员单位，对《条例》进行了导读学习，进一步明确了《条例》所规定的政府与社会共同治理、管理与自律相结合，实行"政府管理、单位负责、个人守法、社会监督"的控烟工作原则，并要求59个爱卫会委员单位要充分发挥本系统、本部门优势，发动群众做好控烟工作。

（三）落实法规规范标准

根据《北京市控制吸烟条例》"在禁止吸烟场所设置明显的禁止吸烟标识和举报投诉电话号码标识"的要求，北京市爱国卫生运动委员会办公室下发了《关于印发北京市禁止吸烟标识制作标准与张贴规范的通知》，通知规定了本市各类禁烟场所禁止吸烟标识的基本要素：即国际通用禁烟标识和 12320 举报投诉电话，并给出了张贴禁烟标识的样例，明确了室内、室内外、酒店、吸烟区等禁烟标识的规范制作规格和标准，方便社会各单位贯彻落实《条例》时参照表标准规范执行，促进了《条例》的规范落实。

（四）做好监督执法准备

北京市卫生监督所认真制定了《〈北京市控制吸烟条例〉监督执法工作实施方案》和《北京市控烟卫生监督执法工作规范（试行）》。北京市卫生计生委组织召开全市控烟卫生监督执法启动暨培训会，方来英主任亲自进行动员和工作部署，市卫生监督所对全市卫生监督执法人员进行了控烟执法的再培训，组织举办了控烟执法桌面推演。各区（县）卫生计生委分别开展了二次培训，并对辖区重点控烟场所、单位进行培训。

六、《条例》实施

（一）《条例》实施情况

按照《条例》规定，教育、文化、体育、旅游、交通、工商等相关行政部门应按照各自的职责对本行业或领域内的控制吸烟工作进行监督管理，制定管理制度，开展宣传培训，组织监督检查。

1. 中直机关爱卫会

多次组织控烟法规的学习培训，下发宣传资料 5000 多份，中组部机关要求每人一本《条例》进行学习。

2. 中央国家机关爱卫会

举办 40 场以"拒绝烟草，健康生活"为主题签名活动，全国人大、国务院办公厅、外交部、发改委、工信部等 53 个副部级以上单位、93 名部级领导参加，签名总人数 18 135 人。国家卫生计生委全力支持北京控烟，多次指导北京开展控烟活动。

3. 北京市领导机关

北京市人大常委会副主任孙康林在《条例》实施的第一天，就率队深入市政府机关、医疗单位进行检查。市委直属机关工委发出"带头贯彻北京市控烟条例做遵纪守法的模范"倡议书；市政府督察室开展了法规落实情况专项督察。

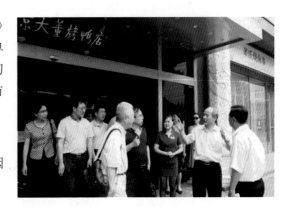

北京市人大副主任孙康林（右二）率队夜查餐厅

4. 市委宣传部

专门下发通知，要求市属媒体积极参与控烟法规宣传。

5. 市交通委

召开全委系统控烟工作会议进行部署，设立了吸烟举报电话和机关奖惩制度。

6. 公交集团

在全市 21 300 辆公交车车载电视、LED 屏滚动播放控烟宣传字幕，张贴禁烟标识。

7. 北京铁路局

要求局属各次进京列车播放禁烟提示语；西客站地区录制控烟广播在出站大厅全天候广播，LED 视频显示屏滚动播出控烟宣传口号和公益广告。

8. 市旅游委、市体育局等相关委办局

加强所属单位和区域无烟环境建设，开展机关和行业内的宣传与培训、加强所属单位控烟管理。

9. 市教委

强化校风建设，控烟从中小学生抓起。

10. 首都机场爱卫会

在《条例》实施前成立了由各单位组成的控烟协调领导小组，提前开展了大量控烟法规宣传。从 6 月 1 日起取消了候机楼内所有吸烟室，同时设立了 17 处规范的室外吸烟区，被世界卫生组织称之为"跻身世界领先的现代机场之列"。

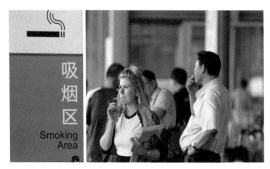

首都机场吸烟区

(二) 区县落实《条例》情况

《条例》实施以来，各区县政府发挥了很大作用，分别在组织协调、宣传教育、监督管理、物质保障等方面做了大量工作，一是领导挂帅督导法规落实；二是制定落实《条例》工作方案，有计划开展宣传培训；三是发挥政府优势，实行综合治理。

1. **西城区政府**：组织有关部门按照法规要求，对辖区内 66 家无行政许可的烟草售卖点全部取缔；

2. **海淀区各街道、乡镇**：开展控烟主题宣传活动，并投入 100 万元用于控烟工作；

3. **昌平区**：每周开展一次控烟专项集中整治行动；

4. **房山区**：建立控烟部门联络制度，进行量化管理，按季度考核评估并向社会公布结果。

(三) 社会参与情况

96% 的北京市民支持控烟立法，《条例》实施后，特别是在执法过程中，广大市民给予了极大配合，并主动参与到控烟活动中。同时，社会各类组织也广泛参与控烟活动，世卫组织驻华代表处、中国 CDC 控烟办、中国控烟协会、北京控烟协会、新探健康发展研究中心、青少年无烟运动、肺健基金会、今日头条、网易、好太太网以及一大批控烟志愿者都以不同的方式参加到全市控烟工作中，形成了广泛的北京控烟联盟。

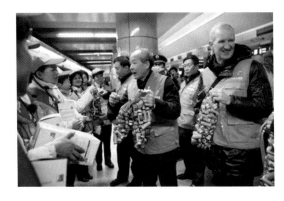

世界卫生组织驻华代表处施贺德（右一）
和控烟志愿者在一起

(四) 投诉举报与监督执法情况

按照《条例》规定，卫生计生委作为控烟执法监督的主责单位，会同工商、烟草、城管等部门开展了一系列控烟执法监督。

1. 投诉举报

截至 2015 年 11 月底,《条例》实施 5 个月以来,北京市公共卫生服务热线（12320）共受理控烟相关咨询投诉 16 194 件,其中投诉举报 9291 件。投诉举报均按照既定的工作程序进行了解答、分流,得到较好的处理。

2. 监督执法

全市卫生监督机构共监督检查 30 414 户次,责令整改 4782 户次,有 217 家单位因整改不到位被行政处罚,共计罚款 64.3 万元;有 598 人被处罚,个人罚款 30 650 元。从检查情况看,合格率较高的是学校、宾馆和医疗机构,最低的是中小餐馆、写字楼。另外,市工商局、市城管局、市

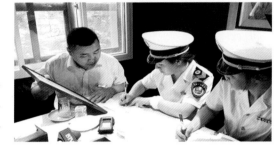

2015 年 6 月 1 日执法人员对海底捞开具第一张罚单

烟草专卖局依据法规授予的职责分别在各自领域开展执法检查,取得了较好成效。

七、《条例》实施效果

（一）公共场所吸烟人数明显减少

中国控烟协会对《条例》实施前后 4 个月暗访结果显示,公共场所吸烟人数从《条例》实施前的 11.3% 下降到实施后的 3.8%。无烟环境最好的是医院,变化幅度最大的是网吧酒吧、公共交通站。

（二）公共场所控烟效果显著

北京市疾病预防控制中心健康教育所于《条例》实施 6 个月后,采用现场观察、询问等方法对北京市 314 家中式餐馆控烟情况进行了评估。评估结果发现,与 2014 年相比,餐厅入口处和大堂内设置禁止吸烟标识和提示的比例分别由原来的 11.1%、40.8% 提高到 25.0% 和 82.7%;餐馆执行全面禁烟的比例由原来的 22.2% 提高到 87.7%;大堂和卫生间发现吸烟现象的比例由原来的 48.4% 下降到 19.7%;所有餐厅内未发现烟草广告;被调查餐馆服务员对吸烟危害的认知以及劝阻顾客吸烟行为的变化 2015 年均较 2014 年有明显改善。

（三）公众对控烟满意度增加

北京市民对《条例》出台的知晓率为 83.9%;对控烟工作的满意度由原来的 42.26% 提高到 81.30%;93% 的受访者认为无烟环境有变化;76% 的受访者对《条例》的执行表示满意。

（四）得到国际社会高度评价

世界卫生组织高度肯定北京的控烟工作,授予北京市政府 2015 年度"世界无烟日奖",并召开境外媒体发布会,称北京控烟取得了令人鼓舞的成效。丹麦政府多次来京商谈联合开展城市控烟工作。

八、下一步工作

（一）继续强化宣传教育

针对外来人口不了解北京控烟法规的情况,重点加强机场、铁路、公路等进京口岸控烟法规

的宣传。

（二）继续加大监督执法力度，落实单位主体责任

有计划、有重点的开展专项监督检查。特别是酒吧、餐饮、写字楼等场所仍将作为重点进行整治。

（三）巩固社会共治工作成果

继续发挥社会组织、志愿者作用，动员更多社会力量参与控烟，使控烟活动常态化。

（四）加强戒烟服务

开辟戒烟服务绿色通道，目前 72 家医疗单位开设戒烟门诊已经完成人员培训，并进行戒烟门诊的分级管理。完善北京 12320 戒烟热线功能。

（北京市卫生和计划生育委员会　刘泽军　汤伟民/
北京市疾病预防控制中心　刘秀荣　供稿）

 专家点评

2015 年 6 月 1 日，《北京市控制吸烟条例》（以下简称《条例》）开始实施，该条例被称为"国内史上最严的控烟法规"，实现了中国控烟史上全面无烟法规零的突破。《条例》的出台和实施，受到各级政府、社会团体、各界群众、媒体以及国际组织等高度关注，创造了中国控烟史上的经典。

多年全方位积淀，为法规出台奠定基础。北京市政府高度重视控烟工作，先后于 1995 年和 2008 年出台了相关规定和条例。多年来，利用各种契机广泛开展控烟健康教育活动，大力开展无烟环境建设工作，极大提高了各级领导和公众的控烟意识，为《条例》的顺利出台和实施奠定了坚实的基础。

实施严格立法程序，确保《条例》出台顺应民意。《条例》从纳入立法计划到广泛调研论证，从向社会广泛征求意见到人大审批通过，经过了一系列严格的立法程序。特别是在研究论证和向社会广泛征求意见阶段，体现了健康政策制定过程中重视广泛的社会动员和参与的原则。

大规模的宣传策划，提高了公众对《条例》实施的依从性。《条例》实施前，北京市政府有计划地开展了大规模的控烟宣传活动，其中包括劝阻吸烟手势的评选，倒计时 50 天、30 天、20 天、1 天的宣传等。大规模、高频度、全覆盖式的宣传，不仅让公众了解到北京 6 月 1 日起实施控烟法规的信息，也激发了公众参与控烟的热情。

持续有力的执法行动，保障了《条例》的有效实施。北京市爱卫会、北京市卫生计生委作为法规实施的主要单位，先后制定下发了 11 份文件。执法第一周，从政府机关开始，进行了大规模执法行动，起到了良好的示范作用。控烟监督执法部门始终保持控烟执法的高压态势，对违反《条例》规定的个人和单位依法处置，起到了震慑和教育作用，保障了《条例》的有效实施。

市民的参与与支持，是《条例》成功实施的坚实基础。广大市民积极支持控烟，支持率高达 96%。在招募的 1 万多名控烟志愿者中，年龄最大的 81 岁，最小的 14 岁。北京市民的广泛支持和呼应成为《条例》顺利实施的坚实基础。

从《条例》实施 1 年的效果来看，达到了"法既出，出必行，行必果"的效果。北京市在立法、宣传、执法、监督、社会动员等各环节上的做法，为全国其他城市开展相关工作提供了借鉴。

山东省减盐防控高血压项目

关键词：历时 4 年；15 个部门合作；46 家企业、7 大类 58 种减盐产品；325 家商场设置低盐食品专柜；1409 个健康示范食堂；89 个低盐低油菜品；培训 207 369 名社区家庭减盐指导医生；与 2011 年比，2013 年居民人日食盐摄入量减少 0.92 克

一、背景

（一）高血压及其相关疾病流行现状

高血压既是一种独立的疾病，又是导致脑卒中、冠心病、肾功能衰竭等慢性病的主要危险因素。

1. 高血压的患病率显著高于全国平均水平。2002 年中国居民营养与健康状况调查表明，山东省成人高血压标化患病率为 25.1%，比全国水平（18.8%）高出 6.3 个百分点；高血压控制率为 5.7%，低于全国平均水平 6.1 个百分点。

2. 心脑血管疾病患病率高于全国平均水平。2004—2005 年山东省城乡居民心脑血管疾病标化死亡率为 188.2/10 万，高于我国东部地区平均水平（171.6/10 万），在山东省城乡居民疾病负担中排第 2 位，占全部疾病负担的 16.66%。

（二）膳食高盐与饮食文化

1. 饮食文化对食盐摄入量的影响。京杭大运河在山东穿境而过，距今已有 2500 多年的历史。在运河漕运途中，人们习惯买咸菜以备不时之需，培育了独特的酱腌菜文化。而在东部沿海地区，居民则习惯吃腌制的海带和含盐量较高的虾酱等食物。同时，山东省也是产盐大省，地下卤水资源、盐矿资源储量都很丰富，也为酱腌菜加工提供了便利。

2. 鲁菜文化。发源于山东的鲁菜是中国八大菜系之首，其主要特点就是咸香口味，酱是鲁菜中最主要的调味食材之一。因此，以咸香为主的烹饪特色也成为城乡居民加工食物的标准和特点。

（三）城乡居民盐摄入量与减盐收益

1. 中国居民营养与健康状况调查表明，2002 年山东省居民人均每日烹调用盐量为 12.6 克，高于全国平均水平 11.9 克，为《中国居民膳食指南》推荐量 6 克的 2.1 倍。

2. 山东省疾控中心研究表明，如果山东省居民平均每日食盐摄入量控制在 9 克以下，每年可以避免 3.6 万人成为高血压患者，并可减少高血压导致的直接经济负担近 10.1 亿元。

（四）国际减盐干预经验

自 20 世纪 70 年代起，芬兰、英国、美国、加拿大、澳大利亚等国家陆续推行了由政府主导的减盐行动。国际实证经验表明，采取健康促进策略，推行综合性减盐措施，可以有效减少居民食盐摄入量并控制高血压及其相关疾病发病水平。山东省人民政府高度重视人民群众的健康问

题，于 2010 年启动了"健康山东行动"，并于 2011 年 3 月与原卫生部签订了联合开展减盐防控高血压项目协议书，开展了为期 5 年的减盐防控高血压项目。

二、策略与目标

（一）策略

从居民摄入食盐的来源入手，针对不同地区、不同人群的食物加工习惯、食材来源和外出就餐情况，将家庭厨房、加工食品企业和餐饮单位作为 3 个重点减盐干预领域，通过支持性政策开发、减盐支持环境建设、公众健康教育等措施，开展不同领域的专项干预行动，降低居民食盐摄入量。

（二）目标

1. 总目标

建立减盐环境支持体系，进一步增强居民低盐膳食防控高血压和科学健康饮食意识，到 2015 年全省居民人均每日食盐摄入量降到 10 克以下。

2. 具体目标

（1）工作机制：建立多部门参与的减盐干预工作机制，明确部门职责分工，强化各部门对社会的健康责任。

（2）公共政策：出台 1~2 项地方性减盐食品标准，在鲁菜菜系标准中增加食盐使用量的规定。将减盐干预纳入医疗机构和学校健康教育。

（3）餐饮减盐：餐饮服务单位从业人员减盐培训率达到 100%。每个县（市、区）至少有 5 家以上餐饮单位采取减盐措施。

（4）食品减盐：减盐与低盐膳食培训覆盖所有食品企业技术负责人。每市至少有 2 家以上规模企业（主营业务收入在 2000 万元以上）推出减盐产品。扩大低钠盐市场供应。

（5）公众宣传与教育：减盐宣传以村（居委会）为单位覆盖率达到 100%，85% 以上的家庭拥有 1 份减盐健康教育材料，居民低盐膳食知晓率达到 80% 以上。

（6）监测与评估：建立居民心脑血管急性事件报告系统，收集主要含盐加工食品和调味品等产品营养标签信息，建立预包装食品含盐量数据库。

（三）工作思路与技术路线

按照健康促进策略的基本原则，确立了以盐的来源为导向的综合干预策略，通过基线调查明确居民食盐摄入量高的主要原因和食盐的主要来源，确定了建设支持环境、公众健康教育、倡导食品加工企业和餐饮单位减盐等多元化的干预措施。

2013 年进行了阶段性评估和干预措施的局部调整。2016 年开展终期评估，总结适于不同人群和场所的工作模式，推动建立减盐干预的长效机制。

三、主要工作内容

（一）开展基线调查与现状评估，明确干预重点与方向

牵头部门 省卫生计生委

参与部门 省食品药品监督管理局、省质量技术监督局、省教育厅、省盐务局

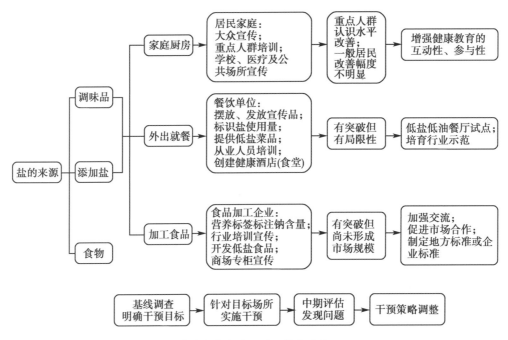

减盐防控高血压项目技术路线

1. 食盐摄入量与高血压流行现状

2011 年 6—7 月，在全省 140 个县（市、区）中，采用分层四阶段整群随机抽样方法，抽取了 20 个县（市、区）、156 个村/居委会、13 010 个抽样户，对 15 339 人进行问卷调查和体格；完成膳食调查 1971 户，收集 24 小时尿样 2112 份。结果显示：山东省居民标准人日调味品食盐摄入量为 12.5 克，18 ~ 69 岁居民高血压患病率为 23.44%，7 ~ 18 岁中小学生血压偏高检出率达 14.8%，与 2002 年相比没有明显变化。

2. 居民对盐与高血压的知信行情况

山东省城乡居民对"少吃盐可以降血压"

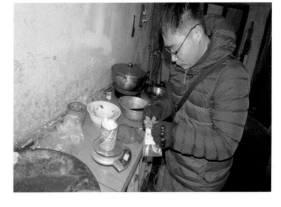

人群基线调查现场－调味品称重

"推荐成人每人每天 6 克盐"和低钠盐的知晓率分别为 52.0%、22.2% 和 12.8%。仅有 6.9% 的居民使用定量盐勺；仅有 11.0% 居民在购买加工食品时关注过食品的钠/盐含量。

居民对低盐饮食的总体认识水平不高，且城市居民的知晓率和行为形成率高于农村居民，提示通过健康教育提高居民对盐与健康的认知水平应作为项目重要的干预措施，且要重点关注农村地区和农村居民。

3. 减盐环境因素分析

居民摄入食盐的来源包括 3 个方面，即家庭厨房、在外就餐和加工食品。基线调查显示，居

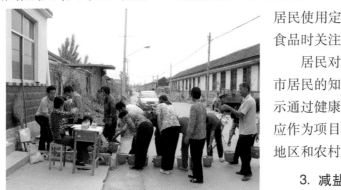

人群基线调查现场——尿标本采集

民标准人日膳食钠摄入总量为6090.1毫克，其中调味品占钠摄入总量的80.9%。居民在外就餐率为32.7%，每人次食盐消耗量中位数为6.4克。膳食钠中来源于加工食品的钠为613.8毫克，占总钠摄入量的10.1%。

2011年全省食盐销售总量为29.7万吨，其中低钠盐销售1047吨。食盐使用量较大的酱菜和调味品企业均以省内销售为主，分别占75.9%和72.1%。

因此，推出减盐公共政策，指导居民家庭减少烹饪调味品的使用量作为干预重点，同时，鼓励餐饮单位提供减盐或低盐菜品，鼓励食品企业生产减盐或低盐食品。

4. 可利用资源分析

减盐项目的利益相关方包括政府及其相关责任部门、餐饮服务单位、食品生产销售企业和居民家庭。

（1）优势

各级政府贯彻落实科学发展观，必将更加关注民生，是推动项目实施的主导力量。

餐饮服务单位和食品企业从业人员认为烹调时少放盐在技术上没有困难，不会增加生产成本，相反，由于使用盐量减少，还可节约生产成本。相当一部分餐饮单位和食品企业也意识到，保护消费者健康是企业的责任，当消费者的认识水平提高时，开发低盐食品、菜品和生产更符合健康标准的产品，有利于树立企业的良好形象，公众希望少得病、不得病，大多数人愿意接受少吃盐的行为建议。

（2）劣势

各部门对减盐的重要性认识不一，主观积极性差别较大。餐饮服务单位担心减盐会影响菜品口味进而影响消费者的选择；食品企业担心会影响保质期限及产品口味，从而影响产品销售。

（二）建立多部门合作机制，推动出台减盐相关政策

牵头部门　省政府

参与部门　省卫生计生委、省委宣传部、省教育厅、省人力资源与社会保障厅、省妇联、省盐务局、省食品药品监督管理局、省商务厅、省质量技术监督局等15部门

1. 成立领导小组

成立了由分管省长任组长，省卫生计生委、省委宣传部、省发改委、省经信委、省教育厅、省科技厅、省财政厅、省人力资源和社会保障厅、省商务厅、省工商局、省质监局、省旅游局、省食药局、省盐务局、省妇联共同参与的领导小组，下设办公室在省卫生计生委，承担领导小组的日常工作。

2. 出台项目方案

山东省政府制定并下发了《山东省减盐防控高血压项目实施方案》，并将减盐防控高血压项目纳入"健康山东"行动。

设立项目办公室，定期召开会议，组织项目督导与评估。省卫生计生委每年联合省委宣传部、省发改委、省食品药品监管局、省教育厅、省妇联等15部门制定下发年度工作要点，明确年度工作目标。面向各级政府及其主要部门开展领导干部培训，共培训39 448人次。

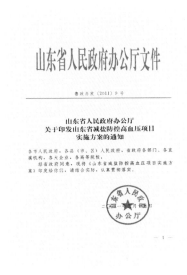

省政府下发项目实施方案

成立项目专家组，中国疾病预防控制中心、美国疾病控制中心等机构的专家全程参与项目设计、评估的全过程。在项目实施过程中，与世界卫生组织、世界高血压联盟及多个国内外公共卫生机构进行交流，获取技术支持，以保证项目实施的科学性、先进性和规范性。

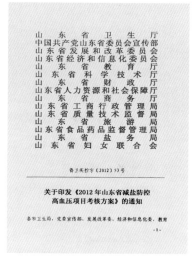

15 部门联合下发项目考核方案

3. 明确职能分工

卫生计生部门负责统筹项目的组织实施，完善涉盐食品相关地方标准。宣传部门负责配合有关部门组织开展主题宣传活动。妇联组织负责推动家庭减盐活动的开展。教育部门负责将低盐知识纳入学校健康教育。人力资源社会保障部门负责将低盐知识纳入中式烹调师等职业技能培训内容。商务部门负责引导和组织食品销售企业开设低盐食品专柜。质监部门负责在"鲁菜"菜品系列地方标准中规定盐使用量，开展涉盐食品标签标识和标注评价。食品药品监管部门负责指导督促餐饮单位和食品企业落实减盐措施。盐务部门负责做好低钠盐的产销监管，协助开展减盐宣传。

4. 出台的主要政策

（1）项目推进政策。将减盐工作纳入"健康山东行动"考核评价体系，作为卫生城市创建、慢性病综合防控示范区的重要内容，并将减盐食品专柜、创建健康示范餐厅、指导食品企业减盐列入示范区考核指标，并要求每个示范区结合当地地域文化和饮食特点，集中围绕一个重点领域开展专项行动，创建减盐综合干预示范乡镇。

（2）餐饮行业减盐政策。省质监局新颁布的 31 道"鲁菜"标准中首次明确了食盐、食用油使用量标准。开展健康餐厅、健康食堂创建与评选活动，鼓励餐饮单位和集体食堂开发和提供低盐菜品。把对小型餐饮单位进行减盐指导纳入基本公共卫生服务项目卫生监督协管的内容。

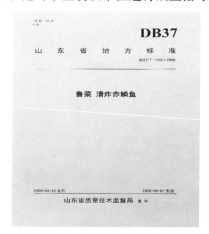
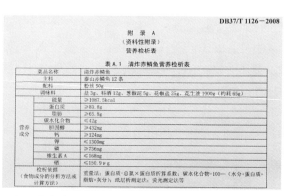

山东省质监局下发鲁菜新地方标准

（3）食品行业减盐政策。引导食品加工企业在含盐食品安全企业标准备案时增加食盐含量标准。《减盐酱菜》《减盐酱油》列入《减盐酱油》《减盐酱菜》食品安全地方标准并已通过论证。倡导并推广涉盐食品包装标签标注盐含量及低盐膳食健康提示。市售小包装食用盐的外包装上印制"每人每天 6 克盐"的健康提示。

（4）减盐健康教育政策。下发《山东省减盐防控高血压综合干预项目基层医疗卫生机构服务规范》，将减盐综合干预纳入基本公共卫生服务项目，作为健康教育和重点人群健康管理的内容。中小学校开设低盐膳食及高血压防控健康教育课程。将"每天一顿减盐营养餐"作为健康家庭评选的标准之一。

（三）餐饮单位减盐行动

牵头部门 省食品药品监督管理局
参与部门 省卫生计生委、省质量技术监督管理局、省机关事务管理局、省烹饪协会

1. 餐饮单位减盐行动

山东省食品药品监督管理局联合省卫生计生委，共同发起了餐饮单位减盐行动。食品药品监管部门将盐的来源和危害等内容纳入餐饮服务单位常规培训内容，培训率达到95％。把控制食盐使用量纳入餐饮单位和集体食堂日常检查内容，督促餐饮单位和集体食堂落实减盐措施。组织餐饮单位在就餐环境中张贴海报、摆放减盐桌牌等，向消费者宣传减盐知识。全省有2万余家餐饮单位参与了张贴和摆放减盐宣传材料，8308家餐饮单位采取了减盐措施。

2. 餐厅减盐干预试点

在山东省6个地级市选择大中型酒店和企事业食堂36家，随机分为干预A组、干预B组和对照组。干预A组主要采取减盐环境建设和餐饮从业人员培训两种措施；干预B组在以上措施的基础上，采取设置低盐低油菜品专柜（区）、推出低盐低油菜品、控制后厨每月油盐的领取量等措施；对照组无任何干预措施。干预6个月后进行干预效果评估。

干预组从业人员盐与血压相关知识知晓率显著提高，开展减盐工作的意愿增加。干预B组餐厅每位顾客每次就餐食盐使用量下降1.1克，干预A组为0.3克，对照组没有变化。且干预餐厅推出的低盐菜品销售比例增长8％。

3. 试点经验推广与健康餐厅（食堂）建设

省卫生计生委和省烹饪协会连续举办3届健康餐饮暨低盐低油美食厨艺大赛，设立了89家低盐低油餐饮试点单位，评选出低盐低油金牌菜品89个，在全省餐饮行业推广。

聊城高唐县针对当地早餐的主打地方小吃"老豆腐"含盐量较高的问题，开展宣传和培训，每人份老豆腐食盐使用量平均下降28％。

省卫生计生委开展健康示范食堂和示范餐厅创建活动，各地共创建健康示范食堂和餐厅1409个。在此基础上，2015年联合省烹饪协会启动了全省百家健康酒店（餐厅）和百家健康食堂创建评选活动，进一步培育树立健康餐饮典型，推动餐饮服务转型升级。

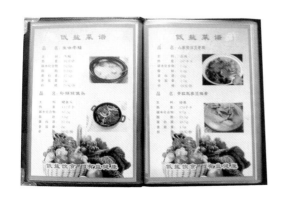

低盐菜谱 　　　　　　　　　　　盐含量分级标识点菜区

（四）食品加工企业减盐

牵头部门 省食品药品监督管理局
参与部门 省卫生计生委、省盐务局、省商务厅、省经信委

1. 企业减盐培训与动员

2012 年，省卫生计生委召开全省《预包装食品营养标签通则》宣贯培训会议，并在全省开展逐级培训。2013 年中期评估结果显示，90% 以上的食品生产企业负责人接受减盐相关培训，1783 家规模食品生产企业在食品外包装上标注盐含量，占全省含盐食品规模生产企业的 61.42%。

扩大低钠盐供应，全省低钠盐销售量由 2011 年的 1047 吨上升到 2013 年的 22 074 吨。

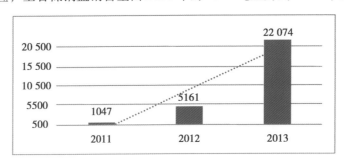

2011—2013 年山东省低钠盐销售情况

2. 重点企业率先减盐

选择产销量大的含盐食品企业作为重点企业，建立对话机制，鼓励其率先研发减盐食品，带动行业减盐。2012 年，有 5 个品牌企业的减盐产品上市，烟台欣和酱油减盐 26%、诸城惠发肉丸减盐 26%、青岛波尼亚烤肠减盐 10%、莱芜香肠减盐 30%、德州扒鸡减盐 35%。在品牌企业的带动下，到 2013 年，全省生产减盐食品的厂家达 46 家，所生产减盐产品涉及 7 大类 58 种，其中调味品类和肉制品类分别占 22.41% 和 34.48%。

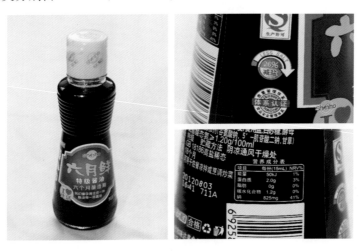

烟台欣和酱油减盐 26%

3. 食品商场宣传

通过食品商场（超市）摆放减盐宣传材料、设置低盐食品专柜和粘贴低盐食品标识（在货架上）等方式，向消费者宣传和推介低盐食品。

2012 年，在全省组织 605 家大型商场开展"大家一起来减盐"食品超市宣传活动，向消费者现场宣传和传授关注食品营养标签和识别盐含量的方法。到 2013 年，共有 325 家食品商场（超市）设置低盐食品专柜，760 家开展了减盐宣传。

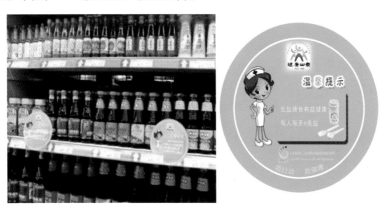

食品商场（超市）柜台摆放低盐膳食提示卡

4. 预包装食品营养标签采集和评价系统

开发山东省市售含盐预包装食品营养标签数据库，包含 9 大类 4560 种预包装食品，在此基础上，开发手机营养标签采集和评价 APP 软件，通过网站和海报，进一步采集预包装食品营养标签和帮助消费者选择低盐食品。2015 年，开展 APP 系统宣传推广活动，目前系统用户已达 2.2 万。

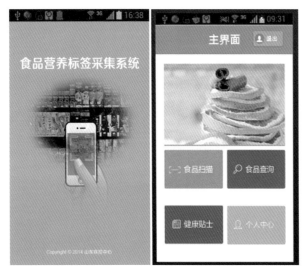

预包装食品营养标签采集和评价

（五）家庭减盐健康促进活动

牵头部门　省卫生计生委
参与部门　省妇联

1. 家庭减盐竞赛

在全省每个县（市、区）招募 10 户志愿家庭参加"减盐，让生活更有滋味"家庭减盐竞赛，对减盐20%以上的家庭进行奖励。活动旨在推广成功减盐经验和技巧，树立居民对减盐的信心。竞赛活动期间，由经过培训的家庭减盐指导员向竞赛家庭发放控盐勺和宣传材料，定期进行用盐指导、家庭成员血压监测、家庭含盐主要调味品用量监测等。3个月后，对竞赛家庭减盐情况进行评估，有65%的家庭人均食盐摄入量降低20%以上。

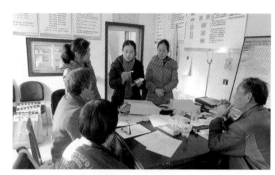

向社区居民发放控盐勺

2. 家庭减盐经验推广与指导

组织"我的健康故事"征文、家庭健康美食厨艺大赛，会同省妇联发起"健康厨房行动"，培训15 879名基层妇女干部和积极分子，评选"健康家庭"，宣传推广家庭减盐经验。结合基本公共卫生服务项目，由接受培训的207 369名医务人员为社区家庭提供减盐指导，3年来共举办13 032次减盐健康教育讲座，对659.8万名孕产妇、老年人和慢性病患者提供了食盐摄入量评估与减盐指导。

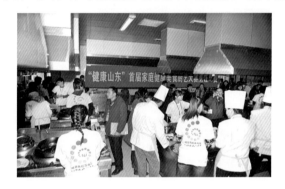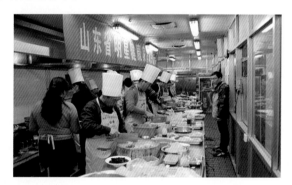

家庭减盐竞赛现场

（六）学校减盐健康促进活动

牵头部门　省教育厅
参与部门　省卫生计生委

1. "小手拉大手"学校减盐干预试点

在山东省6个县（市、区）选择24所小学，以小学四年级老师、学生及其家长为目标人群，分为干预组和对照组。干预期为8个月，分为一般干预、密集干预、假期加强干预3个阶段。

针对老师的干预：主要采取减盐培训和发放宣传材料等措施。

针对学生的干预：开设减盐健康教育课、布置学校和教室减盐宣传环境、假期减盐实践活动、举办"减盐控压"征文/绘画/演讲/知识竞赛等。

针对家长的干预：开展减盐讲座、发放宣传材料和QQ、微信等平台发送核心信息。

干预结束后，干预组学生、家长和老师"盐与高血压"核心知识知晓率较对照组高61.3%、27.0%和0.8%。

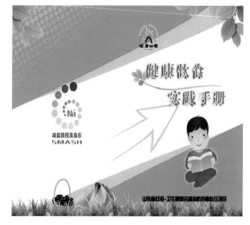

学生假期减盐实践手册

2. "盐与健康"学校健康教育主题活动

（1）针对低年级学生，开展"三个一"活动。在全省所有初中、小学、幼儿园以"盐与健康"为主题，开展"上一节减盐健康教育课，贴一套减盐宣传海报，看一次减盐科普宣传片"为内容的减盐宣传"三个一"活动。

（2）针对中高年级学生，开展"五个一"活动。中高年级利用假期开展"手拉手我劝家人少吃盐"主题实践活动，活动内容包括"与家人共读一本减盐手册、给家人讲一次减盐知识、记录家庭一个月用盐量、写一篇家庭减盐心得、开一次减盐主题班会"。上述活动共持续3年，参加培训的教师达33 493人，覆盖省内所有中小学校和幼儿园。

（七）公众宣传与健康教育

牵头部门　省委宣传部

参与部门　省卫生计生委、主流媒体（省、市、县三级）

1. 发布项目结果与标识

2012年4月，减盐项目领导小组办公室召开新闻发布会，发布基线调查结果。同年8月发布减盐防控高血压项目英文简称（SMASH）和项目标识，《大众日报》、山东卫视等省内主流媒体给予全文刊发和报道，30余家国内媒体进行转载。

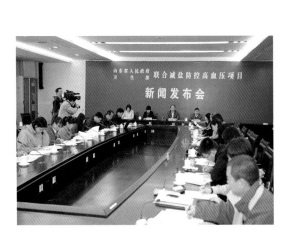 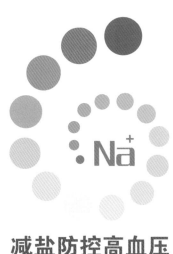

发布项目白皮书　　　　　　　　　　　　　　　项目标识

2. 开发制作音视频和图文等多种传播材料

（1）拍摄减盐公益广告片。拍摄《减盐防控高血压公益广告片》（家庭版/餐饮版/食品加工企业版），在山东卫视、山东生活、综艺频道黄金时段及地方电视台、室外广告屏、城市媒体、医疗机构、超市/商场等公共场所视频窗口投放播出。

（2）录制减盐广播公益广告。在山东交通广播、生活频道、音乐频道和地方广播播出。

（3）拍摄科普电影。拍摄科普电影《低盐饮食保健康》，获得了国家广播电影电视总局电影事业管理局统一颁发的电影公映许可证，纳入全国农村电影放映工程，在全省农村地区放映1.1万余场次。

（4）开发系列平面宣传材料。开发制作《盐与健康》《盐与高血压》知识读本、控盐工具包、提示牌、墙贴、宣传海报、年画等多种宣传品，张贴发放范围至全省所有村（居）、学校和

20％以上的餐厅（食堂）。

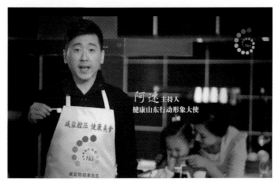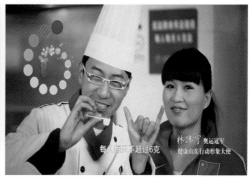

制作并播放减盐公益广告（家庭版、餐饮版、企业版）

3. 多层次媒体宣传

在省内最权威的党报《大众日报》刊登"减盐，山东在行动"专版。在发行量最大的《齐鲁晚报》开辟"减盐健康食谱"征集与评选专栏。在山东省疾病预防控制中心主页上开设减盐专题网站（http：//smash. sdcdc. cn/），定期发布项目进展。2015 年，与新华网山东频道合作，利用山东省卫生计生委官方微信"山东卫生计生"、微博"健康山东"和新华网微信公众号等平台，采用线上线下的互动模式，发布"盐与健康"相关科普知识，通过"盐与颜的秘密""科普贴士"和"微信红包有奖答题"等环节鼓励公众参与减盐宣传活动。

微信、微博平台发布"盐与健康"相关科普知识

四、项目的初步成效

（一）居民食盐摄入量下降

根据 2013 年的中期评估膳食调查结果，居民标准人日食盐摄入量为 11.58 克，较 2011 年基线调查（12.5 克）减少 0.92 克，降低 7.36％，城市和农村地区分别降低了 3.04％和 8.46％。2013 年与 2011 年相比，全省居民标准人日食盐摄入量 10 克以上的比例由 65.3％下降至 51.1％，10 克以下的比例由 34.7％上升至 48.9％。

（二）食盐销售量呈下降趋势

从全省小包装食盐销售情况来看，2006—2012 年，小包装食盐销售量从 24.1 万吨上升到 31.1 万吨，平均每年递增 4.84％；2013 年销量首次出现下降拐点（30.9 万吨），2015 年下降到 27.7 万吨，2012—2015 年食盐销售量每年平均递减 3.64％。

（三）居民低盐膳食知信行水平提高

居民对高血压诊断标准的知晓率由 2011 年的 30.9％提高到了 2013 年的 49.9％；每人每天 6 克盐的知晓率由 22.2％提高到 46.2％，使用定量盐勺的比例由 6.9％提高到 21.1％，体现居民减

盐意识和认知水平的各项指标改善幅度均在50%以上。特别是教师、妇女干部、医务人员等重点人群减盐知识培训效果较明显,该群体定量盐勺使用率达55.7%,明显高于普通居民。

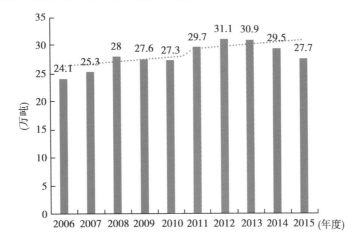

2006—2015年山东省小包装食盐销售情况

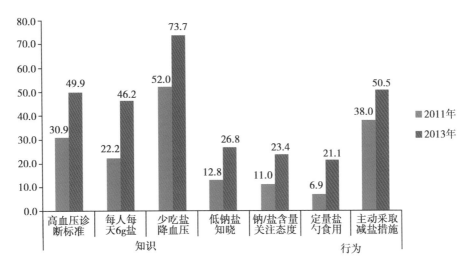

2011—2013年人群盐与高血压知信行变化(%)

(四)社会效应显著

通过探索对"高盐饮食"这个单一危险因素进行干预,增强了社会、企业和个人的健康自觉意识,必将加快推进政府主导、部门协同、全社会参与的"大健康"格局的形成。

在政府方面,各相关部门进一步确立了以健康为导向的责任意识,在重大公共政策制定中切实把健康作为必须首先考虑和优先遵守的发展准则,必将助推"健康融入所有政策"。

社会和企业方面,食品和餐饮企业通过参与减盐行动树立了"健康"的品牌形象,获得消费者信任,成为行业发展的新的增长点。个人方面,覆盖广、强度大的干预活动促使居民更加关注与健康有关的生活方式,提高自我健康保健意识。

5年来,山东省实施的减盐防控高血压项目取得了实质性突破,但仍然面临巨大的挑战。虽然居民对低盐膳食的知晓率水平有了大幅度提升,但转化为减盐措施的比例不高,说明改变口味和饮食嗜好是一个长期的过程。另一方面,由于食品和餐饮消费具有较强的市场性,单靠行政手段和宣传倡导难以取得理想的效果。下一步将充分利用项目工作已经建立的机制,继续扩大与有关部门的合作，推动食品营养方面的地方立法，建立推动全民减盐的长效机制。

（山东省卫生和计划生育委员会 王燕/
山东省疾病预防控制中心 徐爱强 郭晓雷 供稿）

 专家点评

　　山东省减盐防控高血压项目历时 4 年，从项目设计、目标确定、组织实施以及效果评估，均是在健康教育与健康促进理论指导下进行的，是一个非常完整的健康促进典型案例，对类似工作的开展具有借鉴意义。

　　该案例在项目设计阶段，充分运用社会诊断的方法，对项目的实施背景、可利用资源、优势及不足等进行了论证和调研，针对山东城乡居民高血压患病率高这一健康问题，确立了以盐的摄入来源为导向的综合干预策略。项目目标明确，技术路线清晰，可操作性强，为项目取得成效奠定了良好的基础。

　　政策支持和多部门参与为项目顺利实施提供了组织保障。该项目由山东省人民政府牵头推动，共有 15 个部门参与。省政府出台了《山东省减盐防控高血压项目实施方案》，制定了一系列保障政策，涉及餐饮行业、食品行业、公众健康教育等，每一项政策都有具体明确的要求。政府还将减盐行动纳入到卫生城市创建、慢性病综合防控示范区、基本公共卫生服务项目、食品加工行业标准制定等工作中，落到实处。各部门分工协作，充分利用行业主管部门的优势，改变卫生计生系统、单打独斗、工作无法深入的局面，取得了良好的效果。

　　该案例围绕项目目标，开展了针对不同场所、不同目标人群的干预活动，包括行动倡导、氛围营造、知识宣传以及示范单位创建等面上活动；知识竞赛、美食厨艺大赛、健康厨房行动等特色活动；学校减盐干预、餐厅减盐干预等有针对性的干预试点研究等，点面结合，具有很强的说服力和示范性。

　　2013 年项目进行了阶段性评估和干预措施的局部调整，2016 年开展终期评估。相关数据资料收集完整，清楚地反映出项目实施后取得的效果。评估指标既反映出项目实施的直接效应，如居民食盐摄入量下降、食盐销售量呈下降趋势、居民低盐膳食知信行水平提高等，也反映出通过项目实施所带来的社会效应。同时该案例还客观地分析了项目目前面临的挑战，并提出下一步工作设想，具有较强的现实意义。

广东省农民健康促进行动

关键词：历时 21 年；农民健康促进行动；10 部门合作；建立五级工作网络；2 个五年"行动"规划；出台 110 多项健康政策；覆盖 21 个地级市、97 个县（区）；创建 72 个省级"行动"示范区；培训 15 万"行动"骨干；创建 45 000 个传播阵地

一、背景

1990 年，广东省总人口数为 6282 万，农村人口占 70%。随着社会经济发展和城市化进程加快，人口总数和流动人口数不断增加，至 2010 年，全省人口达到 1.04 亿，其中农村人口占 33.82%，城市常住人口中流动人口（农民工）占 30%。农民和农民工文化程度相对较低，健康知识缺乏，健康危险因素广泛存在，因病致贫、因病返贫现象比较常见。

为提高全省农民和农民工健康水平和自我保健能力，按照 1994 年原卫生部等 4 部委发起的《全国九亿农民健康教育行动》部署，广东省启动农民健康促进行动（以下简称"行动"）工作。截至 2015 年，"行动"已历时 21 年，经历了 3 个发展阶段，逐步形成了"政府主导、部门合作、社会参与、示范引路、长效管理"的工作模式。

二、发展阶段

第一阶段：1994—2000 年，宣传发动阶段；
第二阶段：2001—2005 年，规划管理探索阶段；
第三阶段：2006—至今，规范发展阶段。

三、目标

（一）总体目标

总体目标是建立政府主导、多部门合作和全社会参与的长效机制。

（二）具体目标

1. 规划管理探索阶段（2001—2005 年）

建立健全各级"行动"领导小组和办公室，农村居民"行动"核心知识知晓率达到 80%，相关卫生行为形成率达到 70%。

2. 第一个五年规划（2006—2010 年）

农村居民和中小学生健康知识知晓率和健康行为形成率分别达到 80% 以上，新建 18 个省级

"行动"示范区。

3. 第二个五年规划（2011—2015年）

全省农村居民健康素养水平达到10%，新建50个省级"行动"示范区。

四、工作思路

（一）搭平台

搭建"行动"工作平台，成立各级"行动"领导小组和办公室，建立健全省-市-县-镇-村五级"行动"工作网络。

（二）建机制

建立政府主导、多部门合作和全社会参与的"行动"工作机制。

（三）共发展

各成员部门将部门工作与"行动"融合，用健康促进的理论指导"行动"实践，以"行动"示范区创建带动全面开展，对"行动"进行规范管理和规划推进，促进"行动"可持续开展。

五、主要做法

（一）制定"行动"规划

2003年、2006年和2011年，省"行动"领导小组分别印发了《广东省贯彻〈全国亿万农民健康促进行动规划〉实施方案》《广东省贯彻全国亿万农民健康促进行动规划（2006—2010年）》《广东省贯彻全国亿万农民健康促进行动工作规划（2011—2015年）》，明确工作目标、工作内容和保障措施。规划由省"行动"领导小组各成员部门联合盖章印发。

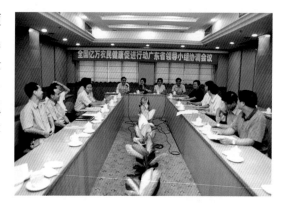

2005年省"行动"领导小组协调会

1. 规划出台三步走

第一步，省"行动"办组织专家起草规划；第二步，将规划文字稿发送到各成员部门征求意见；第三步所有成员部门盖章、联合发文。

2. 规划管理三评估

一是年度评估，每年12月印发当年全省"行动"工作总结和下一年度工作计划及传播的核心信息；二是中期评估，在规划实施的第三年召开"行动"领导小组协调会，就规划的执行情况进行中期评估；三是终期评估，在规划实施的最后一年，组织专家对各地市规划执行情况进行现场调研，调研后召开由领导小组成员部门和有关专家参加的规划研讨会，对规划实施情况进行总结，并对下一个规划进行策划。

（二）建立健全"行动"工作网络

1. 成立省级"行动"领导小组

1994 年由省卫生厅牵头组建省"行动"领导小组，成员部门包括省卫生厅、省爱卫会、省农业厅和省广电局 4 个，以项目为载体，主要通过广播、电视渠道进行健康传播。之后，"行动"领导小组成员部门不断扩大，"行动"内涵不断拓展。

2000 年，省"行动"领导小组增加省妇联、省委宣传部和省扶贫办至 7 个部门，把妇女儿童和贫困人口作为重点人群；

2003 年，省"行动"领导小组增加教育厅、团省委和财政厅，扩展到 10 个部门，把青少年纳

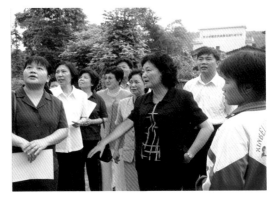

副省长调研行动工作

入重点人群，设立"行动"财政专项，"行动"成为省政府推进全省农村工作的重要平台之一。

2. 成立市县级"行动"领导小组

各级政府成立由政府领导任组长，各成员部门领导为成员的"行动"领导小组，设立"行动"办公室。省"行动"领导小组由省政协副主席任组长。东莞、阳江等 11 个市由副市长任"行动"领导小组组长，湛江徐闻县、东莞石碣镇等 72 个县（镇）由政府一把手任"行动"领导小组组长。

3. 成立五级"行动"工作网络

各级"行动"办根据机构改革和人员变化，及时对领导小组和办公室进行调整，1994 年以来，省"行动"领导小组进行了 7 次调整。目前，全省建成了运转顺畅的省-市-县-镇-村五级"行动"工作网络。

（三）出台健康促进政策

1. 2001 年起，卫生计生部门将"行动"纳入每个卫生计生"五年发展规划"，并作为年度工作计划的重要内容印发到各地；

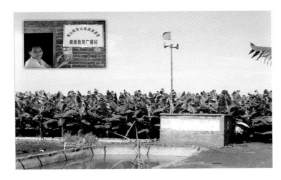

徐闻县灵山宫蔬菜基地"行动"广播站

2. 2003 年起，省委宣传部将"行动"工作纳入每年的"文化科技卫生'三下乡'活动"，在全省统一部署；

3. 2003 年起，省教育厅将"行动"纳入教育强区、强镇的创建指标体系；

4. 2003 年起，省财政厅把"行动"纳入政府财政预算，每年安排 50 万元"行动"专项经费。佛山、东莞、中山等市的创建"行动"示范镇（街），镇（街）财政每年安排 10 万~50 万元不等的专项经费保证工作开展；肇庆、茂名等经济欠发达市每年有"行动"专项经费 20 万元。全省各级投入"行动"年度经费 5000 多万元。

5. 2003 年起，省扶贫开发办公室将"行动"纳入《十项民心工程》，开展健康扶贫。2014 年，韶关乐昌市利用扶贫资金对老年人、病残人员等人群开展免费体检，并针对发现的疾病提供

免费的药物治疗。2006年起，东莞市石碣镇出台每年对35岁以下居民250元/人、35岁以上居民350元/人健康体检和危险因素干预的政策。

2001—2015年，全省各级政府及成员部门出台健康相关政策共有110多项。有17个地级市、28个县（区）、72个镇（街）将"行动"纳入政府年度考核。

（四）规范开展"行动"示范区创建

1. 示范区创建流程

（1）确定创建镇（街）。县"行动"办根据辖区内镇（街）的工作基础和创建意愿，确定创建镇（街）。

（2）成立领导小组。镇（街）成立"行动"领导小组和办公室，制定创建方案，制定"行动"工作制度，明确工作职责。

（3）开展创建。镇（街）召开创建启动会，政府主要领导与各有关单位签订创建责任书。按照创建工作方案开展各项创建工作。

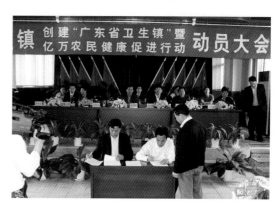

珠海市三灶镇启动会上签责任状

（4）技术指导。省、市、县三级"行动"办适时对创建工作进行技术指导。

（5）申报和考评。按照《广东省"行动"示范区申报条件与评审办法》进行申报和考评。

（6）建立长效机制。从人员、经费、制度三方面入手，建立长效机制。

2. 示范区管理流程

（1）申报。自下而上逐级申报，镇（街）创建申报书由县"行动"办盖章后向市"行动"办申报，市"行动"办复核符合条件后向省"行动"办推荐。

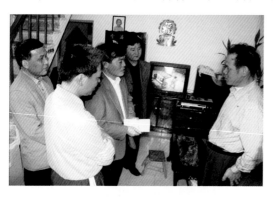

现场考核时进行入户访谈

（2）评审。省"行动"办组织专家对申报单位进行评审。

资料初审：省"行动"办对申报材料进行初审，审核申报资料是否齐全。

现场考核：对通过初审的镇（街），省"行动"办组织专家按照《广东省农民健康促进行动示范区标准》进行现场评估。15个工作日内将书面意见反馈给市"行动"办及申报镇（街）。申报镇（街）根据反馈意见进行整改。

综合评审：综合现场考核和整改情况，确定是否达标。

社会公示：对通过综合评审的镇（街）在"广东健康教育网"上进行为期2周的公示。

（3）命名。省"行动"领导小组对达标的申报镇（街）命名并授牌。截至2015年底，全省共创建了省级"行动"示范区72个。

（4）复审。省"行动"示范区满3年后第四年进行复审。省"行动"办组织以现场评估方式进行复审，对符合标准的镇（街）予以重新确认；对未达标的镇（街），暂缓确认，并限期1年整改；再次复审仍不合格者，撤销其命名。

（五）做好技术指导工作

1. 统一制作传播材料

（1）书籍类：省"行动"办编印《农民健康教育读本》（4册）、《农村预防控制禽流感基本知识》《儿童伤害预防控制知识指南》《农民工心理健康知识指南》《生殖健康大使培训手册》《中国公民健康素养解读》《健康教育标语、口号汇编》《健康教育服务均等化工作指南》《公务员健康素养应知应会手册》等共12册，120多万本，各级增印达3000多万本。

（2）海报折页类：每年各级"行动"办印制健康素养、预防艾滋病、禽流感等健康教育传播材料5000多万份。

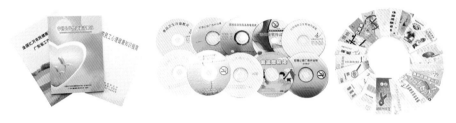

形式多样的传播材料

（3）光盘类：2010年起，省"行动"办每年设计含6套宣传画模板、12个PPT模板和6个音像节目的"行动"传播材料光盘，刻录2000多套，供各地使用。

2. 督导考核的现场指导

省级每年抽取8个市进行"行动"专项督导，市级每年对辖区内所有的县（市、区）进行督导。督导时深入学校、村（居）、医院、企业等进行现场指导。每次督导后，印发针对政府领导的"督导评价意见"和针对骨干人员的"督导技术指导报告"两份材料。

（六）阵地传播，引导农民(工)践行健康行为

1. 健康场所建设

各级"行动"办建设健康体验馆、健康步道、农村书屋、健康主题公园、健康驿站等健康促进场所，并做好群众健康生活方式践行引导。珠海市和佛山市南海区狮山镇建立了健康体验馆，免费向市民开放。广州、佛山、肇庆等市开展健康步道和主题公园建设，让居民在行走中学习健康知识，践行健康行为。各"行动"示范区以农村书屋、健康主题公园、健康驿站为阵地，开展健康素养传播与干预活动。全省新建健康体验馆、健康主题公园和健康小屋共3500多个。利用妇女

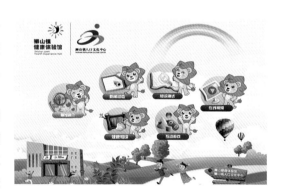

佛山市狮山健康体验馆

之家、农村书屋、农业广播电视中心和共青团中心等成员部门阵地共25 000多个。

2. 新媒体阵地建设

全省各级"行动"办充分利用网站、微信、微博、广东省党员干部现代远程教育网等传播"行动"核心信息，并开展互动交流和个别指导。以微信为例，全省各级"行动"部门共建立了

17 000 多个微信公众号，关注人数超过 6000 万人。"健康广东"微信公众号为省卫生计生委的官方微信，每天推送 1 条以上的健康信息，关注人数达到 23 889 人。"健康汕头"微信平台关注人数达到 273 932 人，东莞市东坑镇"健康手拉手"微信公众号关注人数达到 3406 人。广东省党员干部现代远程教育网有 3 万多个接收终端，其中的健康百科栏目每周每个终端都会收看。

3. 农民工健康教育

主要依托工厂和农民工子弟学校开展。在工厂主要通过健康大使同伴教育、送电影进工厂和农民工健康大饭堂 3 种形式开展。在农民工子弟学校开设健康教育课，社区义工对学生进行一对一健康咨询服务。

（七）开展多层级的人员培训

1. 管理人员以会代训

培训对象是各级"行动"领导小组成员和协调员，培训形式为研讨会，培训内容为政策解读和"行动"的组织管理，培训目的是提高"行动"的组织管理能力和领导力。2001—2015 年，全省共培训 1.15 万人次。

2. 技术骨干培训班

从 2001 年起，省、市、县各级每年逐级分层次组织开展"行动"专题培训班。培训对象为辖区内的"行动"骨干人员和各成员部门代表，培训的形式为理论讲授与现场考察相结合，培训内容为健康教育与健康促进的理论、策略和方法，培训目的是提高"行动"的实践操作能力。全省共培训 5.43 万人次。

3. 示范创建培训

培训对象为"行动"各成员部门领导与联络员，医院、学校、村（居）、企业等单位的领导和具体执行人。培训形式包括创建启动会、专题培训班、各成员单位培训等；培训内容根据培训对象确定，针对成员部门和单位领导的"行动"组织管理培训，针对业务骨干的"如何进行需求分析，有针对性地开展健康教育，如何规范有效的进行后期效果评估"的技能培训；培训目的是使创建工作进一步具体化和科学化，确保各项创建工作落到实处。2004 年以来，全省共培训 9.75 万人次。

4. 交流学习

一是省"行动"办组织到江苏、上海、山东、宁夏等省市交流学习；二是各地市组织到省内其他地市交流学习。近年来，接待了上海、江苏、浙江、四川、甘肃、陕西、青海等省市参观学习，分享经验。

（八）依托"行动"平台，推进项目落实

1. 以"行动"为平台，推进项目工作

在实施"预防人感染高致病性禽流感健康传播项目""公务员健康素养促进行动项目"等项目时，各级以"行动"办的名义发文、组织启动会、培训班、督导等，提高项目的执行力。

2. 以"行动"为平台，做好突发公共卫生事件健康教育

2003 年，组织开展防制非典型肺炎健康教育工

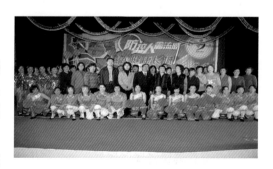

珠海市举办防控人感染高致病性
禽流感文艺晚会

作。2009 年，省"行动"办印发《关于加强防控甲型 H1N1 流感健康教育工作的通知》（粤农健办〔2009〕5 号），组织开展甲型 H1N1 流感防制健康教育工作。"行动"已成全省农村地区突发公共卫生事件健康教育的重要平台，发挥了巨大作用。

3. 以"行动"为平台，推进健康促进示范单位创建

2015 年，省卫生计生委印发《关于开展广东省"健康促进示范单位"创建活动的通知》，组织在全省全面开展"健康促进示范单位"创建活动。各地市以"行动"办的名义召开创建启动会，动员各级各类单位开展创建工作。

六、行动成效

（一）农村居民健康行为不断养成，健康素养水平逐步提高

全省农村居民人均日食盐摄入量从 2002 年的 11.1 克下降到 2010 年的 9.8 克，经常锻炼的比例从 2007 年的 8.6% 上升到 2010 年的 13.5%。湛江市徐闻县 60% 的家庭在家中用餐时使用公筷。全省农村居民健康素养水平从 2008 年的 2.56% 提高到 2013 年的 6.13%。

（二）受益人口不断扩大

广东省建成全国"行动"示范区 8 个，省级"行动"示范区 72 个，市级"行动"示范区（镇）89 个，市级"行动"试点 235 个。受益人口达 2000 万人，覆盖了约 40% 农村居民和农民工。

（三）推进全省各时期农村卫生政策的落实

通过"行动"工作开展，推进了初级卫生保健、新型农村合作医疗、基本公共卫生服务均等化等不同时期卫生政策的落实。

20 多年来，广东省的"行动"工作紧紧围绕农村的主要健康问题及相关政策的实施，开展了一系列卓有成效的工作，形成了特色鲜明的"行动"工作模式，并不断创新。今后，将按照中央农村工作会议"把解决好'三农'问题作为全党工作重中之重"的要求，围绕"建设卫生强省，打造健康广东"战略布局，紧抓"创新、协调、绿色、开放、共享"的新常态发展理念，深入推进"行动"工作开展，不断提高农民（工）的健康水平。

（广东省健康教育中心　汤捷　供稿）

 专家点评

广东省农民健康促进行动已持续开展 20 多年，经历了宣传发动、规划管理探索、规范发展 3 个发展阶段，逐步形成了"政府主导、部门合作、社会参与、示范引路、长效管理"的工作模式。

该行动能持续开展且取得良好效果，首先是做到了目标明确，既有总体目标，又有不同阶段的具体目标；其次是工作思路清晰，按照搭平台、建机制、共发展的思路开展工作；第三是工作措施因地制宜、产生实效。

由省"行动"领导小组成员部门联合盖章印发省行动规划，明确工作目标、工作内容和保

障措施；在规划落实过程中，加强年度评估、中期评估和末期评估工作，保证规划效果。全省各级政府及成员部门出台健康相关政策，多个地市、县区将"行动"纳入政府年度考核。各级成立"行动"领导小组和办公室，建立健全省-市-县-镇-村五级"行动"工作网络。通过创建镇（街）示范区，制定《广东省农民健康促进行动示范区标准》，引导、规范行动工作。

在行动实施过程中，注重发挥健康教育与健康促进专业机构的业务指导和技术支持作用也是本案例的工作亮点。统一开发制作部分健康传播材料，提高传播效果；同时加强对基层的技术指导和督导，印发督导评价意见和督导技术指导报告，反馈基层；对各级"行动"领导小组成员和协调员、各级技术骨干开展多种形式的培训和经验交流，加强能力建设，确保各项工作落到实处。

注重健康场所建设和新媒体阵地建设，引导农民（工）践行健康行为，是本项目的另一亮点。各级"行动"办建设健康体验馆、健康步道、农村书屋、健康主题公园、健康驿站等健康促进场所，并做好群众健康生活方式践行引导，同时充分利用网站、微信、微博、广东省党员干部现代远程教育网等传播"行动"核心信息，并开展互动交流和个别指导。

通过"行动"工作开展，推进了初级卫生保健、新型农村合作医疗、基本公共卫生服务均等化等多项卫生计生政策的落实。

NGO 推动中国控烟运动

关键词：两会控烟建议 102 条；两会特刊 6000 册；联盟 70 多家媒体；科技奖退评；烟草院士；烟草博物馆；22 个无烟城市；9 个城市成功立法；创建 6 城市 240 家无烟企业；推动北京无烟立法和实施；警示图形上烟包倡导巡展 30 个省；无烟环境倡导巡展 26 个省；11 支控烟志愿者团队；10 省市机构控烟能力建设；发布 7 期《中国控烟观察报告——民间视角》报告

一、背景

中国是世界上最大的烟草生产国、消费国和受害国，现有烟民 3.16 亿以上，7.24 亿人遭受二手烟危害。中国每年超过 100 万人死于烟草导致的相关疾病。

2003 年 11 月 10 日，中国政府签署加入《烟草控制框架公约》（以下简称《公约》），2006 年 1 月 9 日在中国生效。目前我国仍无一部国家级无烟立法。《2015 中国成人烟草调查报告》显示，《公约》生效 10 年来，我国人群吸烟率为 27.7%，其中男性为 52.1%，女性为 2.7%。与 5 年前相比没有显著变化，中国的吸烟者总数仍在上升。《控烟与中国未来》的报告显示，我国烟草导致的健康危害已使其社会经济效应呈负值，2010 年其社会净效益已由 1998 年时的正 1.5 亿元骤降至负 600 亿元。中国烟草流行形势依然严峻。

新探健康发展研究中心成立于 2001 年，是国家民政部批准注册、原卫生部为业务主管单位的民办非企业单位。10 年来，新探健康发展研究中心围绕 MPOWER 控烟政策，开展了形式多样的控烟履约倡导活动，对推动中国控烟进程产生了积极而深远的影响。

二、工作策略

（一）高层倡导

倡导动员两会代表/委员推动控烟政策出台。

（二）媒体倡导

大力开展控烟健康传播，营造社会氛围。

（三）公众倡导

倡导控烟理念，普及烟草危害知识。

（四）专业机构倡导

开展省级控烟能力培训，提高专业机构控烟能力建设。

（五）法律行动

通过烟草诉讼，推动控烟政策的出台，倡导控烟理念。

三、工作目标

通过广泛宣传和社会动员，推动地方控烟立法和执法，总结经验和做法，为创建国家无烟环境、推动国家控烟立法提供依据和建议。

四、主要工作与成效

（一）推动控烟政策出台

1. 向"两会"委员/代表开展宣传倡导

（1）提出控烟政策建议，向政府献言献策

2007 年，首次向全国两会代表/委员提出《关于制定〈烟草危害控制法〉的建议》，通过两会代表/委员向两会递交控烟相关提案和议案。截至 2016 年，连续 10 年共向两会代表/委员提出控烟政策建议达 102 条。

建议主题：全国控烟立法、国家控烟规划、控烟履约机制、烟草政企分开、禁止公务用烟、图形警示上烟包、修订广告法、慈善法、禁止烟草广告促销和赞助、提高烟草税收和价格、倡导无烟两会、无烟影视、加强烟草制品成分管制及披露等十几个方面。

（2）控烟信息进两会

连续 3 年与中国新闻周刊和中国疾控中心合作编写两会特刊——控烟工作专辑，送达两会驻地向更多的两会代表/委员，大力进行控烟宣传，发放专辑达 6000 余册。

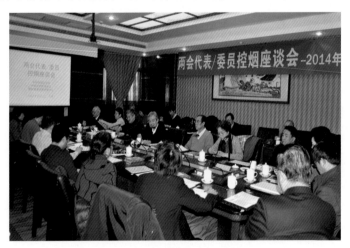

2014 年两会代表/委员控烟座谈会

2. 推动地方城市无烟立法和执法能力建设

（1）推动地方城市无烟立法

与美国艾默瑞大学全球健康研究所和佐治亚州立大学公共卫生学院合作，先后分三批在 22 个城市（2009 年：上海、无锡、长沙、宁波、青岛、洛阳和唐山；2011 年：大连、巴彦淖尔、长春、克拉玛依、苏州、杭州、南宁、南京、银川和鞍山；2015 年：成都、重庆、武汉、厦门和西安）开展《中国控烟伙伴——无烟城市项目》，覆盖 1.875 亿人口。

截至 2015 年，22 个城市中共有 9 个城市出台公共场所禁止吸烟的条例或法规（其中项目期间新增的有 6 个城市），占全国有无烟立法城市总数的 50%。

（2）推动城市立法促进和执法能力建设

2012 年 10 月至 2014 年 9 月，结合哈尔滨控烟模式经验，在青岛、长春、唐山、杭州四城市开展无烟立法促进和执法能力建设项目。截至 2014 年 3 月底，媒体报道四城市的项目活动 320 次；宣传材料 10 万余份，禁烟标识 33 万余份，大型活动 480 余次，能力培训 30 余次，受众达 3800 余人。

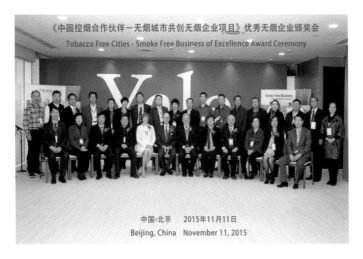

优秀无烟企业颁奖会

2014 年 6 月至 2015 年 5 月，新探健康发展研究中心联合中国医学科学院基础医学研究所，在天津和青岛开展了"地方城市控烟法规执行效果阶段评估"。通过评估，促进了天津和青岛无烟法规的执行更加有效，并在中国烟草控制资源中心网站建立了"地方城市控烟法规执行效果阶段评估平台"。

2014 年 4 月新探中心与艾默瑞大学全球健康研究所——中国控烟伙伴项目合作，在青岛、长春等 6 个有控烟立法的城市开展了"无烟城市共创企业项目"，有 240 多家企业 40 多万人参与。2015 年 11 月有 21 个企业获无烟企业奖。

3. 推动北京无烟条例的制订和实施

（1）参与《北京市控制吸烟条例（草案）》的制定

召开专家会提供咨询，并致函北京市法制办和人大法制办，提出修改意见。

（2）促进北京无烟条例的实施

与北京市疾控中心合作，开展北京市 20 家中式餐馆无烟法律遵守情况现状调查，为《北京市控制吸烟条例》生效后的评估工作提供了基线数据。

（3）大力宣传《北京市控制吸烟条例》

在北京亦庄博大公园组织开展了"依法控烟，爱在身边"的控烟落地活动，100 多位群众踊跃参与宣传。6 月 1 日，为北京市路网公司 500 员工培训控烟知识，培训骨干人，并进行《北京市控制吸烟条例》实施的宣传活动，覆盖 2000 人次。

（4）开展北京中小学校周边烟店调查，保护青少年远离烟草

2015 年 11 月，联合北京市疾控中心对北京 1570 所中小学校控烟环境进行调查，398 所学校周边 100 米范围内存在烟草销售，27 处售烟点存在烟草广告、促销现象，52 处售烟点有未成年人购买烟草现象，为促进《条例》的进一步实施提供了证据。

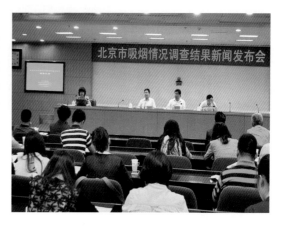

2015 年北京市吸烟情况调查结果新闻发布会

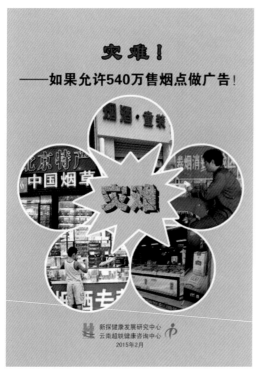

制作海报

4. 大力推动将"全面禁止烟草广告"纳入新《广告法》

（1）向两会代表/委员建议

2014 年《广告法》进入修订阶段后，新探中心前后召开 10 次专家会议，多次向立法部门递交修改建议，积极与人大代表委员沟通，促进新《广告法》能禁止所有的烟草广告、促销和赞助。

（2）向国家机关致函致信

2014 年，2 次致函国务院法制办公室，递交对《中华人民共和国广告法（修订草案）（征求意见稿)》的意见和建议；邀请 55 位专家学者致函全国人大常委会法制工作委员会，递交修改建议。

（3）向全社会倡导呼吁，争取公众支持

2014—2015 年先后举办了 9 次专家、媒体信息交流会议，从不同视角呼吁《广告法》修订全面禁止烟草广告、促销和赞助。

（4）向公众揭露烟草广告真相

2015 年 2 月新探健康发展研究中心和云南超轶健康咨询中心联合发布《灾难！如果允许 540 万烟草售烟点做广告!》特刊，这本图册以详尽的事实揭示了烟草终端广告营销的现状。向全国控烟相关人士发行 3000 余册。

（5）用法律武器推进

与公益律师合作，拿起法律武器，推进广告法修订进程。几年来先后 30 多次对烟草广告及变相广告进行投诉和诉讼，如：投诉烟草希望小学"烟草助你成才"广告案、投诉北京西站烟草广告案、上海"爱我中华"广告案、陕西中烟烟店违法发布烟草宣传印刷品案等等；诉讼金圣"低焦油"欺诈案、诉讼"中南海"卷烟商标案等。

5. 推动将"禁止烟草赞助"纳入新的《慈善法》

（1）连续多年呼吁禁止烟草业的"慈善"赞助

《公约》生效以来，多次采取行动，成功禁止和取消了近 10 起烟草赞助事件：

2004 年致函禁止上海 F1 赛事万宝路烟草商赞助和广告。

2008 年致信民政部，烟草企业撤出中华慈善奖名单。

2009 年致函上海世博会退还烟草企业捐赠。

2009 年致函第十一届全国运动会组委会退回烟草公司捐助。

2010 年投诉和取消了中南海"蓝色风尚"为爱起跑赞助活动。

2011 年禁止了广西中烟公司赞助 500 万元给南宁电视台和大地飞歌公司主办的"歌手海选活动"。

2012 年取消了四川烟草希望学校的烟草冠名赞助和广告。

2012 年致函呼吁，中国烟草博物馆撤销了"上海市爱国主义教育基地"和"上海市未成年人教育先进单位"等牌子。

（2）呼吁《慈善法》禁止烟草赞助

2015 年 11 月，召开"呼吁《慈善法（草案）》全面禁止烟草赞助"媒体信息交流会，联合 40 位专家建议：《慈善法》有关烟草赞助的条款，要以全面禁止所有的烟草赞助为基本原则。

6. 推动烟草税价联动

新探中心一直致力于呼吁国家对烟草提税提价，税价联动，以税控烟。但 1998 年、2001 年、2009 年的三次提税都没起到控烟的作用。

多次与中国疾控中心、北师大社会发展与公共政策学院、中国控烟协会等部门合作，举办"提高烟草税，减少烟草危害"研讨会，讨论"提高烟草税，减少烟草消费"的策略。

新探中心从 2008 年起连续 9 年向两会代表/委员提供关于进一步提高烟产品价格和消费税税率的建议，多次被两会代表/委员采纳和递交两会。

在多方持续的努力下，2015 年中国终于实施"税价联动"控烟。

7. 推动图形警示印上烟草制品包装的政策调整

我国烟草包装至今未采用图形警示，为此我们不断的呼吁，并开展了系列的行动。

（1）向高层献言献策

连续 10 年向两会委员代表提交立法相关建议 11 条。

（2）传递缔约方会议精神

2013 年中国在 WHO 第三次缔约方大会上因为反对图形警示上烟盒，得了"脏烟灰缸奖"，新探中心参会者及时传达了大会精神，揭示了烟草业以用所谓的"文化"抵制图形警示上烟包的真相。

（3）向主管部门致函呼吁

2008 年联合 40 位专家四次致函工信部；2011 年与 1525 名全国各地公共卫生人员联名致函工信部，呼吁图形警示上烟包。

（4）基层公众倡导

自 2011 年起连续 3 年在全国开展图形警示上烟包宣传倡导巡展活动。巡展得到卫生计生委的充分肯定并将其列入全国各地"世界无烟日"的活动。

（5）通过媒体倡导引起社会关注

2008 年至今，举办或联合举办呼吁图形警示上烟包的相关媒体交流会议达 15 次。

通过推动和宣传，2011年烟草业出台《中国烟草总公司关于进一步加大卷烟包装警语标识力度的通知》规定：加大警语字号，撤销英文警语。

8. 推动广电总局出台"无烟影视"的相关规定

2007年7月新探中心联合30家控烟组织起草了《致广电总局建议书》，呼吁倡导无烟影视。广电总局回函表示：杜绝滥用吸烟镜头现象、实现"无烟影视"是国家广电总局的责任和义务。2009年广电局下发了《关于严格控制电视剧中吸烟草镜头的通知》。

9. 推动科技部烟草科技奖退评

2012年3月23日，国家烟草专卖局"中式卷烟特征理论体系构建及应用"项目角逐国家科学技术进步奖。新探中心召开多次会议，联合40多位控烟专家激烈地反对和质疑，并在科学报全文刊登质疑文章。钟南山等30位院士联名写信反对。在院士，专家、媒体的反对声中，烟草业退出申报国家科学奖。

10. 推动中国工程院不再增选烟草院士

2011年12月8日，谢剑平当选为中国工程院院士，"降焦减害"引起多方争议和反对。新探中心召开院士、专家和媒体会议揭露"减害降焦"骗局，并联合中华预防医学会等7家机构联名致函中国工程院要求撤销谢剑平院士资格。在新闻界、公共卫生界等各领域专家呼吁声中，中国工程院宣布今后院士增选不再受理烟草科技领域的候选人的提名或推荐。

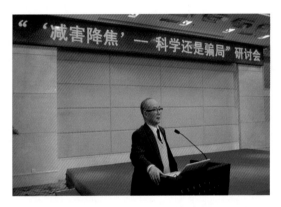

"'减害降焦'——科学还是骗局"研讨会

11. 参与国家级控烟权威报告的制定

新探中心专家参与了国家卫生计生委《中国吸烟危害健康报告》《中国公民健康素养——基本知识与技能（2015年版）》《中国临床戒烟指南》等国家级权威报告和文献的制定。

（二）媒体倡导

1. 建立了媒体联盟

截至2015年底，新探中心与国内70多家媒体保持合作伙伴关系，形成媒体合作网络。通过广播、电视、报纸、杂志、网络传递控烟最新信息；与大型网站合作，开展网络调查，开通控烟博客、微博。

2. 为平面媒体提供控烟宣传议题

新探每年主动提供控烟热点议题，一年至少10次举办媒体交流会，获得了平面媒体支持。2014年媒体对新探控烟倡导活动的原发报道达151篇；2015年，新探提出"广告法不能给烟草广告留后门"的口号被媒体广为运用，成为多家媒体报道标题。

3. 与电视媒体合作，关注焦点

2013年10月12日与CCTV合作新闻调查《减害降焦》迷局，揭露烟草业"减害降焦"骗局。

2014年5月3日与CCTV合作《一问到底》雾里看"烟"，揭示二手烟、三手烟的危害。都受到全国人民的广泛关注。

4. 开展网络控烟倡导

新探中心与大型网站（如搜狐健康、新浪网等）合作，开展控热点推送、视频发布、网络调查等活动。如 2012 年新浪微博上进行了题为："支持将'图形警示印上中国境内的烟包'列入控烟规划"的网络调查。有 1130 人参加了调查，得到约 95% 的参与者积极支持。

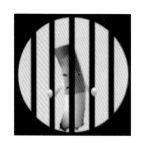

央视新闻调查《减害降焦》迷局截图

5. 建立资源库及自媒体交流平台

（1）"控烟之声"网站

新探中心 2008 年 12 月开设，传播控烟知识，交流控烟经验、团聚控烟人士。访问量截至 2016 年 1 月 5 日，浏览发贴 36 538 篇。

（2）"中国控烟资源中心"网站

2011 年开设，是国内首家专业控烟网络资源库，为全世界关注控烟人士提供烟草控制相关资源搜索、浏览、下载等业务。截至 2016 年 1 月 5 日，浏览量达 152 832 人次。

（3）微博造势

在新探"控烟集结号"官方微博账号上结合控烟热点发起话题活动。如 2014 年发起"烟草广告害死人"话题，阅读量近 800 万次，活动获得 39 健康网举办的"第八届中国健康年度总评榜"国民健康促进特别贡献奖。

（4）微信宣传

2015 年 3 月开通了"控烟新探说"微信公众号。一年来发布微信文章近 300 篇，76% 为原创。并开通首家控烟广播 FM，得到读者和听众的好评，多次被《今日头条》、新华社客户端推送。

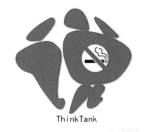 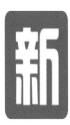 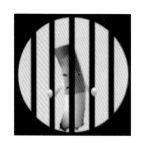

微信公众号控烟宣传

（三）制作控烟宣传材料

新探中心一直关注国内外控烟进展及最新的控烟科学研究成果，监测烟草业的动向，及时编撰期刊、文章及宣传册等材料，通过多种形式宣传烟草危害。

1. 烟草追踪简报、快报及特刊专辑

追踪烟草企业生产、供应、广告、营销等情况，观察和点评烟草业违背《公约》的举措。自 2008 创刊，共发布季刊 28 期，快报 18 期，特刊专辑 4 期。印发量总计近 20 000 份。专辑主题：《减害降焦》《谁在营销死亡?》《我们绝不放弃—禁止烟草广告促销和赞助》《灾难——如果允许 540 万售烟点做广告》等。

2. 科普出版物

《笑着向烟草告别》是著名评论家陈四益先生编著，由著名画家以漫画形式科普控烟，发行5000 册。《低焦油不等于低危害》宣传折页5000 份。

3. 专题刊物

（1）《中国烟草业究竟为了谁的利益？——评双对》1000 册；

（2）《警惕烟草业的干扰》800 册；

（3）汇编《减害降焦——科学还是骗局》200 册；

（4）《劝阻违法吸烟36 计》3000 册。

4. 画册

编印《我要告诉你，因为我爱你——图形警示上烟包》画册、《携手灭烟，拥抱晴天——无烟环境倡导》《这样告知烟害最有效》Z 卡画册、《大面积图形警示上烟包还要等多久?》画册；共计30 000 册。

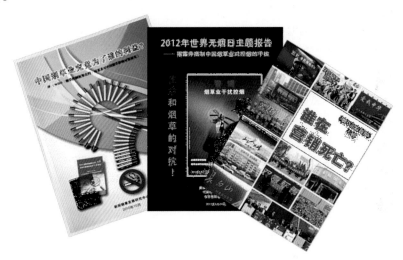

编印控烟画册

5. 视频

《烟盒上的战争》优酷点击播放量上万次；光盘《我要告诉你因为我爱你——警示图形上烟包巡展活动倡导实践》发行500 套。

6. 工具包

制作《我要告诉你，因为我爱你——图形警示上烟包倡导活动》工具包，放在"中国控烟资源中心"网站供免费下载。截至2013 年底工具包的下载量达到22 754 次。

制作"携手灭烟，拥抱晴天"无烟环境倡导活动工具包，放在"中国控烟资源中心"网站，供免费下载。截至2015 年底，工具包的下载量达到18 216 次。

（四）建立烟草危害循证实验室

新探中心建立了烟草危害循证实验室。通过了ISO 17025 认可和国家计量认证，建立了烟草检测的基本实验室能力。

1. 提供技术支持

向多个城市提供空气中尼古丁的检测技术，完成9 个省市、41 个市县，2100 样品的测定空气尼古丁测定和培训。

2. 室内烟草烟雾危害物监测研究

开展二手烟、三手烟中危害物的测定，多次接受电视台采访。2013 年开展烟草烟雾中重金属、多环芳烃和特有亚硝胺等有害物质的测定研究揭示了室内二手烟对健康造成的巨大危害，首创"烟霾"概念，被媒体与业界广为应用。建立生物材料中尼古丁代谢物的测定方法，为社会提供服务。

（五）公众倡导

1. 组织大型公众巡展活动

（1）"我要告诉你，因为我爱你——图形警示上烟包"倡导活动

自 2011 年 9 月开始到 2013 年，新探中心在全国范围内开展了以"我要告诉你，因为我爱你"为主题的"图形警示上烟包"倡导活动。覆盖 30 省 300 个城市，展览场次超过 3000 次，现场观看人数超过 1500 万人。警示图形上烟包平均支持率达 85.4%。

（2）"携手灭烟，拥抱晴天"无烟环境倡导活动

2014 年、2015 年连续两年，新探中心在全国各地开展"携手灭烟，拥抱晴天"无烟环境倡导活动，活动得到了国家卫生计生委的肯定、支持。共有 73 个城市参加活动，覆盖全国 26 个省市自治区，举办展出近 2000 场次，直接受益人数达 100 万。现场拦截调查 13 209 人，结果显示 92.2% 支持国家制定公共场所无烟立法。

2. 开展控烟讲座

为宣传控烟理念，落实《北京市控制吸烟条例》，2015 年 6 月新探中心在北京市轨道交通指挥中心进行了培训和展板宣传"携手灭烟，拥抱晴天"无烟环境倡导。200 余人参加了培训，2000 余人参展。

3. 组织群众开展控烟文艺活动

新探中心组织开展了控烟文艺活动。来自社区的 300 多中老年控烟志愿者创作编排了控烟操、歌曲，并身着印"携手灭烟，拥抱晴天""被吸烟，我不干"等字样的控烟 T 恤衫跳起广场舞、学习控烟手势。活动持续了一年多，起到了很好的控烟宣传效果，中央电视台，北京电视台多次进行报道。

（六）发动全国控烟志愿者

1. 建立控烟志愿者交流平台

2014 年建立"控烟志愿者之星"QQ 群，有 10 支控烟志愿者队伍和 11 名个人志愿者加入，共同分享控烟经验、交流心得体会。

2015 年 11 月建立"控烟志愿者"微信群，有 77 名控烟志愿者加入。

2. 举办控烟志愿者经验交流会

首届于 2014 年 12 月 24 日在北京举办。30 多位各地志愿者代表参加，会议播放了新探中心制作的《无烟未来，众志成城——控烟志愿者风采掠影》视频，展现了志愿者对控烟的执着追求及无私奉献精神，并颁发"控烟志愿者之星"纪念奖。

2015 年 12 月 8 日在深圳举办。来自北京、上海、哈尔滨等全国 26 个省/市的志愿者团队和

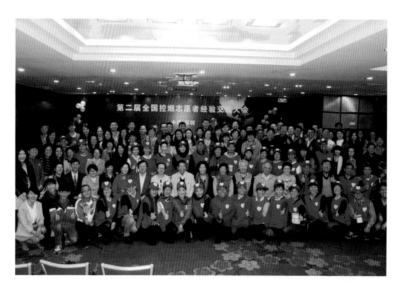

2015 年第二届全国控烟志愿者经验交流大会

个人以及控烟专家 130 余人参会。

3. 为控烟志愿者活动提供技术和经费支持

2012—2015 年，新探为南华大学、本溪爱心联盟等控烟志愿者组织提供技术和经费支持，帮助他们开展"图形警示上烟包倡导活动"以及"无烟环境倡导活动"。两年来，各地志愿者举办展出活动 30 多场。

4. 志愿者开展"烟草广告"随手拍活动

2013—2014 年，新探组织连续志愿者和公众进行烟草广告"随手拍"活动开发了工具包，共收集到图片 349 张，并且对烟草广告进行投诉。

5. 邀请志愿者担任新探"控烟之声"网站论坛的版主

2008 年至今，更多的志愿者们积极发贴，使网站成为志愿者交流的重要平台。如志愿者毕无烟发贴 10 034 条，志愿者许怀梅发贴 10 608 条。溪缘爱心联盟主动在网站开设了一个版块，与志愿者分享。

目前，参与新探控烟活动的志愿者团队有 11 支团队，个人志愿者近 300 人。

（七）推动专业机构控烟能力建设

新探重视提高全国各地控烟健康传播倡导能力，举办了多场控烟知识、技能培训班。参加人员为省级、地级以上疾控中心、健康教育所、媒体记者等。自 2011—2015 年，对湖南、湖北、江苏、贵州等 10 多个省市进行了培训，共计 18 期，培训各省、地市公共卫生人员及媒体记者超过 1000 人。

（八）发布年度《中国控烟观察——民间视角》报告

《中国控烟观察——民间视角》是新探中心组织撰写的一份民间控烟观察报告，其宗旨就是从民间立场观察中国的控烟进程，分析其进展与不足，以求推动中国控烟进程。2009—2015 年已发布到第 7 期，印发 12 000 余册。

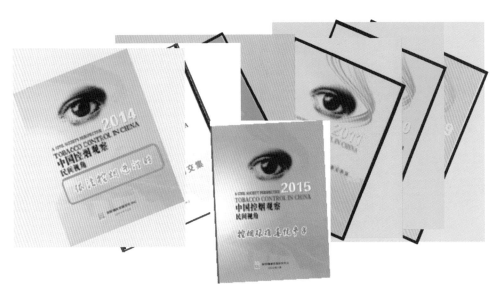

《中国控烟观察——民间视角》报告

（九）成效

新探中心成立至今，共 4 次获得民政部的表彰：2003 年被评为《全国抗击非典先进民办非企业单位》；2006 年被评为《全国民办非企业单位自律诚信建设先进单位》；2010 年、2015 年被评为《全国先进社会组织》。2009 年在"民办非企业单位等级评估"中被评为"4A 级"。新探中心主任王克安、副主任吴宜群及杨功焕分别获得世界卫生组织"烟草控制突出贡献奖"。

（新探健康发展研究中心　吴宜群　李金奎　供稿）

 专家点评

中国是世界上最大的烟草生产国、消费国和受害国，现有烟民 3.16 亿以上，7.24 亿人遭受二手烟危害。中国每年超过 100 万人死于烟草导致的相关疾病。控烟工作作为加强健康促进与教育、倡导健康生活方式的重要手段，是推进健康中国建设的重要组成部分。近年来我国在控烟立法，无烟环境创建，控烟宣传教育和控烟能力建设各方面工作稳步推进。在控烟立法方面，全国已有 18 个城市出台了地方性法规，尤其是《北京市控制吸烟条例》实施一年来取得了明显成效。这些成绩离不开一支很重要的力量就是大量热心推动控烟工作的非政府社会组织。新探健康发展研究中心是其中重要代表之一，围绕 MPOWER 控烟政策，开展了形式多样的控烟履约倡导活动，对推动中国控烟进程产生了积极而深远的影响。

新探推动控烟工作很重要的亮点之一就是高层倡导，通过动员两会代表/委员，配合媒体宣传，推动控烟政策出台。截至 2016 年，连续 10 年共向两会代表/委员提出控烟政策建议达 102 条。涵盖议题包括全国控烟立法、国家控烟规划、控烟履约机制、烟草政企分开、禁止公务用烟、图形警示上烟包、修订广告法、慈善法、禁止烟草广告促销和赞助、提高烟草税收和价格、倡导无烟两会、无烟影视、加强烟草制品成分管制及披露等十几个方面。通过对政策制定者的倡导，在北京无烟条例的制订和实施，"全面禁止烟草广告"纳入新《广告法》，将"禁止烟草赞助"纳入新的《慈善法》，推动烟草税价联动各方面政策都起到了重要的作用。

亮点之二是通过媒体倡导，大力开展控烟健康传播，营造社会氛围。首先是建立了媒体联盟，截至2015年底，新探与国内70多家媒体保持合作伙伴关系，形成媒体合作网络。其次是主动进行议题设置，为媒体提供控烟热点议题。三是充分利用新媒体平台，结合资源优势开展宣传。

亮点之三是通过多种形式，倡导控烟理念，普及烟草危害知识。通过组织大型公众巡展活动无烟环境倡导活动、开展控烟讲座、组织群众开展控烟文艺活动，大力的宣传烟草危害。

亮点之四是利用全国志愿者开展控烟工作。为控烟志愿者搭建交流平台，举办控烟志愿者经验交流会。目前，参与新探控烟活动的志愿者团队有11支团队，个人志愿者近300人，成为控烟的重要力量。

亮点之五是采取法律行动，通过烟草诉讼，推动控烟政策的出台。与公益律师合作，拿起法律武器，推进广告法修订进程，先后30多次对烟草广告及变相广告进行投诉和诉讼。

新探健康发展研究中心开展的控烟工作是"组合拳"，是世卫组织提出的MPOWER措施和理念在中国控烟工作中的具体实践，事实也证明这些策略措施非常有效，对中国控烟工作起到了巨大的推动作用，对其他领域的健康促进工作也有很好的借鉴意义。

民间组织开展的健康教育与健康促进工作

关键词：1984 年成立；6 个分会；会员 1356 人，42 个团体会员；200 位健康素养巡讲专家；20 个全国健康促进与教育示范基地；创作出版 8 种健康科普书；获得多项奖励

中国健康教育协会成立于 1984 年，是全国各界健康教育工作者自愿结成的非营利性专业学术团体，是健康教育与健康促进领域唯一的国家级协会。协会充分发挥民间组织在社会事务中的职能和优势，经过 30 多年建设与发展，在推进医学科普化与大众化，社会动员、合作共赢，促进健康大联盟等方面，走出了民间组织可持续发展之路。

一、宗旨

团结全国各界健康教育工作者，发展我国健康教育与健康促进事业，为提高中华民族的卫生科学知识水平，建立健康的行为和生活方式，增强健康素质，促进社会主义物质文明和精神文明建设而努力。

二、指导思想

政府倡导，协会搭台，多方参与，媒体放大，服务大众。

三、基本原则

科学普及，引领健康；社会动员，合作共赢；典型引路，品牌战略；搭建平台，媒体放大

四、主要工作

（一）推动政策出台

1. 参与研发《中国公民健康素养——基本知识与技能（试行）》

协会多名领导和专家参与了《中国公民健康素养——基本知识与技能（试行）》的研讨、策划和编写工作。

2. 研发《母婴健康素养——基本知识与技能》

在原卫生部领导下，协会牵头，组织专家编写了《母婴健康素养——基本知识与技能》，大力普及母婴保健基本知识与技能。

3. 参与研发教育部《学生健康教育大纲》

作为健康教育专家，参与教育部《学生健康教育大纲》的研讨、论证和修订工作。

4. 参与研发国家环保部《中国公民环境与健康素养（试行）》

作为健康教育专家，参与环保部《中国公民环境与健康素养（试行）》的研讨、论证和修订工作。

5. 推动控烟政策出台

与中国疾病预防控制中心、中国健康教育中心、中国控制吸烟协会等合作，共同开展控烟宣传，推动控烟政策出台。

（二）健康巡讲

自2002年以来，以"全国相约健康社区行"活动为抓手，建立了首支由中央文明办、卫生部推举的国家级首席健康教育巡讲专家和省级健康教育巡讲专家团队，开展健康知识普及工作。

1. 专家筛选

制定了《专家聘任条件及职责》，从思想道德、专业资质、综合素质、科普演讲能力、禁止商业性活动等八个方面，对入选专家条件做出了明确规定，保证了专家质量。

2. 专家聘任

省（自治区、直辖市）、计划单列市协会及部队卫生部门依据"巡讲专家聘任条件"审定推荐，填表并盖章，每个协会推荐3~5名科普专家。专家聘期为3年或5年，聘任期满，由协会重新组织聘任工作。对在健康巡讲中，没有很好履行专家职责的，采取分级管理及退出机制。

2002年，共选聘首批国家级健康教育首席巡讲专家11人，省级健康教育巡讲专家108人；2011年，第二批全国省级健康教育巡讲专家为148人；2014年，第三批省级巡讲专家为166人，更名为"全民健康素养巡讲专家"。

3. 科普能力培训

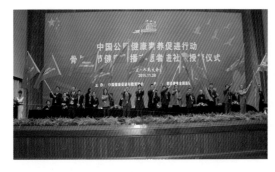
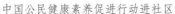
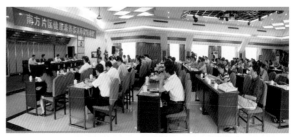

中国公民健康素养促进行动进社区　　　　　　　全国健康素养巡讲师资培训班

对巡讲专家开展科普巡讲能力培训，包括科普演讲技巧、PPT制作、课程设置等。

培训采用"实战训练"，每个学员的演讲12分钟，专家点评3分钟。经过培训的省市健康传播者，其演讲能力、PPT制作水平都有了明显提高。

4. 全国相约健康社区行巡讲活动开展

2002年，由中央文明办、原卫生部联合下发"关于开展全国相约健康社区行活动的通知"。在全国掀起了以"学习科学、拥有健康、享受生活"为主题的卫生进社区健康教育活动。以场所为重点，开展进社区、进机关、进学校、进军营、进医院、进企业的"六进"活动。

（1）进社区

2003年春，以"社区卫生服务周"活动为背景，由中央文明办和原卫生部领导两次率队，分赴北京、辽宁、河南、浙江、山西、广东、深圳等多省市开展大型健康知识传播活动。各省集中开展了健康生活方式和以抗击非典为重点的讲文明、讲卫生、讲科学、树新风"三讲一树"健康传播活动。

（2）举办中老年剑拳操舞大赛

2005年起，协会连续举办十届全国中老年剑拳操舞大赛，旨在推进健康生活方式。为跳"广场舞的大妈"和喜爱中国传统运动项目的群众搭建一个展示与竞技的平台。

全国中老年剑拳操舞大赛从网上报名，全国分设10个赛区，经海选、初赛、复赛至全国决赛，产生剑拳类、操舞类冠军各1名、亚军各2名、季军各3名，进入总决赛的团队与个人均获优秀奖或特色奖。

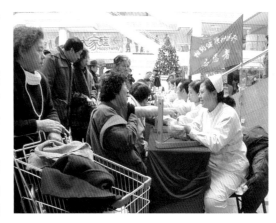

在社区开展义诊活动

全国中老年剑拳操舞大赛每年覆盖30多个省市，已成为国内有影响力的中老年健身赛事，得到各地政府机构、体委、工会和老龄委的大力支持。

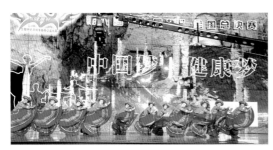

举办十届全国中老年剑拳操舞大赛

（3）进机关

协会推荐25位专家组成中央国家机关健康素养讲师团，率先在中央国家机关各部委中普及"健康66条"，倡导树立公务员良好形象。自2008年6月至2009年底，在财政部、发改委、外交部、安全部、海关总署、国办、侨办50多个部委中开展公务员健康素养行动。

（4）进学校

2010年，与中国高等教育学会共同启动"相约健康高校行"。对大学生提出"储蓄健康，为祖国健康工作50年"的倡导。

本次活动分为启动会专场和专场讲座4场，以"健康投资、健康储备、健康管理和阳光人生"为主题，分别进行健康理念和知识传播。

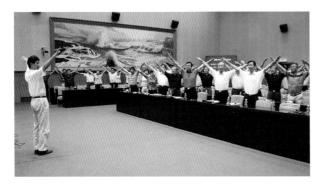

2008年，率先在国家公务员中
宣讲"健康素养66条"

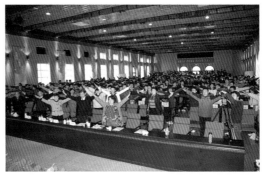

相约健康高校行

"乐敦护眼健康教育计划"十年活动与"多维视觉训练——爱眼体操"系列方法研究项目在北京、天津、上海、广州、西安、成都、大连、深圳 8 个城市实施。以中小学生为目标人群，面向全国青少年学生、儿童进行普及护眼知识的大型健康教育公益活动，参加活动的学生达 150 余万人，影响超过 800 万学生。2014 年，编印了《读屏时代的护眼要点》。

（5）进军营

"健康是部队战斗力"。自 2007 年以来，与原解放军总后卫生部、原总装备部爱卫会共同开展 4 次"相约健康军营行"活动。健康教育专家深入北京、酒泉、西昌、太原、淮阴等各基地为原总装部队官兵讲解健康生活方式 20 多场。

（6）进医院

2007 年始，巡讲首席专家郭冀珍教授牵头，依托瑞金医院高血压研究所，联合浙江心脑血管防治办和江苏省疾控中心慢病所的专家组成团队，以高血压、糖尿病等为主要内容，自编教材，录制光盘，授课示教，坚持 9 年开展长三角地区社区医生培训，通过学术演讲、知识竞赛、自编自演小品等多种形式，极大地提升了长三角地区社区慢病管理的水平。

2008—2012 年启动"心行动"项目，在全国 16 个省市 100 多家三级甲等医院心内科举办健康教育系列讲座 3000 多场，受益患者近 14 万人次；1000 多名医务人员参与义诊咨询活动，直接惠及群众 2 万余名；"心行动"患者随访管理平台对 18 万名心血管疾病患者进行了近 48 万次的健康随访。

（7）进企业

"健康就是生产力"。2007—2015 年，在全国 10 个省（市）的制药、机械和电力等 8 个行业 23 家企业中开展了工作场所健康促进试点工作。2012 年，按照中期评估标准，12 家企业获"健康促进示范企业"称号。

5. 推动省级能力建设

加强与省市健康促进与教育协会等协作，为各地的培训工作提供专家指导。在吉林、江西举办北方、南方片区 2 个培训班，在宁波市举办健康教育巡讲师高级培训班。

6. 活动拓展

在"相约健康社区行"基础上，陆续推出"我为乡亲出趟诊""相约健康老区行""相约健康大连行""相约健康厦门行""相约健康高校行""相约健康军营行""江苏电视健康节""中关村健康节"等系列品牌活动，年年出精品，成为近年来极具社会影响力与战略层面的品牌活动。

（三）示范基地建设

根据《中共中央、国务院关于深化医药卫生体制改革的意见》和《国务院医药卫生体制改革近期重点实施方案（2009—2011 年)》中健康促进与健康教育任务，为树立典型，总结与推广健康教育的适宜技术，动员社会各界广泛组织、参与开展健康促进与教育，促进城乡居民平等享有健康促进与教育等基本公共卫生服务。

1. 基本条件

主管领导重视健康促进与教育工作，示范基地建设列入本地（单位）工作的重要议程，制定有示范基地工作规划，有良好的运转机制和可持续发展模式；

具有典型作用，有创新点，在省内或国内处于领先地位；

健康促进与教育工作基础广泛、扎实，成效显著，曾获得"国家卫生城市"称号、省级相关健康促进工作表彰等，以及社会各界的好评；

开展以场所为基础的经常性健康促进与教育工作，引导社会各界及公众广泛参与健康促进与教育。

2. 工作要求

主管部门能切实加强对健康促进与教育示范基地的领导，明确职责，规范实施与管理；

加强多方协调，参与示范基地建设，倡导健康的公共政策，营造健康的支持性环境；

坚持科学精神，推广适宜技术，引领健康传播；

积极探索示范基地建设和开展健康促进与教育的新思路、新方法，努力开拓创新，积累工作经验，不断提高工作水平。

3. 种类

包括科普宣传车、馆/园、医院/保健院/血液中心/疾控中心、区/镇、卫生局、部队、媒体、民间组织八大类。

4. 申报及命名

健康促进与教育示范基地采取自愿申报方式，申报单位填写申报审批表，经省级协会审批盖章上报。由中国健康促进与教育协会组织专家考察，对验收合格者进行命名并颁发健康促进与教育示范基地证书，准予挂牌。

5. 成效

至 2015 年，有北京大型健康科普车、青岛口腔医院、湖北省十堰太和医院、首都医科大学附属同仁医院眼视光健康科普展厅、甘肃省妇保院为代表的医学人文模式，江苏省吴江市为代表的展馆模式，江北省武汉市黄陂区卫生局、湖北省宜昌市疾控中心的健康管理模式，浙江省杭州市余杭区、宁波余姚泗门镇和江苏盐城亭湖区为代表的健康促进区/镇模式，教育系统江苏省张家港青少年科普教育基地和湖北省武汉市青少年近视

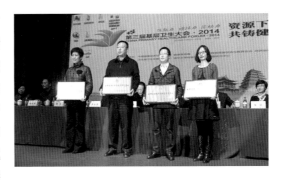
全国健康促进与教育示范基地挂牌

防治中心，江苏省扬州市心理卫生协会的社会工作网络模式，山东泰安市泰山区卫生局社区卫生服务模式，江苏卫视《万家灯火》栏目的媒体模式，江苏省血液中心的无偿献血社会动员模式，以及总装备部防疫大队和武警后勤学院等军队健康教育模式等 20 家单位获得"全国健康促进与教育示范基地"称号。

（四）媒体传播活动

1. 媒体倡导

（1）与江苏电视总台城市频道共同策划《万家灯火》健康科普节目

依据"健康 66 条"做节目策划，推荐优秀健康巡讲专家参加《万家灯火》栏目制作。专家走进荧屏，用科学的声音和观点引导电视健康节目，赢得群众的口碑，培育了一批忠实的观众。

（2）成功地举办了三届"江苏电视健康节"

2009 年 10 月，在中央文明办、原卫生部支持下，与江苏省卫生厅、省广电集团共同主办了"首届江苏电视健康节"。中央文明办协调组和部文明办领导现场观摩。2009 年 12 月，《万家灯火》获得中国广播电视协会"优秀电视健康节目"一等奖；2011 年再次荣获国家广电总局"全

国十大创优创新节目",被推选上中央电视台3D频道播出。

2. 反对伪科学

(1) 近年来社会上各种健康信息良莠不齐,给健康教育工作带来了极大的挑战。协会旗帜鲜明地站在反对伪科学的前哨阵地。殷大奎、王陇德、洪昭光、杨秉辉等专家及媒体共同发出倡议,引领健康传播、恪守职业道德,反对伪科学。

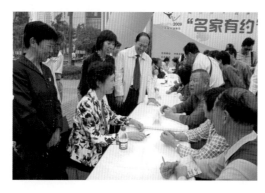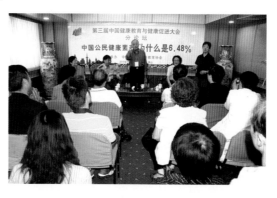

江苏电视健康节　　　　　　　　　　　　引领健康,反对伪科学

(2) 第三届中国健康教育和健康促进大会分论坛,协会设定题目是"中国公民健康素养为什么是6.48%"。由5位专家组队,内容从健康66条谈到科学精神,提出了涉及大众关心的多个话题,以"锵锵五人行"作比喻,专家用大量翔实的证据,科学的精神揭露伪科学。

3. 策划媒体活动

2003年,抗击SARS后期,与媒体合作联合召开《摘掉口罩后的思考》;联合中国健康教育中心、江苏电视总台城市频道等新闻媒体共同举办"做称职的健康传播使者"主题研讨会暨倡议活动;召开五届大众传媒与健康发展研讨会,强调对一些专家的资质和健康传播的科学性进行把关,使健康信息的传播处于监管之中。

(五) 科普创作

协会共创作8种健康科普书、1套挂图、1部系列动漫片和1部公益广告,获多项国家、省市奖项。《相约健康社区行巡讲精粹丛书》获得了2005年国家科技进步奖二等奖。两次再版发行。

1. 书籍

《不活九十多就是您的错》《健康美丽零距离》《健康中国人》《医生的忠告》上下册、《百家健康讲坛》科普丛书(6本)、《托起一样的天空——农民工心理健康读本》《大自然的警示》和《身边的传染病故事》。

其中,《托起一样的天空——农民工心理健康读本》获得第四届北京市优秀科普作品奖最佳奖;《大自然的警示》获北京科技进步三等奖,2010年被列为国家新闻出版总署向全国青少年推荐的100种优秀读物之一,并被国家新闻出版总署2010年、2011年连续推荐为"农家书屋"政府采购书目;《身边的传染病故事》获中国作家协会第一届优秀科普作品提名奖,中宣部、新闻出版总署、农业部评为"优秀三农图书"。

2. 视频

创作100集科普动漫系列片《名生博士》和公益广告《珍惜生命,共享健康》,其中公益广告获得中宣部办公厅、中央文明办、国家工商总局办公厅、国家广电总局办公厅和国家新闻出版总署办公厅颁发的影视类作品二等奖。

（六）分会项目

协会共有六个分会：医院、社区、学校、企业和传播分会，均于 2003 年成立。移动健康分会于 2015 年成立。各分会坚持专业会议和学术交流每年不少于一次。

1. 医院分会

重点开展医生和患者教育，健康教育技能培训，健康促进医院及医院健康促进与教育示范基地创建。2010 年启动"关爱医生"项目；2014 年与北京市医疗纠纷调解办公室举办《提高人文执业、增强职业维权，促进和谐医疗》培训班；医院健康教育人员健康传播材料电脑创作培训班。

2. 社区分会

重点推进中国公民健康素养促进行动；开展全国健康促进与教育示范基地建设。

3. 学校分会

重点承担卫生与教育部门中小学校健康教育科研、评价；协调中小学保健机构参与组织眼保健及体能测试项目。

4. 企业分会

倡导"健康是生产力"。重点开展职业卫生与安全，科研与评估，职业场所风险评估，职工健康教育，健康促进企业试点。

5. 传播分会

协调有关媒体参与健康传播项目，以及促进医院与媒体的沟通。开展"中国睡眠小康指数调查"；结合世界肠道健康日，开展主题为"肠道微环境在健康与疾病预防中的重要性"系列活动，在多城市培训肠道健康志愿者，包括营养师、白领、医生等不同领域、不同层次的人群。

6. 移动健康分会

依托全媒体健康促进平台，创新健康教育形式；创办移动健康工程；组织行业学术研讨；协助做好医疗卫生领域"互联网＋"相关法律法规的分析、研判与调研等。

（七）学术交流

1. 与中国健康教育中心、中国疾病预防控制中心及 6 个民间组织共同举办每年一届的全国健康教育与健康促进大会，至 2015 年已举办七届。

2. 与民间组织及健康促进联盟等共同举办学术会议，如长城国际健康余杭论坛，全国社区健康教育工作经验交流会，中国环境与健康宣传周论坛，四届基层卫生大会，四届营养健康教育高峰论坛和健康教育社会组织论坛。

3. 两次参加国际健康促进与教育联盟（IUHPE）世界大会；赴美参加美国"2010 年公共卫生高峰论坛"，接待美国健康教育协会考察团；与台湾师范大学健康促进同仁开展互访活动。

五、成效

中国健康促进与教育协会发展 30 多年，协调社会各界参与健康教育与健康促进，主要做法和经验是：以提高公民健康素养为己任，集专家优势，引领健康传播；组织形式多样的公益活动，惠民接地气；旗帜鲜明反对伪科学，多项举措传递正能量；坚持"慎重稳妥、诚实守信、互补双赢、共同发展"的合作理念，以协会公信力为红利，提升社会效应；以多方合作为组合拳，促进健康大联盟，共同担负起健康促进与教育的社会责任。

主要成效：一是助力新政出台；二是建立了首支国家级和省级健康教育巡讲专家团队，引领健康传播，营造了崇尚健康的社会环境；三是启动了全国健康促进与教育示范基地建设，成为可看、可学、可复制的健康促进发力点；四是营造良好的职业新氛围，增强健康教育工作者的荣誉感和责任感；五是科普创作硕果累累。

（中国健康促进与教育协会　刘克玲　陶金　供稿）

 专家点评

中国健康促进与教育协会充分发挥民间组织在社会事务中的职能和优势，在"政府指导，协会搭台，多方参与，媒体放大，服务大众"这一工作思想指导下，利用"横向联系、专家荟萃"的优势，打造健康教育的社会活动"平台"，倡导健康生活方式，在促进健康教育社会化、大众化和规范化方面进行有益探索。

在政策推动方面，参与中国公民健康素养、母婴健康素养相关研究，为教育部制定《学生健康教育大纲》、环保部制定《中国公民环境与健康素养（试行）》提供咨询指导和技术支持。

在专业技术方面，开展巡讲专家科普能力培训，在吉林、江西、浙江举办健康教育巡讲师高级培训班。与省市健康促进与教育协会等协作，为各地的培训工作提供专家指导，推动省级能力建设。

在媒体传播方面，针对社会上各种健康信息良莠不齐，误导公众的现象，组织知名专家及媒体共同发出倡议，引领健康传播、恪守职业道德，反对伪科学，传递正能量。

在开展活动方面，继续举办"全国相约健康社区行"活动，并在此基础上推出"我为乡亲出趟诊""相约健康老区行""相约健康军营行"等系列公益活动，惠民接地气，得到群众一致好评。

此外，协会注重科普创作，将多年的实践经验和工作成果集结成册，创作出多部健康科普作品，倡导科学精神，传播健康知识，在社会上引起良好反响。

经过30多年建设与发展，中国健康促进与教育协会秉承"科学普及，引领健康；社会动员，合作共赢；典型引路，品牌战略；搭建平台，媒体放大"原则，在推进医学科普化与大众化，社会动员、合作共赢，促进健康大联盟等方面，走出了一条民间组织可持续发展之路。

第五部分

健康素养干预与监测

中国健康素养监测

关键词：建立健康素养评价指标体系；建立健康素养标准化试题库；建立健康素养监测体系；研制健康素养标准化监测问卷；开展健康素养动态监测；健康素养水平纳入多个国家考核体系；成为卫生计生政策制定的重要循证

一、背景

健康素养是指个人获取和理解基本健康信息和服务，并运用这些信息和服务做出正确决策，以维护和促进自身健康的能力。健康素养是健康的重要决定因素，直接影响人的生命和生活质量，进而影响社会生产力水平和整个经济社会发展。2013 年，世界卫生组织指出，提高公众健康素养是"公共卫生领域的当务之急，世界各国应将提升公众健康素养水平作为卫生和教育政策的一项明确目标。"

中国政府对提升公众健康素养工作高度重视，大力开展健康素养促进工作；同时借鉴国际研究成果，结合中国国情，开发了适合本土的健康素养评价指标，建立了覆盖全国的健康素养监测体系，并开展了规范的中国居民健康素养监测，为了解中国公众的健康素养水平及其影响因素，制定相关卫生政策和政府决策提供了科学依据。

二、目标

开展健康素养相关理论研究，建立中国的健康素养监测体系，开展城乡居民健康素养监测，了解中国居民健康素养水平，为实施有针对性的健康促进行动提供科学依据，为政府决策提供循证支持。

三、主要活动

（一）开展健康素养研究

中国的健康素养研究充分学习、借鉴了国际上健康素养研究成果。

1. 在概念界定方面

研究了世界卫生组织（1998）、美国医学会（1999）、美国国立医学图书馆（2000）、Nutbeam（2000）、美国医学研究所（2004）、Zarcadoolas，Pleasant & Greer（2005）、欧盟（2007）等对健康素养概念的描述和内涵的解释。

2. 在健康素养评价方面

研究了 International Adult Literacy Survey（IALS）、National Assessment of Adult Literacy

（NAAL）、Short Assessment of Health Literacy for Spanish Adults（SAHLSA）、Health Activity Literacy Scale（HALS）、Health Literacy Management Scale（HeLMS）、Test of Functional Health Literacy in Adults（TOFHLA）等测评工具。

3. 在健康素养监测方面

研究了美国的 National Assessment of Adult Literacy（NAAL）和欧洲国家开展的 International Adult Literacy Survey（IALS）。

4. 在健康素养干预方面

研究了美国的 National Action Plan to Improve Health Literacy、Health People 2010 和 Health People 2020，加拿大的 An Inter-sectoralApproach for Improving HEALTH LITERACY for Canadians 2012，日本的 National Health Promotion Movement in the 21st Century 等。

（二）构建中国健康素养评价指标体系

2008 年 1 月，原卫生部发布第 3 号公告《中国公民健康素养——基本知识与技能（试行）》（以下简称《健康素养 66 条》），提出了中国公民应具备的 66 项基本健康知识和理念、健康生活方式与行为和基本技能，形成了我国公民健康素养的基本内容。这也是世界上第一份界定公民健康素养的政府文件。

2010 年，中国健康教育中心开展了健康素养评价指标体系研究。以健康素养概念内涵为指导，以《健康素养 66 条》为评价内容，根据知信行（KABP）理论，构建了中国健康素养评价指标体系，并采用 Delphi 法和专家会议集中评议法，对各级维度的权重进行了确定。

该评价指标体系由三级指标构成。

1. 一级指标（3 个）
分别为基本知识和理念、健康生活方式与行为、基本技能。

2. 二级指标（6 个）
分别为基本理念、基本知识、生活方式与习惯、卫生服务利用、认知技能、操作技能。

3. 三级指标（20 个）
分别为对健康的理解、健康相关态度、生理卫生常识、传染病相关知识、慢性病相关知识、保健与康复、安全与急救、法规政策、环境与职业、营养与膳食、运动、成瘾行为、心理调节、个人卫生习惯、利用基本公共卫生服务的能力、就医行为、获取信息能力、理解沟通能力、自我保健技能、应急技能。

健康素养评价指标体系的构建，为健康素养评价提供了理论支持，是开展健康素养评价的基础性工作，是健康素养标准化试题库建设和标准化监测问卷制定的前提和依据。

（三）开发健康素养标准化试题库及标准化调查问卷

为了建立全国统一的健康素养测量工具，使各地监测结果具有可比性，2010—2012 年中国健康教育中心开发了健康素养标准化试题库。

在健康素养评价指标体系的基础上，结合《健康素养 66 条》知识要点开发标准化试题库，确定每道题的难易度和区分度。之后，确定标准化调查问卷的题型、题量。理论上，保证随机生成的每一套健康素养问卷在覆盖面、维度权重、难易度、区分度、题型、题量等方面具有很好的同质性。

标准化调查问卷共 80 道题目，题型包括判断题、单选题、多选题、阅读理解题。题目阅读难度与初中文化程度齐同，突出实用性和生活技能。

标准化问卷生成后，开展了调查问卷的预试验。条目：预试验人群比例为 1：15。1329 人参加了预试验，城市 728 人，农村 601 人。问卷的克朗巴赫系数为 0.931，分半效度系数为 0.808。

健康素养标准化试题库和调查问卷的构建，为连续开展全国健康素养监测提供了强有力的技术支持。

（四）开展中国居民健康素养监测

为及时了解居民健康素养水平及其变化趋势，分析健康素养的影响因素，制定健康素养促进的干预策略，为各级政府和卫生计生行政部门制订相关政策提供科学依据，国家卫生和计划生育委员会组织开展了全国居民健康素养水平的动态监测。

1. 监测对象

非集体居住的 15～69 岁城乡常住居民。

2. 监测范围

中国大陆 31 个省（自治区、直辖市），不包括港、澳、台地区，共计 336 个监测点（区县），其中城市监测点 148 个，农村监测点 188 个，覆盖全国 336 个县（区）1008 个乡镇（街道）。

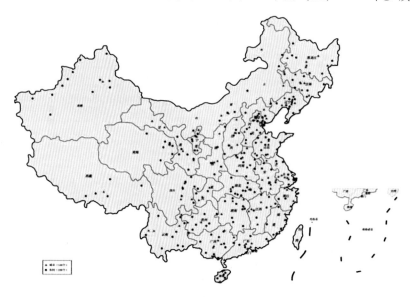

2013 年全国健康素养监测 336 个监测点分布

3. 监测方法

采用入户调查的方式、使用标准化调查问卷进行数据收集。原则上问卷由调查对象自填完成，如调查对象不能独立完成填写，则采用面对面询问方式填写。

4. 抽样方法

健康素养监测采用分层多阶段 PPS 抽样方法。以 31 个省（自治区、直辖市）为单位，每省（自治区、直辖市）按照城乡分层，采用与人口规模成比例的整群抽样（PPS 抽样）方法随机抽取 336 个监测县（市、区）；每个监测县（市、区）采用 PPS 抽样方法随机抽取 3 个街道（乡镇）；每个样本街道（乡镇）采用 PPS 抽样方法随机抽取 2 个居委会（村）；采用绘图列表的方法收集每个样本居委会（村）的家庭户信息，使用简单随机抽样方法抽取不少于 50 个家庭户；每个样本家庭户采用 KISH 表法抽取 1 名 15 ~ 69 岁常住人口作为调查对象。

5. 计分方法

调查问卷共 80 个题目。判断题 15 题，正确计 1 分，错误计 0 分；单选题 40 题，正确计 1 分，错误计 0 分；多选题 18 题，选项与正确答案完全一致计 2 分，错选、漏选计 0 分；情景题共 2 个大题 7 个小题，其中单选题 5 题，多选题 2 题，判分标准与单选题、多选题一致。调查问卷满分 100 分。

6. 判定标准

健康素养水平指具备基本健康素养的人在总人群中所占的比例。

判定具备基本健康素养的标准：问卷得分达到总分 80% 及以上，即问卷得分≥80 分，被判定具备基本健康素养。

7. 数据分析

采用复杂抽样分析方法，根据 2010 年第六次全国人口普查数据和监测过程中收集的基础数据，对样本数据进行基础权重、无应答权重和事后分层调整权重加权调整。

8. 组织实施

通过国家-省-县三级卫生计生行政部门和健康教育专业机构三级网络实施健康素养监测。

（1）国家级

国家卫生计生委宣传司负责全国居民健康素养监测工作的组织实施，制定下发监测方案，对监测工作进行监督指导。中国健康教育中心为监测工作提供技术支持，编制培训指南，培训调查员，协助组织开展现场调查，进行质量控制，收集、整理、复核、汇总、分析调查数据，撰写并提交调查报告。

（2）省级

省级卫生计生行政部门健康教育主管处室牵头成立省级监测工作组，包括负责人（主管处室负责人）、协调员（健康教育机构负责人）、质控员及培训师资。负责组织实施本省（区、市）健康素养监测工作，制定监测实施方案，组织调查员培训，负责现场调查质量控制，收集、审核并上报监测数据。

明确工作组人员职责分工。负责人负责监测工作的领导和组织实施。协调员负责联络本省（区、市）监测点，审核确认被调查居委会（村）及家庭户，统筹监测工作进度，解决监测工作中的问题。质控员负责抽样、现场调查、问卷收集整理等过程的质量控制及问卷复核。培训师资负责培训监测点调查组工作人员。

（3）县级

每个监测点成立监测工作组，包括负责人（卫生计生行政部门领导）、协调员（健康教育机构负责人）、调查员、质控员及数据管理员。负责组织实施本县（市、区）健康素养监测工作，制定现场调查工作方案，组织开展现场调查，进行调查质量控制，收集、审核并上报监测数据。

明确工作组人员职责分工。负责人负责监测工作的领导和组织实施。协调员负责联络本地各抽样单位，协调绘图列表工作，配合省级完成被调查居委会（村）及家庭户抽样工作，统筹调查工作进度，解决调查工作中的问题。调查员完成绘图列表、收集家庭户信息、确定调查对象、完成问卷调查。质控员负责对整个现场调查进行质量控制，包括绘图列表、收集家庭户信息、确定调查对象、问卷调查、问卷收集整理等过程的质量控制。数据管理员负责调查问卷编码、表格和问卷审核、整理、上报。

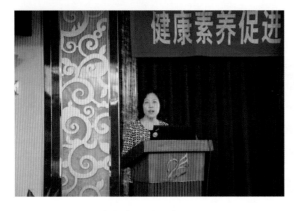
健康素养监测国家级培训

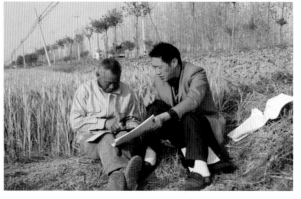
农村居民现场调查

9. 监测结果

2008年，中国开展了首次居民健康素养调查，结果显示，中国居民健康素养水平为6.48%。从2012年起，国家启动了居民健康素养连续监测工作。2012年为8.80%，2013年为9.48%，2014年为9.79%，平均每年增长约0.5个百分点，呈现缓慢上升趋势。

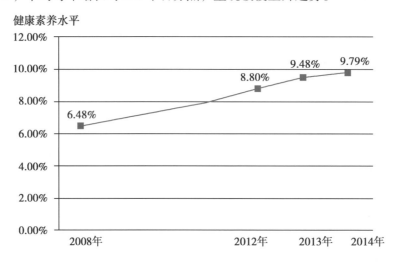
不同年份中国居民健康素养水平

（五）监测结果的发布与解读

每年通过国家卫生计生委网站发布全国健康素养监测结果，并召开新闻发布会，邀请国家卫生计生委官员及相关专家对监测结果进行解读，阐述中国居民健康素养水平及地区、人群分布特点，分析其变化趋势及影响因素，明确下一步工作重点，解读国家健康促进相关政策。

（六）拓展工作

健康素养概念的提出与健康素养促进项目的实施是健康教育理论与实践的重大创新，不仅推动了健康教育工作的大力发展，对其他公共卫生领域也产生了广泛而深刻的影响。《中小学健康教育指导纲要》《母婴健康素养——基本知识与技能（试行）》《中国公民环境与健康素养（试行）》《中国公民中医养生保健素养》等，均是在健康素养研究与实践的基础上发展起来的。

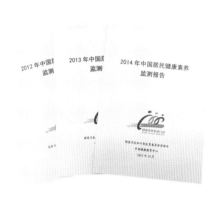

全国健康素养监测报告

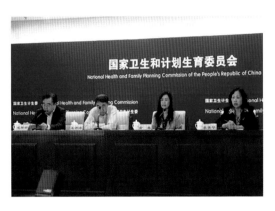

全国健康素养监测结果发布会

四、成效

（一）建立了中国的健康素养评价指标体系

针对中国城乡居民主要的健康问题、健康危险因素、健康需求和不良卫生习惯，依据《健康素养66条》，建立了适合中国国情的健康素养评价指标体系，为开展健康素养深入研究和健康素养监测工作打下了坚实的基础。

（二）建立了覆盖全国的健康素养监测体系

从2012年起，开展了连续的全国健康素养监测，经过3年多的不断完善，构建了基于街道家庭户数的抽样框，实现了完全随机抽样，保证了样本的代表性。建立了一整套监测技术路线和质控方案，监测问卷也不断优化，保证了调查内容的科学性、真实性和针对性。

（三）培养了一支全国健康素养监测队伍

经过3年的连续监测，为各省培养了1~2名健康素养监测技术骨干，能够承担起省级监测的调查培训、现场指导、质量控制、数据分析和报告撰写工作，大大提升了省级开展健康素养监测和相关调查的专业水平和工作能力。

（四）监测结果成为卫生计生行政决策的重要循证

中国政府制定《国家基本公共服务体系建设"十二五"规划》《全民健康素养促进行动规划(2014—2020年)》《卫生与健康"十三五"规划》等重要文件提供了循证支持，为政府科学决策提供了依据。

（五）居民健康素养水平纳入多个国家级考核体系

2012年，"居民健康素养水平"指标纳入《国家基本公共服务体系建设"十二五"规划》和《卫生事业发展"十二五"规划》，成为一项衡量国家基本公共服务水平和人民群众健康水平的重要指标；2014 年成为《全民健康素养促进行动规划（2014—2020 年）》的重要考核指标，同年，被纳入卫生统计报表一级指标；2015 年成为"医改"成效的监测指标；2016 年成为健康城市的评价指标。

（六）推动了多个领域的相关研究

在健康素养研究和实践的基础上，教育部颁布了《中小学健康教育指导纲要》、环保部出台了《中国公民环境与健康素养（试行）》，原卫生部出台了《母婴健康素养——基本知识与技能（试行）》，国家中医药管理局出台了《中国公民中医养生保健素养》。2015 年 11 月，中国人民解放军武警后勤学院派专家到中国健康教育中心进修，着手构建《武警部队官兵健康素养读本》。同时，指导中国人民解放军第三军医大学开展《中国人民解放军健康素养基本知识与技能读本》的研发工作。

（中国健康教育中心　李英华　聂雪琼　李莉　供稿）

 专家点评

2008 年，中国开展了首次居民健康素养调查。自 2012 年起，中国居民健康素养监测正式启动并连续开展，这是我国健康教育与健康促进领域具有里程碑式意义的事件。经过 3 年多的努力，健康素养监测工作逐步常态化、规范化、信息化。在这一过程中，中国健康教育中心的研究人员开展了大量研究工作，为监测工作提供了全方位的技术支持。省、市、县级健康教育专业人员承担了大量的现场调查工作，保证了监测工作的顺利进行。目前，健康素养监测已经成为获得我国居民健康素养水平的重要手段，成为确定健康教育与健康促进优先工作领域的重要依据，成为政府进行健康决策的重要参考。

亮点一：建立了健康教育领域内第一个监测体系。中国居民健康素养监测是目前健康教育工作领域内唯一的真正属于自己的数据监测系统。通过监测，制定了完整的监测方案，建立了省市县三级监测工作网络，培养了一支监测队伍，定期发布监测结果，为各级制定辖区健康教育与健康促进政策提供了参考依据。

亮点二：建立了中国健康素养评价指标体系。中国政府发布了《中国公民健康素养——基本知识与技能（实行）》（简称《健康素养 66 条》），界定了现阶段中国公民应该掌握的 66 个方面的基本健康知识与健康技能。《健康素养 66 条》是在充分评估中国城乡居民主要健康问题、健康危险因素、健康需求、个人卫生习惯、医疗卫生资源供给等基础上提出来的，符合中国国情，具有很强的针对性。中国健康教育中心以《健康素养 66 条》为依据，建立了中国居民健康素养评价指标体系，并在此基础上研发了健康素养监测的标准化问卷和试题库，为开展健康素养监测提供了科学的测评工具。

亮点三：成为健康教育与健康促进循证决策的重要依据。通过健康素养监测，可以全面了解、分析我国城乡居民健康素养水平现状，确定健康教育与健康促进工作的优先领域，有针对性制定干预策略和措施。健康素养监测结果为《国家基本公共服务体系建设"十二五"规划》《全民健康素养促进行动规划（2014—2020 年）》《卫生与健康"十三五"规划》等重要文件的制定提供了重要依据。

亮点四：促进了专业队伍的能力提升。通过监测，为各省培养了 1~2 名监测技术骨干，能够独立完成省级监测的调查培训、现场指导、质量控制、数据分析和报告撰写，大大提升了省级开展大型调查的专业水平和工作能力。市县级健康教育专业机构，是现场调查的实施主体，通过规范培训，能够掌握现场调查技术，现场调查能力得到很大提升。

中国公民环境与健康
素养项目

关键词： 发布《中国公民环境与健康素养（试行）》；媒体宣传；大力开展政府宣传；覆盖 18 个省市；3000 个村庄；200 万农民；全国环保科普创意大赛；征集作品 1.2 万余份；公众环保素养与健康评估

一、项目背景

近年来，环境污染已成为不容忽视的健康危险因素，是每个人每天都要面对的问题。解决环境与健康问题，需要国家和社会全体成员共同努力，需要政府、社会、企业、公众共同行动。2012 年，中国环境科学学会启动"中国公民环境与健康素养"项目，根据环保领域工作实际和社团工作特色开展环境健康促进工作，期望通过全社会环境与健康素养提升来集结共识、促进共同行动。

二、项目概况

（一）项目目标

1. 面向政府，倡导环境与健康理念，凝聚将健康纳入各级政府决策的共识，加大各级政府应对环境与健康问题的力度。

2. 面向社会，以融合协同为基本理念，探索动员各方力量投入环保工作的方工作方式和组织机制，拓宽渠道增加行动力。

3. 面向公众，传播环境与健康相关理念与知识，倡导环境保护相关行为和生活方式，保护环境，促进健康。

（二）主要工作

1. 研究编制《中国公民环境与健康素养（试行）》，推动环境保护部以公告形式发布，为全国开展环境与健康素养教育工作提供宣传依据。

2. 结合自身资源创新工作方式，面向重点人群开展多种形式的传播活动，充分发挥各方的积极性和创造性，建立融合协同的社会化工作机制。

3. 开发环境与健康素养测评工具，开展环境与健康素养试点调查，为定期开展监测评估以及提升素养传播活动的针对性和实效性提供保障。

三、主要工作

项目一　编制《中国公民环境与健康素养（试行）》及其释义

以健康认知促进"保护环境、促进健康"为指导思想，以普通公众为目标人群，针对环境与健康热点问题，突出"应知应会应为"，历时 1 年，反复研究、筛选，编制《中国公民环境与健康素养（试行）》及其释义并推动政府部门发布，为全国开展环境与健康素养宣传工作提供依据。

（一）成立专家组

邀请近百位科学素质、健康素养、环境保护、环境与健康研究领域相关专家，组成专家组和工作组，负责编写《中国公民环境与健康素养（试行）》及其释义。

（二）借鉴已有经验

对国内科学素质、健康素养相关工作进行深入调研，借鉴科学素质、健康素养成熟经验，确定目标定位、概念框架、内容要点和文本编制要求。

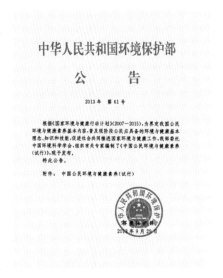

2013 年 9 月，环保部公告发布《中国公民环境与健康素养（试行）》

（三）回应社会关切

对近 10 年环境与健康问题舆情监测、信访数据、事件统计、搜索热词进行分析，遴选主题，作为《中国公民环境与健康素养（试行）》的主要编写依据。

（四）编写工作

2012 年初启动编制工作，先后就概念和定义、框架结构、内容筛选、撰写要求等先后进行了 5 次论证，成文后对相关领域专家、媒体人士、普通公众分别征集意见，数易其稿，2012 年底形成《中国公民环境与健康素养（试行）》及其释义。

（五）推动政府部门发布

2013 年初，在全国环保系统内公开征求意见，2013 年 9 月以环境保护部公告形式发布。

（六）开展媒体宣传

一是将公告内容在近 200 家媒体进行登载，各省市主要报纸进行报道；二是在《人民日报》《中国环境报》及《环境与生活》杂志等连载释义及专题报道；三是组建宣讲专家团，开展专题电视节目访谈和媒体沙龙；四是制作公益广告投放机场、汽

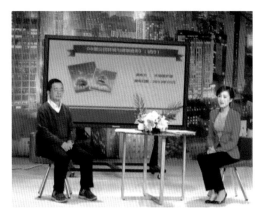

组织专家在地方电视台宣传《中国公民环境与健康素养（试行）》

车站、火车站、地铁等进行宣传。

（七）开发宣传材料

2013 年，发动学会 30 多个分支机构，围绕不同主题开发 33 册科普基础素材丛书、15 套漫画丛书，覆盖素养 30 条全部内容。

（八）扩大共识，推动环保政策出台

在专家组成员（数位是全国人大常委）合力推动下，新环保法写入了"环境与健康"专门条款（第三十九条），这是环境与健康领域的里程碑。

大气、水污染防治行动计划中均纳入了"环境与健康"内容。其中，大气污染防治行动计划发布后，以环境与健康素养为基础，环保部专门编发了《"同呼吸 共奋斗"公民行为准则》。

项目二　大学生志愿者千乡万村环保科普行动

2014 年，中国环境科学学会牵头依托学会分支机构，组织开展"大学生志愿者千乡万村环保科普行动"，在全国各地募集、培训大批大学生志愿者，结合假期社会实践，深入农村普及环境与健康知识，促进农民养成环境保护的行为习惯和生活方式。2014—2015 年间，共计 100 余所高校、700 支小分队、1 万余名志愿者走进 18 个省市、3000 个村庄开展环境与健康理念传播、知识普及活动，直接受众超过 200 万。

（一）活动设计

以《中国公民环境与健康素养（试行）》及其释义为依据，统一开发多种形式的科普宣传品，发挥各省（市）环境科学学会力量，与高校团委积极合作，组建大学生志愿者小分队，向农村居民面对面普及环境与健康知识。

（二）目标人群

以农村留守儿童、老人、妇女为主要传播对象。

（三）活动形式

大学生志愿者小分队结合暑期社会实践，通过集市宣讲、环保短剧、专家讲解、小学环保课堂、入户宣传等多种形式，面对面向农民普及环境与健康知识，持续时间至少 1 周以上。

（四）组织实施

1. 中国环境科学学会负责顶层设计

负责活动的整体设计和统筹协调，包括确定活动主题、发布活动通知、明确活动目标和任务，全面统筹活动资源、宣传、时间进度等。

2. 地方环境科学学会搭建平台

根据国家总体活动方案组织开展本省活动的策划和组织工作，包括发动本省（市）高校

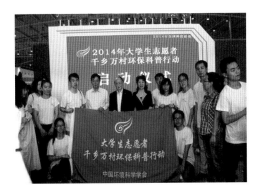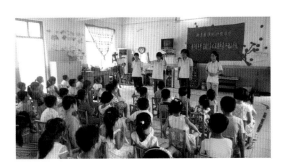

募集志愿者深入农村面向留守儿童、老人、　　　　　大学生志愿者小分队在农村小学
妇女普及环境与健康知识　　　　　　　　　开展环境与健康知识普及活动

团委，与高校暑期社会实践结合，组建农村小分队；组织开展志愿者培训，用好用足专家资源优势，为活动提供专业支持等。

3. 高校团委组织实施落地活动

在校内开展志愿者招募，确定活动时间、地点，指导学生开展方案设计，并组织在具体村庄开展形式多样的活动。

4. 年度总结，交流经验

第四季度，在各省（市）环境科学学会召开本省活动总结会的基础上，中国环境科学学会召开全国活动总结经验交流会，表彰先进，交流经验，分享心得。

5. 保障条件

一是经费列入环境保护部环保科普专项经费支持范围；二是专职科普工作人员负责活动组织协调；三是各级环保科研院所的专家、教师为活动提供咨询和指导。

（五）活动成效

1. 农民和大学生双受益，辐射范围广

2014—2015 年间，共有 18 个省（市）环境科学学会同本省高校团委合作。共有 1 万多名大学生参与，覆盖 3000 个村庄，直接受益农民超过 200 万。

2. 社会影响力大

活动得到各级环保部门、共青团组织、科协的大力支持，受到主流媒体和地方各级新闻媒体的广泛关注和报道。

3. 与高校合作机制逐渐成熟

面对农村大量人群，为弥补财力人力的不足，活动以开放协作的方式调动社会资源形成合力，学会搭台-高校唱戏-农民受益的活动模式逐步成熟。

项目三　环保与健康主题全国科普创意大赛

面向全社会开展环境与健康主题全国科普创意大赛，打造众创平台，拓展动员机制，破解资源开发难题，再造内容生产和传播应用流程。2014—2015 年，围绕环境与健康素养及释义等，收集漫画、动画、摄影、微电影等累计 1.2 万余份，300 份创作作品参加全国大赛。最终评选出 90

份获奖作品，在央视四台、九台、广东少儿卫视等展播，在动漫、摄影、微电影专业社区、论坛转发，受众广泛。

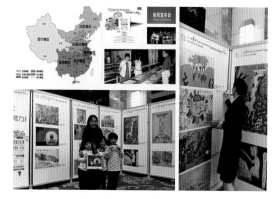

环保科普创意大赛，征集动漫、
摄影、微电影作品

（一）主办机构

设立沈阳、石家庄、长沙、南京、昆明、西宁 6 个分赛区，覆盖全国所有省市地区，在其基础上组织全国总决赛。

1. 总决赛由中国环境科学学会、中国光大国际有限公司主办（提供经费保障），环境保护部科技标准司、科学技术部政策法规司、中国科学技术协会科学技术普及部、共青团中央学校部、文化部全国文化信息资源建设管理中心、教育部环境科学与工程指导委员会支持。

2. 各分赛区由当地省级环境科学学会主办，按照统一要求成立包括环保、科协、团委、教委的大赛组织机构，并取得当地专业院校、工作室的支持。

（二）创作主题

围绕《中国公民环境与健康素养（试行）》及其释义，结合身边的生活素材开展创作，包括命题创作和自选主题创作两个部分。

1. 命题创作

推出 3 个主题：重金属污染，被人类忽略的环境杀手；破坏环境，危害的是我们自己的健康；大气污染，让我们回到看"天"吃饭的时代。

2. 自选主题创作

包括对美好生活、保护生态环境的向往、畅想；讽刺、鞭笞、反映污染、破坏生活环境危害健康的行为、思想和理念。

（三）作品类别

面向个人、学校、工作室、团体和企事业单位，征集动画、漫画（含插画、平面广告）、摄影、微电影作品。奖项设置包括：

1. 评委会大奖 1 名；

2. 分设动画、漫画、摄影、微电影一、二、三等奖；

3. 总决赛设置优秀赛区及优秀组织单位奖。

（四）组织实施

大赛周期为 2013 年 12 月—2014 年 11 月

1. 第一阶段：组织筹备（2013 年 12 月 1 日—2014 年 1 月 31 日）

工作内容包括确认大赛、分赛区组织机构；组建专家评审委员会；签订分赛区承办协议；设计制作相关文件、宣传材料、大赛官方网页。

2. 第二阶段：作品征集（2014 年 2 月 1 日—6 月 15 日）

工作内容包括印发大赛通知，网络、纸媒配合大赛开展宣传；接收整理选手参赛作品；网络展示。

3. **第三阶段：分赛区评选**（2014 年 6 月 16 日~7 月 15 日）

工作内容包括分赛区作品评选、公示、结果发布；推荐获奖作品参加总决赛评选。

4. **第四阶段：总决赛评选与表彰**（2014 年 7 月 16 日~8 月 31 日）

工作内容包括总决赛评选、公示及结果发布；召开颁奖会议；开展获奖作品的宣传工作。

5. **第五阶段：作品展示与推介**（2014 年 9 月 1 日~11 月 30 日）

工作内容包括编辑出版获奖作品集；向合作

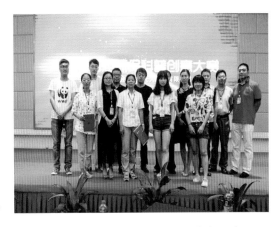

举办创意大赛优秀作品表彰、推介活动

媒体、相关杂志、网站、电视台推荐获奖优秀作品进行刊登、展播；推荐优秀作品参加国际相关赛事评选。

（五）宣传推广

在活动过程中，除中国环境科学学会组织新闻发布会、大赛新闻通稿以外，各分赛区至少要有一家指定卫视（或地方电视台）、一家指定省级报社、一家指定网站进行宣传报道，根据自身情况和需要及时开展宣传。

（六）经费保障

分赛区工作经费由分赛区主办单位面向社会自筹，总决赛工作经费由中国环境科学学会面向社会自筹。

（七）活动成效

1. **紧紧围绕《中国公民环境与健康素养（试行）》宣传**

激发公众创造力，打造破解资源开发难题的众创平台，让参与者先学习相关知识再开始创作，广集人民群众的智慧，再通过参与者的创作去影响、感染更多关注者。

2. **内容丰富，创新性强**

在征集到大量作品、部分达到较高水平的同时，解决了单靠专业人员开发、单向灌输、服务内容高度同质化等问题，再造了内容生产和传播应用流程。

3. **社会效益显著**

一是从组织架构上，在全国范围内动员、吸引了包括环保、科协、团委、教委以及大批专业院校、工作室在内的众多机构关注、参与和支持；二是通过纸媒及网络、地面广告、电视节目进行了大量宣传；三是获奖作品持续展播，影响持久，受众广泛。

项目四　开发测评工具，为监测评估奠定了基础

以《中国公民环境与健康素养（试行）》为基础，构建三级测评指标体系，编写题库形成结构化问卷，结合经济发展水平、环境污染特征、生活方式及人群社会学分类等，在甘肃、湖北和

北京的 18 个县（区）点开展环境与健康素养水平调查，探索社团组织开展公众环境与健康素养监测评估的实施方式，为定期开展监测评估奠定基础。

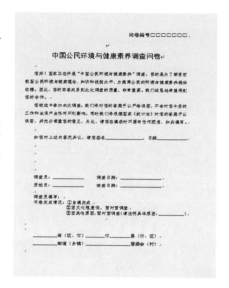

开发环境与健康素养测评工具

（一）构建指标体系

以《中国公民环境与健康素养（试行）》及释义为依据，环境与健康素养测评指标体系一级维度包含基本理念、基本知识和基本技能，二级指标有 6 个，三级指标 18 个。经 2 轮德尔菲专家法，对指标的权重进行打分计算，最终确定问卷中各级指标中每一个指标的权重。

（二）开发调查问卷

根据评估指标体系，建立环境与健康素养问题题库，包含判断题、单选题和多选题三种题型。2014 年 10 月在北京市城区和农村开展预调查工作，测试问题难易度、区分度以及信度和效度。根据预调查结果，筛选出 46 题形成标准化问卷。其中，问卷总体难易度为 0.36、区分度为 0.43，包含判断题 11 道、单选题 16 道以及多选题 19 道。

（三）开展试点调查

2015 年初制定调查方案，从湖北、甘肃和北京三地抽取 18 个县（区），调查对象为样本城市的常住人口（含城镇居民和农村居民），深入社区合计调查面对面调查 5500 人。同时，通过试点调查对测评工具、调查方法、质控方案等进行了标准化研究。

四、结语

自 2012 年启动以来，本项目沿着"编信息、做传播、搞监测"这一主线扎实推进，在短期内取得了显著成效。在经历多年"自上而下"治理模式后，我国的环境保护正在向"自上而下"与"自下而上"紧密结合转变，公众参与的范围和程度进一步扩大、深化，而以公众健康为切入点，集结环保共识，提升公众环境与健康素养，强化共同责任与自我行动，必将在突破社会共治难题方面将会发挥更重要的作用。

（中国环境科学学会 朱忠军 陈嵘 陈昱 供稿）

专家点评

当前，环境污染已成为影响我国经济社会可持续发展和公众健康的一个重要因素，引起社会各界普遍关注。解决环境与健康问题，需要国家和社会全体成员共同努力。受环境保护部委托，2012 年中国环境科学学会编制了《中国公民环境与健康素养（试行）》及其释义，并通过各种形式向社会进行宣传，引起了广泛关注。

《中国公民环境与健康素养（试行）》借鉴了科学素养和健康素养的研究经验和成果，创造性地引入了环境与健康素养的概念，传播环境与健康相关理念和知识，倡导健康相关行为和生活方式。围绕环境与健康重点问题，突出公众"应知应会应为"的知识点，体现了科学性、实用性和指导性。

该案例的第二个亮点是动员社会力量，多种渠道宣传推广环境与健康素养。环境与健康素养的宣传推广过程利用了报纸、杂志、电视节目、公益广告等不同渠道和形式。其中"大学生志愿者千乡万村环保科普行动"和"环保与健康主题全国科普创意大赛"是两项有特色的活动。"大学生志愿者千乡万村环保科普行动"动员学会、学校、学生志愿者等各方力量，与高校暑期社会实践相结合，进行资源整合，优势互补，利用有限资源开展了有声有色的活动。"环保与健康主题全国科普创意大赛"特点是活动设计精心、组织有序，提高了公众关注度。

该案例的第三个亮点是开展监测评估。监测评估是了解公众环境与健康素养现状的基础，是制定相关政策和干预措施的参考。环境与健康素养指标体系构建、调查问卷开发、试点调查的工作过程科学严谨，为定期开展监测评估奠定基础。

《中国公民环境与健康素养（试行）》及其释义的制定，对于普及现阶段公民应具备的环境与健康基本理念、知识和技能，促进社会共同推进国家环境与健康工作起到了积极作用。

糖尿病预防健康教育系列项目

关键词：5 集专题片；5 集纪录片；808 万次点击量；4 本报告；5 本手册；19 套 PPT；14 套折页；1 本科普书；36 家医院；3500 名患者管理

一、项目概况

自 2012 年起，中国健康教育中心与世界糖尿病基金会（WDF）、诺和诺德（中国）制药有限公司联合开展了"共同关注——让我们一起改变糖尿病"健康教育项目。项目分别针对政策制定者、普通公众、糖尿病患者及高危人群、基层健康教育工作者以及媒体记者等，开展了一系列有针对性的健康传播活动。项目实施 3 年来，形成了一套包括糖尿病健康教育标准化培训教材、传播材料、技术指南、实践案例在内的资源库和工具包；初步形成了政府倡导、多部门合作、专业

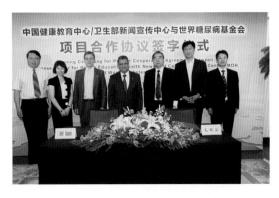

项目合作协议签字仪式

机构参与、社会支持的糖尿病健康教育工作模式；打造了一支以国家级专业机构做主导、权威专家做支持、省级健康教育专业机构做支撑、三甲医院做示范、基层医院做网底的糖尿病预防健康教育专业技术团队和工作网络。

二、项目目的

1. 向政策制定者、普通公众、糖尿病高危人群、糖尿病患者以及基层卫生工作人员普及糖尿病防治知识与技能。

2. 提高公众对糖尿病的认知和自我保健能力，提高基层卫生工作人员对糖尿病患者的管理水平。

3. 制定糖尿病健康教育领域的权威信息和工具包，为公众提供正确、规范、科学的糖尿病防治信息和相关资源。

4. 营造全社会关心、支持、积极参与糖尿病防控的社会意识和社会氛围。

三、主要项目

1. 糖尿病预防健康教育项目

2. 糖尿病健康教育标准化教材开发项目
3. 医院个体化糖尿病健康教育项目

项目一　糖尿病预防健康教育项目

关键词：5 集专题片；5 集纪录片，808 万次点击量；4 本报告；5 本手册；2 张海报；覆盖 1300 万人。

1. 活动目的
（1）提高目标人群对糖尿病的认知以及健康的自我管理能力。
（2）提高基层卫生工作人员对糖尿病患者的管理能力。
（3）支持媒体传递正确的糖尿病防治知识。
（4）促进有关部门对糖尿病防治工作的重视。

2. 活动内容
（1）项目启动会及主题宣传活动

活动邀请了原卫生部、中国疾病预防控制中心、中国健康教育中心等相关单位领导，以及糖尿病防治领域知名专家和患者代表出席。

会议设置了高层论坛，通过新媒体平台与公众互动，向广大公众传递糖尿病预防和患者自我保健知识，并邀请知名演员刘佳担任健康传播大使。

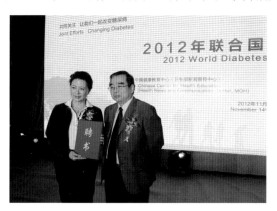

刘佳被聘为健康传播大使　　　　　糖尿病防控专家论坛

（2）世界糖尿病日活动

每年的 11 月 14 日为世界糖尿病日。2013 年世界糖尿病日，与中央电视台健康之路栏目开展合作，在世界糖尿病日前后 1 周内，制作了 3 期关于糖尿病防治的专题节目，预计覆盖 300 万人。

2014 年世界糖尿病日活动主要针对糖尿病预防微纪录片进行网络推广。从 11 月 10 日起，有 13 家国内主流视频网站进行了推广宣传，总点击率超过 800 万次。

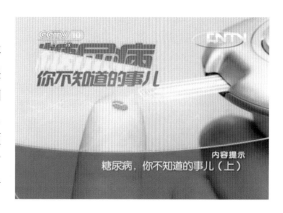

2013 年世界糖尿病日专题片 CCTV 播放截图

（3）基线调查

组建了包括健康教育学、统计学、传播学等领域专家在内的专家组。在我国东、中、西部地区各选择 2 省，共 6 省开展基线调查工作，共计调查 4000 余人。

根据基线调查结果，开发了中国居民糖尿病预防系列报告。报告共四部分，分别分析了公众、糖尿病高危人群、糖尿病患者以及医护人员关于糖尿病预防的知信行状况和患者管理能力状况，并开发了供政策决策者阅读的《中国居民糖尿病防治素养报告》。

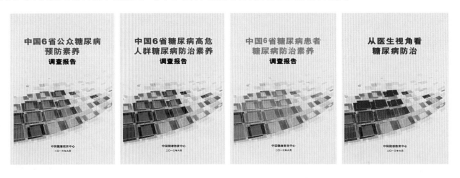

《中国居民糖尿病预防系列报告》

（4）《糖尿病防治健康教育核心信息》制定

制定了《糖尿病防治健康教育核心信息》及释义、《糖尿病防治十大误区》及解析，印刷、下发至项目省。

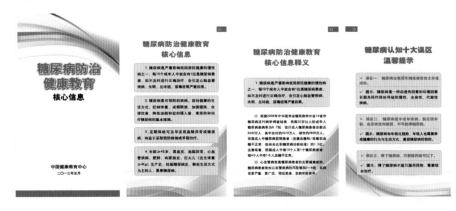

《糖尿病防治健康教育核心信息》

（5）《糖尿病防治媒体报道建议》开发及媒体培训

与中国人民大学合作，开发了《糖尿病防治媒体报道建议》。根据基线调查结果及《糖尿病防治媒体报道建议》，分别组织了北京地区和东部沿海地区（如江苏等省份）的主流媒体倡导培训工作。

（6）《基层医务人员糖尿病患者健康教育手册》开发及基层健康教育工作者培训

开发了《基层医务人员糖尿病患者健康教育手册》，并对健康教育专业人员、基层医疗卫生机构糖尿病管理健康教育工作者及基层医疗卫生机构有关领导等开展了培训。培训选在山西、江苏、浙江、河南、云南、青海 6 个项目省开展，共计培训 2100 余人。

（7）糖尿病健康咨询资源库开发

以《糖尿病防治健康教育核心信息》为基础，根据公众在糖尿病防治中关注的热点问题以及糖尿病患者管理中的常见问题，组织专家编写了《糖尿病健康咨询 100 问》，并纳入"全国就医指导平台（挂号网）"数据库。公众通过挂号网进行在线咨询时，咨询员可从数据库挑选相关问题及答案进行解答。每年根据数据库使用情况、用户反馈情况以及专家建议，对《糖尿病健康咨询100问》进行更新。

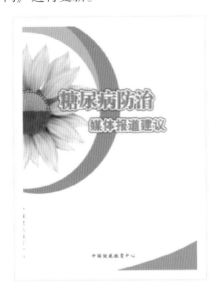

糖尿病媒体报道建议

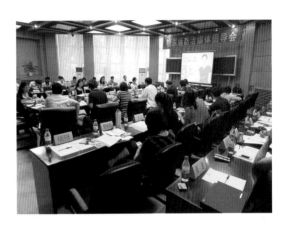

媒体培训会现场

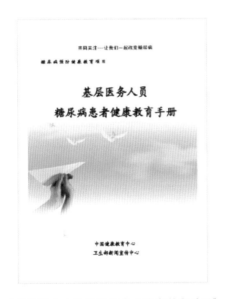

《基层医务人员糖尿病患者健康教育手册》

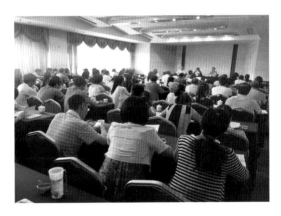

基层健康教育专业人员培训现场

（8）糖尿病防治系列节目制作

以健康传播大使刘佳以及4名糖尿病患者的亲身经历为主线，通过"真人秀"的方式，制作了5部试用于网络播放的微纪录片，片名分别为《直面威胁莫惊慌》《美食巧吃更健康》《合理运动身体棒》《科学监测有保障》《愉悦心情迎曙光》。

针对上述纪录片，项目还开发了配套的5部专题片，分别从饮食、运动、监测、愉悦心情以及预防并发症5个方面详细说明了糖尿病患者的自我管理技能。

（9）最佳实践征集

分别于2013年及2014年，通过下发通知、媒体发布消息、定向征集等方式，面向医护人员、公众、患者、媒体征集糖尿病防治中的最佳实践，包括患者进行自我管理、控制血糖的亲身经历，医护人员开展患者管理的典型案例，以及媒体记者针对糖尿病防治主题的优秀报道。经组织专家评选，共计选出最佳实践101个。

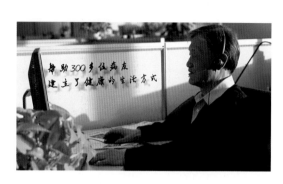

糖尿病预防系列纪录片截图

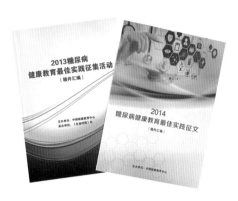

最佳实践手册

2015年将根据"热点关注、易于传播、可供借鉴"等原则，组织专家对上述101个最佳实践进行二次筛选，挑选出的最佳实践将由参加过媒体培训的记者进行深度挖掘，通过专栏等形式进行深入报道和推广。

（10）患者自我管理手册开发

根据糖尿病患者健康教育重点内容，开发《患者自我管理手册》。手册图文并茂，通俗易懂，便于糖尿病患者使用。

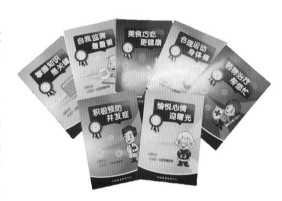

手册1套7本，分别为《掌握知识是关键》《自我监测最重要》《美食巧吃更健康》《合理运动身体棒》《药物治疗帮您忙》《愉悦心情迎曙光》《积极预防并发症》。共计制作下发约36万套，供糖尿病患者以及基层医务人员开展患者教育时使用。

患者自我管理手册

（11）项目主题海报开发

针对"保持健康生活方式"以及"全社会共同努力预防糖尿病"两个主题，采用健康传播大使刘佳的形象设计海报，每张海报印制3500份（共计7000份），通过省级健康机构下发，在医院、社区进行张贴。

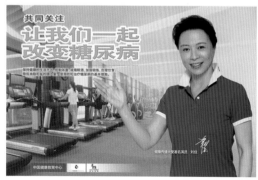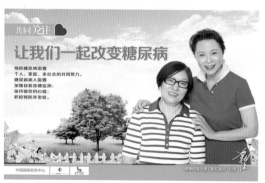

项目主题海报

（12）项目评价

项目为期 3 年，每项目年结束时，组织召开项目总结会，总结本年度工作及典型经验，商讨下一年度项目计划。在第 3 年项目结束后，将开展终期评价。分别在东、中、西部各选择 1 个进行过基线调查和干预的省份作为终末调查的省份，通过问卷调查和访谈的方式，对项目干预效果进行评价。

3. 活动成效

（1）形成了政府倡导、多部门合作、专业机构参与、社会支持的糖尿病健康教育工作模式。

（2）提高了公众和高危人群预防糖尿病的整体意识，提高了糖尿病患者的自我管理能力。

（3）提高了基层卫生工作人员糖尿病防治相关的知识和技能素养，以及对糖尿病患者的管理能力。

（4）向媒体记者传递了正确的糖尿病防治知识和报道要点，规范了行业内针对糖尿病主题的相关报道。

（5）形成了丰富的项目产出，包括报告、技术指南、培训手册等专业技术性材料及海报、手册、纪录片、专题片、最佳实践集等传播材料，为今后项目在更大范围内开展奠定了基础。

项目二 糖尿病健康教育标准化教材开发项目

关键词：19 套 PPT；14 套折页；1 本科普书

1. 活动目的

开发糖尿病健康教育标准化教材，供医护人员在开展糖尿病患者教育时使用；同时开发与教材配套的折页和科普书，供糖尿病患者自行阅读和学习。

2. 活动内容

（1）组建专家组

邀请了糖尿病防治以及健康教育等领域的知名专家组成专家组。糖尿病防治领域专家共邀请 6 人，包括 3 名医学专家，主要负责教材中糖尿病防治专业内容的审定；护理专家 3 人，主要负责临床开展具体健康教育工作时所涉及的教材实用性等方面的把关。此外健康教育领域专家 5 人，负责对教材的权威性、科学性、普及性等进行把关。

（2）制定教材框架

首先针对目前临床上常用的健康教育材料进行收集和分类整理，根据目前在临床应用中普遍存在的问题，如分类不清、内容重复、标准不统一等，制定了教材开发的主体框架：

● 糖尿病患者自我管理指导，包括饮食、运动、药物、监测、教育、预防、心理 7 个方面的患者自我管理要点。

● 糖尿病相关专题讲座，包括肥胖、微血管并发症、心脑血管疾病、糖尿病肾病、妊娠期与糖尿病、胰岛素、注射指导 7 个糖尿病患者需要特别关注的健康问题。

● 生活帮手，包括低血糖、外出游玩如何携带和注射胰岛素、生病期如何使用降糖药和胰岛素、夏季护理、节假日饮食注意事项 5 类糖尿病患者经常询问的生活常见问题。

（3）教材撰写

根据教材框架，结合现有的糖尿病健康教育材料，由 6 位糖尿病防治领域专家负责撰稿，对临床标准、专业用语等进行统一，内容审定后，交由 5 位健康教育领域专家进行把关，并召开定稿会，完成教材内容方面的撰写和修订。

　　之后对教材进行美化处理。邀请知名漫画家设计"萌牛"卡通形象，作为教材外观设计的主形象，随后设计人物卡通形象。要求教材言简意赅，采用图文并茂的形式，能用图例说明的内容，尽量不使用文字；必须使用文字的地方，要求采用大字体、大行间距，概述性条目即可；教材中最核心的重点内容，再设计成折页。

　　（4）教材下发及使用

　　最终修订、设计完成 19 套 PPT，14 套折页，以及 1 本科普书。其中 PPT 已下发至全国三甲医院供医护人员对糖尿病患者开展健康教育时使用，折页和科普书则由医护人员在教育后发给糖尿病患者回家阅读。

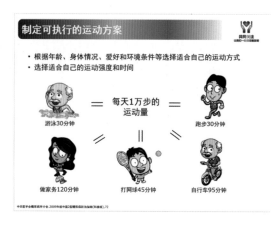

教材内页示例

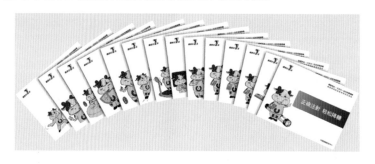

糖尿病健康教育标准课件

3. 活动成效

　　对现有的糖尿病健康教育教材进行了梳理和汇总，开发了一系列标准教材，有助于向糖尿病患者传递科学、规范的糖尿病防治和自我管理知识。

项目三　医院个体化糖尿病健康教育项目

关键词： 6 省；36 家医院；覆盖 20 000 人

1. 活动目的

（1）通过个体化糖尿病健康教育，帮助患者改善自我管理行为，提高糖尿病患者的生活质量。

（2）项目为初步探索性研究，旨在总结典型经验和做法，在今后更大范围内推广。

2. 医院选择

　　结合目前我国各省份医疗服务水平、公众对个体化糖尿病健康教育的需求情况以及医院开展相关工作的意愿，选择了辽宁、吉林、河北、山西、江苏、广东 6 个省份作为试点省份。每个省份预计选择 6 家医疗条件、人员技术水平相对的较好的三甲医院作为试点医院。

3. 活动内容

（1）制定工作要求

　　邀请了糖尿病防治以及健康教育等领域的知名专家，以及在临床一线具体开展患者教育工作的、经验丰富的医护人员组成专家组，共同讨论并制定项目工作要求。

项目主要内容：对糖尿病患者进行个体化管理，帮助其提高糖尿病的自我管理技能，改变不健康的行为生活方式，并对效果进行随访。每位患者的随访时长不低于1个月，且随访次数不低于2次。

项目要求：具备专业的糖尿病健康教育团队，项目目标人群的选择合理、评估科学，教育的课程和形式安排适宜，结果的评估和随访开展全面、客观。

（2）开发项目相关资料

根据工作要求，开发了配套的项目相关材料，主要包括：

● 项目执行文本，明确说明了项目的目的意义、工作内容、申请程序、评审要求等。

● 项目随访手册，用于记录患者的基本情况及随访情况。

● 项目申请书和总结报告模板。

● 健康教育教材则使用上述"项目二"中开发的糖尿病健康教育标准化教材。

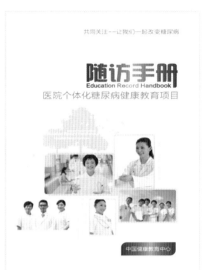

项目《随访手册》

（3）项目申请及评审

采用自愿投标的形式，项目试点省份所有三甲医院均有资格向中国健康教育中心提交项目申请书及经费预算，由中国健康教育中心组织专家对所收集的标书进行评审。经过初评、返回修改、复评3个阶段，共计有34家医院中标。

（4）在医院开展个体化糖尿病健康教育

首先由医院组织参与项目的医护人员召开项目启动会，明确项目要求，随后邀请前来医院就诊的糖尿病患者自愿参与。

医护人员根据患者的个体情况开展一对一教育，针对共性问题通过患者课堂等形式进行教育。同时邀请营养师对患者的饮食进行指导，并带领患者一起做健康操等辅助性活动。

教育活动完成后，对患者进行随访，包括患者在接受健康教育后的糖尿病自我管理行为状况、血糖状况等。项目目前仍在进行中，相关资料、信息正在收集，已有近3000名患者接受了教育和随访。

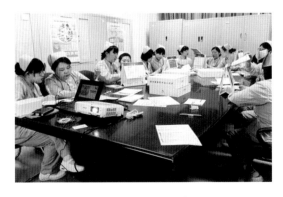

医院召开的项目启动会

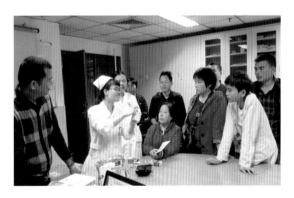

医护人员开展个体化患者教育

4. 活动成效

（1）预计试点项目结束时，将有4000名患者接受直接的教育和随访，间接受益人群20 000人。

（2）根据已收到的来自于医护工作者以及患者的反馈表明，项目对于医院开展糖尿病患者管理工作，提高患者生活质量有很大帮助。

（3）充分发挥了三甲医院的技术带头作用，推动了二级或基层医院中糖尿病患者管理工作的开展。

（中国健康教育中心　卫薇　李方波　供稿）

 专家点评

"共同关注——让我们一起改变糖尿病"健康教育系列项目由中国健康教育中心和世界糖尿病基金会、诺和诺德（中国）制药有限公司联合开展。项目自2012年起开始实施，在糖尿病健康教育标准化培训材料开发、糖尿病人群健康教育组织与管理以及糖尿病防治社会动员等方面进行了比较深入的研究与探索，取得了一定的成绩，为开展更广泛的糖尿病人群健康教育提供了范本，也为健康教育专业机构开展其他慢性病健康教育活动提供了一个可借鉴的工作思路。

项目的第一个亮点是以科学调查为基础。通过开展六省糖尿病防治素养现场调查，对公众、糖尿病高危人群、糖尿病患者以及医护人员关于糖尿病预防的知、信、行状况和患者管理能力进行详细的分析，为后续的公众教育（包括系列传播材料和标准化培训教材的开发）和以医院为基础的患者健康教育管理工作提供了重要依据。

第二个亮点是开发了一系列标准化教材和健康传播材料。针对公众和糖尿病患者开发了糖尿病健康教育的核心信息和系列健康教育传播材料，针对医生开发了基层医生培训手册和标准化患者教育课件，确保传播信息的科学性、准确性和权威性。

第三个亮点是以项目为契机，推动以医院为基础的糖尿病患者健康管理工作。通过三甲医院的示范和引领作用，带动更多的医疗机构关注糖尿病患者健康管理工作，把糖尿病患者教育作为糖尿病治疗的有机构成部分，把患者教育作为医院日常诊疗内容之一。

第四个亮点是与国家基本公共卫生服务项目紧密结合，推动糖尿病患者社区化管理。加大对社区医生糖尿病患者管理能力的培训，提高社区医生对糖尿病患者的专业指导能力和规范管理能力，推动国家基本公共卫生服务项目目标的实现。

第五个亮点是与媒体密切合作，建立媒体联盟，对媒体记者开展培训，规范媒体的宣传报道。为媒体提供传播信息和专家支持，与媒体一起策划宣传活动，充分利用媒体平台，开展糖尿病健康知识传播。

上海市民健康自我管理小组

关键词：2.6 万个自我管理小组；44 万居民参与；100%居委（村）覆盖；《上海市民健康自我管理知识手册》发行 1000 万册；全市参加自管小组的组员中 78.4%身体活动量增加；61.3%饮酒量减少；52%吸烟量减少；79%蔬菜水果摄入增加；84%食用油摄入量减少；83%食盐摄入量减少

上海市爱卫办自 2007 年开始，坚持每年在全市所有社区大规模推广"市民健康自我管理小组项目"，通过面向社区居民开展有组织、分类别、标准化的健康科普教育活动，提高上海市民慢性病防控意识和健康管理技能，创新建立起一套完整的"赋权社区，群众参与"的社区健康促进与健康教育工作机制，组织模式和体系。截至 2015 年底，健康自管小组已覆盖了全市 100%的街道（镇）和居（村）委，共建小组 2.6 万余个，近 44 万名社区居民参与小组活动。

一、背景

（一）慢性非传染性疾病成为上海市民主要健康问题

在我国，5 个人中就有一个是慢性病患者；超过 5.8 亿人具有一种或一种以上与慢性病相关的危险因素；慢性病导致死亡占我国总死亡率的 85%，占我国总疾病负担近 70%。至 2012 年，慢性病已占到上海市死亡原因的 80%以上。其中，2007 年高血压的发病率为 23.60%，2013 年糖尿病患病率近 16%。

（二）慢性病的危险因素普遍存在

上海市慢性病的危险因素普遍存在，主要危险因素包括：超重和肥胖增长趋势明显；市民吸烟率高；男性过度饮酒和单次大量饮酒的比例大；乳类及乳制品摄入不足、蔬菜摄入不足、水果摄入不足等问题颇为突出，超过 50%的人群食用油和食盐摄入过量。此外，缺乏体育运动也是引发慢性病的因素之一，经常锻炼的比例仅为 17%，从不锻炼者比例高达 75%。

（三）慢性病患者的自我管理能力普遍不足

我国每 3 名糖尿病患者中，就有 1 名不知道自己患有糖尿病，约 2/3 的糖尿病患者没有进行足够的血糖控制。我国高血压患者患病知晓率不到 40%，患者管理率仅约 1/4，服药依从率约 60%，血压控制率约 50%。

（四）慢性病已经成为我国沉重的负担

1. 国家医疗费用支出高

据世界卫生组织预计，慢性病防治占中国医疗费用的 80%，在今后 10 年中，中国因心脏病、心脑血管疾病和糖尿病等疾病导致的过早死亡将产生 5580 亿美元的经济损失。

2. 家庭个人负担重

因常见慢性病住院一次，城镇居民至少花费人均收入的一半，农村居民至少花费人均收入的 1.3 倍。据估算，心肌梗死的平均医疗费用为 16 万、脑卒中为 16 万、癌症为 40 万。此外，慢性病对个人造成的身心影响大，以脑卒中为例，我国脑卒中后存活患者中有 3/4 的人留有不同程度的偏瘫等后遗症，部分病人丧失了劳动和生活能力。

二、工作策略

"慢性病自我管理"（Chronic Disease Self Management，CDSM）是指用自我管理方法来控制慢性病，该模式因其较好的成本效益，被世界卫生组织、美国疾控中心（CDC）等权威机构大力推荐。

本项目的工作策略采取了上述自我管理小组的模式。在医务人员的指导下，通过系列健康教育课程、学习和互动，使组员掌握自我管理所需的知识、技能、信心以及和医师交流的技巧。针对健康人群，自我管理小组主要帮助其提高健康

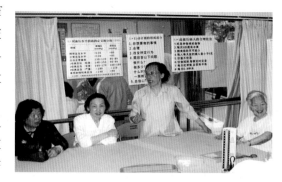

高血压自我管理小组日常学习活动

素养，掌握健康知识和相关技能，养成健康的生活方式，以达到预防疾病的目的；针对患病人群，健康自我管理小组主要帮助了解自身的疾病状况，使其掌握对疾病的自我管理，依靠自己来解决疾病带来的各种问题，防止或减缓疾病发展。

三、发展阶段

（一）试点阶段（2007—2008 年）

2007 年上海市爱卫会办公室采纳复旦大学公共卫生学院"社区高血压自我管理健康教育项目"的成果，开展高血压自我管理小组试点。年内，在 139 个街道（镇）组建 360 个小组，6427 人参加。

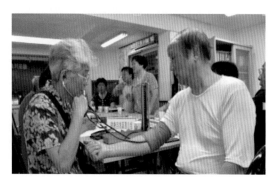

小组组员互测血压

（二）发展阶段（2008—2009 年）

2008 年在 219 个街道（镇）建立 2398 个小组，41 539 名社区居民参加。至此，整套工作及管理流程细化，活动形式增加，创新建立起一套完整的"赋权社区，群众参与"的社区健康促进与健康教育工作机制、组织模式和体系。

（三）推广阶段（2009 年至今）

2009 年起，高血压自我管理小组更名为市民健康自我管理小组，小组不仅吸收高血压等慢性

病患者，同时吸纳亚健康及健康人群参加，覆盖面和参与人数进一步扩大。截至 2015 年底，健康自管小组已覆盖了全市 100% 的街道（镇）和居（村）委，共建小组 2.6 万余个，近 44 万名社区居民参与小组活动。其中各类慢性病患者在全体组员中的占比约为 80%，健康人占比约为 20%。

四、主要做法

（一）试点工作

1. 试点选择

建立试点的要求包括：组员招募应达 15～20 人；能落实基本固定的活动场所；有基本的配置（黑板、挂图、血压计等）；有固定的专业指导医生。

2. 工作任务

对高血压患者进行核心课程培训，开展形式多样小组的活动，进行计划地制定及执行交流，使参加活动的高血压市民逐步掌握高血压防治的基本知识，达到良好控制血压的目的。

3. 人员培训

每年年初，市爱卫办组织各区县分管人员进行专题培训，对小组活动以及资料记录要求和专业指导等方面进行规范。各区县组织辖区内街镇分管人员、居村委卫生干部、小组组长和社区指导医生进行专题培训。此外，市爱卫办每年组织 2 次以上的市级健康自我管理小组培训和交流，对部分街镇爱卫干部、居村委卫生干部、小组组长、社区卫生服务中心指导医生等开展培训。

2010 年起，市爱卫办会同原市卫生局基层卫生处依托中国健康教育协会高血压健康教育（上海）中心等专业力量，每年对社区指导医生开展 2 次健康管理技能专项培训，提高指导医生的健康管理服务理念与水平，更好地指导社区居民健康自我管理工作。

4. 组员招募

组员招募以村、居委为单位，通过张贴招募广告，并根据社区卫生服务中心以及服务点掌握的情况，结合人际动员等形式动员居民报名参与。组员招募时应明确组员参加小组活动前的健康状况，以便评价小组活动效果。组员的高血压情况应经过正规医疗机构确诊，活动结束后侧重评价组员血压的控制情况。

5. 管理做法

（1）小组规模。每组人数控制在 15～20 人。每个小组设立 2 个组长，一正一副，正组长由居委会干部担任，副组长由志愿者担任。每个小组都有 1 名指导医生或 1 个指导医生团队参与小组活动。

（2）活动频率及形式。小组每年活动次数在 10～12 次左右。形式包括核心课程培训及形式多样的小组活动。

（3）活动内容。核心课程培训中，每次上课前由组员交流上次活动的体会和实践情况，互相监督个人计划的执行情况，使参加活动的高血压患者逐步掌握高血压防治知识并养成健康生活方式。此外，小组还组织开展一些自主性的健康促进活动，如健康知识竞赛、健康菜肴烹饪比赛、

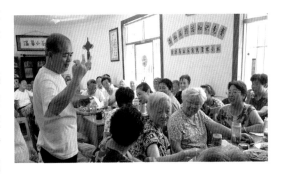

青浦区自管小组举办高血压防治知识竞赛

健身活动等。同时还开展一定次数的健康公益性活动、兴趣爱好活动、文体活动等。

6. 试点成效

通过对高血压自我管理小组的建设，初步摸索了一套慢性病自我管理小组的管理机制、做法以及工作流程。

（二）发展推广工作

1. 示范点的建立

每区选拔出 3 个工作基础好（或有特色）的自管小组作为示范点，选拔时需考虑：组长能力、组员构成（70 周岁以下的组员不少于 80%）、小组活动丰富和凝聚力等因素；示范点所在街道（镇）的硬件条件应包括"一道、一苑、一栏、一单"，即示范小组经常活动的小区应建有健身步道；有能够容纳 20 人以上同时活动的健身苑以及多种健身器械；小区有健康知识宣传栏（如有固定橱窗最好）；区县、街道（镇）应为小组日常活动提供相应的健康知识书目单并配齐相关书籍（有条件的地方可设专门健康书屋）。

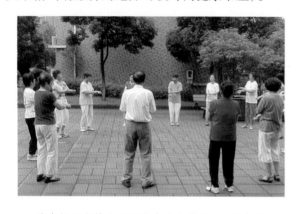 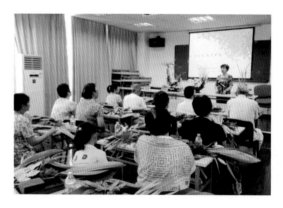

浦东新区自管小组示范点户外学习——拍打操　　浦东新区自管小组示范点身心健康——插花

2. 提高市民参与积极性

通过将健康自我管理知识和技能渗透到社区现有文体团队的活动中，加之小组规模的扩大以及效果的凸显，在人际传播效应的推动下，自我管理工作在全市各个层面赢得了广泛良好的社会评价，对提高市民参与的积极性起到了良好的推动作用。

此外，为进一步提高市民参与的积极性，嘉定、宝山区采取了高血压基本药物自费部分减免的办法。以宝山的罗泾镇为例，制定《罗泾镇居民健康自我管理小组成员高血压基本药物自费部分实施减免暂行办法》，以村卫生室为报销点，对开药的小组组员进行实时报销；以村卫生室医生为减免实施人，对其进行培训和监督；在自愿的前提下，与被减免人签订知情同意书，制作减免凭证并登记造册；定期审查减免对象，对不按时参加小组活动的组员采取不予减免的措施。

3. 加强专业技术指导

（1）社区卫生服务中心。作为专业的医疗机构，社区卫生服务中心每月根据小组的活动计划和组员的健康需求，定期为小组提供专业的技能指导、知识宣教和医疗咨询。同时成立由基层骨干医师、高校公共卫生专家共同组成的技术指导小组，每年为小组的活动方案和效果评估提供专业、科学、可操作的指导意见。

（2）健康教育机构。除中国健康教育协会高血压健康教育（上海）中心每年对社区指导医生开展健康管理技能专项培训外，2014年起，上海市健康教育所及全市各区县疾病预防控制中心健康教育科负责对示范点活动开展以及调查评估进行专业指导及工作督导，包括开展示范点小组健康知识和行为的基线调查、终末调查以及组员油盐使用情况调查，撰写调查报告，并根据调查报告调整小组活动计划。

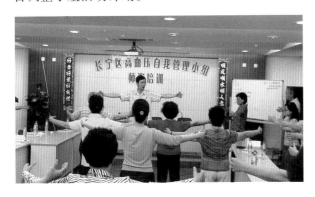
长宁区开展小组师资培训，课程为降压保健操

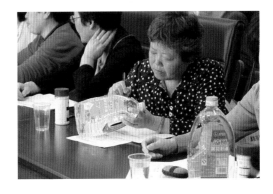
上海市健康教育所对示范点小组开展油盐使用调查

4. 督导考核及激励机制

每年的年中、年末各开展1次全市性考核评估工作，对照年度工作要求设计考评表，对各区组织保障、专业指导、资料记录、实施成效等方面进行综合考核评审。考评指标主要包括组员生活方式改善情况（血压、血糖有效控制率）、小组活动参与率和个人计划执行率、工作资料记录规范率以及社区医生专业指导到位率等。通过对评审结果的统计分析，综合评分，纳入年度工作考核中，对各区县工作先进的小组、个人、指导单位实施嘉奖。同时在每个街道抽取1个小组在每年年初、年末开展问卷调查，通过分析报告科学、直观、准确地评判实施推进效果。

（三）特色活动

1. "健康1传10"活动

组员除了组内学习和活动外，每年还要以健康志愿者的身份在社区参加4次以"健康和卫生"为主题的"1传10"科普宣教公益活动，通过"口口相传"和"现身说法"，把健康和医学常识传播给至少10个以上的身边人。这些组员本身是小组活动的受益者，同时他们普遍具有很强的服务他人的意识，已然成为一支社区中可以信赖的健康科普宣教队伍，科普受众的外延覆盖了小组所在社区的众多居民。

2. 健康公益志愿者活动

组员是社区各类健康公益活动的策划者和主力军。这类公益活动既包括传统的爱国卫生大扫除和病媒生物防治，也有倡导健康生活方式的健康促进活动，例如针对法定禁烟场所的控烟劝导工作，以及提倡适量运动的健步走活动等。这些健康公益活动潜移默化影响社区居民的健康观念和理念，有助于营造社区的健康文化氛围。

3. 开发适合农村居民的小组活动

鉴于农村地区居民居住分散，社会交往频率及范围窄小，人际关系单纯朴实，乡土观念较重等特点，嘉定区徐行镇曹王社区创建了"客堂汇"的新型服务形式。"客堂间"是老百姓家里的客厅，在过去，徐行农村的农民喜欢在客堂里聊天做事，以"客堂间"这个农民熟悉的环境为载体，开展小型、多样、灵活的活动，使活动更加亲切和温馨，取得较好的活动效果，同时也实现了在社区管理与服务上和广大百姓零距离的目标。

五、成效

（一）建立行之有效的工作机制和方法

建立以市区两级爱卫办为主导，疾病预防控制中心为技术支撑，街镇政府支持配合，社区卫生服务中心和村居委会负责落实的工作机制。所有的资源、工作重心和重点、全部向基层倾斜和下沉，充分调动社区政府、居委会和社区医院的积极性，确保项目顺利进行。

根据上述行之有效的工作机制和方法，上海第一次真正实现了健康自管模式在社区居民中的规模化、社会化推广，而国外成功的慢性病自我管理小组案例则大都是小范围的探索和试点。

（二）摸索针对不同人群的慢性病管理流程

1. 培训内容规范化

小组的集体学习采用规范化的培训内容。以《上海市民健康自我管理知识手册》《上海市民心理健康 120 问》《健康素养 66 条》《上海市民健康接力跑》课件及折页作为标准化教材。小组在活动开始前，根据组员健康状况，有针对性地将标准化教材组合成 5 ~ 7 课时的核心知识培训教材。2010 年，市爱卫办牵头编写的《上海市民健康自我管理知识手册》，作为全市小组学习的指定参考用书，发行量达 1000 万册。

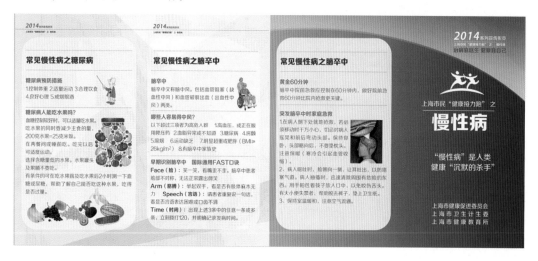

统一发放的上海市民"健康接力跑"折页之慢性病篇

2. 考核评估规范化

每年的年中、年末各开展 1 次全市性考核评估工作；同时在每个街道抽取 1 个小组在每年年初、年末开展问卷调查工作。此外，每年委托第三方技术机构，在社区开展活动效果评估和干预实验研究（随机对照试验），项目效果评价从多个维度开展进行。对于示范点小组还增加了健康知识和行为的基线调查、终末调查以及油盐使用情况调查。

（三）危险行为得到有效控制

截至 2010 年，全市参加自管小组的组员中 78.4% 身体活动量增加；61.3% 饮酒量减少；

52%吸烟量减少；79%蔬菜水果摄入增加；84%食用油摄入量减少；83%食盐摄入量减少。

（四）患者自我管理能力得到提升

全市各小组活动出席率和个人行动计划执行率均达到90%以上；血压有效控制率由最初建组时不到40%上升到持续稳定在85%以上。

以浦东新区张江社区495例高血压患者的研究为例，经过8个月的自我管理干预，高血压患者血压、吸烟率、体质指数（BMI）、腰臀比显著减低，血压测量频率、体力活动、水果蔬菜食用频率等健康行为增加。

此外，浦东新区自管小组历年研究显示，参加自管小组的市民相应慢性病的并发症发病率也低于未参加小组的市民。通过自管小组干预1年、3年及5年的居民血脂均显著低于未参加小组者、干预5年后眼底检查正常的比例也高于未干预组。

（五）加强了基层卫生机构的建设

自我管理小组已成为慢性病患者的管理常态，通过由社区卫生服务中心派出的指导医生参与小组的日常活动，与社区居民零距离接触，提升了基层医疗卫生机构在社区的覆盖率，增加居民与医疗机构间的互相了解，卫生计生行业形象得以提升。

（六）人民群众得实惠

截至2015年底，健康自管小组已覆盖了全市100%的街道（镇）和居（村）委。每位组员都将小组活动中掌握的健康知识与技能传播给身边人，使科普受众的外延辐射到小组所在社区的其他居民。

根据成本-效益分析，社区慢性病自我管理健康教育项目可使每位参加者平均每年节省医疗费用约726元人民币，就医次数减少0.14次，住院天数减少0.87天。

（七）增强社区凝聚力

项目不仅贴近百姓对健康生活的向往和需求，还在促进社会和谐、邻里和睦、老年群体心理健康维护、居民生活主观满意度等方面发挥了积极正向的作用。健康自我管理小组已经成为上海市所有社区凝心聚力联系政府和社区民众的纽带、中介和催化剂。每个个人、家庭对自身健康的关心是普遍存在的社会心理意识，用这样的活动推进社区管理和自治，往往可以起到事半功倍的效果。

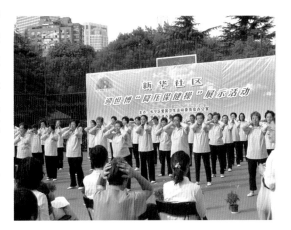

长宁区开展大型社区活动，邀请自管小组展示降压保健操，大大增强了社区凝聚力

（八）同行评价

上海市民健康自管小组项目得到了世界卫生组织（WHO）和国内外专家的高度关注和肯定。2013年的世界卫生日，WHO官方网站特别将上海市民健康自我管理小组项目作为成功案例进行专题报道，并对这一创新性的科普教育和健康促进项目给予肯定。2010年起，世界卫生组织

（WHO）西太区主任申英秀及有关技术官员、原卫生部副部长殷大奎等国内外专家与领导先后对上海市及各区县健康自我管理小组工作进行了观摩考察，并予以高度评价。

（上海市卫生和计划生育委员会健康促进处　武晓宇　供稿）

 专家点评

　　"上海市民健康自我管理小组项目"面向社区居民开展有组织、分类别、标准化的健康科普教育活动，不仅提高了上海市民慢性病防控意识和健康管理技能，还创新建立起一套完整的"赋权社区，群众参与"的社区健康促进与健康教育工作机制和管理模式。

　　该模式体现了健康促进"赋权"的理念。"慢性病自我管理项目"充分发挥患者和高危人群的主观能动性，采取自我管理小组的模式，经过培训，提高组员的健康素养，预防、控制疾病的发生、发展。在此过程中，医务人员提供了必要、核心健康教育课程和指导。

　　该模式注重监测评估，有循证的理念。最初从最主要的健康问题（高血压）开始开展综合干预，不断调整干预内容和覆盖面，最终实现不同的小组开展有针对性的健康自我管理。该项目还定期评估，验证该模式的健康促进效果。参加自我管理小组的组员危险行为得到有效控制、自我管理能力得到提升，降低了医疗费用支出，就医次数、住院天数等指标也有所下降。小组还将健康知识与技能传播给身边人，使科普受众的外延辐射到小组所在社区的其他居民，促进邻里关系和谐，提高了社区的凝聚力。

　　此外，该模式具有较高的成本效益，具有投入低、效果好、覆盖面广、可推广的特点，随着该模式的不断发展、总结提炼，自我管理的内容也更加丰富。

甘肃省以健康保健工具包为载体提升居民健康素养

关键词： 健康工具包；520 万个；覆盖全省 75% 家庭；培训 15 项中医养生技术；每个家庭至少有 1 人掌握工具包的使用方法

提高健康素养，推广适宜技术，是维护居民健康的重要措施。近年来，甘肃省卫生计生委把健康教育和中医工作作为卫生计生事业发展的优先策略，坚持用最简单的方法解决最基础的问题、用尽可能少的费用维护居民健康，走有中医药特色的医改之路，以提升城乡居民健康素养知识与技能为目标。自 2012 年起，在全省大力推广居民"健康保健工具包"，落实"健康教育进家庭"和"中医适宜技术进家庭"目标任务，有效整合了基层健康教育资源，促进了健康服务均等化、健康教育经常化，形成了项目带动、技术支撑、全面覆盖、广泛动员的基层健康教育新格局，取得了良好的社会效益和经济效益。截至 2015 年底，累计发放健康保健工具包 520 万个，覆盖全省 75% 的家庭。

一、背景

甘肃是中国西部欠发达省份，医疗卫生事业发展相对落后，提供方健康服务能力不足和需求方购买能力不足的矛盾长期并存，特别是基层医疗卫生人才匮乏、医术不精、服务质量不高等问题突出，缺医少药现象普遍存在。

据《2013 中国卫生和计划生育统计年鉴》数据显示，甘肃省 2012 年每千人口卫技人员数为 4.33 人，在全国排名第 25 位。每千人口医疗卫生机构床位数为 4.36 张，低于西部地区的平均水平 4.42 张，高于全国水平 4.24 张。医疗服务量快速增长，居民年住院率为 11.4%，低于西部地区的 14.8%。居民平均就诊次数为 4.62 次，高于西部地区的 4.46 次。医院门诊病人次均费用为 128.8 元，人均住院费用为 4852.3 元，均低于全国平均水平 192.5 元和 6980.4 元。2012 年甘肃省居民健康素养监测结果显示，甘肃省居民健康素养水平为 6.8%，远低于全国 8.8% 的平均水平。

在新的医改背景下，要提高医疗卫生服务能力，提升居民健康素养水平，实现卫生事业跨越式发展，首先要解决好落后地区居民医疗卫生服务获取的问题，以保障居民公平地享受到基本医疗卫生服务。甘肃省有着深厚的中医药文化传统，中医药在民间有较好的群众基础，认可度高。中医药具有"简、便、验、廉"的特点，因此，甘肃省卫生计生委以中医药为突破口，通过提升居民的中医药养生保健素养，引导居民学习和应用中医适宜技术，提升人群整体健康水平。为此，以国家实施基本公共卫生服务均等化项目和居民健康素养促进项目为契机，开展了发放居民"健康保健工具包"活动。

二、目标

（一）总目标

按照分批采购、整村推进、连片覆盖、由乡及城的原则，向全省常住人口家庭户免费发放健康保健工具包，计划用 3~5 年时间实现城乡全覆盖。同时开展工具包使用方法培训并指导居民使用，提高居民健康素养水平和自我保健能力。

（二）具体目标

一是依托省级中医院校和医疗机构，培训村医掌握 15 项以上中医适宜技术，教会居民掌握 5~6 项中医适宜技术、食疗方法。

二是通过健康教育机构免费向居民发放"健康保健工具包"，覆盖率以家庭为单位达到 100%。

三是每个家庭户至少有 1 人能够掌握健康保健工具的使用方法，培训率以家庭为单位达到 100%。

三、工具包介绍

（一）工具包的设计

居民健康保健工具包是一个家庭小药箱，箱体为白色透明塑料制品，大小 22 厘米 × 14 厘米 × 13 厘米，分上下两层，内装《居民保健手册》和健康工具，也可用于储备常用药品。

（二）《居民保健手册》

《居民保健手册》是由省卫生计生委组织健康教育专家编写的健康素养知识读本，32 开本，彩色印刷，图文并茂，内容包括日常保健知识、疾病预防知识、应急救护知识、中医养生保健知识、健康保健工具包使用方法、惠民卫生政策等内容。

（三）健康工具

健康工具包括刮痧板、刮痧油或凡士林、拔气罐、艾灸条、中医理疗袋（盐热袋、中草药袋）等中医治疗器具，以及体温计、限盐勺、多功能腰围尺等健康测量工具。

健康工具兼顾健康教育和中医养生保健适宜技术，目的是帮助城乡居民提高健康素养知识与技能，掌握简易的中医养生保健适宜技术。

工具包内附《健康保健工具包使用方法》说明书（折页），并在《居民保健手册》中编写了"健康保健工具包使用方法"一章，专门介绍各个健康工具的操作方法、适用病症和注意事项等。

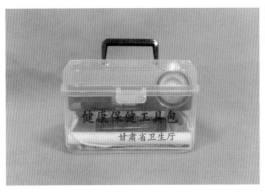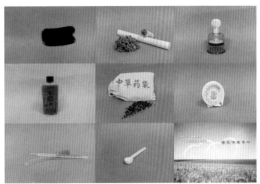

健康保健工具包外观和内装物品

四、发放和使用

（一）试点先行

2012 年首先在全省 58 个贫困县进行健康保健工具包试点发放活动，省卫生计生委（原卫生厅）积极与省委"双联"办联合发文，启动实施了"联村联户为民富民行动"（简称为"双联"），以此为契机，开展了以"联村联户连健康、一包一册促健康、一户一卡保健康"为主题的系列健康促进与教育活动，其中"一包"指健康保健工具包，"一册"指居民保健手册，是活动的主要载体。其他拓展活动还包括健康文化墙、健康沙龙、健康巡讲等。

联合发文启动实施发放工具包

（二）全省推广

健康保健工具包在试点地区发放过程中，得到各级政府和部门的大力支持，对口帮扶贫困村的单位和联系贫困户的干部积极参与发放工作，使 30 多万户贫困家庭受益。在试点工作取得巨大成功后，按照分批采购、整村推进、连片覆盖、由乡及城的原则，省卫生计生委（原卫生厅）计划用 3 ~ 5 年时间，实现全省城乡家庭全覆盖。2012 年下半年至 2013 年上半年为第一批工具包试点发放阶段，主要对象为贫困家庭；2013 年下半年至 2014 年上半年为第二批工具包发放阶段，主要面向农村家庭；2014 年下半年至 2015 年为第三批工具包发放阶段，城乡家庭同步实施。2016 年末完成全覆盖的县区，通过追标方式完成全覆盖。

五、活动成效

（一）分批发放，全省覆盖

2012—2015 年，全省分三批采购发放了居民健康保健工具包，累计发放数量达到 520 万个，覆盖全省 75% 以上家庭。采取追标方式增加采购数量，在 2016 年完成全覆盖，已累计投入经费超过 1.6 亿元。

（二）培训了一大批健康教育师资人员

2014—2015 年，全省共举办了 13 期省级健康保健工具包师资培训班。结合全省健康教育能力建设培训班、社区卫生服务机构管理人员培训班、省卫生计生委"双联"蹲点干部培训班、全省健康教育领导力培训班，累计培训师资人员 3000 余人。2015 年在卫生和计划生育机构改革中，在县乡计划生育服务站（所）加挂健康教育所牌子，增加了健康教育工作力量，乡镇健康教育所的工作重点之一是参与健康保健工具包推广和监测评价。

（三）基层健康教育普及率明显提高

根据《甘肃省村级三件事月报表》统计显示：2014 年，全省累计开展健康保健工具包培训班 23 930 次，培训人员 1 872 534 人次；建设健康文化墙累计达到 77 955 块，面积达到 360 494 平方米，平均每百人拥有健康文化墙面积达到 1.49 平方米；开展健康沙龙活动累计 66 617 次，参与活动人数 1 674 223 人，覆盖全人群 5.61%。2015 年全省共举办工具包培训班 5022 次，培训人员 496 947 人次（第三批工具包仍在配送和培训中）；新刷写、喷绘健康文化墙 46 274 面（块），全省现存健康文化墙面积达到 457 770 平方米；组织健康沙龙活动 66 062 次，参与活动人数 1 137 065 人。

（四）居民健康素养知识与技能水平进一步提升

2014 年督导评估结果显示，在抽查的 23 个县区市 56 个乡镇 112 个村，对 1100 名居民健康保健工具包使用方法掌握程度进行了综合评估，有 26.0% 的人达到良好等级，可以作为示范人员；63.0% 的人达到合格等级，仍需要强化培训；11.0% 的人为不合格等级，需要重新培训。达到合格和良好等级的居民比例为 89%。

（五）获得行业认可

居民健康保健工具包充分体现出具有中医特色的甘肃医改精神，既兼顾健康教育和中医适宜技术服务，又经济、实用，荣获中国健康教育与健康促进大会 2013 年最具创新奖。

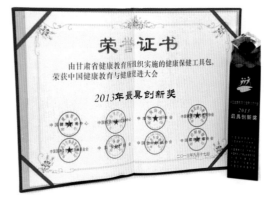

荣获 2013 年最具创新奖

六、做法和体会

（一）开发和应用有政策基础

2012—2015 年，甘肃省为推动居民健康保健工具包专门印发了 10 个相关文件。在实施居民健康保健工具包项目中，严格遵循"中医特色的甘肃医改"思路，积极落实国家和省上有关健康教育和中医药工作政策和服务。在开发和应用方面，与国内同类健康教育工具包相比有一定的创新性。

（二）发放和培训有组织保障

在健康保健工具包执行过程中，全省各级将健康保健工具包发放与培训工作作为落实基本公共卫生服务和健康素养促进项目的一项重要任务来抓，层层成立了领导小组和技术小组，负责组织推进、综合协调和督导检查。

对工具包发放与培训工作实行分级负责、分片包干、对口指导、全程管理，省级进行跟踪管理、市级进行协调管理、县级进行具体管理，乡镇卫生院（社区卫生服务中心）和村卫生室（社区卫生服务站）作为责任主体，形成了省、市、县、乡、村五级联动的工作模式。

在招标采购、监测管理和对口指导等重要环节上，注重加强管理。例如，在筹资采购与发放程序方面，做到符合政策，任务明确。首先，省卫生计生委征求省财政厅同意，从基本公共卫生服务项目健康教育经费中提取部分资金解决健康保健工具包所需采购经费，管理和培训经费统筹利用中央补助地方健康素养促进行动项目资金。然后，协调各地区按照常住人口总户数和分批采购计划，填报《健康保健工具包采购确认表》，计算全省需求总数量，向省招标采购中心提供健康保健工具包项目技术参数，进行公开招标采购，由多家中标企业按负责的区域配送到县。各县卫生计生委在接到物资后，与供货公司签订验货付款合同，按约定时间付款、出具完税发票。最后，由各乡镇卫生院和村卫生室负责将健康保健工具包发放到户，并进行居民培训。

另外，省卫生计生委还协调省盐业公司为健康保健工具包中的中医理疗袋供应粗盐，由各县乡自行采购配发。在组织管理上，努力为推广工作铺平道路。

（三）计划和实施有措施保证

针对健康保健工具包采购、发放、培训等环节制定了详细的工作方案，制订了健全的考核体系，并在每个阶段都有具体的安排部署，保障这项惠民工程能够落到实处。例如，针对工具包发放与培训建立了痕迹化的质控体系。确保健康保健工具包发放到户后居民会使用，避免闲置与浪费，这是项目推广最重要、最关键的环节，为此省级制定了详细的工作方案，明确了各个阶段的任务和要求。工作分三个阶段：

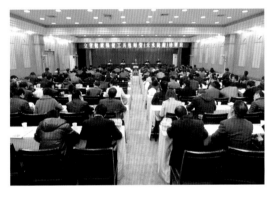

分片举办师资培训班

建立完整的培训档案

1. 策划准备阶段

主要任务是对健康保健工具包培训活动进行筹划安排和宣传动员，层层选拔上报培训工作人员名单，组成培训专家团队。省级专家组编制工具包使用方法培训标准课件和辅助教学光盘，讨论制定《中医适宜技术实践操作考核评分标准》。

2. 集中培训阶段

主要任务是开展省、市、县、乡、村级师资培训和居民培训。首先省级分片举办市县级人员师资培训班，然后各市县举办乡村级卫生人员培训班，最后以包村乡医和村医为主体负责培训到户。

3. 督导评估阶段

主要任务是编制《全省健康保健工具包调查评估表》，定期开展工具包执行情况调查和培训效果评估。为确保培训质量，建立了培训工作考核制度，并实行痕迹化管理。

对师资人员的考核，主要通过授课教案的准备、授课技巧、参训人员的反馈意见及参训人员整体的考核成绩来进行。对居民的考核，根据培训内容的不同，设计笔试、实际操作、竞赛等考核方式进行。

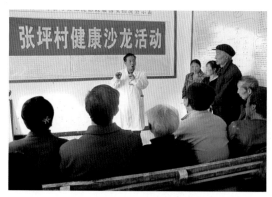

深入农村开展工具包培训

要求做到培训班通知、议程、主持词、讲话稿、培训课件、签到表、测试卷、意见反馈表、3~5张会场全景照片（正、反角度）及特写照片等档案资料收集齐全，装订规范。

师资培训结束后，要求各地至少为每个家庭培训一个人，使其学习掌握《居民保健手册》相关内容，能正确使用健康工具进行健康自测，学会5~6项中医适宜技术和食疗方法，并带动家庭成员健康意识和保健技能提升。其他工作要求，除了举办居民培训班外，还利用健康沙龙进行强化培训。健康保健工具包使用方法也被做成图文并茂的健康文化墙，便于居民学习。同时要求专家团队要不定期深入农村社区开展现场督导培训，工作覆盖面不少于30%的县，指导每个地区创建3~5个健康促进示范村。

（四）指导和评价有技术支撑

健康保健工具包项目是在健康教育管理人员和中医专业人员的共同参与下进行的，日常项目管理主要由省健康教育所负责，承担省级项目办公室的职责，负责组织对全省健康保健工具包推广工作进行技术指导和监测评价。省健康教育所分区域组建了5个专家团队，每个团队由中医专业人员、健康教育管理人员组成，并与5个专家组成员签订了《聘用专家协议》，还为每个成员购买了人身意外伤害保险。通过不断探索实践，逐步建立完善了绩效考核指标体系和监测评估机制。

总之，在健康教育基础比较薄弱的条件下，甘肃省卫生计生委及时调整工作思路，转变工作方式，充分挖掘现有省市县健康教育机构和基层医疗卫生机构的潜力，抓住卫生计生整合后技术服务、管理能力增强的机遇，把"村级三件事"作为开展健康教育工作的重要抓手，把健康保健工具包作为提升健康素养的主要载体，把健康文化墙作为传播健康文化的有效手段，把健康沙龙作为深化健康服务的连心桥梁，走出了一条符合甘肃省情的健康教育之路。

（甘肃省卫生和计划生育委员会　刘栋　供稿）

专家点评

　　作为中国西部省份，提供方健康服务能力不足和需求方购买能力不足的矛盾长期并存，特别是基层医疗卫生人才匮乏、服务质量不高等问题普遍存在，如何解决居民医疗卫生服务获取的问题，保障居民公平享受基本医疗卫生服务？甘肃省卫生计生委基于本地实际，坚持以最简单的方法解决最基础的问题、以尽可能少的费用维护居民健康、以提升城乡居民健康素养知识与技能为目标。结合甘肃省当地深厚的中医药文化传统，以中医药为突破口，突出中医药特色，设计推广"健康保健工具包"，有效整合基层健康教育资源，促进了健康服务均等化、健康教育经常化，形成了项目带动、技术支撑、全面覆盖、广泛动员的基层健康教育格局，取得了良好的社会效益和经济效益。

　　1. 工具包兼顾健康教育和中医养生保健适宜技术，目的是帮助城乡居民提高健康素养知识与技能，掌握简易的中医养生保健适宜技术。《居民保健手册》是由省卫生计生委组织健康教育专家编写的健康素养知识读本，32开本，彩色印刷，图文并茂，内容包括日常保健知识、疾病预防知识、应急救护知识、中医养生保健知识、健康保健工具包使用方法、惠民卫生政策等内容；健康工具包括刮痧板、刮痧油或凡士林、拔气罐、艾灸条、中医理疗袋（盐热袋、中草药袋）等中医治疗器具，以及体温计、限盐勺、多功能腰围尺等健康测量工具。

　　2. 注重队伍建设，加强针对性培训，提高工作人员能力。成立了各级领导小组和技术小组，负责组织推进、综合协调和督导检查，全省共举办了13期省级健康保健工具包师资培训班，累计培训师资人员3000余人。2015年在卫生和计划生育机构改革中，在县乡计划生育服务站（所）加挂健康教育所牌子，增加了健康教育工作力量，乡镇健康教育所的工作重点之一是参与健康保健工具包推广和监测评价。

　　3. 以"健康保健工具包"和居民保健手册发放为契机，开展健康文化墙、健康沙龙、健康巡讲等活动。把健康保健工具包作为提升健康素养的主要载体，把健康文化墙作为传播健康文化的有效手段，把健康沙龙、巡讲作为深化健康服务的连心桥梁。

第六部分

卫生服务与健康促进

牧区小药箱　健康大保障

关键词：内蒙古牧区；小药箱入牧户工程；发放小药箱 71 133 个；建立流动卫生服务站 310 个，覆盖 888 个嘎查 30.1 万人口

2011 年，内蒙古自治区在牧区探索实施了"小药箱入牧户工程"，为边远牧业旗县的牧民免费发放小药箱（基本医药）。小药箱为基本医疗、公共卫生政策在边远牧区落实创造了支持性环境，解决了边远牧区医疗卫生服务载体的问题，边远牧区群众看病就医困难的问题，边远牧区群众健康意识薄弱问题。

一、实施背景

（一）地广人稀，交通不便

内蒙古自治区东西狭长、南北距离大，大部分土地为草原、戈壁和沙漠，边远牧区居民散居在少有公路的这些地区，主要靠摩托车、马车或骑马、骑骆驼，在自然形成的道路上出入。

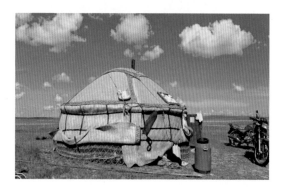

马匹、摩托车是牧民出行，放牧的主要交通工具

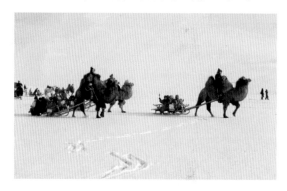

复杂多变的高原气候影响了牧民的出行

（二）高原气候，复杂多变

内蒙古自治区冬季漫长寒冷，夏季温热短暂，牧民已经习惯于"冬季大雪封路出不去，夏秋季放牧转场不出去"的生活方式。

（三）服务半径大、可及性差

内蒙古自治区边远牧区医疗资源缺乏，服务半径大，可及性差，平均每个卫生机构服务面积为 275km^2，距离医疗机构最近的牧户，利用行驶

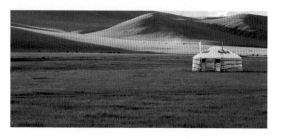

牧民游牧散居的生活方式，
增加了卫生服务难度

较快的汽车类交通工具，30分钟到达卫生服务机构的仅占14.5%。

（四）居住分散，看病成本高

牧户和牧户间最近几十公里，最远上百公里，很多嘎查没有卫生室，牧民小病小灾得奔波几十或上百公里才能到达最近的医疗卫生机构。

（五）传统生产生活方式，对牧民健康产生影响

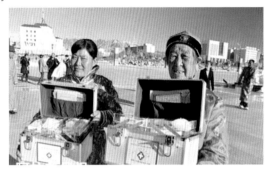

牧民有喜食牛羊肉、喝奶茶、饮烈性酒、高盐饮食等传统饮食习惯，有与牲畜密切接触的生产生活方式。患风湿性关节炎、慢性支气管炎、胃炎、高血压、高血脂等慢性疾病、人畜共患性传染性疾病较为普遍。

鉴于内蒙古边远牧区实际现状，探索和寻找一条符合实际的健康教育服务途径具有十分重要的意义。

免费发放的小药箱成为牧民的健康管家

二、主要做法

内蒙古自治区本着"政府支持，牧民自愿，科学设置，安全适用"的原则，探索实施了"小药箱入牧户工程"，为牧民家庭免费发放小药箱。

同时在苏木乡镇卫生院建立"流动医疗卫生服务站"，配备专用车辆和车载医疗设备，以小药箱为载体，定期为牧民开展巡诊服务。目的是使"医疗卫生服务保障，牧区群众不能少"的"民本情怀"得以实现。

（一）小药箱装的什么

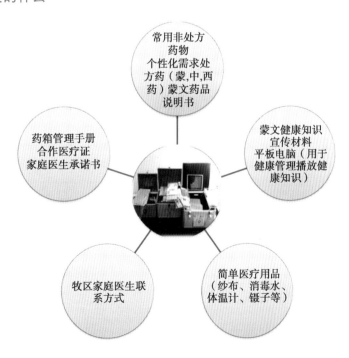

（二）小药箱能做什么

1. 为牧民提供基本医疗

在发放小药箱的同时，建立起了家庭医生责任制度，由家庭医生分片包村到户，每 3 个月进行一次巡诊，负责牧民的常见病、多发病的基本诊疗。

牧民可在家庭医生的指导下，借助小药箱自行用药治疗；在牧民遇有急重疾病时，可通过电话接受家庭医生的就医指导，得到及时救治。

小药箱中放置了常用的非处方药、个性化需求处方药和符合牧民用药习惯的蒙药。家庭医生巡诊时，协助牧民管理小药箱，根据牧民需求调整小药箱里的药物，并及时回收将过期和不使用的药品。

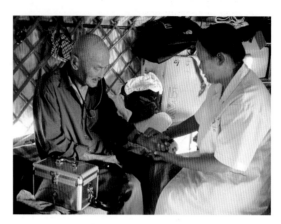

"小药箱"成为家庭医生签约服务的有效载体

小药箱具有的基本医疗功能，为牧民提供了安全、有效、方便、快捷的服务。

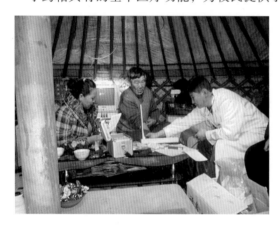

"小药箱"成为健康管理工作的有力抓手

2. 为牧民提供健康管理

小药箱紧密结合国家基本公共卫生服务项目实施，家庭医生在巡诊期间为老年人、妇女儿童等重点人群、慢性病患者进行健康体检和健康管理，对辖区牧民进行慢病筛查及健康指导。

小药箱具备的健康管理功能，有效解决了偏远地区牧民提供基本公共卫生服务不及时、不连续的问题。

小药箱发放后，牧区群众的健康档案规范化建档率、重点人群和重点疾病管理率、健康知识普及率均优于农区和城区的实施效果，一部分任务指标达到或接近 100%。

3. 对牧民进行健康教育

开展健康教育，实施健康促进，普及健康知识，是提升广大人民群众履行各自对健康的责任，共同维护社会健康、促进自我健康的基础，更是保证当前各项卫生政策落实，全面建成小康社会的前提。

内蒙古自治区草原牧民获取健康知识和健康教育的渠道较少，而小药箱装的不仅仅是药，更装入了牧民所需的健康保健知识。

小药箱里装了平板电脑，牧民可以通过平板电脑预装的健康教育视频，自行学习健康知识。

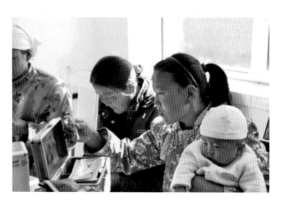

牧民从"小药箱"提供的教育功能学习卫生常识

小药箱里装了DVD光盘，刻录着高血压、糖尿病、布氏杆菌病、慢性气管炎等疾病的预防和治疗知识。

小药箱里装了蒙文版健康知识宣传册，牧民可以有针对性地选择阅读。

小药箱里装了蒙文版用药基本知识手册，牧民可通过查找手册用药指导，对常见多发病进行自我用药治疗。

小药箱里装了根据健康素养66条等健康知识编成的好来宝、蒙古说书，供牧民在活动聚会时传唱……

小药箱具备的健康教育功能，在牧民健康素养提升方面已初显成效。

三、成效及经验

（一）成效

截至2014年末，全区11个盟市共投入资金6000余万元，发放小药箱71 133个，建立流动卫生服务站310个，覆盖888个嘎查的30.1万人口。小药箱入牧户工程，被牧民赞誉为"健康管家"；被各级政府纳入"民心工程"；2011年内蒙古"健康小药箱走进大草原蒙古包"被评为全国"十大最具影响力的医改新举措"；小药箱得到了国家和地方各级领导的支持与关怀。

小药箱自推广以来，从提升牧区医疗服务的角度解决了以下三个问题：

1. 解决了草原牧区医疗卫生服务载体的问题

小药箱从薄弱环节入手，从牧民需求入手，立足于防病治病相结合，找准了边远牧区医疗卫生服务的着力点，将医疗卫生服务的网络延伸到边远牧区家庭，使基本医疗卫生服务和基本公共卫生服务在边远牧区找到了有效载体。

2. 解决了牧区群众看病就医难的问题

牧民群众足不出户就能享受到公平可及的基本医疗和公共卫生服务，取得了良好社会效益，群众满意度提升。

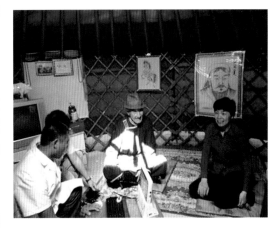

国家卫计委副主任崔丽考察内蒙古"小药箱"

3. 解决了牧区群众健康意识薄弱问题

小药箱作为边远牧区家庭的"健康管家"，时时刻刻管理着每个家庭成员的健康，许多牧民掌握了常用药品的基本使用技能，在提升牧民群众健康知识认知度、健康服务依从性、自我健康管理形成率等方面发挥了积极作用。

（二）经验

1. 健康小药箱入牧户工程的实施，实现了"三个结合"

（1）实现了小药箱与实施公共卫生服务相结合

以小药箱为载体，将居民健康档案、预防接种、妇幼保健、健康教育、慢病管理等纳入管理范围内，重点为儿童、孕产妇、老年人等重点人群提供预防保健服务，将高血压、糖尿病、重性精神病、结核病、布病等疾病纳入其中，使公共卫生服务项目扎实落地。

（2）实现了与国家基本药物制度结合

在小药箱中放置国家基本药物目录中的常用非处方药、针对牧民个性化需求的处方药，使基本药物制度在牧区得到落实；同时配备牧民认可的蒙药，有利于民族医药的推广使用和传承发扬；放置血压计、体温计、纱布、消毒水等简单医疗用品，基本满足了牧民自我诊疗的需求。

（3）实现了与新农合制度结合

小药箱中放置的药品，全部纳入新农合报销范围。家庭医生巡诊时，对牧民已经使用的药品按新农合补偿政策现场核销，保证了牧民能够及时享受到新农合政策，促进了新农合制度在牧区的建立和实施。

2. 健康小药箱入牧户工程在运行中，建立起了"三个机制"

（1）建立起了家庭医生签约机制

实施小药箱工程的边远牧区，普遍建立了家庭医生签约巡诊和信息联络制度。家庭医生每3个月对签约牧民进行一次巡诊，牧民遇有问题可联系自己的签约医生。使牧民在健康保障方面有了依靠，有了安全感。

（2）建立起了绩效考核机制

以小药箱为载体，将家庭医生对牧民服务的数量、质量、效率及满意度纳入考核范围，形成围绕小药箱管理与服务为核心的绩效考核机制，促进了签约服务家庭医生主动下嘎查、入牧户为签约牧民服务的积极性。

（3）建立了"流动与固定相结合"的服务机制

小药箱入牧户工程能够发挥出作用，需要多方位的保障。在发放小药箱的同时，各级财政投入大量资金，为提供服务的卫生院购置了流动服务车辆和车载医疗设备，在卫生院建立了"流动医疗卫生服务站"，家庭医生利用流动服务车开展巡诊。通过建立固定的流动医疗卫生服务站和家庭医生定期巡诊服务机制，保障了服务工作的定期及时开展，使小药箱的发放与使用得到持续。

四、展望

牧区小药箱，紧扣"大形势"、肩负"大使命"，承载着牧民的"大健康"。正是因其以小见大，具备从实际出发，因地制宜，可复制、可推广的优势，促进了"群众得实惠、政府得民心、卫生得发展"目标的逐步实现，也坚定了各级政府加大投入，积极推广的信心。内蒙古自治区将小药箱入牧户工程列入"十三五"卫生发展规划，将在全区58个旗县463苏木的4809个嘎查中，向49.5万户牧民发放小药箱，使284万人受益。

（内蒙古自治区卫生和计划生育委员会　李彦庆　供稿）

专家点评

针对边远牧区地广人稀、气候多变的地理气候以及牧民居住分散、集中式服务可及性差的现状，内蒙古自治区按照"政府支持，牧民自愿，科学设置，安全适用"的原则，实施"小药箱入牧户工程"，探索解决边远牧区医疗卫生服务载体的问题，推动基本公共卫生服务项目落地。小药箱入牧户工程从薄弱环节入手，从牧民需求入手，立足于防病治病相结合，找准了边远牧区医疗卫生服务的着力点，将医疗卫生服务的网络延伸到边远牧区家庭，使基本医疗卫生服务和基本公共卫生服务在边远牧区找到了有效载体，从实际出发，因地制宜，可复制、推广。该工作模式的亮点在于：

1. 小药箱与基本医疗服务、健康教育、重点人群及慢性病管理相结合。小药箱中放置了常用的非处方药、个性化需求处方药和符合牧民用药习惯的蒙药及简单医疗用品，具有基本医疗功能；小药箱里有平板电脑、DVD 光盘、蒙文版健康知识手册等，牧民自行学习健康知识，提高健康素养；小药箱里的家庭医生联系电话既方便了牧民寻求帮助，也有助于家庭医生掌握牧民家庭重点人群及慢性病的管理工作。

2. 健康小药箱入牧户工程实现了小药箱与实施公共卫生服务相结合、与国家基本药物制度结合、与新农合制度结合。小药箱中放置的药品，全部纳入新农合报销范围。家庭医生巡诊时，对牧民已经使用的药品按新农合补偿政策现场核销，保证了牧民能够及时享受到新农合政策，促进了新农合制度在牧区的建立和实施。

3. 建立了"流动与固定相结合"的服务机制、家庭医生签约机制和绩效考核机制，作为小药箱入牧户工程的保障。在发放小药箱的同时，各级财政投入资金，为提供服务的卫生院购置了流动服务车辆和车载医疗设备，在卫生院建立了"流动医疗卫生服务站"，家庭医生利用流动服务车开展巡诊，保障了服务工作的及时开展，使小药箱的发放与使用得到持续。

武汉市黄陂区全民健康
管理实践与成效

关键词：2013 年启动；一个体系；两轮驱动；三医联动；四方管理；五项服务；截至 2015 年，人均期望寿命提升 1.01 岁；饮酒率降低 17.5%；人均食盐摄入量降低 14.22%；高血压规范管理率达 82.87%；糖尿病规范管理率达 78.37%；新农合人均住院费下降 28.70%；乡镇卫生院病床使用率由 65% 上升到 95% 以上；健康管理体系全省推广

为了进一步做好深化医药卫生体制改革工作，让人民群众能够享受到更加优质、满意的医疗卫生服务，实现覆盖城乡居民的健康服务体系。近年来，黄陂区坚持以满足群众健康需求为导向，深入推进医疗、医保、医防三医联动，以公立医院改革为重点，完善基层医疗卫生机构运行新机制，统筹推进相关领域改革。2013 年 10 月，湖北省卫生计生委在黄陂区开展健康管理试点，着力推动建立"以人为本，以健康为中心"的新型医疗卫生服务体系，为群众提供全程、全生命周期的健康管理服务，探索全民健康新路径。经过两年多的实践与探索，建立了一套完整的工作机制和行之有效的工作体系，通过"四方管理"，落实了"五项服务"，试点工作取得了一定成效。

2013 年湖北省卫生计生委印发试点文件

一、背景

2013 年，启动健康管理服务之前，黄陂区卫生计生委托武汉大学公共卫生学院对黄陂区城乡居民健康状况、健康危险因素、医疗费用支出等进行了全面评估，获得了黄陂区城乡居民较为全面的健康相关信息。

（一）慢性非传染性疾病成为健康元凶

2013 年，全区高血压患病率为 23.62%，糖尿病患病率为 9.34%；脑血管病、恶性肿瘤、心脏病、呼吸系统疾病、损伤和中毒是主要死因。慢性非传染性疾病成为黄陂区城乡居民主要的健康威胁。

（二）健康危险因素普遍存在

2013 年，黄陂区居民成人超重率为 33.25%，肥胖率为 10.40%，吸烟率为 26.36%，饮酒率为 26.82%，身体活动率 57.53%，人均日食盐摄入量 8 克以下比例 52.92%，人均日食盐摄入量

6 克以下比例 42.45%，人均日食油摄入量 30 克以下比例 20.33%，人均日食油摄入量 25 克以下比例 8.81%，健康基本知识和理念素养水平为 11.1%，健康生活方式与行为素养水平为 6.7%，健康基本技能素养水平为 10.7%。城乡居民吸烟、饮酒、身体活动不足、油和盐摄入过高等不健康行为普遍存在，健康素养水平低于全国平均水平，不能有效应对健康问题。

（三）医疗费用增长过快

2013 年，全区医疗卫生机构诊疗人次数达 2 878 660 人次，住院病人人均医疗费用为 5572.60 元。2013 年度筹集新农合住院基金 2.35 亿元，实际支出高达 2.78 亿元，住院医疗费用增长 19.6%，新农合住院基金当年严重透支。

（四）群众健康需求迫切

城乡居民对健康知识和医疗服务需求迫切，因病致贫、因病返贫的情况依然存在。群众看病难、看病贵的现象在三级医院仍然比较突出。

（五）基层医疗卫生机构能力建设亟待加强

基层医疗机构仪器设备缺乏、人员能力技术和服务能力不足，无法满足人民群众日益增长的健康需求，大多数城乡居民首诊仍然选择区级医院就诊。2013 年全区医疗机构共收治住院病人 124 047 人次，其中区级医院占近 70%，基层医疗机构床位使用率不足 65%。区级医院人满为患，基层医疗机构门可罗雀，医疗资源没有得到合理分配和利用，进一步加剧了医患间的矛盾冲突。

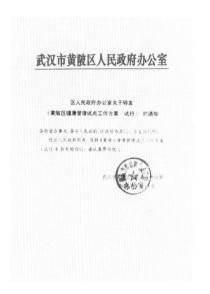

区政府印发黄陂区健康
管理试点工作方案

二、工作目标

2013 年，黄陂区人民政府将"全民健康"作为最大的民生工程，全面、协调、动员一切社会力量，突出重点工作，抓住关键环节，明确目标责任，深入推进试点工作。

（一）总目标

通过健康管理试点工作，建立起"政府主导、多方协作、全民参与"的公益性健康管理服务体系。提供覆盖全人群、全生命周期的个性化健康管理服务，减少疾病发生，降低医疗费用，提高全民健康素养和健康水平。同时，提高基层医疗卫生机构的服务水平，从根本上缓解看病难、看病贵的就医现状，不断提高健康服务的公平性和可及性。为"健康黄陂、幸福黄陂"建设奠定坚实基础。

（二）具体目标

1. 通过一年建设，完成以下指标：

（1）2014 年，出台中小学生、老年人、机关事业单位职工、餐饮从业人员、企业职工等重点人群健康相关政策，促进重点人群健康水平稳步提升。

（2）2014 年，各医疗卫生机构健康管理知识全员培训率达到 95%；加快培养健康管理师、营养师、心理咨询师等从业人员；积极培育社会热心人士成为健康促进志愿者。

（3）2014 年，中小学校为学生提供健康管理服务的覆盖率达到 95% 以上；0～6 岁儿童和孕产妇的健康管理率达到 95% 以上；机关、企事业单位为职工提供健康管理服务的覆盖率达 60% 以上；高血压和糖尿病患者规范管理率达到 65%；65 岁以上老年人健康管理率达到 65% 以上。

2. 通过两年建设，达到以下目标：

（1）人均期望寿命提升 1%～5%。

（2）孕产妇死亡率降低 1%～5%。

（3）婴儿死亡率降低 1%～5%。

（4）医疗费用低于全省平均水平。

（5）基本完成区级卫生信息平台建设。将健康管理信息平台、居民电子健康档案平台、重点人群管理信息平台、新农合系统信息平台、电子病历信息平台等信息系统统一整合到区级卫生信息平台，实现信息的共建共享。

三、主要工作

（一）理顺管理体制，实施四方管理。

实现全区联动的工作目标，落实行业对社会的健康责任，打破行业壁垒，统筹社会资源，整合社会力量，把人民群众的健康当成政府的头等大事。同时，引导群众关注健康，做健康的第一责任人。经过两年探索，建立了"政府主管、专业机构直管、单位社区协管、家庭个人自管"的四方管理方式。

黄陂区健康管理工作模式示意图

1. 政府主导

（1）成立领导小组

黄陂区政府成立了以区长为组长的区健康管理工作领导小组，成员包括发改委、财政局、人社局、民政局、卫生计生委等 30 个部门和各街（乡）政府主要负责人，负责全区健康管理的政策制定与统筹推进。

领导小组下设办公室，区政府办公室主任任健康领导小组办公室主任，各部门、各街（乡）均成立了领导小组及工作办公室，具体负责健康管理的日常工作。

（2）纳入政府规划

从 2013 年开始，区政府每年都将健康管理工作列入年度《政府工作报告》，纳入到区经济社会总体发展规划。2015 年，"健康黄陂"发展战略纳入黄陂区"十三五"发展规划，作为建设"幸福黄陂"的核心工作，进行全面部署、全力推进。

（3）制定工作方案

黄陂区政府高度重视健康管理工作的顶层设计与科学规划，集合省、市、区优势人力资源，邀请全国知名专家共同制定工作方案，出台了《黄陂区人民政府关于推进健康管理试点工作的实施方案》，将健康融入所有政策，分解细化工作任务，明确各部门职责分工，确保从组织管理上形成合力。

（4）保障经费投入

区政府将包括健康管理在内的卫生投入纳入财政重点支持项目，统筹规划各项重点工程的费用预算，保证工作顺利开展。试点工作启动以来，仅用于健康管理的支出就达到3700万元。

（5）纳入绩效考核

按照部门职责，与各成员部门签订目标管理责任书，将健康管理工作列为区绩效考评重要指标，成为各部门、各单位评先评优、绩效奖评的前置条件。并要求各部门结合本单位的工作职能，出台健康管理相关配套政策，确保全方位推进健康管理工作。

2. 专业机构直管

（1）建立区级健康管理中心

2014年，区疾控中心加挂区健康管理中心的牌子，负责全区健康管理技术指导工作，充分体现"预防为主"的卫生工作方针，真正落实卫生工作重点从"以疾病为中心"向"以健康为中心"转变。

区健康管理中心工作职能主要是：针对全人群开展健康危险因素监测与评估；针对团体和个体开展健康管理技术支持；针对各级各类医疗卫生单位、健康管理机构开展业务指导、督导评估

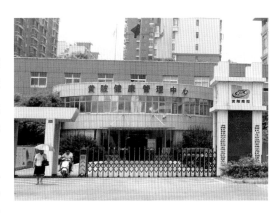

2014年4月，黄陂区健康管理中心成立

与考核；整合全区大健康信息进行统筹协调、统一管理；开展健康管理服务的示范引领作用。

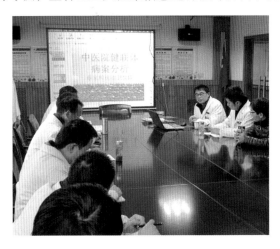

健康管理联合体专家组召开病案分析会

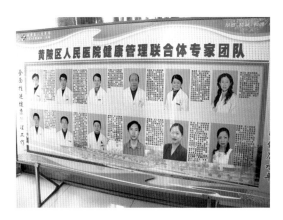

黄陂区人民医院健康管理联合体专家团队

（2）构建健康管理联合体

2014年，黄陂区整合全区医疗卫生资源，构建2大健康管理联合体：区人民医院负责与横店等12家卫生院/社区卫生服务中心组建成为人民医院健康管理联合体；区中医医院负责与六指等8家卫生院/社区卫生服务中心组建成为中医医院健康管理联合体，明确各层级医院的功能定位，充分利用大型综合医院的技术优势和龙头作用，提升基层服务能力，推进形成分级医疗服务模式，保证双向转诊的顺利实施，确保每一位患者能够得到及时救治。

（3）提供全方位技术支持

区疾控中心、健康教育所等 7 家医疗卫生机构为健康管理联合体提供全方位技术支持，指导医院和基层医疗卫生机构开展健康教育、疾病筛查、高危干预、疾病治疗、跟踪随访等工作，实现医防结合，为辖区居民提供全程健康管理服务。

（4）总量控制新农合基金支出

建立"结余留用，超支分担"的机制，实行新农合基金总量控制。根据当年统筹总额，按健康管理联合体所辖区域参合人口数分配基金，年度结余全部或部分归健康管理联合体；超出部分由健康管理联合体与新农合共同分担。"结余留用，超支分担"的管理机制，客观上减少了大处方、大检查，并激发了医疗机构主动提供健康管理服务的积极性。

（5）激励患者就医依从性

2014 年，为了加强患者疾病管理的依从性，提高就医效果，实施了患者激励措施。通过测算，每年从新农合基金中拿出 1000 万元用于对糖尿病、高血压治疗达标的患者进行鼓励，每人每年奖励的额度为 120 元，通过报销新农合之外的药费形式支付，对于未达标或依从性较差的患者，降低第二年的报销比例。通过小小的激励措施，极大地调动了居民接受健康管理的积极性。

（6）扎实推进双向转诊

2014 年，推行基层首诊、双向转诊、上下联动、急慢分治的分级诊疗模式，指导居民合理就医和病人有序流动。健康管理联合体内双向转诊时，只收一次住院起付线，患者可以在综合医院完成手术和主要治疗后，再转到基层医院按方案完成后续的治疗和康复。分级诊疗模式既减轻了三级医院的诊疗负担，也提高了三级医院下转病人的积极性。

（7）强化基层能力建设

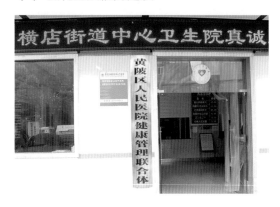
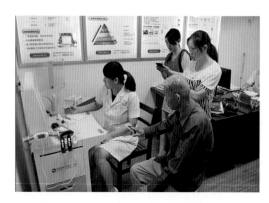

基层利用健康管理联合体实现双向转诊　　　　医务人员利用健康管理一体机
　　　　　　　　　　　　　　　　　　　　　　为居民开展快速体检

通过加强对口支援，充分利用三级医院的教学资源优势，加强基层医务人员培训，将三级医院专家教授、先进技术、管理理念等输入到卫生院/社区卫生服务中心，提高基层医院的服务水平和管理水平。

（8）基层实现防治结合

在基层医疗卫生机构设置健康管理门诊，全部配置健康管理一体机，对前来就诊人群进行快速体检、信息录入、动态健康管理。

每个村卫生室/社区卫生服务站设立健康管理室，配有 2~3 名医务工作人员，专门为居民提供咨询服务、健康指导、就医指导、转诊服务，在基层平台实现防治结合。

3. 单位社区协管

（1）建设健康支持性环境

根据人口分布及空间距离进行科学规划，区政府先后投入两亿多元新建了六座大型综合性健康广场、多条健康长廊和健康步道。

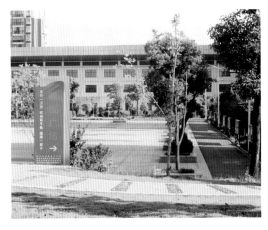

黎元洪健康广场

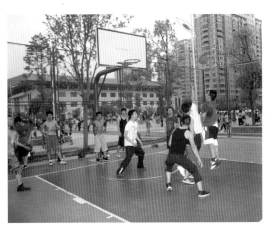

健康广场健身运动

每个社区/村、人群聚集的公共场所均设置健康小屋（健康自测点），配置健身器材及健康宣传栏，使城镇公共设施融入健康元素，为居民提供健康支持性环境。

（2）打造健康展馆

以夯实健康宣教工作为突破口，创新打造健康教育与促进实体平台。2014 年，区政府投入近千万元，打造以"健康"为主题的黄陂健康馆。引导城乡居民树立正确的健康理念、构建健康的生活方式。

黄陂健康馆是集健康知识宣教、群众亲身体验、专家现场教学、人机智能互动、信息平台共享等功能为一体、由实体馆、虚拟馆、互动馆、网络馆等四大板块组成的高科技现代化健康专题展馆。

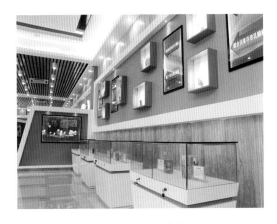

健康馆之生命之殇展区

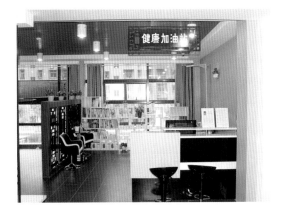

健康加油站

健康馆由上下两层构成，占地面积 1300 平方米。一楼设立了 7 个展区：人类健康概念、人与自然、生命之殇、生命之重、健康生活、健康在行动和生命之光，主要展现了人类与疾病的斗争历史，寻求人与自然和谐共生的现代健康文化。二楼设有 5 个互动展区：茶与健康文化展示、中医健康养生知识传播、健康优生优育知识小屋、健康加油站以及健康讲堂，向参观者展现不同主题的健康知识和健康体验。

"健康加油站"是最受群众欢迎的展区，内设健康自测一体机，通过身份证、IC卡或者手机号识别测量者的身份，测量身高、体重、血压、血氧、血糖、脂肪率和水分等，同时可以进行呼吸训练、九型体质检测，测试完毕后自动生成健康报告，以短信方式发送到测试者的手机上，测试者也可以通过网络远程查看自己的体测数据。对于测试指标出现高危异常的测试者，客服医师会通过短信、电话与测试者联系，提供健康咨询服务。

开馆两年来，参观量已达10万余人次，包括省内外的领导、专家以及兄弟单位的来访者。健康馆先后被评为"全国健康促进与教育示范基地"、"全民运动与健康促进基地"、"青少年健康教育与健康促进基地"、"食品安全与健康促进基地"、"人口健康文化示范基地"、"健康管理联合体健康教育基地"、"青春健康俱乐部"等，成为名副其实的健康教育宣传阵地。

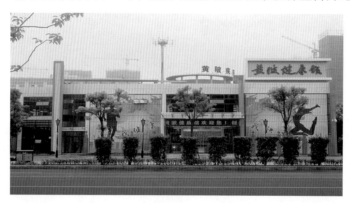

黄陂健康馆

（3）发挥部门职能协管健康

卫生计生与教育部门联合，开展中小学校学生健康管理、青少年视力综合防治；与安监部门联合，开展职业病防治健康管理；与食药监局联合，开展餐饮从业人员健康管理；与民政部门联合，开展老年人医养结合工作；与残联部门联合，开展残疾人康复治疗；与旅游部门联合，在黄陂5A景区，打造木兰健康谷，探索康复旅游、养生旅游、养老旅游等产业。

（4）鼓励社会力量促健康

机关事业单位将职工健康管理纳入单位发展规划，做到领导抓、专人管、有制度、有考核、有预算，实现健康小屋全覆盖。

村、社区积极培育健康管理志愿者服务队伍，选拔积极分子成为"三大员"（养生宣传员、社会体育指导员、健康生活方式指导员），进行专业培训，使其掌握基本的健康知识和健康传播技巧，面向群众开展健康宣教。

4. 家庭个人自管

（1）实施家庭健康提升计划书

街（乡）组建健康管理服务团队，进村入户，开展健康问卷调查、健康信息采集、常规体检等工作，针对每位家庭成员的健康状况，制定家庭健康提升计划书，交由社区医师或村医指导、督促、协助家庭和个人实现健康自管。

（2）利用移动互联网开展远程服务

利用健康档案管理系统，通过上网或使用移动终端，居民可实时查询自己的健康信息，提高了居民自我管理和主动寻求健康服务的积极性；村医、街（乡）卫生院、区健康管理中心等随时查询咨询者或就诊者的个人健康信息，用活了健康档案。

（3）鼓励个人智能化健康管理

充分利用现行的手机 APP 应用程序，建议团体或个人安装运动计步管理、睡眠提醒管理、饮食热量管理等程序，通过个人的自管与监测，提高个人对自我健康状况的关注度与动态了解，从而更好地配合健康管理措施的落实与执行。

（二）强化五项服务

结合黄陂区实际情况，根据健康管理服务内容，针对人群的不同需求，提供了五项服务内容。

1. 开展健康人群的保健服务

结合国家基本公共卫生服务项目，推进全人群健康管理服务。一是大力发展健康体检服务。2014 年，区人民医院和区中医医院均将医院体检中心升级为健康管理中心，完善了体检后的分析、评估、干预、指导等健康管理服务内容。提升卫生院/社区卫生服务中心健康管理服务能力，面向辖区重点人群开展健康体检，当年全区健康体检人数达 21.8 万人，较 2013 年增加近 8 万人，其中机关事业单位体检人数增加 3 倍；二是发挥中医养生保健在健康管理工作中的作用，开展 65 岁以上老年人中医体质辨识、0～3 岁儿童中医调养、孕产妇中医保健、高血压与糖尿病人群中医健康管理等工作。

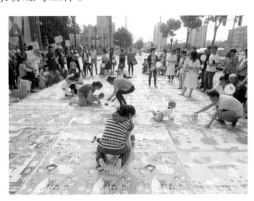
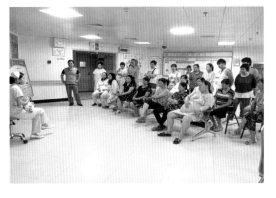

2015 年黄陂区健康宝宝大赛活动现场 　　　黄陂区人民医院举办孕妈妈母乳喂养技巧培训

2. 开展高危人群的干预服务

2013 年，针对黄陂区居民 15 个高风险健康危险因素，全区统筹建设了一批高危干预门诊，制定了全区健康管理机构高危干预联动机制。

健康管理门诊通过系统化、规范化的健康管理服务，将筛查出的符合 15 大健康危险因素的高危干预服务对象进行登记、协助转诊到高危干预门诊，通过科学、个性化、量身定制的干预方案，帮助、指导高危服务对象向健康状态转化，减少慢性疾病的发病率。

（1）区健康管理中心重点建设"三高"干预门诊（即高血压、高血脂、高血糖干预门诊）、高尿酸干预门诊、脂肪肝干预门诊、戒烟门诊；

（2）区人民医院开设糖尿病干预门诊、高血压干预门诊、肿瘤干预门诊、脑卒中干预门诊、心理咨询干预门诊；

（3）区中医医院开设心脑血管病干预门诊、中医养生保健门诊；

（4）区妇幼保健院开设儿童健康保健门诊、孕产妇健康保健门诊；

（5）区血防医院开设肝病干预门诊；

（6）环城社区卫生服务中心开设减肥门诊。

两年来，共干预 19.2 万人，发现处于早期高危状态的人群同比增多了 12.6%，综合干预效果达标者占 7.6%，高血压防控知识知晓率、血压测量率和高血压治疗率均显著上升。

3. 开展疾病人群的管理服务

2014 年，区卫生计生委对健康管理联合体内区、街（乡）医疗机构提出了统一要求，开展系统化、规范化的健康管理服务。

（1）首诊测血压

对前来就诊的 18 岁以上患者，全部进行血压测量。发现异常时，及时建议患者赴高危干预门诊，进行动态监测以便确诊或实施高危干预服务。实施首诊测血压后，高血压早期发现率提高了 21%。

（2）一病两方

对每一位患者开具药品处方时，同时开具个性化的健康教育处方。健康教育处方是门诊医师根据患者的个性化特征（比如肥胖、酗酒、熬夜、吸烟、饮食偏好等）开具的、针对患者本人的保健指导处方。"一病两方"实施后，病人的诊疗管理依从性显著提高，疾病康复时间有了不同程度的缩短。

（3）五师查房

组建由医师、药师、护师、健康管理师、心理咨询师等多角色医务人员组成的健康管理服务团队，联合开展查房工作。针对患者的情况综合制定疾病诊疗、药物配伍、日常护理、饮食搭配、心理调控等全方位、多层次的综合健康干预方案。改变了以往医师一种身份扮演多个角色的"万金油"现象，突显健康管理服务的特色，使健康管理服务真正实现专业化、规范化、系统化发展，形成了团队大于个人、优势互补、取长补短的倍增效应，得到住院患者的热烈欢迎。

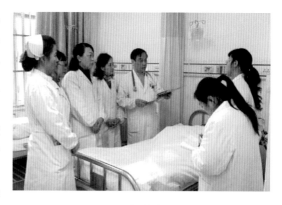

五师查房

（4）院外管理

健康管理联合体依托乡镇卫生院和乡医团队，对健康管理联合体内的出院病人进行全面的跟踪、随访、指导和干预。建立了完善的跟踪随访机制，实现康复病人"生活在家里、小病在基层、管理不间断"的院后服务。

4. 探索医养结合养老服务

针对人口老年化日益显现的现状，为做好老年人的健康服务，黄陂区积极推动医养融合工作，将健康养老工作落到实处。目前，黄陂区有三种形式的健康养老服务模式：

（1）基层医疗机构与辖区政府主办的福利院联合，定期为入住老人进行体检、常见病筛查与诊治，实施医养结合。

（2）在部分基层医疗机构及民营医疗机构内设置老年康复床位，直接为入住老人提供医疗及养生保健等健康服务。

（3）区级医疗机构与区内民营大型养老机构签订健康管理协议，实施医养结合。

通过多种方式的医养结合服务，基本实现了全区老年人健康养老服务全覆盖。2013 年，全区

65 岁以上老年人有 5.8 万，其中因患病影响日常生活、有医养服务需求者近 2000 人，全区共有 1500 张养老病床，供需比为 75%，基本满足医养需求，基本实现老年人"老有所医、老有所养、老有所乐"。

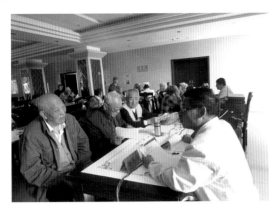
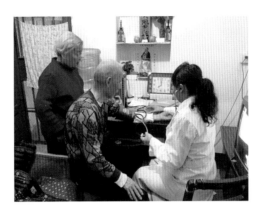

健康管理专家到养老公寓开展医养结合服务　　　　健康管理团队上门服务空巢老年人

5. 开展个性化的健康需求服务

针对自我保健、医疗消费、就医便利以及高端医疗服务的不同需求，开展预约挂号、绿色转诊、特殊 VIP 服务等定制型个性化服务、远程视频专家健康咨询等服务项目，满足人民群众日益增长的多元化健康需求。

四、工作成效

（一）构建了较为完善的健康管理体系

通过两年努力，黄陂区政府以健康为中心，打造了"一个体系、两轮驱动、三医联动、四方管理、五项服务"的健康管理服务体系。

充分发挥政府的主导作用、市场的驱动作用，实现了医疗、医保、医防"三医联动"；通过组建健康管理联合体，加强基层医疗机构能力建设，将"基层首诊、双向转诊"分级诊疗模式落到实处；通过健康管理和健康教育，强化个体对自身健康的责任，提高了患者的管理依从性；通过高危干预门诊，强化高危人群干预，从上游遏制慢性病的发生。

（二）健康管理成效显著

1. 圆满完成预期目标

通过两年建设，人均期望寿命提升 1.27%（2013 年 79.22 岁，2015 年 80.23 岁）；孕产妇死亡率降低 2.43%（2013 年 11.12/10 万，2015 年 10.85/10 万）；婴儿死亡率降低 38.7%（2013 年 4.78‰，2015 年 2.93‰）；构建了区级健康信息平台。

2. 群众的健康素养水平不断提高

城乡居民的自我保健意识显著增强，2015 年到各级健康管理机构接受体检、筛查、理疗、中医养生服务的人群明显增加，服务人次数较去年增长近 20%。

2015 年，城乡居民健康基本知识和理念素养水平 14.9%，健康生活方式与行为素养水平 8.7%，健康基本技能素养水平 13.7%，较 2013 年分别提升了 3.8%、2%、3%。

2015 年，高血压规范管理率 82.87%，糖尿病规范管理率 78.37%，较 2013 年分别增加了 21.44%、16.98%。

3. 健康危险因素得到有效控制

与 2013 年相比，2015 年全区居民成人超重率下降 4.86%，肥胖率下降 1.26%，吸烟率下降 3.46%，饮酒率下降 4.71%，缺乏体力活动率下降 16.22%，人均日食盐摄入量 8 克以下比例提高 12.02%，人均日食油摄入量 30 克以下比例提高 9.86%，人均日食油摄入量 25 克以下比例提高 6.94%。群众健康知晓率和健康生活方式形成率不断提高。

4. 分级诊疗得到全面落实

与 2013 年相比，2014 年黄陂区健康管理联合体双向转诊总人次增加 20.97%，上转人次增加 6.98%，下转人次增加 229.12%，乡镇卫生院病床使用率由 65% 上升到 95% 以上，区内外转病人下降 13%。初步形成了"小病首诊在基层、大型检查在区医院、康复治疗回乡镇"的有序就医格局。

5. "看病难、看病贵"得到基本解决

"双向转诊"保证了社区居民能够得到及时诊疗，"超支分担"客观上控制了"大处方、大检查"的发生，"看病难、看病贵"得到基本解决。

6. 医疗费用过快增长得到有效控制

黄陂区新农合人均住院费由 2013 年的 5572.60 元下降到 2014 年的 3973.53 元，下降比例达 28.70%，基金当年结余 4000 多万元，一举改变了新农合基金连续两年透支的不良局面。

（三）健康管理联合体实现多方共赢

通过组建健康管理联合体，让人民群众在家门口就能享受到专家级的诊疗服务，方便了群众的看病就医问题；通过上级医院对基层医师开展培训，基层医师服务能力、诊疗水平得到较大提高，群众信任度不断增加；通过实行新农合住院基金总额预付，控制了医疗机构不规范的诊疗行为，减少了居民医疗费用指出，保证了基金安全；通过推行双向转诊只收一次住院起付线，打通了病人由上往下转的障碍，推动了双向转诊、分级诊疗模式的实施。

（四）建成一批健康教育宣传阵地和健身场所

开展试点工作以来，建成了 6 个大型健康广场（包括 1 个健康主题公园），20 个健康长廊和健康步道，683 个健康小屋（健康自测点）和健康宣传栏，787 套健身器材，推广全民健身"一二一"生活方式。通过健康馆建设，推动了一批健康广场、健康长廊、健康步道、健康小屋、健康自测点、健身器材、健康宣传栏等健康教育宣传阵地和健身场所的建设，

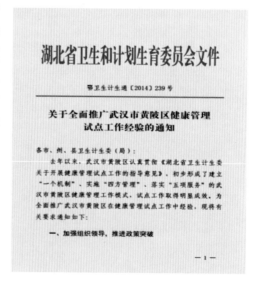

湖北省卫生计生委发文，全面推广武汉市
黄陂区健康管理试点经验

让群众在休闲娱乐的同时，自然地接受健康知识宣传，便捷地享受到健康教育、健康自测、健康体验等健康服务，潜移默化地影响着群众的健康理念和健康知识，激发了群众维护和促进健康的内在意识和潜力，推动了群众健康素养的提升，增加了人民群众的幸福指数。

（五）获得政府和行业高度评价

国家卫生计生委委领导和多个司局领导进行了专题调研，给予高度评价；湖北省政府、卫生计生委对黄陂区健康管理工作给予充分肯定；中国工程院院士、中华医学会、协和医科大学等国内知名专家也对黄陂工作给予了高度肯定；美国杜克大学、美国圣路易斯大学、英国利兹大学、澳大利亚格里菲斯大学等大学院校、学术团体先后来黄陂区交流、参观健康管理工作。

黄陂区人民政府医疗惠民、便民案例（健康管理工作）荣膺 2015 年度"全国民生改善十佳典范城市"荣誉称号；黄陂区"健康管理联合体实现医防结合"案例成功入选 2015 年度"推进医改，服务百姓健康"十大新举措；黄陂区荣获全国健康教育与健康促进示范基地、国家慢性非传染性疾病综合防控示范区、全国农村中医药服务示范区、国家卫生应急综合示范区、健康湖北全民行动示范区、湖北省健康促进示范区、湖北省农村卫生及新农合工作示范区、湖北省农村居民健康工程先进区等多项荣誉称号。

（六）人民群众满意度高

第三方评估显示，2015 年，一般人群对健康管理的总体满意度为 76.8%，满意度最高的是健康管理服务的"方便程度"，为 85.8%，其次是卫生服务人员的"服务态度"，为 82.4%，居民对健康管理服务"满足需要程度"的满意度为 70.9%，对健康管理"改善健康效果"的满意度为 67.0%，以上数据表明辖区居民对健康管理的感受比较明显。

时值"十三五"开局之年，下一阶段，黄陂区政府将以"大健康、大卫生、大黄陂"的发展格局，牢固树立"创新、协调、绿色、开放、共享"的发展理念，坚持将健康融入所有政策，全面治理健康环境，将健康管理工作进一步做实、做出成效，为推进"美丽中国"、"健康中国"、"平安中国"建设作出更大贡献。

（武汉市黄陂区人民政府　吴祖云/黄陂区卫生计生委　刘建华　供稿）

 专家点评

湖北省武汉市黄陂区健康管理试点工作是黄陂区政府实施"全民健康"民生工程的一项重大措施，目的是通过向居民提供全生命周期的个性化的健康管理服务，减少疾病发生，降低医疗费用，提高人民群众的健康水平。试点工作启动 3 年来，秉持"以人为本，以健康为中心"的理念，积极探索、大胆创新，逐步建立起"四方管理、五项服务"的健康管理模式，取得了较好成效，是探索医改新路径的有益实践。

"四方管理"首先明确了政府、专业机构、社区和个人在维护健康方面承担的责任，明确了各自的角色和工作任务，即政府发挥领导、组织、管理、协调的作用；专业机构负责业务指导、技术支持、考核评估；单位社区提供支持性环境，开展不同场所健康教育和健康促进活动；个人和家庭是落实健康管理的主体，居民通过移动终端，及时查询和实时监测自己的健康管理情况，了解自我管理的效果。

"五项服务"则是按照健康干预的不同策略，将目标人群分为健康人群、高危人群、患病人群、老年人群、特殊人群 5 类，对每类人群制定不同的干预方案，提供有针对性的健康服务，提高了服务的公平性和可及性。

　　此外，"健康管理联合体"（健联体）是在试点工作中创立的特色工作机制，通过区域内大医院和基层医疗卫生机构结成"联盟"，一方面充分发挥了大型综合医院的技术优势和龙头作用，有利于医疗卫生资源的优化配置和适宜技术的推广应用，提升了基层服务能力；另一方面，加快了信息的互联互通，保证了双向转诊的顺利实施，促进了"基层首诊、双向转诊、上下联动、急慢分治"的分级诊疗模式的形成。

　　通过项目评估，反映出黄陂区的健康管理试点工作取得了一定成效，居民健康素养水平提高，健康危险行为有所改善，医疗费用过快增长趋势得到有效控制。

大连市健康指导员试点工作

关键词：8 名专职指导员；141 名兼职指导员；20 户家庭/人/月服务；家庭健康管理员；66.5% 的家庭食盐量下降，64.5% 的家庭食油量下降；对 4.8 万老人开展了中医体质辨识；截至 2015 年，高血压规范管理率为 70.9%，糖尿病规范管理率为 73.4%

2004 年，大连市启动了健康城市建设。经过十多年的努力，全市的健康环境不断改善，健康服务不断完善，人民群众健康意识和健康需求不断提高。为进一步做好健康教育与健康促进工作，推动国家基本公共服务项目的有效落实，2012 年，大连市开展健康指导员试点工作，取得了初步成效。

一、背景

2010 年，大连市开展了健康城市基线调查和市民健康生活方式状况调查，对大连市居民生活方式和主要健康问题进行了系统的评估。

（一）慢性病发病率逐年上升

2009 年，大连市区居民主要死因为心脑血管疾病、恶性肿瘤、呼吸系统疾病、内分泌、消化系统疾病，占市区居民各种死因的 87.79%。2005—2009 年住院病例监测结果表明，高血压、糖尿病、脑卒中和冠心病四种主要慢性病的发病率均呈上升趋势。

（二）不健康生活方式普遍存在

19.2% 的居民每日食用油少于 30 克，20.6% 的居民每日食用盐少于 6 克；19.3% 的居民超量食用蛋类、肉类、海产品等动物性食品；31.8% 的居民基本不喝奶及奶制品；城乡居民足量摄入水果的比例较低。

51.8% 的居民身体活动不足，62.4% 的居民每天平均静坐时间超过 3 小时，居民吸烟率为 22.8%，其中男性吸烟率达到 43.3%。

（三）个性化健康教育需求强烈

居民对慢性病防治、饮食、运动、心理、伤害知识需求较高。其中 83.7% 的居民获取健康知识的主要途径为电视、广播等大众传媒，个性化健康教育服务开展较少，需求旺盛。

二、工作策略

组建健康指导员队伍，向辖区居民提供上门随访、慢性病管理、生活方式指导，切实提高辖区居民健康素养水平和慢性病患者自我管理能力。

三、队伍组建

2012 年启动健康指导员建设工作。健康指导员分为专职和兼职两类。

（一）专职健康指导员

1. 选拔途径
一是通过各基层医疗卫生机构推荐，经市、区爱卫办和健康教育专业机构考核确定；二是通过大学生储备计划和"三支一扶"等渠道选聘。（"三支一扶"是指大学生在毕业后到农村基层从事支农、支教、支医和扶贫工作。）

2. 选拔条件
（1）大学本科及以上学历，医学相关专业的毕业生。
（2）身体健康。
（3）经过专业机构的培训能够掌握健康管理相关知识和技能。
（4）乐于从事社区居民健康管理工作。

3. 选拔人数
第一批全市招募 8 人，其中西岗区 4 人。

（二）兼职健康指导员

1. 选拔途径
一是经各区爱卫办推荐，市爱卫办确认；二是通过报纸、广播等主流媒体发布公告，经市爱卫办和健康教育专业机构确认。

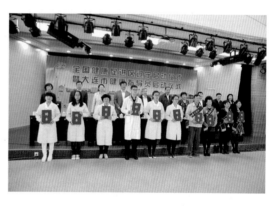

为大连市专兼职健康指导员代表颁发聘书

2. 报名条件
（1）身体健康。
（2）热心公益活动。
（3）经过专业机构的培训能够初步掌握相关健康知识和技能。
（4）乐于从事社区居民健康管理工作。

3. 选拔人数
第一批全市招募 141 人，其中西岗区 56 人。

四、职能定位

（一）专职健康指导员工作职责

1. 开展区域健康教育与健康促进需求评估。
2. 宣传医药卫生体制改革相关政策信息，介绍基层医疗卫生机构便民利民服务举措。
3. 深入辖区为居民提供个性化的健康教育与健康促进服务。
4. 为辖区高血压和糖尿病等慢性病人群提供的防治服务。

5. 组织辖区居民成立健康自我管理小组。

6. 协助做好居民健康档案建立和基本公共卫生健康教育工作。

（二）兼职健康指导员工作职责

1. 参与并带动身边的亲朋好友参与各类健康教育与健康促进活动。

2. 为各类健康促进活动的开展提供力所能及的服务与支持。

3. 兼职健康指导员较多的单位可组建健康指导员团队，开展特色健康服务项目。

五、组织管理

（一）管理办法

大连市爱卫会出台了《大连市健康指导员试点工作实施方案》，从工作原则、工作目标、试点单位、职责分工、选拔及培训、工作方式和保障措施等 7 个方面，对试点工作提出了明确的管理要求。

（二）政策保障

为了鼓励专职健康指导员积极从事健康管理工作，大连市爱卫会制定了《大连市健康指导员管理办法》，出台了一系列保障政策。

1. 针对专职健康指导员选聘渠道来源不一的情况，出台政策，稳定队伍，建立长效机制，使专职健康指导员安心工作。

2. 对于通过大连市高校毕业生储备计划和"三支一扶"考试招募的健康指导员，享受原渠道待遇；对于其他渠道招募的健康指导员纳入市政府公益性岗位，享受相关工资、福利和社会保险待遇。

3. 2015 年，大连市财政列支 12.8 万元用于为专职健康指导员工作发放补贴，8 位专职健康指导员每人每月补贴 2000 元。西岗区财政专项拨付 60 万元用于以健康指导员为重点内容的健康促进区建设。

（三）人员培训

1. 培训内容

针对专职健康指导员，重点培养慢性病、传染病防治常识，健康生活方式指导，人际沟通技巧与方法，资料收集与利用，健康自我管理小组工作方法，目的是让专职健康指导员掌握健康教育与健康促进相关理论、知识和健康管理的方式、技巧。

对兼职健康指导员的培训，以健康相关常识和工作沟通技巧为主，目的是让专职健康指导员

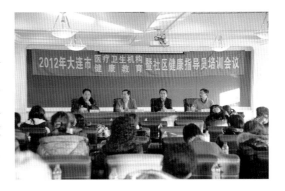

组织开展大连市专兼职健康指导员业务培训

掌握科学、准确的健康常识，确保传播知识的正确性，同时提高其社会动员能力。

2. 培训方式

培训形式通过集中培训、专题讨论、同伴教育和自学等方式进行。由疾病预防控制机构和健康教育机构的相关专家为专、兼职健康指导员授课。

（四）指导考核

1. 制定考核评分表

对专职健康指导员的考核，从个体化健康指导、基本公共卫生健康教育服务、慢性病管理、健康自我管理小组、健康需求评估和日常管理等六个方面制定考核评分表，满分 100 分。

2. 考核实施

由市、区爱卫办组织，市、区健康教育专业机构负责具体考核工作。

3. 考核结果

专职健康指导员综合考核结果超过 80 分为"优秀"，超过 60 分为"称职"，低于 60 分为"不称职"。

4. 奖惩机制

对于专职健康指导员，连续 3 年被评为"优秀"，在日后基层医疗卫生机构招聘事业编制时给予一定的政策倾斜。

对于兼职健康教育指导员考核"优秀"，给予发放荣誉证书和纪念品等奖励。

被评为"不称职"的专职健康指导员将视情况进行诫勉谈话，帮助分析原因，制定具体整改措施。

六、主要工作

（一）专职健康指导员

1. 上门指导

每人每月至少深入 20 户家庭开展上门服务，为居民测量血压、发放健康教育资料、建立健康档案，宣传卫生计生政策，尤其是国家基本公共卫生服务等信息。

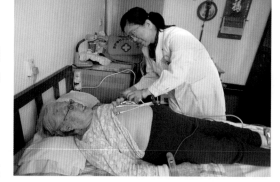

入户为居民提供个性化健康服务

2. 实施家庭健康管理员制度

（1）家庭健康管理员的选择

根据家庭成员特点和居民意愿，帮助入户家庭选择一名家庭成员作为家庭健康管理员。

（2）指导培训

为家庭健康管理员讲解健康生活方式和健康素养等健康常识，解答家庭健康管理员提出的相关健康问题，对有就医需求的家庭提出合理化建议。

（3）家庭问题评估

指导家庭健康管理员收集家庭成员的基本健康状况和生活方式等信息，评估家庭成员存在的健康问题和健康危险因素。

（4）制定健康教育处方

根据健康问题评估结果，从合理膳食、适量运动、戒烟限酒和心理平衡等四方面给家庭成员提供适合个性化的健康生活方式指导，指导家庭健康管理员制定饮食、运动和用药等健康干预措施，并以健康教育处方的形式确定下来。

（5）管理目标考核

督促家庭健康管理员按照健康教育处方管理全家人的健康。

定期随访评估家庭成员健康生活方式践行状况，对行为改善明显的家庭给予毛巾、香皂等小礼品奖励。

对于行为改善不明显的家庭，增加同家庭健康管理员沟通和随访次数，督促其改善行为。

3. 实施慢性病管理包干制

（1）建立健康档案

利用日常诊疗活动、面对面随访和健康体检等契机，做好慢性病患者资料的收集和整理，为慢性病患者建立健康档案。

（2）做好随访和体检

对高血压患者，每年至少提供4次面对面随访服务和1次较全面的健康体检。

对糖尿病患者，每年为其检测4次空腹血糖、提供至少4次面对面随访以及1次较全面的健康体检。

（3）提高患者健康管理能力

对于高血压患者，帮助分析危险因素，发放控盐、控油勺，以便更好地控制盐和油摄入量；帮助制定运动和减肥计划，鼓励有吸烟行为的患者戒烟；用药依从性不好的患者纳入"小剂量联合用药微机防治网络管理项目"促进其规律用药。

对于糖尿病患者，帮助调整饮食、运动、用药等方面健康行为；指导其掌握血糖监测、胰岛素注射和预防并发症等方面的技能。

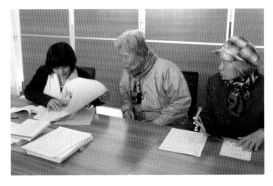

为慢性病患者建立健康档案

4. 组建健康自我管理小组

（1）协调活动资源

专职健康指导员协调街道、社区居委会和社区卫生服务中心，为健康管理小组开展活动提供必要的场地、设备、书籍和影音资料。

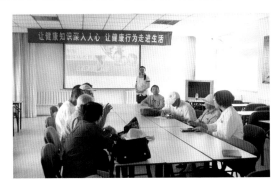

健康自我管理小组开展活动

（2）制定学习活动方案

在健康自我管理小组组建初期，专职健康指导员为每个小组分别制定了具体、可操作性强的学习活动方案。

活动步入正轨后，健康指导员指导各自我管理小组自行制定活动计划。

（3）组织开展学习活动

每年每个小组开展集中学习活动不少于4次，专职健康指导员为每次活动开展情况做点评和总结。

健康自我管理小组成员轮流担任主讲人，介绍自己近期学习情况，分享维护健康和管理疾病心得，其他人员提问或补充。

3 年来，西岗区专职健康指导员组建了以慢性病管理为主要内容的健康自我管理小组 23 个，人员超过 300 名。

（二）兼职健康指导员

1. 配合基层医疗卫生机构开展工作

（1）根据辖区基层医疗卫生机构年度计划，发放健康教育活动通知，动员身边的居民和亲朋好友参与健康讲座和健康咨询等基本公共卫生健康教育活动。

（2）张贴健康教育宣传海报，协助发放健康教育宣传资料和宣传品。

（3）配合基层医疗机构开展健康宣传资料和健康讲座效果评估，主动参与居民健康素养调查等相关调查研究，为辖区健康教育与健康促进工作计划的制定建言献策。

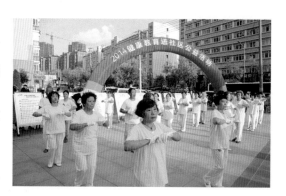

组织居民参与健康广场舞展演

2. 组织开展全民健身活动

（1）组建了一批大秧歌、广场舞、健身操和太极拳队伍，将健康理念融入全民健身活动，指导辖区居民科学运动。

（2）动员居民参与趣味运动会、徒步大会和万人太极拳展演等不同类型的全民健身运动。

3. 培育健康教育宣讲员

（1）培养具有医学背景的兼职健康指导员成为社区健康教育宣讲员。

（2）参与"专家来到我身边"专属健康教育定制活动，为辖区居民提供权威的健康指导和实用健康知识。

（3）2015 年，大连市西岗区兼职健康指导员作为主讲人参与市级、区级和各基层医疗卫生机构组织的健康教育讲座 17 场次，受众达 1500 余人次。

（三）拓展工作

在兼职健康指导员招募过程中，很多一级、二级医疗机构的专业人员参与了报名，利用自身行业优势，开展特色服务项目。

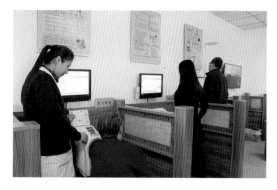

指导居民利用 365 市民中心开展健康促进活动

1. 开展"儿童护眼"行动

大连市西岗区妇幼保健院对辖区学生开展视力评估、眼疾筛查和建档工作。对发现的弱视、斜视儿童均通过"绿色通道"进行转诊和规范治疗。

经过两年多的努力，大连市西岗区早期发现弱视、斜视倾向儿童占筛查总数的比例已从 2014 年的 10.5% 降为 2015 年的 8.6%。

2. 开展中医"治未病"行动

对老年人开展中医体质辨识，结合现代医学

的检验、检查等，进一步确定身体的健康状况，给予精神养生、饮食养生、运动养生、针灸推拿养生和药物养生等方面的指导。

截至 2015 年底，大连市西岗区已开展中医体质辨识的老年人达到 4.8 万人，占辖区全部老年人数的 95% 以上。

3. 开展"365 健康服务"行动

依托大连市西岗区"365 工作体系"，在 7 个街道建立了"365 市民中心"，在 45 个社区建立了"365 工作站"，为市民提供全年无休的健康服务。

"365 市民中心"设有自助健康体检设备，可以为居民免费测量人体基本数据、人体成分、血压和血糖等健康指标，工作人员为前来体检的居民建立健康档案。

"365 工作站"设有健康教育资料取阅架、卫生计生政策宣传栏和计生药具发放专柜，有专兼职工作人员为居民提供相关咨询服务。

七、成效

（一）工作队伍执行力得到加强

经过 3 年的努力，组建了一支 149 人的专兼职健康指导员队伍，建立健全了健康指导员管理体制和工作机制，使全市健康教育工作队伍得到壮大，工作执行力得到提升。

（二）居民健康危险因素得到控制

经过 2 年多的干预，在建立家庭健康管理员的家庭中，66.5% 的家庭食盐摄入量下降，64.5% 的家庭油和脂肪摄入量下降，87.5% 的家庭蔬菜和水果摄入量增加；85.5% 的家庭经常运动，17.5% 的家庭饮酒次数及饮酒量减少，家庭吸烟率没有明显改变，但有 5 人成功戒烟。

（三）市民参与度得到提高

2013 年，大连市西岗区全年参与各类健康促进活动的人数为 19 万余人次，2015 年上升到 25 万余人次。

高血压规范管理率由 2013 年的 63.2% 上升为 2015 年 70.9%；糖尿病规范管理率由 2013 年的 63.7% 上升为 2015 年的 73.4%。

（四）健康教育服务质量得到提升

扩宽了健康教育服务领域，促进了基本公共卫生服务项目的有效落实。

满足群众对个性化健康教育服务的需求，弥补了传统健康教育模式在个体化、差异化健康服务方面的欠缺。

健康自我管理小组的组建，发挥了专业机构的技术优势，调动同伴教育的积极性，对慢性病的源头控制和社区综合干预起到积极作用。

（大连市爱国卫生运动委员会/大连市西岗区人民政府/大连市健康教育中心　供稿）

专家点评

养成合理膳食、适量运动、戒烟限酒、心理平衡的健康生活方式，有助于预防心脑血管疾病、恶性肿瘤、呼吸系统疾病、糖尿病等慢性病的发生或进展。在广泛开展公众健康教育的基础上，通过健康指导员实施针对性强、个性化的健康行为生活方式指导，对于提高公众健康素养，提升其健康管理能力具有切实有效的作用。

健康生活方式指导员通常是指掌握了较多健康生活方式知识和技能，能够承担起家庭和社区健康教育、健康生活指导作用的社区成员。他们在社区卫生服务机构的专业人员帮助下，通过向家人、亲朋传授健康生活方式，以及利用社区的公告栏、橱窗等多种形式，对社区居民宣传慢性病防控知识，起到了"一传十，十传百，百传千千万"的效果。

在本实践案例中，大连市基于健康城市建设的成效，进一步厘清居民主要健康问题及其影响因素，并建立健康指导员队伍，对居民实施个性化健康教育服务，取得了一定的效果。该案例的亮点如下：

1. 明确了健康指导员队伍的募选、管理和培训机制以及职能定位，尤其是经费保障和激励机制，为保持这支队伍的稳定性提供了保证。

2. 工作中发挥健康教育专业机构的技术指导和支持作用，将健康教育相关理论、技能引入对指导员的培训，使健康教育融入慢性病防治工作中，保证慢性病健康教育的科学、规范、可持续开展，提高工作效果。

3. 根据群众需求及工作实际，设置专、兼职健康指导员并明确选拔途径和职能定位，既有专职健康指导员责任到户，又有兼职健康指导员的同伴教育活动，保证慢性病健康教育工作点面结合，既有深度又有广度。

4. 在健康指导员的基础上，设立家庭健康管理员，有助于家庭成员生活方式的实时追踪，保证了家庭健康干预目标的实现。

通过健康指导员试点工作实施，拓宽了健康教育服务领域，促进了基本公共卫生服务项目的有效落实。试点工作适应群众对个性化健康教育服务的需求，弥补了传统健康教育模式在个体化、差异化健康服务方面的欠缺。希望今后健康指导员工作与基本公共卫生服务更紧密结合。

武汉市学生视力健康促进与健康管理实践

关键词：历时 10 年；学生视力低下；健康管理；92 所学校；3 项监测；3 重干预；3 方共管；系列学生视力健康管理手册；724 场班主任培训；1645 场视保员培训；1250 场家长培训；3292 场学生视力健康教育课；全市视觉环境监测；预警干预；信息化建设

一、背景

2004 年，武汉市中学生视力健康状况抽样调查显示：学生视力低下率为 63.8%，高于全国平均水平。50% 以上的教师和家长缺乏视力保健的基本知识，41.6% 的视力低下学生未采取任何措施。武汉市视力低下的学生，98% 是单纯性近视，除有一定的遗传因素影响外，主要危险因素是不良的视觉环境和视觉行为。

调研报告引起了当地党政领导的高度关注，2005 年武汉市政府决定启动学生近视眼防控工作，并作为长期、持续促进青少年体质健康的重要惠民工程纳入统筹规划，由市政府下发文件直接督办。2009 年，教育部将武汉市确立为全国"学生近视眼防控工作实验区"。近年来，武汉市在学生近视眼防控工作方面不断开拓创新，为全国提供了可借鉴的工作模式和经验。

二、工作目标

力争使学生视力健康促进与健康教育网络全覆盖，视力健康管理服务工作深入、有效开展，形成常态化，逐步实现学生"不近视、迟近视、慢近视、低近视"。

三、主要做法

创建"四四三"工作模式，即"政府主导、专家指导、部门配合、社会承办"四位一体的工作机制；"健康教育、监测预警、综合干预、动态管理"四大工作内容；"三项监测、三重干预、三方共管"三项工作方法。从组织管理、视力健康管理服务与具体工作方法上全面推进学生视力健康促进与健康管理工作。

（一）四位一体的工作机制

1. 政府主导，创新机制

（1）政策支持

2005—2015 年间，武汉市学生视力低下防控工作经历了"查病治病""综合防治""视力健康管理"三个阶段的研究与实践。

依据专家论证结果，武汉市政府于 2005 年下发《关于加强青少年视力低下防治工作的通知（武政办〔2005〕110 号)》文件，要求在全市开展学生视力健康促进与健康管理行动。为认真贯彻落实《中共中央、国务院关于加强青少年体育增强青少年体制的意见（中发〔2007〕7 号)》，2009 年，又相继下发了《关于印发武汉市青少年视力低下综合防治实施方案的通知（武政办〔2009〕7 号)》和《关于做好学生近视眼防控工作提高视力健康管理公益服务水平的通知（武政办〔2013〕25 号)》专项文件，明确工作目标、任务和措施，推进学生近视眼防控工作持续深入开展。

（2）成立领导小组

为广泛调动各部门参与学生视力健康促进，确保组织领导和协调工作顺利落实，成立了市中小学生视力健康管理工作指导委员会。由分管副市长牵头，市政府办公厅、教育、卫生、科技、财政及团市委等多部门负责人为成员，形成统一的领导体系。

（3）建立组织管理工作网络

在市教育局体卫艺处设立市学生视力健康管理办公室。成立了由市、区教育局局长和学校校长牵头的区、校学生视力健康管理领导小组，形成市、区、校三级组织管理联动。

2. 专家指导，科学决策

成立了由公共卫生、眼科眼视光等多学科专家组成的市中小学生视力健康管理工作专家委员会，负责科学研究与技术指导工作。

3. 社会承办，统一管理

市政府引入社会力量，设立了武汉市青少年视力低下防治中心（简称：市视防中心)，将其作为学生视力健康工程实施主体。在专家委员会技术指导、教育部门组织安排、卫生计生委业务管理下，以团市委社会活动中心为基地承担全市青少年视力低下防控工作及社会、家庭、学校、学生的视力健康促进与教育工作。

4. 管办分离，跟踪督导

市政府建立监督评估管理机制，将"防近"工作纳入市、区、校级教育绩效考评，每年对市各相关部门、市视防中心的工作进行检查评估。教育部门从组织管理、制度建设、健康教育、工作实效、考核办法五项内容上，制定"防近"工作考核方案。

确定 92 所视力健康重点监测学校，在市视防中心的技术指导下，以点带面，全面推进学生视力健康管理，对组织领导、人员培训、宣传教育、班级日常保健、视力监测、学校防控管理、家校互动七大重点工作的落实情况进行效果评估，对学生视力低下新增率进行排名、通报。

（二）四大工作内容

1. 健康教育

（1）健教覆盖，转变观念

市视防中心以学校、家庭为平台，打造学生视力健康促进与教育网络，协调教育工作者、家长共同为学生营造支持性视力健康环境。以视力健康管理为主线，针对不良的视觉环境和行为，广泛开展视力健康教育，倡导视力健康生活方式，推进视力健康管理服务，转变"以治代防、以防代管"的社会观念。

（2）分类培训，组建队伍

1）开展分类培训

以学校为阵地建立群防群控队伍，形成健康教育阵线。从政策角度出发，对分管领导、校长进行培训，加强责任意识，引起高度重视；从专业技术角度出发，对校医、班主任进行培训，增强工作信心、传授防控方法；从健康知识和技能角度出发，对学生视保员、学生、家长进行培训，督促学生养成良好的用眼行为。

2007—2015 年，分区、分期、分批对学校分管领导、校医（保健老师）进行了多轮政策及视力保健专业技术、工作方法培训，累计开展了班主任培训 724 场，视保员培训 1645 场，家长培训 1250 场；开展学生视力健康教育课 3292 场，共 36.07 万人次。

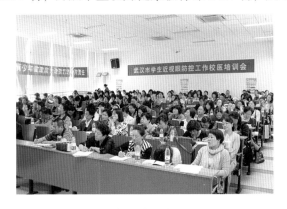
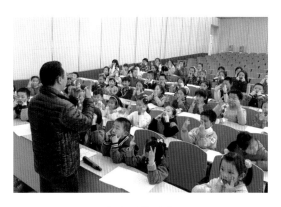

校医培训会　　　　　　　　　　　　　　视保员培训会

2）培养视保员，开展自主管理

为有效提升学生自我保护意识，同时减轻班主任负担，提升工作效率，市视防中心在实践工作中进行创新，指导学校建立学生视保员制度。培训视保员配合班主任落实班级学生视力健康管理工作，形成学生自主管理机制。

（3）统一编发资料，提高宣教质量

统一编制《学生视力健康管理手册》《学生视力健康管理学校工作手册》《学生视力健康管理家长手册》《近视眼防治指南》《学生近视与视力健康管理》DVD 科教光盘，视力保健宣传画，眼保健操图等防近教育资料。累计发放数达 180 多万份。

（4）创新形式开展视力健康宣传教育

1）创办学生视力健康教育馆

2010 年市视防中心创办视力健康教育馆，以影视、互动、图文并茂的形式，传达科学视力健康管理知识，配置专职健康教育人员。市教育局将参观《视力健康教育馆》纳入学生假期社会实践行动。截至 2015 年底，累计接待学生、家长 20 多万人次。

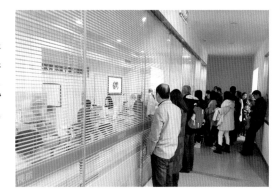

孩子在家长带领下接受监测和预警

2）创建学生视力健康体验馆

市视防中心通过与德国卡尔蔡司光学公司合作，创办了《学生视力健康体验馆》，通过全面视力健康监测与近视预警体验，提高家长对视力健康管理的认知，辅以健康教育引导，提升家庭参与视力健康促进行动的积极性。

3）开展多形式的宣教活动

宣教活动是传播视力健康知识的重要形式。本项目充分发挥教育工作者职业优势，设计贴近学生学习、生活的宣教活动，使宣教效果更加深入人心。例如，市教育局、市视防中心以全国爱眼日为契机，在全市各区校开展以视力健康促进与教育为主题的说课、演讲、表演及板报制作等活动，并通过评选，开展巡讲、巡展、巡演。

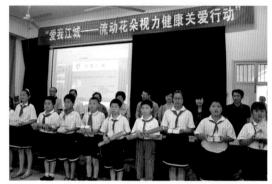

市视防中心还运用网站和学校信息发布工具开展宣传教育，提供技术指导，使视力健康知识快速、准确地传达至目标人群。

为从社会层面进一步转变观念，扩大宣教活动的辐射范围和受众面，市视防中心在市青少年宫、社区、乡村等地举办视力健康免费检测和大型咨询活动，与市教育局、团市委、市疾控中心、武汉晚报合作，面向全市百万学生开展爱眼知识大赛、赠发爱眼报等科普宣传资料。在社会宣传媒体平台进行学生视力健康教育，如制作《找回"失去"的视力》动漫公益短片在公众媒体进行播放，在湖北电视台《健康金管家》栏目制作学生近视专题节目。

组织"爱我江城-流动花朵视力健康
关爱行动"大型活动

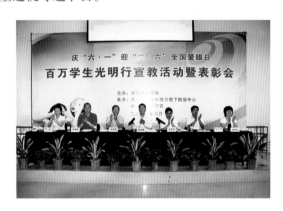

爱眼日"百万学生光明行"宣教活动暨表彰会

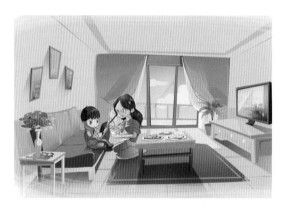

《找回"失去"的视力》动漫公益片

2. 监测预警

自2007年起配置8辆视力健康监测流动服务车，在市教育局统一组织下，在全市各中小学校开展视觉环境、视觉行为、视力健康状况"三项监测"，对学生视力状况进行科学预警。

（1）视觉环境监测

在监测学校各年级抽取一个班级，对学生视觉环境，包括教室采光、照明、黑板、课桌椅、灯具配置等进行科学监测，按国家规定的卫生标准做出评估，并将监测评估结果反馈至学校，提出改进措施。截至2015年底，已对全市13 624个班级进行了视觉环境监测，监测结果反馈率达到100%。

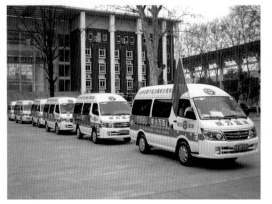

配置统一的流动监测车

（2）视觉行为监测

根据中小学生身心发展特点，结合我国的文化背景，经过反复科学论证，从生理功能、情感心理、社会活动能力、视功能和身体功能四个维度选出 22 个评价指标进行监测。截至 2015 年底，已对 150 多万人次在校生进行了视觉行为调查，并将行为调查结果录入电子信息库，供家长查询。

（3）视力健康状况监测预警

学生处于眼屈光发育敏感时期（3～18 岁间），了解视力健康状况各项指标，是科学预警和循证，采取干预措施，实施视力健康管理，促进健康的前提。学生视力健康管理监测预警通过全面

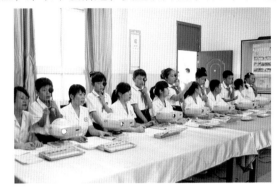

学生在校接受视力健康状况监测

监测，获得精准数据，进而掌控发育过程，实现健康管理目标。在视力健康状况监测中最客观地反映眼发育本质的数据体现在眼生物学监测中，对于判断视力健康走势比传统的主观视力、屈光监测意义更重要，可显著提高评估预警效率及精准度。市视防中心研究制定监测预警评价体系，形成了一套可操作的规范、流程，通过视力、眼屈光、眼生物三个层面的监测，可针对学生眼发育危险指标进行精准分析评估与预警。

1）视力监测：中小学生每学期进行 2 次视力检测，实现全市百万学生裸眼视力检测每年全覆盖，市视防中心进行跟踪复检，复检率达 20%。

2）动态眼屈光状态监测：每年入校对一、四、七年级学生进行动态眼屈光分类检测，每三年轮流一次，通过监测筛选出高危预警人群，及时进行针对性干预指导。截至 2015 年底，累计进行动态眼屈光分类检测 120 多万人次。

3）眼屈光生物学要素监测：通过"学生视力健康体验馆"为 3～7 岁发育关键期儿童青少年进行免费监测建档、调动家长参与的主动性，督导家长每年定期完成孩子眼屈光生物学要素监测建档，及时掌握孩子眼发育状况，为实施健康管理提供完整的基础数据，从深层次、个性化专项干预角度维护和促进视力健康。

4）近视预警

通过从视力、眼屈光、眼生物三个层面的监测数据进行分析评估，对青少年近视做出近视高危、加深高危及并发症高危三个级别的预警，对指标正常群体进行健康教育与日常管理，指标异常群体进行进一步检查，根据检查结果制定针对性的干预方案。

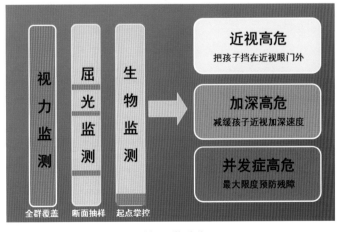

近视预警系统

3. 综合干预

根据监测结果，针对性地实施"视觉环境和行为""眼生理""光学"三重干预。

（1）视觉环境和行为干预

指导学校、家庭为孩子学习提供符合卫生要求的视觉环境。

针对小学一年级新生发放握笔器、配置矫姿课桌，抓住关键时期，矫正学生的不良读写姿势，培养学生正确的读写习惯。

编制《学校班级视力健康管理工作手册》，每班培训 2 名学生视保员，配合班主任，抓住握

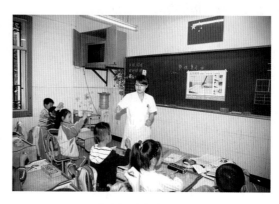

学生视觉行为干预

笔姿势、眼保健操、课间远眺、室外活动等主要环节，规范班级自主管理，落实班级学生视力健康管理。

对握笔姿势正确率、眼保健操规范度等学生视觉行为指标进行抽查与指导，协助学校督促纠正孩子不良的视觉行为。

以《告家长书》等方式指导家长为孩子提供良好的视觉环境，从小培养孩子正确的视觉行为习惯，最大限度地减少学生眼发育期高强度近距离用眼。

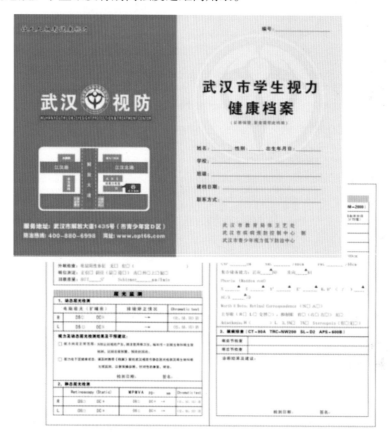

学生视力健康档案

（2）眼生理干预

以眼生理功能的专业训练为主体，家庭训练为巩固，日常锻炼为辅助，针对不同个体进行不

同级别干预。指导学校、家庭加强乒乓球、羽毛球等有益于日常眼肌锻炼的体育活动，提倡积极开展科学规范的专业眼肌训练，采取家庭眼肌锻炼等措施，增强学生眼生理功能，适应近距离用眼需求，抵御眼轴异常增长。

（3）光学干预

正确认识不同光学干预方法的特点，指导实施科学的光学保护和光学矫正。根据学生的视力健康状况，正确使用光学保护器具、眼镜等。

4. 动态管理

（1）建立数据信息库

建立学生视力健康档案信息库，并不断更新完善档案动态监测记录，现已拥有学生视力健康纸质和电子档案 60 多万份。通过分析，与历史监测数据进行对比，掌握学生视力变化情况，及时将信息反馈给学生。

（2）对档案数据进行分析

对档案数据进行分析，建立个人、班级、学校、区、市学生视力健康分析报告，通过网站平台端口，实现《武汉市中小学生视力健康档案》

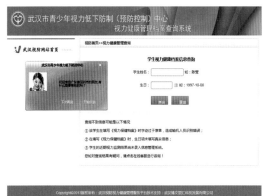

学生视力健康管理档案查询系统

共享，为学校、班级、学生家长提供及时的信息与干预指导建议。

（3）建立互联网＋智能管理平台

开发互联网＋智能设备、APP 应用，跟踪学生视力健康管理各个环节，通过移动设备进行监测数据采集、分析反馈，以互动、提醒等方式，对学生日常不良用眼行为、习惯进行管理，对干预实施情况进行跟踪，帮助持续维护学生视力健康，大幅提升健康管理服务效率。

（4）实施三方共管

为保障视力健康管理工作措施落到实处，由"学校、家长、市视防中心"三方对学生视力健康齐抓共管，使工作环节上不出现"空档"。学校负责教育、组织管理和督导；家长负责履行家庭对孩子的视力健康责任，采取个性化的视力健康管理行动；市视防中心负责技术服务与动态管理。

（三）社会动员，多方参与

广泛动员社会各界以灵活多样的形式参与视力健康促进，扩大社会影响，营造支持性的视力健康环境，使社会、学校、学生、家长各自履行对健康的责任。

1. 开展政策倡导

市视防中心与科研院校合作，联合预防医学、临床医学、康复医学和管理学等多学科技术力量，促进了视力健康科技成果迅速转化应用。例如，通过近 10 年的研究与实践，制定了《青少年视力低下综合防治实施方案》、创建了"中小学生视力健康管理服务模式"，并展开自下而上的政策倡导，为政府提出可行性建议，促进了一系列政策性文件的出台。

2. 开展国内外调研与交流

同德国基金会卡尔蔡司光学企业开展研究和培训合作，推进了学生视力健康管理干预措施、方法的创新与效果评估。与互联网科技型企业开展技术合作，探索互联网＋智能设备与学生视力健康管理服务的技术性整合途径。承接教育部、省、市教育行政部门人员的研讨、培训活动，使学生视力健康管理服务模式的理论与经验逐步推广应用。

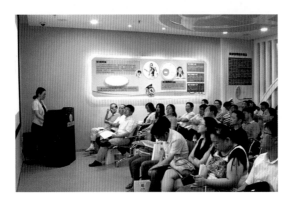

全国教育行政部门学校卫生管理
人员研讨培训班

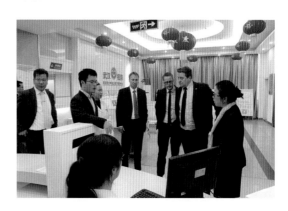

德国图宾根大学教授在武汉市视防
中心调研视力健康管理模式

3. 开展公益项目合作

通过公益项目合作、调研交流，争取政协、团市委、民建、工商联等组织的支持和推进。例如，市政协通过专项调研，连续3年作为重点提案推动全市学生视力低下防控工作；团市委在市青少年宫未成年社会教育平台提供场地开展学生视力健康促进与教育服务；市民建将学生视力健康管理和近视眼防控工作纳入民建武汉市委"同心·明眸工程"，以社情民意的方式向政府建言献策，积极向全社会呼吁关注青少年视力低下问题，号召民建组织会员资助，开展"传递健康、传递光明"等宣教活动及贫困资助活动；市工商联动员行业与商会开展关心未成年健康，支持社会公益的帮扶行动，形成社会支持性环境，推动学生视力健康公益服务事业发展。

4. 创建专项技术服务基地

市视防中心引入社会力量，投资数百万购置先进视力健康监测检查设备，配备专业技术人员，在专家的指导下，创建视力健康管理专项技术服务基地，开展集健康教育、检测、评估与预警、综合干预、跟踪管理于一体的视力健康管理专项技术服务，在基本公共卫生服务和个性化专项服务之间形成互动效应，克服社会普遍存在的终端处理导向单一化弊端。

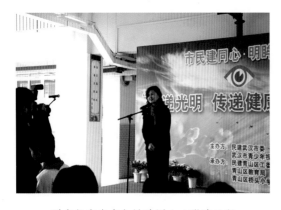

副市长亲自参加民建同心·明眸工程
"传递光明传递健康"活动

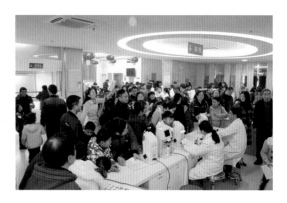

专项技术服务基地

四、工作成效

（一）探索构建新型社会服务机制

武汉市政府探索构建了四位一体的工作机制，引入社会力量创办公益性专业技术服务机构，推动社会公益事业，实现了"一降、一增、一升"的三重效应。一是"养人"转变为"养事"，运作成本降低；二是让专业的人做专业的事，防控科学性增强；三是监管与实施职能分开，保障视力健康管理有效实施，工作效率得到显著提升，新型社会服务机制可为全国学生近视眼防控工作提供借鉴。

（二）形成可持续发展的工作与管理网络

在政府主导、专家指导、部门协作、社会参与架构下，有组织、有计划地开展健康行动，以学校为阵地，搭建了改变学生不健康视觉生活方式的健康促进与管理网络，包括建立覆盖全市的视力健康教育网络、视力健康管理组织网络。

（三）构建完善的视力健康管理服务体系

构建和完善了融合多方位（预防、保健、康复）、多层次（生理、心理、社会）、多环节（学校、家长、学生）、多阶段（视力正常、假性近视、真性近视）的学生视力健康管理公益服务与专项服务体系，包括视力健康管理体系、监督与评估体系、数据统计分析体系以及个体跟踪管理体系。得到社会及国内外专家的广泛认可，视力健康管理服务在山东、吉林、深圳、湖南等地相继推广。

（四）武汉市学生视力低下率得到有效控制

2011—2012年，对31所试点学校3.9万学生调查显示，小学生视力低下率由干预前的49.1%降至40.2%，下降了8.9%。中学生视力低下率由75.3%降至74.2%，下降了1.1%。

2014年，对59所小学和33所初中进行了学生视力健康管理服务工作落实情况调查评估，结果表明，34%的学校学生视力低下新增率有所下降。

武汉市建立了学校"防近"工作队伍，校领导、保健老师、学生视保员培训率达到100%，"防近"工作主动性大幅提高。

（五）取得国内领先水平的科研成果

《青少年视力低下预警系统、防制模式及效果评价研究》课题在武汉市科技局立项，经专家鉴定，评为"国内领先水平"。

《武汉市中小学生视力健康管理服务模式的研究与实践》课题，经教育部科技发展中心组织专家鉴定，评为"国内领先水平"，建议全国推广应用。

获得发明专利1项，实用技术专利4项。

（六）产生广泛社会影响

教育部2007和2012年两次《简报》专题向党中央、国

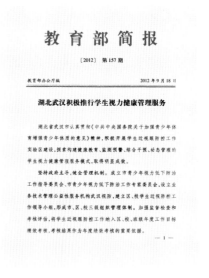

教育部专题简报

务院办公厅，全国人大、政协等报道了武汉市创新机制做好青少年视力低下防治和学生视力健康管理服务工作的情况，并在四次全国专项工作会议上指定武汉做经验报告。

《人民日报》、新华网、《中国教育报》以及多家新闻媒体数十次报道武汉"防近"工作情况。各省市相继前来参观交流。

武汉市中小视力健康管理服务现已覆盖全市15个行政区、3个开发区，1000多所学校，近百万学生，服务模式正在湖北省内及其他省市学生近视眼防控中推广应用。

市视防中心被全国健康促进与教育协会授予"全国健康促进与教育示范基地"；被省卫生计生委批准挂牌"湖北省青少年视力健康管理服务技术指导中心"；被市卫生计生委授予"视力健康管理示范基地"。

（武汉市青少年视力低下防制中心　杨莉华　供稿）

 专家点评

少年儿童的视力健康一直受到家庭、教育和卫生部门以及全社会的关注。武汉市针对本市学生视力低下的问题，开展了学生视力健康促进与健康管理干预项目，历经10年，取得了显著效果。项目所探讨的模式，为教育和卫生部门联合开展学生视力健康管理提供了示范。

1. 切实贯彻健康促进的理念，针对学生视力健康管理，设计和实施干预活动。武汉市政府制定了一系列专项文件，明确工作目标、任务和措施，推进学生近视眼防控工作持续深入开展；指导学校、家庭为孩子学习提供符合卫生要求的视觉环境；广泛动员社会各界以灵活多样的形式参与视力健康促进，扩大社会影响，使社会、学校、学生、家长共同参与；创建视力健康管理专项技术服务基地，开展集健康教育、检测、评估与预警、综合干预、跟踪管理于一体的视力健康管理专项技术服务，在基本公共卫生服务和个性化专项服务之间形成互动效应。

2. 创建"四四三"工作模式，即"政府主导、专家指导、部门配合、社会承办"四位一体的工作机制；"健康教育、监测预警、综合干预、动态管理"四大工作内容；"三项监测、三重干预、三方共管"三项工作方法。从组织管理、视力健康管理服务与具体工作方法上全面推进学生视力健康促进与健康管理工作。

3. 武汉市政府探索构建了四位一体的工作机制，引入社会力量创办公益性专业技术服务机构，推动社会公益事业。市政府引入社会力量，设立了武汉市青少年视力低下防治中心（简称：市视防中心），将其作为学生视力健康工程实施主体。在专家委员会技术指导、教育部门组织安排、卫生计生委业务管理下，以团市委社会活动中心为基地承担全市青少年视力低下防控工作及社会、家庭、学校、学生的视力健康促进与教育工作。由"养人"转变为"养事"，运作成本降低；二是让专业的人做专业的事，防控科学性增强；三是监管与实施职能分开，保障视力健康管理有效实施，工作效率得到显著提升。

4. 在项目执行过程中，注重监测和评估，建立数据信息库，并利用互联网＋智能设备、APP应用等提升健康管理服务效率，也为模式总结和推广提供了充足的依据。

5. 以视力健康管理为主线，针对不良的视觉环境和行为，广泛开展视力健康教育，倡导视力健康生活方式，推进视力健康管理服务，转变"以治代防、以防代管"的社会观念。

"你健康　我服务"助推重庆市基本公共卫生服务项目

关键词：43 539 访问人次；11 032 人次参与；微博阅读 42 352 次；医疗义诊达 28 万人次；参与志愿者约 2700 人次；发放宣传资料及宣传品约 120 多万份；媒体覆盖 3000 万人次；居民基本公共卫生服务知晓率上升至 57%；居民满意度上升至 70%

一、活动背景

国家考核通报结果显示：2013 年重庆市基本公共卫生服务项目知晓率为 43%，满意度为 55%，尚有很大提升空间。为此，2014 年，重庆市政府财政投入专项资金 376 万，市卫生和计划生育委员会、市委宣传部结合社会主义核心价值观教育，联合相关政府部门启动了"你健康　我服务"主题宣传活动，首期计划实施 3 年。活动以"政府主导、专业机构支持、全社会参与"为工作思路，宣传健康知识，普及基本公共卫生服务项目内容，从而提高群众知晓率和参与率，增强群众对当前医疗卫生服务的认同，促进全社会和谐发展。

二、活动目标

1. 全面开辟宣传途径，宣传基本公共卫生服务相关知识，提高公众对基本公共卫生服务项目的知晓率。

2. 优化创新宣传模式，充分调动群众参与积极性，提升公众对基本公共卫生服务项目满意度。

三、活动内容

（一）重庆市基本公共卫生服务项目 Logo 创作征集和评选

1. 活动概况

面向社会征集重庆市基本公共卫生服务项目 Logo 的原创设计作品；通过网络和报刊进行活动宣传，采取网上投票和专家评审相结合方式，同时发布基本公共卫生服务项目内容和相关信息，利用微信、微博等形式扩展传播范围。

2. 活动过程

（1）创作征集

通过网络服务众包平台（威客-猪八戒网）发布 Logo 征集信息，面向全社会征集活动标识。

（2）活动宣传

1）网络宣传：在腾讯·大渝网设立"重庆市基本公共卫生服务Logo征集活动"专版，设置Logo展示投票、微博话题互动以及知识问答专区，网友可通过转发微博、答题等方式获得奖励。

为提高活动的社会关注度，在腾讯·大渝网迷你新闻客户端提供5天文字链接；首页要闻区提供10天文字链接；"政务·专题"区提供30天文字链接；官方微博转发活动内容1次；官方微信转发活动内容1次；通过其手机客户端重庆生活发送活动内容2次。

2）报刊宣传：通过重庆晚报、商报等主流报刊发布Logo征集相关信息1次，介绍活动参与方式、内容。

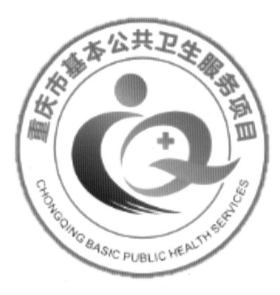

重庆市基本公共卫生服务项目Logo

3）标识评选

①网络投票

在大渝网开辟标识展示专题页面，上传标识作品进行公开展示（30天）。开通网民投票功能，投票结果作为标识评选参考。

②专家评选

召开重庆市基本公共卫生服务标识评选会，邀请公共卫生、行政管理、美术、传播等领域的专家对标识进行评选。通过专家投票推荐、集中讨论并结合网络投票结果，评选出一等奖1名、入围奖9名，由重庆市卫生计生委确定最终应用标识。

3. 活动成效

据统计，43 539人次访问了基本公共卫生服务Logo征集专题页面。11 032人次参与标识投票；756人参与有奖答题，正确率98.7%；相关微博阅读42 352次；报刊覆盖20余万受众。

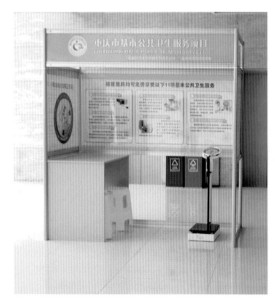

健康小屋

（二）开发宣传材料

1. 活动概况

市卫生计生委下发文件，统一组织全市基本公共卫生服务项目宣传工作，由市健康教育所统一制作及宣传资料，用于基本公共卫生服务宣传，并将宣传工作纳入对区县的考核。同时，要求各区县结合宣传材料的发放，开展社区全科团队和乡村医生签约服务，让宣传活动落到实处。

2. 活动内容与成效

制作宣传视频5个，建设健康小屋10个，膳食宝塔20个，磨砂杯、环保袋各4000个，用于"健康梦想课堂"活动宣传。

统一制作笔记本6000本，腰围尺1.5万个，环保袋7.05万个；印制宣传海报38万册、宣传折页41万张，宣传手册66万册，供区县开展基本公共卫生服务宣传。

(三)"健康梦想课堂"进基层

1. "健康梦想课堂"进机关、进高校、进企业

组织国家基本公共卫生服务项目和健康知识宣讲团，深入机关、企业、学校，开展室内"健康梦想课堂"。设置了"有话就说"意见墙、居民自助健康监测小屋、国家基本公共卫生服务项目政策咨询点和卫生服务志愿者招募点，宣传基本公共卫生服务项目政策和健康知识的同时招募社会爱心人士关注卫生志愿服务。

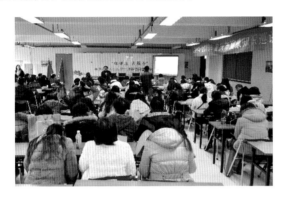
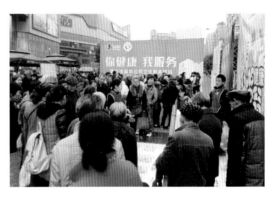

"健康梦想课堂"进机关　　　　　　　　　　"健康梦想课堂"进社区

2. "健康梦想课堂"进社区、进院坝

由重庆市绿叶义工志愿者协会针对社区居民易于接受的宣传模式，开发以国家基本公共卫生服务项目和健康知识为主要内容的大型游戏道具，用寓教于乐的形式与居民进行有效互动，为居民提供健康服务。让居民在体验乐趣的同时了解国家基本公共卫生服务项目，参与国家基本公共卫生服务。

3. 市委宣传部组织市属新闻媒体开展广泛报道

包括重庆日报、晨报、晚报、商报、时报等在渝主流报刊进行2次深入报道，人民日报人民网、中国日报网、华龙网、网易、搜狐、凤凰网等进行了大量转载报道。各区县媒体也在当地报刊、网络进行了活动宣传。

4. 活动成效

组织开展"健康梦想课堂"22场，参与互动游戏、政策咨询、医疗义诊达28万人次，参与志愿者约2700人次，发放宣传资料及宣传品约120多万份。室外"健康梦想课堂"互动游戏有奖问答的正确率为84.3%，现场居民国家基本公共卫生服务项目的十一大类项目知晓率为82%。各大媒体覆盖超过1500万人次。

(四)社会媒体宣传

1. 交通线路宣传

在100辆市内公交车、190辆长途汽车座椅椅背设置平面广告；在轻轨列车上打造4辆"你健康 我服务"主题健康列车；在市内交通要道和高速公路，设立了18块大型宣传牌；设置高速公路服务区宣传栏18块。形成了以主城为圆心，向外延伸至各区县的一个大宣传网络，覆盖

面广。

2. 户外 LED 广告

将制作的宣传视频在城区 3 个人流最密集的大型商圈和火车站的大型户外 LED 屏，每天滚动播放 60 次，每次 5 秒，投放时长 2 个月。投放时间选择在国庆黄金周等人们适宜外出的时节。

3. 楼宇视频广告

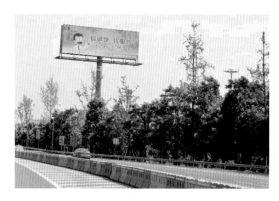 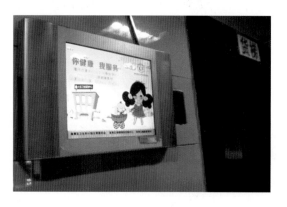

机场高速公路上的 T 型广告牌　　　　　　　　　　楼宇视频广告

针对中老年人、家庭主妇等出行较少的人群和上班族，在主城楼宇视屏 1090 块播放宣传视频，每天滚动播出 60 次，每次 15 秒，平均时长 1 个月，内容主要包括老年人健康管理、计划免疫、孕产妇管理。

4. 影院广告

针对年轻人群，在主城区 4 家 UME 院线、万达影院的所有影厅内每场电影播放前以贴片形式播放宣传视频，时长 2 周；在全市 UME 影院免费发放的会员专刊中印制宣传页，数量 10 万册。

5. 电视广告

编制 5 条宣传信息，在重庆电视地方频道以游动字幕形式播出，每天不少于 3 次，时长 5 月。

6. 活动成效

交通线路宣传覆盖超过 1000 万人次；户外 LED 屏播放超过 1.2 万次，覆盖超过 800 万人次；楼宇视频广告覆盖超过 800 万人次；影院《会员专讯》10 万份，各大影院视频播放超过 3050 次，覆盖超过 210 万人次。据不完全统计，社会媒体宣传总共覆盖人次数已超过 2000 万人次。

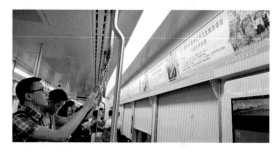

"你健康　我服务"主题轻轨列车

四、项目效果

（一）推动项目工作开展

2014 年重庆市"十二五"基本公共卫生服务项目主要指标结果显示：各项指标均超过国家标准，其中老年人健康管理率（81.29%）、高血压患者健康管理率（40.13%）、孕产妇系统管理率（91.25%）、严重精神阻碍患者规范管理率（82.96%）、中医药目标人群健康管理服务率（54%

以上）较往年均有较大提高。2013 年、2014 年，重庆市连续 2 年迎接国家财政部、国家卫生计生委组织的基本公共卫生服务项目现场考核，分别获得全国第四、第二，共获得考核奖励经费 1080 万元，是全国唯一连续两年获得考核奖励的省级单位。

（二）优化创新宣传模式

优化了传统宣传模式，通过 Logo 征集，吸引关注，扩大社会影响；通过创新开发大型游戏活动，将基本公共卫生服务内容融入其中，寓教于乐；通过广泛应用现代新型媒体平台，开展宣传，拓宽了公益项目宣传方式，大幅度地提高了宣传效率。截至 2015 年 12 月，"你健康　我服务"主题宣传内容，已累计覆盖 3000 万人次。

（三）提升居民项目知晓率

从国家通报的电话调查结果显示，重庆市居民基本公共卫生服务知晓率由 2013 年的 43% 提高到 2014 年的 57%。群众知晓率大幅度提高，更有利于引导城乡居民参与基本公共卫生服务。

（四）提高居民项目满意度

国家考核通报结果显示：2013 年，市民对基本公共卫生服务的满意度为 55%，2014 年居民满意度上升至 70%。基本公共卫生服务逐步得到老百姓认可，居民对基层医疗机构的综合满意度也逐年提高，为实现"保基本、强基层"奠定了坚实基础。

（重庆市卫生和计划生育委员会　胡彬/重庆市健康教育所　黄浩　陈小丹　供稿）

 专家点评

国家基本公共卫生服务项目是一项惠及千家万户的民生工程。自 2009 年国家启动该项目以来，基层医疗卫生机构开展了大量卓有成效的工作，缩小了城乡和地区间公共卫生服务差距，为广大人民群众带来了"看得见，摸得着"的实惠，有力推动了城乡居民健康水平的进一步提高。

然而在实施过程中，也遇到了公众对项目知晓度不够、辖区群众利用不足等问题，从而影响到项目实行的效果。针对这一情况，重庆市通过财政立项、部门联合等综合措施，大力普及基本公共卫生服务项目相关信息，着力打通基本公共卫生服务利用的"瓶颈"，把国家的服务项目真正送到百姓手中。

一是强化品牌推介。为提高公众对项目的认知度，精心设计项目 Logo 及主题口号。从征集到评选，借助传统媒体和新媒体、结合线上及线下一系列"组合拳"，生动形象地展示基本公共卫生服务的内涵，提高项目的知晓度和社会影响力。

二是统一制作宣传材料。统一设计制作多种宣传材料，同时加强项目 Logo 和口号的使用，发放给全市基层卫生机构。加强宣传材料发放与使用管理，注重实效。借助实用的宣传物品，用亲民的方式将健康理念渗透到百姓的日常生活中。

三是深入宣讲。组织宣讲团，深入机关、企业、学校、社区、院坝等，为公众解读国家基本公共卫生服务项目内容并传播健康知识和健康理念。招募志愿者接力传递，扩大社会影响。同时配合媒体报道，覆盖更多受众。

　　四是立体宣传造势。从日常出行的交通工具到交通要道的宣传牌，从户外 LED 到楼宇广告，从影院广告到电视广告，针对各类人群，实现立体全覆盖，利用对视觉的不断冲击，增强公众对基本公共卫生服务项目及内容的关注和认可，促进公众对基本公共卫生服务的利用。

12320 公众健康促进服务平台

关键词：2005 年底启用；覆盖 30 个省份；1478 个座席；730 名咨询员；1257 万件次公众来电；772 份舆情报告

原卫生部于 2005 年底在全国范围内启用了 12320 卫生公益热线，经过 10 多年的发展，12320 以推进全面覆盖为方向，以统一规范服务为基础，以满足公众健康需求为导向，以信息技术为支撑，以新媒体为手段，以"互联网＋"为契机，逐步打造"12320 ＋"全国公众健康信息服务平台，已成为国家及各地卫生计生行政部门开展健康传播、科普宣传和健康促进的重要平台，全方位满足公众对权威健康信息的需求，满足卫生计生部门了解公众关注热点舆情信息的需求，实现我国健康促进的广覆盖、统一性、联动性、精准性、互动性和立体性。

一、工作背景

"非典"期间，原卫生部启用的"95120"在传播健康知识、引导舆论导向、稳定群众情绪等方面发挥了重要作用。疫情结束后，鉴于信息产业部为政府部门设立了 123 开头的 5 位号码的公益电话资源，且其他部委相继开通的公益热线作为其落实以人为本的执政理念、构建社会主义和谐社会的一项重要措施，成效显著。

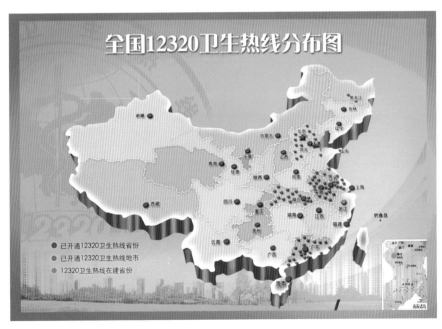

全国 12320 卫生热线分布图

为贯彻实施《中华人民共和国传染病防治法》《突发公共卫生事件应急条例》等法律、法规，及时有效地应对突发公共卫生事件和重大公共卫生问题，为公众提供一个举报突发公共卫生事件的直接渠道，向公众传播健康防病知识，提供公众与卫生计生行政部门沟通的绿色通道，整合卫生系统设置分散、号码各异且太长的热线号码，为公众提供一个统一、便于记忆和使用的卫生热线号码，原卫生部于 2005 年底开始启用 12320 卫生热线。按照统一规划、分级建设、属地管理的原则，从 2006 年开始在部分省市先行试点，截至 2016 年 3 月底，全国共有 30 份、272 个地级市开通运行了 12320，覆盖人群 10 亿。

二、组织管理

（一）行政管理

1. 国家层面

国家卫生计生委宣传司主管，负责制定开展 12320 工作的重大政策措施，协调解决 12320 工作中的重要问题。

2. 地方层面

各省卫生计生行政部门成立由各相关处室组成的 12320 工作领导小组及其办公室，明确 12320 工作主管处室，负责本省 12320 的整体规划与建设。

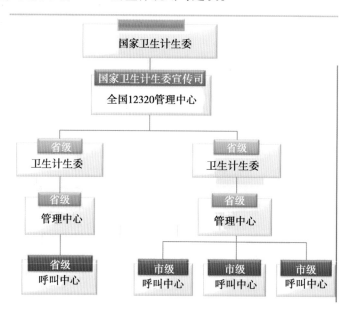

全国 12320 卫生热线组织构架图

（二）组织构架

1. 国家层面

在中国疾控中心成立全国 12320 管理中心，负责全国 12320 建设发展的组织协调和管理工作。

2. 地方层面

建设了 22 个省级 12320 服务中心（服务覆盖 205 个城市），另有 8 个省份成立了 8 个省级 12320 管理中心，建设了 77 个市级 12320 服务中心。

三、服务内容

（一）健康咨询

受理公众对传染病、预防接种、营养、食品安全、环境卫生、精神卫生、妇幼保健、生活方式、人口和计划生育等健康相关知识和信息的咨询。

（二）政策解读

受理公众对医疗卫生计生相关法律法规和惠民举措、医改政策等信息的咨询与解读。

（三）就医引导

受理公众对疾病知识、药物信息、医疗机构信息、专家信息等方面的咨询，引导公众科学求医、分级就诊。

（四）投诉举报

受理公众对突发公共卫生事件处置、医疗机构行为、卫生监督行为等医疗卫生计生行业相关的投诉和举报。

（五）戒烟服务

受理戒烟相关咨询，引导吸烟者尝试戒烟；按照科学的电话戒烟干预流程，向有戒烟意愿的吸烟者提供包括4次电话干预和2次回访的戒烟服务。

（六）舆情监测

记录、整理、统计、分析和研判公众来电信息，适时开展主动的健康需求电话调查，发现公众关注热点，挖掘公众健康需求，制作舆情监测报告报送卫生计生行政部门。

（七）其他服务

15个省份开通了预约挂号服务，20个省份开通了心理咨询和援助服务。

四、主要工作

（一）开发资源库

全国12320健康信息资源库逐步整合了医疗卫生各行业的健康知识信息，是各地12320开展公众咨询服务的基础规范，也是我国第一个全面、权威、科学的健康知识信息库，为开展健康咨询、健康传播等奠定了核心内容基础。

1. 确定构架

按照医疗卫生各学科为基础，以既往受理的公众来电咨询热点为导向，构建全国12320健康信息资源库的逐级知识构架。以传染病为例，下设各病种，如艾滋病，病种下设传染源、传播途径、易感人群等知识结构。

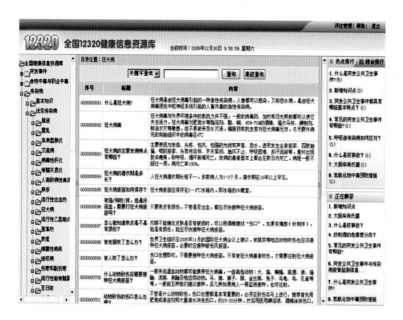

全国12320健康信息资源库

2. 组织编写

按照确定好的知识构架，组织各框架对应领域的专家，在确保科学性、权威性、全面性和通俗易懂性的基础上，按照一问一答形式，撰写知识构架下的具体内容。

3. 审核定稿

组织医疗卫生各领域专家，再次从科学性、权威性、全面性、通俗易懂性等方面，对编写好的信息资源库内容进行审核把关，最终确定涵盖传染病、慢性病、妇幼健康、健康生活方式等20余个专题内容的信息资源库。

4. 更新完善

一是遇有突发公共卫生事件、新发传染病、社会热点事件、新出医疗卫生计生政策等，按照信息资源库编写流程，迅速组织专家编写入库，完善原有信息资源库；二是各地12320根据本地特色，如地方病、本地医疗机构信息、医疗卫生计生政策和惠民信息等，在全国12320健康信息资源库的基础上，补充完善本地12320特色信息资源库。

（二）建立业务数据结构

12320业务数据结构是12320咨询员受理公众来电时进行业务分类的基本目录，是收集、汇总、统计和分析公众来电信息的基础，也是实现全国12320数据共享、数据交换和数据挖掘的重要基础。

1. 需求分析

各省12320根据既往公众来电记录，通过聚类分析等方法，梳理出反映本省公众健康信息需求的12320来电业务分类，报送至全国12320管理中心。

2. 确定框架

全国12320管理中心汇总各省报送的业务分类，结合全国12320健康信息资源库的知识构架，形成12320业务数据结构的初稿。

3. 专家论证

组织专家从业务数据结构的全面性、科学性、系统性、实用性等方面进行论证，同时征求医疗卫生计生各领域行政主管和专业机构的意见，充分考虑其具体业务需求，在此基础上进行修订完善，形成 12320 业务数据结构试用版。

4. 试用完善

开发业务数据结构试用软件系统，组织 13 个电话受理量较大、业务工作开展较好的省市，按照新构建的业务数据结构进行为期 2 个月的试用，并于试用结束后提交试用报告，召开讨论会逐条讨论试用发现的问题，根据问题完善业务数据结构，形成最终结构印发各地，更新至其信息录入系统中投入使用。

（三）组建专家队伍

国家和各省分别组建涵盖医疗卫生计生各专业领域的专家队伍，建立 12320 与专家队伍的工作机制，作为 12320 的专业技术支撑。

1. 师资队伍

作为 12320 各类培训的师资力量，从健康知识、政策解读、沟通技巧、行政流程等方面培训 12320 工作人员。

2. 在线专家

采用专家坐镇 12320 接话大厅，直接接听公众来电，或受理咨询员转接的难点咨询问题等方式，组织专家提供在线服务。

3. 专业审核

专家队伍作为出台统一答复口径、编写和审核信息资源库内容的技术保障，确保 12320 提供服务的权威性和科学性。

（四）出台规范

全国统一制定建设标准、管理制度和考核体系，促进建设有规范、管理有制度、考核有依据，推动各地规范建设，有序运行。

1. 建设标准

从机构设置、制度建设、设置规模、规划布局、系统建设等方面，明确建设一个呼叫中心需要设置的部门和岗位，应当建立的工作机制和管理制度，配备的座席数和中继线路数，以及座席面积和功能分区的设定，应当具备哪些硬件系统和软件功能等。

2. 管理制度

出台涵盖咨询员、班长、督办协调员、质量管理员等岗位职责 12 个，服务大厅管理、机房管理、数据管理、联络协作管理等管理制度 8 个，咨询、投诉、举报、戒烟干预等工作流程 7 个。

3. 考核体系

经过查阅文献、指标筛选、反复研讨，通过德尔菲法和数理分析方法，并结合在 7 个省份 12320 的实证研究，构建了涵盖基本保障、机构建设、服务运行、社会评价 4 个一级指标、13 个二级指标和 45 个三级指标的考核评价指标体系，作为对各省 12320 建设运行情况进行考核评分的依据。

（五）开展培训

通过设立培训基地，组织开展基地标准化轮训和全国范围专题培训，并在各省份展开系统的岗前和岗中培训，确保服务质量，提升服务水平。

1. 培训基地

选取工作基础好、服务水平高、业务流程清晰的北京和上海 12320 作为全国培训基地，承担其他省份 12320 管理人员和咨询员的标准化轮训工作，以集中授课、班会观摩、上机实习、一对一带教等方式，主要培训沟通技巧、基础知识和业务流程等内容，两个培训基地共计接收 25 批 175 人次的标准化轮训。

2. 专题培训

按照卫生计生工作重点、公众咨询热点选取培训主题，结合电话沟通技巧和呼叫中心运行管理等内容，每年针对 12320 管理人员和咨询员分别举办全国范围的专题培训各 1~2 次。

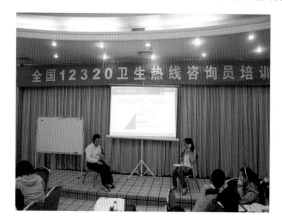
全国 12320 骨干咨询员培训班培训现场

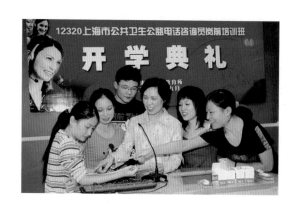
上海 12320 咨询员岗前培训现场

3. 系统培训

咨询员上岗前要经过为期 1~2 个月、涵盖基本健康知识、沟通技巧、服务流程等内容的系统的岗前培训，经考核合格后获得上岗资格，并在日常工作中不定期接受各类专题培训、班会热点难点咨询讨论、录音回访点评等岗中培训。

（六）考核与公示

通过内外评估相结合，帮助各地查找原因，对症改进，确保为公众提供优质的健康服务。

1. 现场考核

采取省际间交叉互评方式，组织部分省市卫生计生行政部门 12320 主管处室和管理中心负责人组成督导组，通过听取汇报、现场查看、查阅资料等方法，按照 12320 考核评价表，逐项就行政部门在政策保障、资金保障、组织管理，以及业务主管部门在制度建设、队伍建设、基础设施、服务内容、服务方式、服务工作量等方面的工作

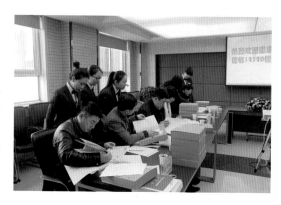
12320 卫生热线交叉互评现场

进行考核打分，并将考核结果向被考核省份现场反馈，总结成功经验，发现存在问题，探讨解决方案。

2. 第三方评估

每年两次，采用第三方外部评估的形式，由经过严格培训的工作人员在规定的时间拨打各地12320，咨询统一的健康问题。根据咨询员的回答，从接通情况、接待礼仪、沟通技巧、问题解决4个方面进行评估打分。

3. 公示

对每年两次的第三方服务质量评估结果进行汇总、排名，形成评估报告，以国家卫生计生委正式文件的形式，正式通报反馈各地卫生计生行政部门，促进其自我整改，完善服务，提高质量。

（七）搭建平台

近年来新媒体蓬勃发展，12320充分发挥新媒体覆盖范围广、传播速度快、扩散距离远、社会影响广泛、传播双向性增强等信息传递优势，在电话咨询的基础上，逐步拓展为集电话、语音、网站、短信、微博、微信、APP等为一体的综合立体健康传播平台。

1. 电话

电话服务是12320向公众提供健康咨询的基础，具有传递信息、说服教育、劝导态度行为改变等互动性强的人际传播优势。各地12320不断升级呼叫中心系统，根据公众来电需求扩展座席数，满足公众不断增加的来电需求。截至2015年底，全国共有29个省份开通了12320电话服务，具有固定座席1478个（日常座席1120个、应急座席358个），共计受理公众来电1257万件次。

2. 网站

网站是集中提供健康信息查询的重要方式。全国18个省份12320开通了官方网站，提供健康知识查询、医疗卫生计生政策信息发布、医院就诊信息等相关健康信息的查询服务，部分省份提供预约挂号和医检结果查询服务。

3. 短信

短信服务受众广泛，成本低，发布迅速，受众群体可控性强，信息传递更具针对性。12320短号码代表卫生计生行政部门权威健康信息发布方，具有广泛的群众基础和可信赖特征。全国12个省份开通了12320短信息服务，遇有突发公共卫生事件或重大卫生活动以及各种卫生日，通过12320短信平台发送健康提示短信，迅速、便捷、广泛地开展健康传播。通过12320短信平台开展甲型H1N1流感知识传播效果评估显示，调查对象接收12320发出的甲型H1N1流感知识短信息后，1个月内相关知识知晓率、态度改善率和良好行为形成率均提高5%以上，96.8%调查对象认为12320短信是一个向公众宣传健康信息的好方法。

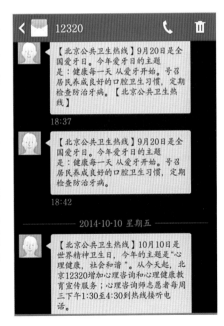

12320发送健康知识短信息

4. 微博

全国共有19个省市12320开通官方微博，形成了

12320 微博群。@ 全国卫生 12320 官方微博自 2012 年 3 月陆续在新浪、腾讯和人民微博开通以来，每日发布热点健康知识和政策解读信息，遇有社会热点或重要卫生日，开展微访谈、有奖问答等微活动，遇有谣言事件及时辟谣，正确引导舆论导向，传播科学健康知识。截至 2015 年 11 月，@ 全国卫生 12320 官方微博粉丝量约 620 万，共发布微博 51 812 条，总阅读量约 2.54 亿次，总转发评论数约 62.12 万次，开展微活动近百次，连续 3 年在医疗卫生系统官方微博评比中名列榜首，2015 年评比中与上海和北京 12320 官方微博

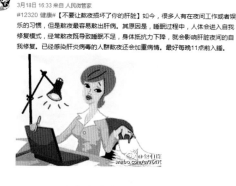

12320 官方微博发布健康科普知识

囊括"十大医疗卫生微博"前三名。通过 12320 微博平台开展甲型 H1N1 流感知识传播效果评估显示，12320 微博推送甲流防控知识 10 天后，粉丝的甲流防控知识得分平均提高 11.75 分，提高率 17.9%，持有正确防控态度的比例平均增加 6.3%，正确防控行为的比例平均增加 3.4%。

5. 微信

目前全国 18 个省份 12320 开通了官方微信，通过微信传播健康知识，部分省市还开展微信预约挂号、医院信息查询、检验结果查询等服务，引导公众科学、方便就医。"南京卫生 12320"微信公众号粉丝人数突破 20 万（截至 2015 年底），一年内提供预约挂号 15 余万人次，日资讯浏览量 3 万次左右，最高头条阅读量达 17 万多，受到公众广泛好评。"全国卫生 12320"官方微信自 2013 年 9 月开通以来，截至 2015 年 11 月，已发布图文信息 3135 条，关注人数达 23 900 人，所有微信内容被阅读和分享转发超 200 万次，荣获国家互联网信息办公室颁发的"政务微信优秀公众账号"。

（八）监测舆情

1. 电话监测

各地采用统一的业务数据结构录入来电信息。通过分析公众来电信息，发现公众关注热点的变化规律，如 5 月份咨询手足口病，9 月份咨询腹泻问题较多等，针对规律指导 12320 平台推送健康信息的类别，满足公众特定健康信息需求。通过常规数据月报、突发公共卫生事件日报、节假日或重大事件专报等，形成热线舆情监测报告，报送行政部门和相关业务部门。

2. 主动调查

利用 12320 外呼平台开展电话调查、微博、微信平台开展微调查，主动了解公众健康需求。如 2013 年人感染 H7N9 禽流感疫情暴发期间，国家卫生计生委通过@ 全国卫生 12320 官方微博平台多次发起微调查，开放式征求网友最想了解的内容和希望获取信息的渠道；通过 12320 电话和

12320 官方微信

微博平台，调查疫情主要发生地公众对防控工作的意见和建议，评估前期防控对公众的影响，为后期防控提供依据。

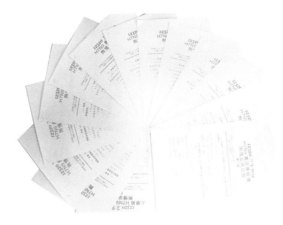

12320 舆情监测报告

（九）拓展服务

1. 戒烟服务

12320 戒烟服务从 2012 年 5 月的 4 个试点城市发展到覆盖全国 29 个省份，设有近百个戒烟专席，培养了一批戒烟咨询骨干，成为国内覆盖地域最广泛、戒烟咨询专员数量最多的戒烟服务热线。通过多种途径广泛招募戒烟者，动员广大吸烟者尝试戒烟，通过电话、短信等方式提供戒烟服务，推动全社会共同控烟。部分省市还通过 12320 微信预约挂号平台，凡预约挂号的患者均可从挂号平台直接点击获取戒烟服务，促进病患这一吸烟率较高的群体步入戒烟行列。按照科学的戒烟干预流程，12320 咨询员通过外拨 4 次干

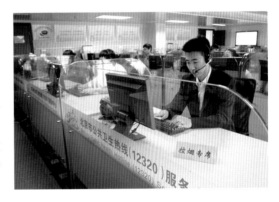

12320 戒烟专席

预电话和 2 次随访电话，引导和帮助戒烟者制订戒烟计划，增强戒烟信心，应对戒断症状，预防戒后复吸，为戒烟者提供免费的戒烟帮助服务。2014 年 10 个试点省市 12320 戒烟干预结果显示，维持戒烟 1 个月者占参与戒烟干预总人数的 26.17%，维持戒烟 3 个月（一般可认为戒烟成功）的比例为 20%。2014 年 9 月—2015 年 6 月，纳入中央转移支付地方国家重大专项的 29 个省市 12320 共计招募戒烟者 4000 余名，其中 41% 尝试戒烟，在尝试戒烟的 1638 人中，1 个月持续戒烟率达 28.1%，3 个月持续戒烟率达 18.8%。

2. 心理咨询

12320 心理咨询服务目前在全国 10 个省市开通，向公众提供简单的心理咨询，遇有专业性强的，通过转接、三方通话、回电等形式转相关专业医院或专业心理热线。截至 2015 年 11 月，受理心理咨询总量 95 752 件，其中 12320 直接受理 36 849 件次，转其他专业机构 66 597 件次，成功化解多起危机来电或扬言事件，安抚公众情绪，一定程度上减少了伤害，促进了社会稳定。

3. 创新服务

通过探索 12320 与健康相关各领域的合作，加大 12320 平台使用力度，拓宽 12320 服务范围，打造高效、可持续发展的公众健康服务平台。辽宁探索集合医院、社区卫生服务中心、体检中心、健康养老等机构打造区域健康通服务模式，自动为公众推送各类可选择的健康知识信息，提供全方位的移动健康医疗服务，促进公众自我健康管理；实现预约挂号、就医支付、检查检验结果查看等全程通过 12320 微信平台统一进入，优化公众就医流程。2015 年在甘肃、云南试点探索通过 12320 平台开展肺结核患者服药管理和健康教育。

12320 健康通全流程服务模式

五、工作成效

（一）搭建健康促进综合平台

充分发挥了卫生计生专业优势，整合现有卫生计生信息资源，满足公众多元化健康信息需求，提供便捷健康信息获取服务，构建集传统电话服务和网站、短信、微博、微信等新媒体服务为一体的综合立体健康服务平台，成为卫生计生行政部门全面履行职责、改进提升服务、转变政府职能、树立行业形象的重要抓手，深入开展健康促进和卫生计生宣传工作、提高全民健康素养水平的重要保障。

（二）为卫生决策提供循证支持

受理来自公众"第一手"的健康信息需求，发现公众关注热点，挖掘公众健康需求，统计分析研判形成的舆情监测报告，为行政部门掌握舆情动态、正确引导舆论、制订或调整相关卫生计生政策提供数据支撑，为业务部门开展有针对性的精准式健康传播和健康教育活动提供方向。共计编发各类舆情监测报告 772 份。

（三）满足公众健康信息需求

受理公众健康咨询 643 万件次，充分发挥出直接面向群众、贴近群众、贴近基层的优势，发挥热线方便快捷、可及性广、群众基础好的作用，不断创新新媒体服务方式，覆盖更广泛人群，深入开展健康传播，引导健康生活方式，提高健康素养，引导科学就医，并根据舆情监测结果挖掘群众健康需求，有针对性地开展健康促进活动，满足群众健康需求，提高群众健康水平。

（四）促进健康行业管理

受理公众医疗卫生服务投诉举报 16 万件次，作为卫生计生行政部门倾听民声、畅通民意、排解民忧的重要渠道，初步建立了医疗卫生服务相关投诉举报的协调转办联动机制，力争将公众抱怨与诉求解决在基层，解决在源头，初步形成了诉求表达机制、矛盾解决机制和权益保障机制，畅通了群众诉求渠道，保障了群众的知情权、参与权、监督权，以处理和解决公众诉求为导向，促进行业管理与自律，提升医疗卫生计生服务质量，优化服务形象。

（五）增强应急应对能力

在多次重大传染病疫情、突发公共卫生事件和重大卫生活动的应对历练中，12320历经了数次实战检验，发挥了重要的支撑决策和引导服务作用，成为公众获知健康知识的专业咨询机构和服务机构、社会舆论最先感知的部门和重要的舆情监测机构、实时传播健康正能量信息的权威机构，更是公众在关注突发公共卫生事件中最先想到、最便捷并且信任的卫生行业政府热线。

（六）获得政府和公众的广泛认可

经过10年的发展，12320已逐步形成广泛的社会影响，"12320健康伴你行""12320你身边的健康顾问"等开始深入人心，在多次关于12320服务满意度的调查中，90%以上的公众对12320提供的服务表示满意，同时12320也陆续获得了诸多奖项和荣誉，如全国12320管理中心被中国科协认定为"2015—2019年全国科普教育基地"，多地12320获得了"优质服务窗口""全国医药卫生系统先进集体称号""十佳文明窗口单位"、"青年文明号"、"信访排查调处工作先进集体"等称号或奖项。

（全国12320办公室　蒋燕　供稿）

 专家点评

12320公众健康促进服务平台，在国家和各地卫生计生行政部门主导下，历时10年的发展，由一个单纯传播防病知识、举报突发公共卫生事件的卫生服务热线，发展成为一个集健康传播、科普宣传和健康促进为一体的重要平台。该案例全面介绍了12320发展中的关键举措和取得的成效。

一是自上而下的管理组织架构及运行机制。平台搭建了卫生计生行政部门内从国家到地方、职能明晰的管理构架，便于协调资源，统一管理。同时设立全国统一的平台建设标准、管理和考核体系，推动了各地平台的规范建设和有序运行。标准化的培训确保为公众提供规范优质的健康服务。

二是以促进公众健康需求为导向。直接面向群众、贴近群众，围绕公众关注的热点健康问题开展政策解读、答疑解惑、知识传播、就医指导，并根据社会发展和公众需求，不断拓展服务领域。

三是信息的生成和传播遵循科学、规范原则。该平台建立了我国第一个全面、权威、科学的健康信息资源库，确保信息的科学性、全面性、通俗性。同时各地根据当地情况，在此基础上补充完善本地12320特色信息资源库，也是该平台信息资源库的一大亮点。

四是丰富的专家资源为12320提供了专业技术支撑。各级12320都组建了涵盖各个领域的专家队伍，负责审核制定信息、进行平台培训、提供在线服务，增强了平台咨询的权威性和可信性。

五是与时俱进，打造综合立体的健康传播平台。在电话咨询基础上，12320平台以信息技术为支撑、以新媒体为手段、以互联网＋为契机，构建了一个集传统电话服务和网站、短信、微博、微信等新媒体服务为一体的健康传播平台，创新的形式和内容，更好地满足了不同受众对健康信息和健康服务的需求。

六是充分发挥平台的舆情监测功能，为卫生计生行政部门决策提供依据。平台通过对公众关注热点和健康需求的统计分析研判，形成舆情报告，为行政部门决策提供数据支持，为开展精准健康教育提供依据。通过投诉举报的受理和协调转办联动机制的建立促进了健康行业的规范管理。

10 年的发展，12320 已逐步形成广泛的社会影响，得到了政府和各界群众的认可，并将继续发挥其健康促进综合平台作用，成为卫生计生行政部门转变职能、提升服务、树立行业形象的重要抓手。

上海市长宁区中医预防
保健服务体系建设

关键词： "1-2-10-40-X" 中医预防保健服务体系；防治一体化门诊；"区中心-社区-服务站-家庭医生-社区志愿者"金字塔服务团队；多部门合作，联席会议制度；预防保健服务产品；健康自我管理小组；6 项中医适宜技术普及；245 350 人次受益；居民满意率为 87.43%

2011 年，在国家中医药管理局和上海市卫生计生委、上海市中医药发展办公室指导下，上海市长宁区以社区居民中医预防保健服务需求为导向，积极构建完善区域中医预防保健服务体系，全面开展中医预防保健服务。经过 5 年的建设，长宁区逐步形成了"防治一体的、具有多元文化氛围、以中医特色服务为支撑的中医预防保健服务体系"，形成了社区居民健康管理服务新模式，为开创中国特色、上海特点的健康城市建设新局面进行了积极、有益的实践。

中医预防保健服务 logo

一、基本情况

长宁区位于上海中心城区西部，以贯穿全境的长宁路命名，被誉为"上海西大门"，地处沪杭、沪宁发展轴的"Y"型交汇点，是虹桥综合交通枢纽的所在地、上海服务长三角的重要区域。全区面积 37.19 平方公里，区域辖有 9 街 1 镇，下设 185 个居民委员会，户籍人口 59.24 万，常住人口 69.86 万，户籍 60 岁以上老年人口 17.57 万，占全区户籍人口 29.7%。区属医疗卫生机构 21 家，其中社区卫生服务中心 10 家。

二、中医预防保健服务体系建设

按照国家、上海市部署，对接 WHO 健康促进的目标要求，在上海市公共卫生三年行动计划等项目的支持下，2011 年长宁区开展了"中医预防保健服务体系"建设项目，经过 5 年努力，逐步形成了以"1-2-10-40-X"的服务体系为核心，以政府为主导，以需求为导向，综合公立机构、私人服务机构、社会、个人等多方利益共同体共同参与的长宁特色中医预防保健服务体系。

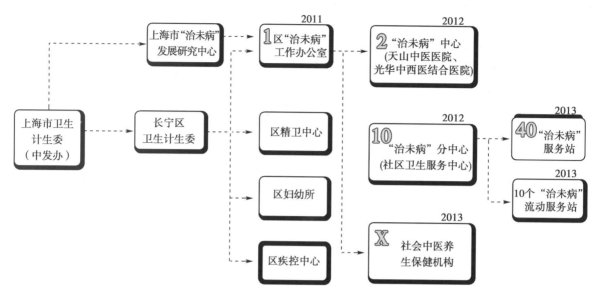

"1-2-10-40-X"中医预防保健服务体系

（一）全方位中医预防保健服务管理体系

　　项目建设之初，长宁区将辖区内的公共卫生资源进行了有效的整合，将中医预防保健统一纳入基本公共卫生服务平台，形成了纵横交错的服务网络架构，逐步建成了"1-2-10-40-X"的服务体系，即建立1家区域中医预防保健服务专业管理机构，发挥2家二、三级中医医疗机构技术优势，扶持以10家社区卫生服务中心、40家社区卫生服务站作为基础网底、鼓励X家社会养生保健机构共同参与的中医预防保健服务体系，满足多层次的中医预防保健服务需求。

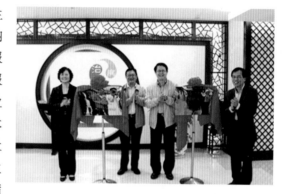

长宁区"治未病"工作办公室成立

1. 中医预防保健服务管理机构

　　长宁区"治未病"工作办公室是长宁区中医预防保健服务的常设业务管理机构，由区财政全额保障人员和工作经费，并挂靠在区属中医医院，履行政府公共服务职能，对区域内中医预防保健服务进行管理和综合协调，并提供专业技术指导与质量控制，促进服务的公平性与可及性。

2. 中医预防保健服务提供机构

　　（1）根据国家中医药管理局《中医医院"治未病"科建设与管理指南》要求，在2家区属中医医院内开设组织机构和功能定位相对独立的中医预防保健科（"治未病"中心），开展中医预防保健学术理论、服务模式、学科建设等专题研究，并做好对基层社区卫生服务机构的技术支撑。

　　（2）根据《上海市中医药特色示范社区卫生服务中心建设标准》要求，在10家社区卫生服务中心全覆盖改扩建中医"防治一体化门诊"（又称"治未病"分中心），规范开展集中医预防保健、中医诊疗、非药物中医治疗、中医药文化传播为一体的社区中医预防保健服务。

（3）在40家社区卫生服务站全覆盖开展中医"防治一体化"社区卫生服务站达标建设，依托网点面广、贴近群众特点，为周边社区居民、商务楼宇内职业人群提供中医医疗、预防、保健、康复、健康教育"五位一体"全程健康管理。

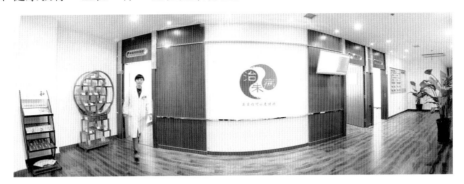

长宁区社区卫生服务中心中医"防治一体化门诊"

3. 吸纳社会养生保健机构参与区域预防保健服务体系建设

积极为社会养生保健机构服务人员提供交流学习平台，提升服务人员中医预防保健服务能级，根据服务人群的不同健康需求，提供个性化、多样化的中医预防保健服务。同时，围绕国家健康服务业发展要求，合作开展中医药养生保健技术转化及产品研发，宣传普及中医药养生保健知识。

（二）探索区域中西融合的预防保健服务新模式

1. 建成多层次的社区中医预防保健服务队伍

对社区中医医师、临床医师、公卫医师、护士以及社区志愿者开展分层、分类培训与指导，逐步搭建了"区中心-社区-服务站（服务团队）-家庭医生-社区志愿者"金字塔式的服务团队，引导居民接受中西医相结合的健康管理服务。

2. 整合技术服务，扩展服务对象

在整个项目实施过程中，长宁区围绕"生命全程管理、健康全程指导"的理念，在辖区内针对不同的人群提出了不同的服务方案和核心服务内容，把65岁以上老年人、0～36月龄儿童、高血压、糖尿病、孕产妇等重点人群中医健康管理纳入基本公共卫生服务项目，提供中医养生保健指导，开展中医适宜技术干预，丰富健康管理手段，实现了中医预防保健服务人群全覆盖。

3. 实现信息数据共享

开发区域中医预防保健服务信息管理系统，中医医生、家庭医生、社区居民通过中医预防保健服务管理平台、家庭医生工作站平台、"医健通"服务平台实现数据信息管理、统计、查询交互共享。

4. 落实考核服务监管体系

在增加服务、改善流程的同时，长宁区"治未病"中心提出了"规范服务、量化考核"的评估办法，为今后全面推广相应的适宜技术和服务手段、管理方式奠定了基础。与此同时，把中医预防保健服务与公共卫生工作同布置、同考核、同监管，考核评估的结果与中医预防保健服务经费的拨付相挂钩，提高工作实绩。

（三）完善区域中医预防保健服务支撑平台

以落实责任为根本，固化政府保障机制。依托区健康促进委员会的政府平台，成立中医预防保健服务工作联席会议制度，由分管区长作为主要召集人，区发改委、区财政、区市场监管局、区爱卫办、各街道（镇）等部门共同参与，推进中医预防保健工作有序开展。区政府把中医预防保健工作纳入建设健康城市规划、纳入基本公共卫生服务范畴，提供支持性政策环境，对65岁以上老年人、0～36月龄儿童等重点人群开展中医健康管理，并按照每年5万元/万常住人口标准，保障中医预防保健服务经费。

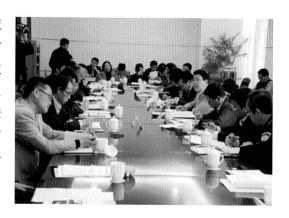

中医预防保健工作联席会议

三、特色与亮点

（一）以文化传播为引领，提升居民中医养生保健素养

体系建设以来，长宁区积极开展宣传活动，营造中医文化氛围，扩大中医预防保健在区域内的认知度和影响力。

1. 打造"治未病"品牌

在项目实施初期即完成"治未病"宣传Logo的设计，并在辖区各级医疗机构中统一使用。与此同时，长宁区先后开发了一系列的中医预防保健服务产品，如中药香囊、中药茶饮、按摩棒、保健锤等，所有的产品均有长宁品牌的统一Logo，进一步提高各类服务人群对中医预防保健服务机构的辨识度，打造长宁中医特色人文环境。

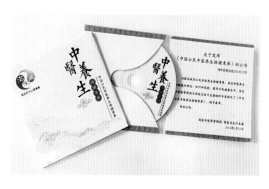

中医养生素养宣传片

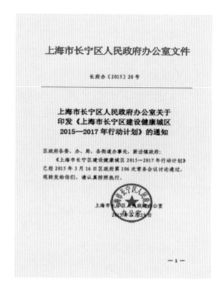

建设健康城区文件

2. 营造社区中医氛围

长宁区围绕"其实你可以更健康"、让中医文化深入社区、中医社区宣传志愿者培训等主题，开展宣传活动，结合中医预防保健服务宣传、体验等，指导社区居民运用中医健康理念与技术参与自我的健康管理。利用电视、报纸、网络、微信等媒体平台，以《中国公民中医养生保健素养》为素材，拍摄成轻松活泼的微电影，在社区居民中广泛普及、推广中医养生保健基本理念、基本知识和基本技能，促进居民养成自主运用中医的理念、技能和方法来维护与增进健康的行为，扩大了中医预防保健服务在区域内的影响力。

（二）以居民需求为导向，营造区域中医预防保健服务支持性环境

以区域新一轮建设健康城市三年行动计划为契机，从软件、硬件上打造支持性环境，开展"中医科普市民行动"并予以推进实施。

1. 在公共休闲场所建设中融入中医健康元素

在"周浦斜阳"健康步道上，用人造鹅卵石铺设步道，运用足底穴位中医养生理论，普及足底按摩中医养生保健知识。在华山绿地、虹康绿地，把中医养生保健知识融入公园的文化宣传。

2. 开发针对不同人群需求的中医养生保健产品

针对社区老年居民喜爱刮痧、按压等中医传统方法进行慢病干预的特点，在区域内广泛发放健康大礼包，包括一个穴位按摩器、一块刮痧板和一本应知应会手册。帮助社区居民了解人体重要穴位按摩保健方法，掌握中医养生保健的生活技能。在商务楼宇、机关办公场所中发放中药保健香囊、养生保健锤、中药养生茶饮等健康小产品，吸引健康、亚健康人群尝试体验中医健康产品、中医适宜技术，促进健康行为的养成。

3. 中医宣讲进健康自我管理小组

对社区健康自我管理小组、社区志愿者队伍开展中医知识宣传普及，全区462个健康自我管理小组中，定期组织开展以社区家庭医生为师资的中医养生保健知识培训，在社区居民中运用与推广，促进健康自我管理。另一方面，以点带面，由小组成员担任讲师给其他小组成员分享自己掌握的中医养生保健知识和技能，组织中医养生保健操展演，在商务楼宇职业人群中开展中医适宜技术体验，中医健康文化得到广泛传播。

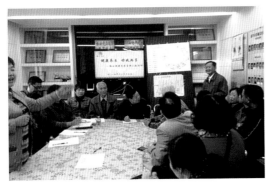
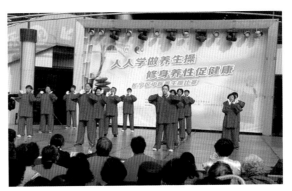

健康自我管理小组活动　　　　　　　　中医养生保健操社区推广比赛

4. 举办中医养生保健操、中医素养知识竞赛

区卫生计生委、区爱卫办、区体育局等联席会议部门搭建平台，开展中医素养知识竞赛，八段锦、太极拳、关节养生操、棍棒操等中医养生操技能比武，把社区居民的中医健康理念转化为

中医健康行为，巩固与提升健康技能。

（三）推进中医预防保健服务协同创新发展

中医预防保健服务工作，不仅局限于医疗卫生系统内的专业领域，更是要逐步扩展到社会各领域共同参与，共同行动，对内要加强中医预防保健服务人员个人技能的提升，对外要加强多部门协同联动，全面推进中医预防保健服务的协同创新发展。

1. 成立区中医预防保健工作专家委员会

组建由市级、区级医院中医专家、中医高等院校教授、公共卫生专家共同组成的专家组，对区域中医预防保健技术服务进行决策与咨询、评估与论证、培训与指导，提升基层社区卫生服务机构中医预防保健服务人员的技术服务水平。

2. 把社会民生事业部门纳入区中医预防保健工作联席会议平台

加强与教育、文化、体育、民政等部门的协同联动及中医预防保健工作机制、服务模式建设，在中小学校、养老机构、社区文化中心、社区体育活动中心等资源平台上，提供中医养生保健指导，开展中医适宜技术干预，传播中医健康科普文化，搭建协同服务创新平台。

3. 针对主要公共卫生问题实施中医预防保健服务策略

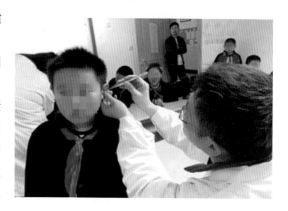

由专家委员会针对青少年学生近视高发的问题，开展中医预防保健干预技术的评估与论证，筛选出中医穴位按摩、中医耳穴敷贴、中医健康食疗等安全、有效的方法与技术，并与教育部门协同在学校内实施，积极探索在学生近视防治中的有效服务策略。对肺癌术后患者开展中医耳穴刺激、五行音乐、邵氏保肺功等中医非药物技术干预，增加肿瘤患者随访服务内容，改善患者生活质量，延长生存时间。

给小学生做预防近视耳穴敷贴

四、工作成效

（一）基层社区中医药服务能力得到巩固与提升

通过区域"1-2-10-40-X"中医预防保健服务提供平台规范化建设，积极整合包括人力资源、技术方法、信息数据、考核监管等卫生资源，并优化服务流程，显著提升基层社区中医药服务能力。

1. 硬件建设完善

长宁区的区属中医医院设立中医"治未病"中心，是集管理、医疗、预防保健、养生保健、健康教育、中医体检等多项功能的中医"治未病"服务中心。在医院内有独立的服务区域，可以满足不同人群的服务需求。天山中医医院连续两年承担了国家级"治未病"服务能力建设项目。长宁区所有的社区均建成了分区明确、功能划分合理，集医疗、预防保健、健康教育多功能一体的"治未病"分中心。社区卫生服务机构中医"防治一体化门诊"由改造前 1462.6m^2 扩增至 2453.54m^2，规范配备中医诊疗设施设备。

2. 一支高水平服务队伍建成

光华中西医结合医院何东仪获得上海市医学"银蛇奖"提名和中国医师奖，光华中西医结合医院肖涟波、天山中医医院崔晓获长宁区"领军人才"称号。基层中医医师队伍进一步充实，现有96人中，中高级职称67人，占69.8%；中医全科57人，占59.38%。20人分别入选上海市"优秀青年中医临床人才培养计划"、上海市"杏林新星"，长宁区"登顶计划""明日之星"等人才培养计划。

3. 服务内容拓展，服务质量提高

在技术服务提供上，社区卫生服务机构提供中医饮片、针刺、艾灸、推拿、火罐、刮痧等中医专项适宜技术6项以上，服务人次由2012年134 815人次，增至2015年245 350人次，增长率达81.99%。积极参与国家基本公共卫生老年人、儿童两个中医药服务项目技术规范的起草编制，承担国家中医药管理局3个"治未病"标准的制修订。天山中医医院成为上海市中医医疗质量控制中心中医"治未病"和社区中医药服务质控组组长单位。

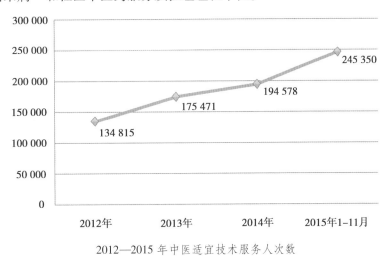

2012—2015年中医适宜技术服务人次数

（二）社区居民中医预防保健服务需求得到满足

通过在辖区内积极营造知晓、理解、接受、参与中医氛围，在不同场所，让不同人群感受中医预防保健服务，着力满足社区居民日益增长的中医预防保健服务需求。

1. 提高居民对"治未病"的认知度

复旦大学组织对区域部分人群抽样调查结果显示，中医预防保健的健康服务知晓率由调查前69.8%提升至调查后98.24%，居民满意率达87.43%。中西医并重，中医参与全程健康管理的理念，已得到广泛传播并深受社区居民欢迎。

2. 拓展服务范围进行中医预防保健的健康传播

拓展服务范围是中医预防保健服务体系建设的主要任务之一，长宁区不仅仅在医疗机构、社区卫生服务机构等服务场所，逐步扩展至居住社区、功能社区（楼宇、机关、学校、养老机构等），实现对疾病人群向亚健康人群、健康人群的拓展延伸，实现多样化、多层次健康传播效果。

3. 实现从健康知识普及到健康技能学习的转化

采取健康大讲堂、养生保健素养知识竞赛等形式，开展中医传统健康文化的宣传普及，辅以

"三伏灸""冬令进补"等中医适宜技术现场体验，养生保健操比赛，教授养生保健锤、按摩器使用方法，加强居民养生技能的学习掌握，整体提升自我健康管理意识与能力。

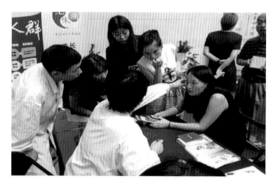

中医预防保健进楼宇服务白领人群

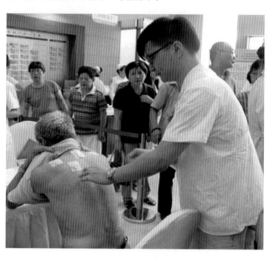

"三伏灸"中医适宜技术现场体验

（三）中医预防保健策略得到普及推广

中医预防保健工作已经纳入政府工作范畴，政府出台符合居民健康实际需求的中医预防保健的健康促进政策，各部门、各层级协同有效开展，资源配置得到进一步强化，更有利于各项健康促进行动策略的普及与推广。

1. 自发创造、推广中医健康养生技能

新华街道梅安居委自管小组的"手指操"，江苏街道北汪居委自管小组的"经络操"，新泾

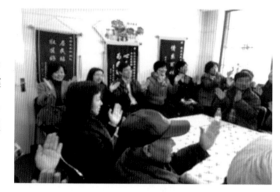

参与社区居民学做中医手指操

镇绿一居委自管小组的"拍打操"，都是居民运用中医传统理论、中医健康产品，在专业医生指导下，自发创造的中医健康养生技能，并在社区居民中推广与应用。世卫组织驻华代表施贺德博士、国家及上海市专家、领导先后参与体验。

2. 研发中医健康产品

中医预防保健服务技术、中医健康产品在社区居民中的广泛运用，也有利于更多的中医预防保健适宜技术通过转化服务平台进行成果转化，与社会第三方合作开展中医预防保健服务技术与产品的联合研发，促进健康服务产业发展。

3. 探索具有中医药特色的健康促进模式

长宁中医预防保健服务体系建设中，基本形成了具有中国特色、上海特点、呈现辐射功能、定位清晰的中医药健康促进创新模式，使社区卫生服务的整体效率和质量得到提高，也为探索中医特色、防治一体的社区居民健康管理服务模式，促进社区卫生可持续性发展、促进健康城市建设提供了一些经验。

（四）国家基本公共卫生服务项目与中医药服务协同发展

通过中医预防保健参与人群健康管理，有利地推进基本公共卫生服务的逐步均等化，发挥了中医药在深化医改中的特色优势。10 家社区的中医药服务量占门诊总量比例由 2012 年的 17.12%上升至 2015 年的 20.13%；同比增加 17.58%；中医处方数占门诊总处方数的比例，由 2012 年的20.38% 上升至 2015 年的 28.08%，同比增加 37.78%。

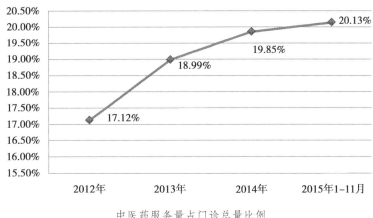

中医药服务量占门诊总量比例

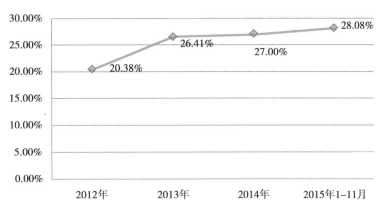

中医处方数占门诊总处方数比例

2015 年，社区中医药公共卫生服务量指标得到稳步提升，65 岁以上老年人中医健康管理率达41.22%，0～36 月龄儿童达 60.6%。高血压患者、糖尿病患者和孕产妇的中医健康管理率分别达到 80.59%、71.67%、27.79%，高血压、糖尿病患者的血压、血糖控制率分别达到90.48%、84.58%。

通过对社区现场体验、网络终端体验和 APP 客户端体验，三种途径接受中医体质辨识的人群调查结果显示，分别有 84.43%、50.24% 和 67.28% 的被调查人群认为，中医体质辨识结果与实际健康相符合，分别有 80.41%、45.02%、46.21% 的被调查人群认为中医健康处方有用。

（五）取得良好的社会影响

长宁区先后荣获"全国文明城区""国家卫生城区""全国基层中医药工作先进单位""国家慢性非传染性疾病综合防控示范区"等称号。2014 年，全区户籍人口平均期望寿命 84.13 岁，其中男性81.80岁，女性86.56岁，健康保障水平在中心城区中居领先地位。

（上海市"治未病"发展研究中心/上海市长宁区卫生和
计划生育委员会　葛敏　江萍　马恰恰　供稿）

 专家点评

　　上海市长宁区以社区居民中医预防保健服务需求为导向，积极构建完善区域中医预防保健服务体系，全面开展中医预防保健服务。经过5年的建设，长宁区探索了以中医服务为特色的社区居民健康管理服务新模式，逐步形成了"防治一体、具有多元文化氛围、以中医特色服务为支撑的中医预防保健服务体系"，将中医预防保健统一纳入基本公共卫生服务平台，为居民提供中西医相结合的健康管理服务。

　　1. 逐步形成"1-2-10-40-X"中医预防保健服务体系。借力于政策和环境优势，发挥基层中医医疗机构的作用，发动社区卫生服务网点和社会养生保健机构的参与，逐步形成"1-2-10-40-X"中医预防保健服务体系，即建立1家区域中医预防保健服务专业管理机构，发挥2家二、三级中医医疗机构技术优势，扶持以10家社区卫生服务中心、40家社区卫生服务站作为基础网底，鼓励X家社会养生保健机构共同参与。

　　2. 以文化传播为引领，提升居民中医养生保健素养。设计统一标识（LOGO），在辖区各级医疗机构中统一使用，并开发了一系列的中医预防保健服务产品，如中药香囊、中药茶饮、按摩棒、保健锤等，所有的产品均有统一的品牌Logo。围绕"其实你可以更健康"、让中医文化深入社区、中医社区宣传志愿者培训等主题，开展宣传活动。

　　3. 以居民需求为导向，营造区域中医预防保健服务支持性环境。在公共休闲场所建设中融入中医健康元素，发放健康大礼包，宣传中医健康文化。

　　4. 推进中医预防保健服务协同创新发展。中医预防保健服务工作，不仅局限于医疗卫生系统内的专业领域，更是要逐步扩展到社会各领域共同参与，共同行动，对内要加强中医预防保健服务人员个人技能的提升，对外要加强多部门协同联动，全面推进中医预防保健服务的协同创新发展。

第七部分

健康传播活动

中国健康知识传播激励计划

关键词：历时 10 年；100 多位专家参与；350 家媒体；2 万篇科普作品；8 本科普图书；100 万粉丝；覆盖 18 亿人次

2005 年 1 月，"中国健康知识传播激励计划"在北京启动，至今已走过 10 个年头，该项目由原卫生部疾病预防控制司、新闻办公室和中国记协联合推出，中国健康教育中心参与指导策划，万健华康公关顾问（北京）有限公司负责项目实施。2013 年，原卫生部和国家计生委合并后，项目由国家卫生计生委疾控局、宣传司、中国健康教育中心和中国记协办公室联合指导。

"中国健康知识传播激励计划"每年选定一个威胁人民群众身体健康的慢性非传染性疾病（以下简称"慢性病"）为主题，坚持"政府主导，广泛社会动员，大众受益"的原则，动员社会力量，持续深入传播慢性病防控知识和倡导公众行为改变。10 年来，项目不断探索和创新运作模式，塑造了多主体合作的传播合力，创新了从"项目"到"平台"，再到"O2O"的运作模式，提出了从"知、信、行"到"行、知、信"的行为倡导模式。成为健康传播领域一个成功的案例。

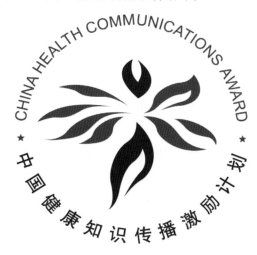

激励计划标志

一、背景

2004 年国务院新闻办公室公布的《中国居民营养与健康状况调查》显示：中国正面临着心脑血管疾病、恶性肿瘤、慢性呼吸系统疾病、糖尿病等慢性非传染性疾病（以下简称"慢性病"）的严峻挑战。2012 年全国 18 岁及以上成人高血压患病率为 25.2%，糖尿病患病率为 9.7%，40 岁及以上人群慢性阻塞性肺疾病患病率为 9.9%，近 10 年来患病率呈持续上升趋势。

面对慢性病"井喷"的威胁，普及慢性病防控知识势在必行。政府部门需要普及健康知识引导公众的健康意识和行为，但资源和力量有限；公众对于健康知识强烈渴望，但缺乏对健康信息的甄别能力和对卫生服务的利用能力；媒体从业者有开展健康科普的意愿，但缺乏权威的信息来源，导致媒体上的健康信息良莠不齐；专业人员希望把权威的健康信息传递给公众，但缺乏渠道。因此，整合社会资源，优势互补，政府、媒体、专家和患者共同行动，成为慢性病防控的内在需求。

"中国健康知识传播激励计划"在项目启动之初，分别对公众、媒体记者、科普工作者以及医生进行了需求调查，确定了项目目标、目标受众、核心传播信息、实施模式、传播策略和执行管理计划。

二、项目策划

（一）目标人群

目标人群包括四类：媒体、专业人员、患者、社会公众。

（二）目的

最大限度整合社会资源，搭建媒体、医生、患者、企业和社会公众交流互动的平台，在交流互动中广泛而有效地传播健康知识，提高公众对慢性病主要危险因素和防治知识的知晓率和认知度，遏制慢性病的流行。

（三）项目实施模式

政府主导、媒体先行、专家和患者参与、企业支持、百姓受益。

三、历年主题

中国健康知识传播激励计划已历时10年，历年主题如下：
—高血压防治（2005年）
—癌症防治（2006年）
—血脂异常防治（2007年）
—糖尿病防治（2008年）
—保持健康体重（2009年）
—吃动平衡，走向健康（2010年）
—骨质疏松防治（2011年）
—慢阻肺防治（2012—2013年）
—胆固醇管理（2014—2015年）
—骨质疏松防治（2015年）

依照慢病防控关口前移的原则，从2011年开始"中国健康知识传播激励计划"除每年慢性病主题外，专门开辟了"吃动平衡 走向健康"和"果蔬营养 膳食平衡"两大专题项目，引导大众养成健康的生活方式。

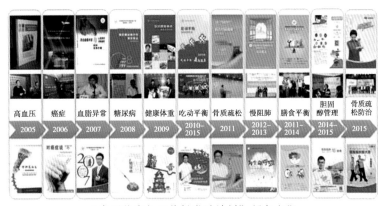

"中国健康知识传播激励计划"历年主题

四、活动实施

（一）制定并发布《年度传播要点》和《媒体实用手册》

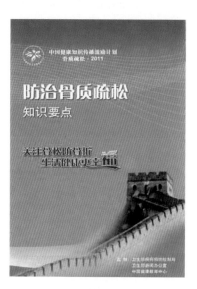

为保证传递信息的科学性和权威性，根据每年确定的活动主题，邀请国内临床专家、健康教育专家、资深媒体工作者制定《年度传播要点》和《媒体实用手册》，供媒体记者和医学科普工作者使用，作为开展健康传播的主要依据。

以 2015 年骨质疏松防治为例，组织专家、媒体工作者共同编写了《防治骨质疏松知识要点》和《防治骨质疏松媒体实用手册》，系统地介绍了骨骼的构成、骨质疏松症的定义、临床表现、危害、高危人群、自测及诊断方法、预防、治疗，以及对骨质疏松症认识上存在的误区等，让目标人群对骨质疏松有一个全面、系统的认知，记者报道时更准确，更有重点。

年度传播要点

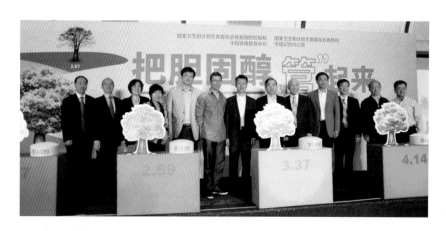

中国健康知识传播激励计划（胆固醇管理 2014）项目启动会

（二）聘任健康知识宣传员

聘请央视主持人白岩松为健康激励计划的健康知识宣传员，请白岩松从媒体人的视角解读年度主题，利用名人效应，有效传播慢性病防控健康知识。

（三）制作宣传海报

围绕年度主题，拍摄制作宣传海报，在全国主流平面、电视、广播、网络等媒体上刊播，并通过国家卫生计生委、新浪、搜狐等官方微博、微信平台向全国推送。

（四）拍摄专家视频访谈

与人民网、新华社等知名媒体合作，结合项目主题和专题活动，从国家卫生计生委专家库中，邀请心血管、内分泌和神经内科方面的一线医生和专家，录制访谈视频并推广。以胆固醇管理为例，邀请国内心血管、健康教育等领域的专家向大众详细解读胆固醇管理理念和知识，学习控制胆固醇的方法、技能，提高对胆固醇疾病的控制能力。

（五）征集并出版《百名患者故事》

通过人民日报、健康报、生命时报、新浪、搜狐等有影响的大众媒体向全国公开征文，将具有代表性、有教育意义的故事评选出来。工作组组织专家对案例进行一一点评，引导公众的健康行为和疾病管理技巧。

（六）开展慢性病防治知识共享会

知识共享会以专家讲座、义诊等形式在全国范围内开展，旨在搭建专家、媒体和公众的互动平台。2013年，30多位知名专家组成"吃动平衡"专家讲师团，2014年增加到60多人。2015年，共享会将传统的健康教育讲座与新媒体传播相结合，拍摄系列"健康微视频"，运用新媒体及大众媒体传播健康知识和健康生活方式。

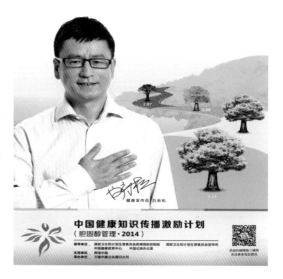

宣传海报

（七）举办"快乐动起来 每天一小时"落地活动

为有效引导公众真正把健康知识转化为实际的行为，2015年项目除大规模的知识共享和传播外，在重点城市开展以"快乐动起来 每天一小时"为主题的落地活动，在每城市开展规模为3000～5000人的健步走活动。倡导公众快乐地"动"起来，使运动成为乐趣和习惯，从而达到生活方式改善的目的。

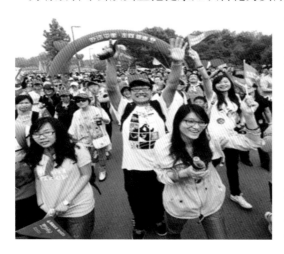

"吃动平衡走向健康"健步走活动

（八）开展全方位媒体传播

全面整合传统媒体、微博、微视频、微信等媒体资源，组成媒体矩阵，针对慢性病防控，设置话题，引导公众进行讨论和互动，全方位打造话题影响力，形成健康传播主旋律，在健康报道中占有一定话语权。与中国移动手机报进行合作，开设"健康副刊"，由权威专家推送健康信息，通过手机报平台进行传播，覆盖2000余万用户。

（九）激励与表彰

为了激励专家、医生、媒体积极参与慢性病防控工作，"中国健康知识传播激励计划"每年对年度健康传播领域作出贡献的媒体、专家、医生、患者和社会组织给予表彰和奖励。

1. 奖项设置

"中国健康知识传播激励计划"共设三个奖项：医生健康知识传播奖、媒体健康知识深度报道奖和患者征文奖，每一类均设一等奖 3 名、二等奖 5 名、三等奖 10 名。

2. 评选专家

评选专家会由医疗卫生、新闻传播、健康教育领域的专家，媒体代表和群众代表组成。

3. 总结与表彰

举行项目总结会，评估项目全年取得的成绩，表彰对年度慢性病防控知识传播作出贡献的记者、医务工作者和患者，对支持企业给予激励。

五、成效与启迪

（一）建立了政府主导、社会力量参与的健康传播工作模式

政府主管部门结合公众的健康需求，制定健康知识传播主题，最大限度地整合社会资源，引导企业、专家、媒体和公众积极参与大型健康传播过程，成为健康传播主体。10 年以来，项目不断实践和完善，对其他健康传播实践起到了示范作用。2008 年 11 月在北京召开的第十八届世界公共关系大会上，"中国健康知识传播激励计划"获第八届中国最佳公共关系案例大赛金奖。

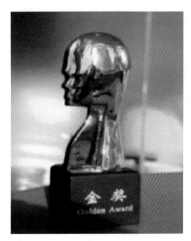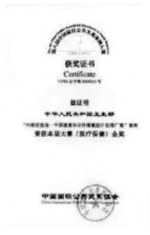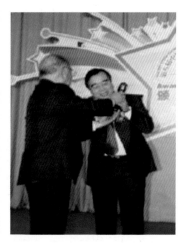

中国健康知识传播激励计划获得中国最佳公共关系案例大赛金奖

（二）激发了医务工作者、媒体及患者自身开展健康传播的工作热情

10 年来，100 多位国内外著名医疗卫生专家、350 家媒体、近 20 000 患者人次现身说法、20 000 篇科普作品、百万粉丝参与了本项目，传播覆盖 18 亿人次。共出版 8 本健康科普类公益图书，发行超过 10 万册。

（三）探索"行、知、信"的行为改变传播模式

2010 年，项目在注重知识传播的同时，开始尝试直接引导受众进行行为改变。比如，"吃动平衡"项目倡导每月 11 日为步行日，并持续 6 年推广该理念和组织近 400 场各种类型的长走、健身跑等大型落地活动，开创性地提出由"知、信、行"，转向"行、知、信"的新型行为改变模

式，由知识传播导向转向行为改变导向，为健康传播与健康促进做了有益的尝试。

（四）充分发挥各方优势，保障项目高质量实施

项目自创始起，坚持由"专业的人做专业的事"，社会各界在其中各展所长：政府主导和动员；专业机构生产传播内容；覆盖全国的媒体网络纳入计划之中支持新闻传播；国内外的项目顾问团队形成"智库"；专业化项目执行团队策划、实施等。专业化运作的思路为项目的高质量实施和不断延续提供了坚实保障。

"健康中国"已上升为国家战略。在新形势下，"中国健康知识传播激励计划"将以受众为中心，针对不同群体，采用不同传播手段，形成传播合力，赢得关注。并利用大数据时代的"精确制导"开展定制化健康传播，为不同受众提供精确的健康信息服务。

（中国健康教育中心　许玲　赵雯　肖珠　供稿）

 专家点评

"中国健康知识传播激励计划"历时十多年，坚持"政府主导，广泛社会动员，大众受益"的原则，动员社会力量，持续深入传播慢性病防控知识和倡导公众行为改变。10 年来，项目不断实践完善，形成具有一定品牌价值和社会影响力的健康传播运动，对其他健康传播实践起到了示范作用。

亮点一：多合作主体，塑造传播合力。政府主导和动员，专业机构生产传播内容，覆盖全国的媒体网络支持新闻传播，国内外的项目顾问团队形成"智库"，专业化团队策划、实施等。"中国健康知识传播激励计划"最大限度地整合了社会资源，搭建了媒体、医生、患者、企业和社会公众的沟通平台，在项目实施中，多主体各展所长，形成了传播合力，显著提高了传播效果。

亮点二：创新"行、知、信"行为改变模式。"中国健康知识传播激励计划"在注重知识传播的同时，开创性地提出由"知、信、行"，转向"行、知、信"的新型行为改变模式，由单纯重知识传播转向重行为改变，以健康行为改变带动知识传播，为健康传播与健康促进做了有益的尝试。

亮点三：运作模式的创新。项目初期主要是有限传播主体进行传播，同时激励为传播作出贡献的各方。2011—2012 年。项目联合团中央相关部门，支持全国百所高校学生社团开展主题活动，2013 年，又试点支持"国家慢性病综合防控示范区"开展，效果放大。2014—2015 年是"平台"模式的成熟阶段，吃动平衡、胆固醇管理、骨质疏松三大平台进入"示范区"，规模迅速扩大。2015 年，"吃动平衡"项目借助新媒体"O2O 健康行为倡导"试点，直接激励公众。通过线上召集，同一时间各地超 60 万人参与。从"项目"到"平台"到 O2O，"中国健康知识传播激励计划"不断在探索创新。

亮点四：充分激发了医务工作者、媒体及患者自身开展健康传播工作的热情。"中国健康知识传播激励计划"每年选定威胁人民群众身体健康的慢性病或危险因素为主题开展"知识共享计划"和"激励计划"。共享计划主要是发动多种多样的传播活动，促使科学、准确的健康知识有效传播到大众，并促进大众的行为改变；激励计划主要对参与健康传播过程的各方给予激励和推动，包括专家、媒体、患者、大众和企业等。

《中国居民膳食指南》
宣传推广活动

关键词：出版《中国居民膳食指南》；与 129 家媒体合作开展《指南》宣传；系列科普读物；40 集电视教育片；实施中国儿童营养健康教育计划，240 万儿童受益；营养周宣传活动 200 余次，参与单位 240 余家，直接受众 20 余万人

近年来，我国社会经济快速发展，居民膳食状况明显改善，城乡儿童青少年平均身高增加，营养不良患病率下降；但在贫困农村，仍存在着营养不足的问题。同时，我国居民膳食结构及生活方式也发生了重要变化，与之相关的慢性非传染性疾病患病率增加，已成为威胁国民健康的突出问题。因此，结合我国食物资源的具体情况，大力开展营养宣教工作，引导我国居民参与及改善营养膳食搭配是我们面临的一个非常紧迫的任务。

为改善国民营养健康状况、提高健康素质，中国营养学会组织并受原卫生部委托组织修订了《中国居民膳食指南》（2007）（以下简称"指南"）。2008 年 4 月 9 日，中国营养学会向地方学会发出"关于在全国开展《中国居民膳食指南》（2007）宣传活动"的通知，标志着《中国居民膳食指南》（2007）宣传活动已全面启动。为了配合《中国居民膳食指南》（2007）的宣传与推广工作，在原卫生部、中国科协以及 WHO 的大力支持下，中国营养学会定于 2008 年 4 月份起在全国 20 个省市开展《指南》宣传推广工作。

一、背景

（一）目前我国居民存在的营养问题

1. 营养缺乏与营养过剩问题

（1）我国贫困地区儿童营养不良流行

2002 年中国居民营养与健康状况调查报告显示，我国 5 岁以下儿童生长迟缓率为 14.3%，城市和农村 5 岁以下儿童生长迟缓率分别为 4.9% 和 17.3%。5 岁以下儿童低体重率为 7.8%，城市和农村 5 岁以下儿童低体重率为分别为 3.1% 和 9.3%。

（2）铁缺乏普遍存在

2002 年中国居民营养与健康状况调查报告显示，我国居民贫血患病率为 20.1%，男性为 15.8%，女性为 23.3%，贫困地区则更为严重。2 岁以内婴幼儿和 60 岁以后老年人贫血患病率分别为 31.1% 和 29.1%，15~50 岁育龄妇女贫血患病率为 19.9%，18~60 岁成年男性贫血患病率 10.9%。

（3）钙、维生素 A、维生素 D 等微量营养素缺乏问题突出

我国居民普遍存在钙摄入不足问题。大多数人的钙摄入量在推荐摄入量的一半以下；一半以上的儿童及老年人存在维生素 A 边缘缺乏。此外，在婴幼儿童人群中还存在碘、硒、维生素 B_1、

B_2、叶酸、维生素 D 等缺乏的情况，在老年人群中存在锌、硒、维生素 B_1、B_2 等缺乏的情况。

（4）肥胖及营养相关慢性病已成为我国严峻的健康问题

由于能量摄入过剩、动物性食物或脂肪摄入逐年增加、身体活动量明显减少等营养不平衡问题引起肥胖人群的大幅增加，与营养相关的超重、肥胖、高血压、高血糖、血脂异常等发病率急剧增加。2002 年我国成年人超重和肥胖的人数为 2.6 亿，高血压患病人数超过 1.6 亿。

2. 国民饮食与营养教育严重滞后，营养知识普遍匮乏

由于长期以来，国民缺乏必要的营养教育，导致公众基本营养知识缺乏，不良饮食行为普遍存在，农村地区尤为严重。一些调查显示，我国农村居民营养知识知晓率只有 2.7%。

3. 营养信息传播缺乏主渠道，信息混杂

近年来，一些所谓"营养专家"以"完全颠覆传统健康观念"为主题，蛊惑民众，影响面广，如"牛奶是牛吃的，不是人吃的"，"喝牛奶不补钙反减钙"等谬论。另外，互联网上很多不准确或错误的营养信息随处可见，对民众尤其是儿童青少年产生的不良影响更加深远。

（二）开展《指南》推广活动的重要性

营养知识水平和饮食行为密切相关，对饮食行为正确的引导一方面可以让人们通过合理选择食品保护自己健康，另一方面可以成为政府发展食物生产及规划食物市场的根据，并采取相应的政策满足人们合理食物消费结构的需求。

我国目前正处于经济转型时期，广大居民的生活方式包括饮食行为正经历着巨大的转变。因此及时引导消费行为非常关键，从政策及公众教育两方面给予引导，把《指南》的推广作为一项长期的营养教育工作，为实现健康中国做好扎实的基础。

二、目的

1. 宣传营养健康知识，提高国民营养意识，指导合理饮食。
2. 增强国民体质，提高全社会健康水平。
3. 预防和控制营养缺乏病和慢性病，减少疾病负担。
4. 改善重点人群的营养问题。

三、主要活动

（一）成立领导机构，加强组织建设

在原卫生部疾病预防控制局和中国科协普及部的支持下，2010 年 11 月成立了"《中国居民膳食指南》百场宣讲专家团"，由国家营养标准专家委员会专家和中国营养学会理事共同组成，中国营养学会名誉理事长葛可佑教授为本活动的首席专家并在科技会堂作了首场宣讲。2013 年 10 月着手组建中国营养学会营养学科科学传播专家团队。

（二）创新宣教活动形式

1."中国居民膳食指南百场宣讲"活动

在中国营养学会的号召下，各地营养学会积极开展《中国居民膳食指南》百场宣讲活动。至

2010 年 12 月底，北京、上海、天津、重庆、江苏、浙江、四川、宁夏、湖南、河南、内蒙古、山西、广州、广西、山东、青岛、深圳等省（直辖市、自治区）营养学会共完成大约 180 场次围绕膳食指南及膳食宝塔为主要内容的营养知识宣讲活动，其中由学会理事直接参与的宣讲活动达到 96 场，直接面对面的宣讲受众数达到 4 万人。

2. "中国儿童营养健康教育计划" 项目

儿童和青少年时期的营养健康问题会直接为其成年期的各种慢性病的高患病率埋下隐患，开展少年儿童营养健康教育势在必行。自 2010 年开始，中国营养学会 "中国儿童营养健康教育计划" 项目，针对 6～12 岁的城市和农村小学生，开展了形式多样的营养健康教育活动，包括教师培训，开展 "我的餐盘" 为主题的现场绘画比赛、膳食营养手抄报，发放《健康校园》、量高尺、膳食宝塔图、膳食指南等科普材料，营养课堂，家长讲座以及以《致家长一封信》的形式向家长传播营养知识，从而传播先进、权威的营养健康知识，树立小学生正确的平衡饮食习惯，培养其良好的健康知识。此项目自 2010 年截至 2015 年，覆盖全国小学生约 240 万人。

（三）媒体宣传

1.《指南》发布

《指南》于 2008 年 1 月 15 日由原卫生部发布，CCTV、BTV 新闻、新华社、《人民日报》、新华网、中国网、新浪网、搜狐等 90 余家电视、网络、报纸进行了报道。

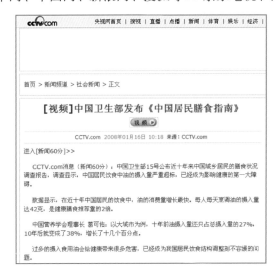

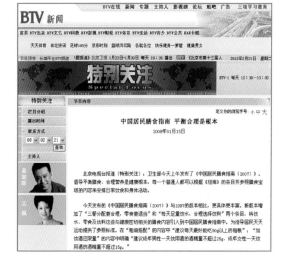

CCTV：［视频］中国卫生部发布《中国居民膳食指南》　　BTV 新闻：中国居民膳食指南平衡合理是根本

2. 媒体宣传

学会联合大众传媒，扩大营养知识传播。搜狐网、MSN 健康网、中国经济网、公众科技网、数字电视台以及北京青年报、食品报等媒体进行宣传，扩大了受众范围。

（1）纸媒

《北京青年报》《环球时报》《健康时报》《中国食品报》《科技日报》《成都商报》《南方都市报》等都是中国营养学会长期合作伙伴。2012 年开始，中国营养学会与北京青年报长期合作 "营养故事"，与《中国食品报》合作开办 "营养研究" 专版，刊登科普文章 70 余期。为《生命时报》《北京青年报》《食品报》等提供营养科普文章、稿件千余篇。首场宣讲活动，近 30 家平面媒体参加并跟踪报道。

（2）电视

2009 年 6 月，中国营养学会与中国教育电视台合作，12 名专家录制了 30 集营养学知识讲座，内容包括营养的重要性、常见饮食误区、特殊人群的饮食、运动与营养等，宣传普及营养学知识，推广《中国居民膳食指南》。

2012 年中国营养学会再次与中国教育电视台合作，开办了题为"如何进行食品搭配及误区"课程讲座，分 10 集录制，每集约为 25 分钟。让百姓走出食品搭配的误区，不再为怎么搭配食物而产生烦恼。

（3）网络

为了扩大宣讲效果，中国营养学会办公室积极联合搜狐网、MSN 健康网、中国经济网、公众科技网进行宣讲。

2011 年 12 月，中国营养学会与中国经济网联合举办科普知识访谈，分别录制了 7 期有关营养科普方面的访谈，活动得到了国家食品安全办的高度重视与大力支持。

与中国公众科技网合作，开办"膳食营养"栏目。提供科普文章约 50 篇，进行了 3 次专家在线访谈，提供了 300 道营养知识竞赛题目。

（4）协助中组部录制《农村党员干部现代远程教育专题片》

受原卫生部委托，中国营养学会与中组部卫生部党员干部（健康）节目制作中心联合制作以《中国居民膳食指南》10 条为核心的健康节目，共制作 10 个专题讲座，每专题片约 20 分钟。

（四）科普读物

1.《中国居民膳食指南》

1987 年，出版《我国的膳食指南》；1997 年，出版《中国居民膳食指南》并创建"中国居民平衡膳食宝塔"；2007 年，再次修订为第三版，由原卫生部于 2008 年 1 月以 1 号令的形式发布。为给读者提供更精练、更通俗和更实用的读本，中国营养学会组织编写了百姓版，于 2011 年正式出版。

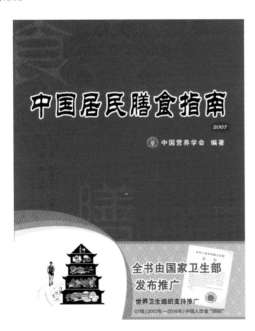

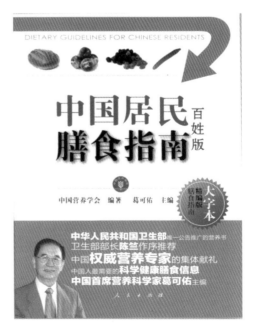

《中国居民膳食指南》　　　　　　　　《中国居民膳食指南》百姓版

2.《营养科普系列丛书》

为了更好地向全社会宣传营养科普知识，贯彻《中国居民膳食指南》暨《平衡膳食宝塔》，2008 年，中国营养学会科普工作委员会组织出版了《营养科普系列丛书》，共 10 个分册，分别针对不同人群的营养问题、从不同角度阐述饮食、营养和健康的关系，是对《中国居民膳食指南》的进一步细化和解读。

3.《中国上班族膳食营养指导》

继《中国居民膳食指南》后，中国营养学会、达能营养中心联手为中国上班族量身订制的营养宝典——《中国上班族膳食营养指导》，由中国妇女出版社出版。

（五）科普产品

为了加强科普资源建设、开发创新科普产品，扩展宣传形式，使营养知识更易深入人心，中国营养学会承担中国科协的"全国学会科普活动资源包"项目，拍摄了营养科普动漫作品。同时还开发公交卡贴、宝塔 sticker、书签、宣传手册等，成为指导百姓合理膳食的简单而有效的工具。《中国居民平衡膳食宝塔》立体纸模型获得了第四届科普产品博览交易会科普作品优秀奖。

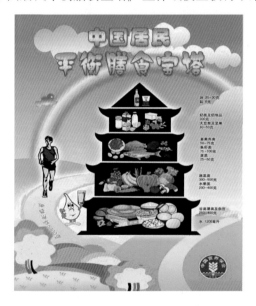
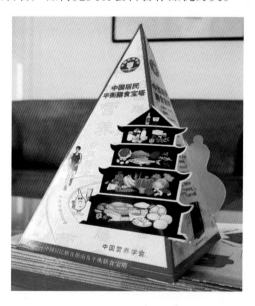

膳食宝塔拼图　　　　　　　　　　　　　　膳食宝塔立体模型

（六）社会化公益活动

在"大手拉小手，青少年科技传播行动"——山西吕梁革命老区小学生送营养工程项目的基础上，在中国科协的支持下，中国营养学会承担了"宝塔进小学"、"宝塔进农村"项目，扶贫小组先后 6 次踏上前往吕梁扶贫之路，向学生赠送《中国居民膳食指南》小学生读本、趣味拼图等300 余册，并根据当地饮食习惯和学生们的膳食状况，有针对性地开展了营养知识讲座 13 场，受众学生 1500 余人。

（七）全民营养周

以"天天好营养，一生享健康"为主题，由中国营养学会、中国疾病预防控制中心营养与健康所、农业部食物与营养发展研究所、中国科学院上海生命科学研究院营养科学研究所共同发起

2015 年首届"全民营养周"活动，并于 2015 年 5 月 17—23 日在全国范围内开展。

1. 启动

2015 年 5 月 16 日，中国营养学会在国家会议中心组织了"全民营养周"启动仪式，中国营养学会、中国科协、国家卫生计生委宣传司、国家卫生计生委疾控局、中国家庭教育学会、中国疾病预防控制中心、农业部食物与营养发展研究所、中国科学院上海生命科学研究院、中国营养学会的有关领导出席，各地专家学者 2000 余人共同参加了启动仪式。

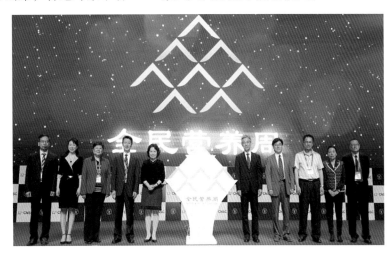

全民营养周启动仪式

2. 中国营养学会主会场

（1）五千米健康跑

5 月 17 日，约 1000 名各界人士在北京奥林匹克森林公园活力开跑，开启了"首届全民营养周启动之 5 公里健康跑"，用健康的行动呼吁各界关注营养，关注首届"全民营养周"！

（2）消费者实践活动

家乐福与中国营养学会建立长期合作伙伴关系，开展营养周宣传活动。活动期间，家乐福所有门店共悬挂首届"全民营养周"标牌 25 000 余幅，设立健康行走路线 200 余条，发放营养周宣传册 8 万余册，促销海报近 800 万幅，并与消费者通过营养周 APP 软件进行互动达 3 万余次。参与报道媒体共计 57 家，其中平面媒体 10 家，网络媒体 46 家，电视媒体 1 家。

（3）科学界庆祝活动

5 月 17—18 日，中国营养学会举办了隆重的学术活动，共计 39 场次，充分展示我国营养学及公共卫生领域的最新研究成果和前沿学术信息。共有 2000 余人参会，其中 250 多名专家在大会和分会场报告，收集了近 800 余篇学术论文。

3. 各省营养周活动

全国 26 个省市的地方营养学会及相关单位根据中国营养学会主会场宣传方案、材料等，结合自身情况开展"全民营养周"宣传活动，把"全民营养周"活动打造成为中国营养界一系列有组织的、统一的、全国联动的科普宣传活动。

5 月 17—23 日，全国共计 26 个省开展"全民营养周"宣传活动，共计 200 余次，参与单位 240 余家，参与媒体 102 家。营养义诊 50 余次，文化广场义诊咨询近百场次；营养健康科普进校园和社区 40 余次，直接受众 20 余万人。

4. 媒体传播活动

（1）传统纸媒：《人民日报》《健康报》《中国食品报》等 100 余家传统纸媒参与报道，其中多家媒体整版报道，累计读者约 3 千万。

（2）网络媒体：搜狐网、新浪网等 6 家进行主要报道，各省媒体发布报道百余篇，相关信息发布近 10 万余次，覆盖近 2000 万人次。

（3）广播电视媒体：中央电视台新闻频道、北京电视台分别在《新闻直播间》《北京您早》播出了近 6 分 30 秒的视频新闻。各地方电视台报道营养周活动共计 9 次，累计收视人数近 1.3 亿人。中国人民广播电台老年之声栏目进行报道，覆盖北京及周边地区，累计收听人数近 15 万人。

（4）移动传媒："营养达人"、"营养健康自测"、"倡议书"等移动平台参与活动并转发 93 000 余次。

（5）微信平台：各省营养学会及相关单位报道活动 20 余次。仅中国营养学会微信公众号"中国营养界"一周时间内粉丝增加 2000 余人，文章转发万余次。

综合全国整体活动，5 月 17—23 日期间累计传播人次近 1.8 亿，全国发放宣传资料约 1000 万份，参与媒体报道 120 余家。

（八）科技周、科普日活动

中国营养学会每年都积极参与中国科协主办的科技周、科普日活动，并组织知名专家和工作团队全程参与科普日活动。每年科普日咨询人数可达 3000 人，发放各种宣传册 2500 张，图书 350 本，覆盖人群 4 万余人。学会主要就《中国居民膳食指南》、膳食宝塔、减盐限油和食品标签对公众进行科普宣传，达到了良好的科普效果。

针对儿童青少年，开发了《中国居民平衡膳食宝塔》趣味拼图、贴纸，《中国居民平衡膳食宝塔》DIY 磁扣贴。采用游戏方式，让孩子们制作"膳食宝塔"，寓教于乐。每完成一个"膳食宝塔"，孩子们都会得到一份奖品以资鼓励，比如"宝塔"拼图、3D"宝塔"、冰箱贴、公交卡贴等。

以实物搭建中国居民平衡膳食宝塔，全方位展示"平衡膳食"的理念。展区中健康快车配有身体成分测试、骨质密度测试、动脉健康状况测试 3 项免费的高端体检项目。同时，增加现场专家指导等互动性活动，了解平衡膳食、健康生活的信息。

（九）开发多媒体信息化科普平台

2014 年，中国营养学会创建了新型科普咨询平台，包括微信公众平台、微博、博客、搜狐自媒体平台、营养师在线 APP 并联合优酷播放科普在线视频。网络信息平台定时发布全面营养与健康产业发展信息并全方位分析营养与健康发展状况，提供相互交流最前沿的科学发展方向和成果平台。截至目前各平台均已拥有近万余名用户，遍布中国各地及海外。

四、活动成效

（一）《指南》成为各级专业机构开展健康传播的重要依据

《中国居民膳食指南》以先进的科学证据为基础，密切联系我国居民膳食营养的实际，针对膳食中存在的主要问题，提出了合理营养的行动方案，对避免不合理膳食导致疾病具有指导意义。

（二）营造健康氛围、倡导全社会参与

经过 8 年的多方面宣传，激发了大众对营养健康的重视，提高了大众关注国民营养知识的意识，营造了共同参与宣传营养健康理念的社会氛围，在引导大众饮食行为方面提升了学会的品牌形象。全民营养周活动的开展，表明了国家各部门和各界对其投入的关注度。

（三）促进国民营养状况的改善和体质的提升

1. 膳食结构得到改善。和 2002 年相比，2015 年城乡居民的动物油脂和饱和脂肪酸的摄入量下降，盐的摄入量下降，蔬菜、水果摄入水平趋于稳定，蛋类、水产类摄入量有所上升，全民增加身体活动的比例显著提高。

2. 体质得到提高。和 2002 年相比，2015 年城乡儿童青少年生长发育水平稳步提高，学龄前儿童营养不良率进一步降低，贫血患病率显著下降、低出生体重率显著下降。

3. 对膳食和营养的认识显著提高。公众对营养健康的关注率越来越高，对《膳食指南》和膳食宝塔的知晓率逐年增加，1997 年为 14.1%，2004 年为 7.7%，2006 年为 11.3%，2009 年为 14.0%，2011 年为 29.2%。

（中国营养学会　杜松明　杨月欣　供稿）

 专家点评

《中国居民膳食指南》宣传推广活动自 2008 年启动以来，通过多种渠道、全方位、多领域开展宣传倡导，在促进居民均衡营养、合理膳食方面起了重要作用，其宣传推广模式在健康传播领域有一定的代表性，也具有可推广性。

《中国居民膳食指南》宣传推广活动中第一个亮点是出台了《中国居民膳食指南》《营养科普系列丛书》《中国上班族膳食营养指导》等一系列权威的出版书籍，开发的营养科普动漫作品、宣传手册等科普宣传资料，不仅给各级政府和专业机构开展主题宣传提供了科学内容和统一素材，同时也促进科普资源库和科普产品库建设，丰富健康传播的形式。

活动第二个亮点是组织起草指南的权威专家，深入数十个省份开展了 108 场"《中国居民膳食指南》百场宣讲活动"，带动各地对指南的宣传推广力度。

活动第三个亮点是多种健康传播形式并举，发挥权威媒体影响力，统筹推进指南的宣传推广力度。2008 年正式发布指南后，90 余家电视、网络、报纸进行了转载和跟踪报道；2015 年启动了"全民营养周"活动，组织媒体进行集中宣传。重点时段集中宣传和日常健康传播相结合的模式，促进公众更加关注营养膳食知识和健康，提高大众健康意识。

此外，该活动针对重点人群需求，还启动"中国儿童营养健康教育计划""小手拉大手，青少年科技传播行动"，将指南的宣传推广向纵深推进。

青海省健康教育万里行活动

关键词：少数民族地区；16 年健康教育实践；行程近 17 万里；覆盖全省 95% 以上地区；受益群众 920 余万人次；居民健康素养水平提高

一、背景

青海省地处青藏高原东部，总面积 72 万平方公里、总人口 583 万。全省有汉、藏、回、蒙古、撒拉等多民族聚居，少数民族占总人口的 46.98%。长期以来，由于自然环境恶劣、经济发展不均衡、群众文化水平差异大，加之农牧区人口分散，医疗卫生服务半径大，严重制约了全省健康教育工作的发展。

2001 年，青海省健康教育所联合省科协等多个部门，启动了第一届青海省健康教育万里行活动，至今已成功举办了 16 届。16 年来，通过深入农牧区、城市社区等地持续开展健康教育万里行活动，探索出了符合省情实际的健康教育工作模式。

二、活动目的

通过深入农牧区和七进（进机关、进学校、进农村、进社区、进企业、进家庭、进宗教场所），开展多种形式内容丰富的健康教育与健康促进活动，提高群众的健康意识，普及疾病预防基本知识和技能，改变不良行为和生活方式，提高群众健康素养水平，减少疾病的发生。

1. 力争通过 10 年时间，使全省农村居民基本卫生知识知晓率由 2000 年的 20% 上升到 50%，牧区居民由 30% 上升到 60%；相关卫生行为形成率分别达到 50% 和 60%。
2. 建立和完善基层健康教育工作网络。
3. 探索民族地区健康教育工作新途径、新方法。

三、活动发展历程

（一）创立阶段

2001 年，沿青海湖农牧区开展了第一届健康教育万里行活动，受到当地群众一致好评。此后，每年选择 1~2 个州为目的地，制定实施方案，确定一个宣传主题开展健康教育活动。活动每年行程至少 1 万里，遂定名为"青海省健康教育万里行活动"。

（二）发展阶段

2001—2014 年，青海省健康教育所协同省科协少数民族科普队、省妇联、省人口宣教中心、青藏铁路疾病预防控制所等单位在青海玉树、果洛藏族自治州等边远牧区开展多种形式的健康教育活动，并积极动员当地卫生行政部门、医疗机构参与活动，进一步扩大影响力，提高活动效果。

（三）提升阶段

2015 年，省卫生计生委建立省、州、县"三级联动"机制，从当初的一台车、几个人、一条横幅、几块展板、几种宣传材料的简单模式，形成了目前多部门协作、共同参与的工作机制，结束了卫生计生部门长期单打独斗的被动局面，有效提升了活动的知名度与影响力。

四、主要做法

（一）加强组织领导，为活动提供有力保障

省卫生计生委和省健康教育所每年加强活动组织，落实"领导到位、经费到位、职能到位、责任到位、督导到位、评价到位"六个到位。同时，积极争取省委宣传部、省科协、省教育厅、省妇联等部门的有力支持；加强与各州、县政府和当地卫生计生行政部门共同协作；积极整合利用当地疾控中心、医院、妇幼保健机构等优势资源，使健康万里行活动可持续开展。形成了部门联动，优势互补、群策群力的工作机制。

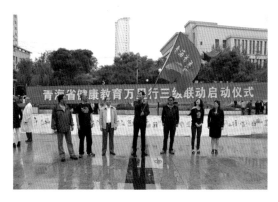

健康教育万里行省、州、县三级联动
启动仪式现场

（二）紧密依托项目，针对民族地区特色开展活动

青海全省 8 个州（市）中，6 个州为民族自治州，7 个民族自治县，健康教育工作范围广、难度大。多年来，青海健康教育万里行活动依托"亿万农民健康促进行动""相约健康社区行""预防包虫病健康教育"、原卫生部/联合国儿童基金会"生命知识"、中央补助地方健康素养促进行动等项目，结合民族地区特色，持续开展了多种形式的健康教育活动。

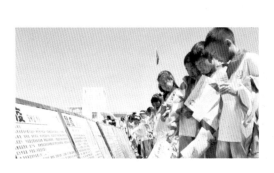

开展鼠疫防控知识进校园活动

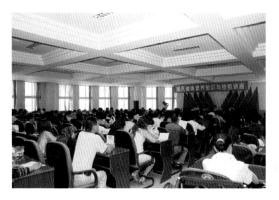

居民健康科普知识大讲堂进社区

1. 举办居民、医院、学校、社区等类健康教育大课堂
针对农牧民、基层健康教育专业人员、学生等不同人群的需求，结合地方病、职业病、高原

病、传染病防治等工作，开展不同内容的健康知识讲座和业务技能培训。15 年来，共开展各类健康大讲堂 2079 场，受益人数达 96 余万人次。2006 年在全国卫生进社区——相约健康社区行活动中获优秀组织奖。

2. 开展科普宣传活动

针对地区特点，持续开展各类群众喜闻乐见的健康科普活动，大力普及健康知识。15 年来，开展义诊宣传 58 场次、健康科普电影放映 100 余场次、科普展览 64 场、健康知识竞赛 33 场次。

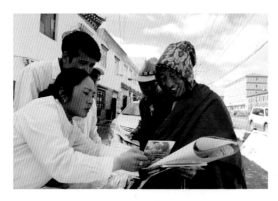
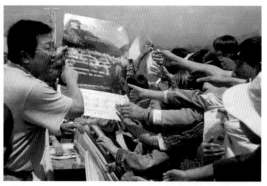

在果洛州达日县开展义诊宣传　　　　　　　万里行工作队在海东市开展生命知识宣传

3. 开发双语传播材料

为方便少数民族群众阅读，设计制作藏汉双语健康传播材料，包括折页、画册、墙报、展板、挂历、健康教育公益广告片、影像光盘、实物宣传品等，内容涉及结核病、艾滋病、地方病、科学就医、烟草控制、健康素养知识等。累计设计制作并展出各类展板 3600 余块，发放各类宣传资料 180 万份。

4. 制作视频短片

2001 年以来，拍摄制作了《健康广场》《献血与健康》《预防性病艾滋病》等 20 余部专题片并在全省发放，受到基层健康教育机构及群众的欢迎。2002 年在"全国艾滋病防治宣传画征集评选活动"中获积极组织奖。

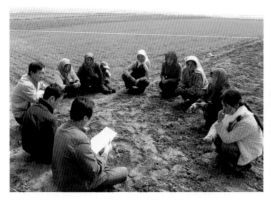
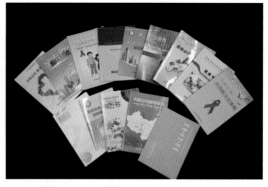

万里行工作队在田间地头开展问卷调查　　　　设计、制作、印发藏汉双语健康传播材料

5. 参与全国居民健康素养监测

在国家确定的青海省健康素养监测点，开展《全国公民健康素养知识调查》摸底活动，万里行

工作队深入牧民、村民家中，用藏汉双语进行面对面的调查和解答。

6. 结合宗教活动传播健康知识

结合少数民族地区特色，积极动员藏传佛教活佛和伊斯兰教阿訇参与健康教育活动，利用教义结合，传播健康知识，扩大活动覆盖面，深受宗教信徒群众的好评。2016年，健康教育万里行首次走进寺院，让寺院僧人面对面接受健康知识，成为第十六届健康教育万里行活动一大亮点。中藏专家为僧人把脉确病，指诊开药，受到众僧侣称赞。

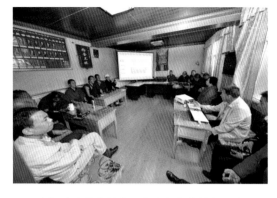

积极动员藏传佛教活佛参与健康教育活动

7. 创新工作模式，不断丰富活动内涵

2016年，省卫生计生委创新工作模式，组织第16批援青"博士服务团"9名医学专家和省级医疗专家全程参与活动。医学专家们积极发挥医学专长和自身优势，每到一地，他们不顾高原反应等身体不适，进机关、进医院、进学校、进寺院，积极开展健康知识讲座、义诊、学术交流和业务指导，受到当地医疗机构医务人员和群众的高度赞扬。

（三）突出卫生工作重点，积极应对突发事件

1. 在应对非典、高致病性禽流感、甲流、手足口病等公共卫生事件中，及时印发具有针对性的预防知识传播材料，下发全省各地，科学、有序、积极应对疫情。2004年，省卫生厅、省人事厅和省中藏医药管理局共同授予省健康教育所为全省卫生系统抗击非典先进集体，并记三等功一次；2007年在卫生部/联合国儿童基金会预防人感染高致病性禽流感项目总结会上荣获组织实施奖等三项奖项；2008年1月，在卫生部/联合国儿童基金会母子系统保健健康促进与健康传播项目评选中荣获项目最高奖项——项目实施奖。

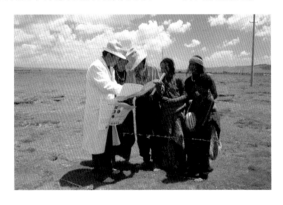

万里行工作队赴兴海县向当地牧民宣传鼠疫防治知识

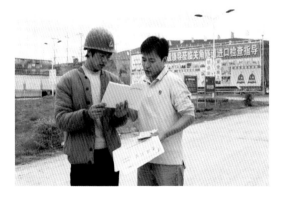

送健康知识到青藏铁路一线

2. 在青藏铁路建设运营期间，万里行工作队昼夜开展工作，在不冻泉、五道梁、风火山和海拔5000多米的建设工地上，为建设大军和旅客提供高原病、鼠疫等防治宣传材料，发放《中国公民健康素养66条释义》《高原病防治手册》等各类宣传材料11种6万余份，展出各类展板60余块，举办健康教育大讲堂6场，为青藏铁路建设和运营提供了健康保障。由于表现突出，被青海省人民政府表彰为"青藏铁路建设卫生保障工作"先进集体，3人获"青藏铁路建设卫生保障工作"先进个人荣誉。

3. 2009 年，青海省兴海县发生人间鼠疫疫情，青海省健康教育所工作队深入疫区，采取知识讲座、健康咨询、发放宣传材料等多种形式，大力宣传鼠疫防治知识，努力提高群众自我保护意识和能力，积极倡导全社会参与鼠疫防治工作，为消除疫区群众恐慌发挥了积极作用。

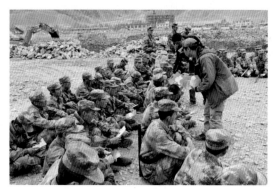

健康教育人员在玉树地震灾区开展
救援部队高原病防治知识宣传

4. 2010 年玉树地震期间，省健康教育万里行工作队第一时间赶赴灾区，联合省科协少数民族科普队、省妇联等 6 家单位的 32 名专业人员，在玉树地震灾区开展健康教育工作。累计发放"灾后食品卫生""高原病防治知识""传染病预防知识""灾后心理疏导手册"等 20 多种宣传材料共计 2.4 万余份，张贴"保护水源"等宣传画 4000余份，接受健康教育的群众近万人次，为防控疫情、灾后防病和维护群众身体健康发挥了积极作用。

（四）创新工作机制，提升活动整体水平

在总结历届健康教育万里行活动的基础上，2015 年，省卫生计生委建立了省、州、县"三级联动"机制，制定了《全省卫生计生系统年度健康教育万里行活动实施方案》，密切与深化医改、基本公共卫生和重大公共卫生服务、新时期爱国卫生工作四个融合，开创了省带州、州带县，共同促进、多部门协作的新局面，活动体现出了卫生计生、科协、妇联、教育等多部门相互配合、部门联动的优势。

（五）加强媒体合作，树立活动品牌形象

每年"万里行"活动期间，省健康教育所加强媒体合作，及时对活动进行宣传报道，营造良好的宣传氛围。

1. 在《健康报》《青海日报》《西海都市报》《健康生活报》《青海健康界杂志》等媒体大力宣传健康教育万里行活动目的和内容，扩大活动影响力。

2. 通过青海 12320 为民健康网、健康青海 12320 官方微信、微博，发布活动信息，报道活动进展，以便使更多的群众能够随时了解活动情况，并参与互动。

3. 在《西海都市报》《西宁晚报》开设"科学就医需要掌握 10 大要点""定期健康体检，早发现、早诊断、早治疗"等科学就医相关健康知识宣传专栏，大力普及健康知识。

4. 在青海电视台都市频道和青海广播电视台藏语频道《今日农牧》《健康导航》等栏目开设"健康 365""健康之声"专栏，每天滚动播发健康知识信息。

5. 2015 年 6 月 9 日《西宁晚报》和 6 月 15 日《健康生活报》分别举办了《中国公民健康素养调查问卷》读者有奖问答活动，510 名读者参加了此次活动，共评选出 151 名获奖人员。

五、成效

16 年来，青海省依托"健康教育万里行"活动平台，动员社会广泛参与，逐步形成了较为完善并具有一定规模的系统工作模式，取得了实效。

（一）活动范围广，群众受益面大

针对影响各族群众健康的主要危险因素，每年制定活动方案和工作目标，开辟了"健康教育万里行"活动新途径，带动了青海省健康教育事业可持续发展。16 年来，万里行活动行程近 17 万里，足迹遍布全省 6 州 2 市 37 个县，覆盖了全省 95% 以上的地区。

截至目前，青海省建有人口健康文化宣传阵地 745 个，设置宣传栏 5953 块，开发宣传品 765 种，组建健康教育巡讲团 58 个，累计受益群众 900 余万人次。城乡居民健康知识传播活动覆盖率从 2003 年的 43.12% 上升至 2013 年的 91.28%；健康传播材料覆盖率由 47% 上升至 95%。

通过活动实施，各级健康教育专兼职人员专业水平和工作技能进一步提高，队伍整体素质提升，活动内容更加丰富，活动效果更加深入。

（二）得到行业的高度认可

2013 年，中国医药卫生事业发展基金会对"健康教育万里行"工作给予高度评价，并对活动提供了大力支持和帮助。2013 年中国健康教育大会上，青海省"健康教育万里行"活动荣获全国健康教育工作"最新创新奖"。

（三）居民健康素养水平有所提高

16 年来，青海省居民健康素养水平持续提升。重点传染病、地方病、慢性非传染性疾病等健康相关知识知晓率由 2003 年的 27.37% 上升为 65.36%。城乡居民健康素养水平由 2008 年的 2.16%，提升至 2013 年的 3.48%。

作为民族地区开展健康教育与健康促进的一种创新模式，青海省健康教育万里行活动现已发展成为该省健康教育工作的一个品牌。目前，在全省各地和卫生计生系统全面推广。在现有基础上，我们将继续深入了解广大群众健康需求，有针对性地开展健康科普传播，进一步完善和改进工作模式，使青海地区万里行活动从树立品牌向打造精品迈进，并力求在行业树立典型，达到经验推广和示范效果。

（青海省健康教育所　何君　谢永莲　供稿）

 专家点评

青海省自 2001 年起开展健康教育万里行活动，活动设计从实际出发，针对青海省幅员辽阔、牧区人口分散、少数民族聚居等特点，历经 16 年发展，万里行活动行程近 17 万里，覆盖了全省 95% 以上的地区，赢得群众的口碑，取得了显著的效果，是民族地区开展健康教育与健康促进工作的有效模式。

青海健康教育万里行亮点之一是充分体现了多部门协作。万里行活动联合省科协、教育厅、省妇联等多个部门，既统筹了科普资源，也确保了学生、妇女等重点人群更大程度受益。活动充分运用了各类媒体，包括新媒体。同时，就卫生计生系统内部而言，仅靠健康教育人员也不能满足工作需要，该活动中省健康教育所联合了许多其他系统内兄弟单位的力量，这些对于确保活动覆盖面和活动质量至关重要。

青海健康教育万里行亮点之二是符合当地文化特点。青海省少数民族人口众多，宗教信仰、语言和分散边远的牧区是健康教育工作必须考虑的重要因素。青海健康教育万里行活动积极动员藏传佛教活佛和伊斯兰教阿訇参与健康教育活动，利用宗教领袖的影响力，传播健康知识，扩大活动覆盖面，深受信教群众的好评。同时活动开发了少数民族语言的健康科普宣传材料，还采取流动巡回宣传的形式深入牧区，扫除了健康教育工作的盲点。健康教育必须因地制宜、因人施教，青海省健康教育万里行活动充分考虑了民族地区的工作实际。

青海健康教育万里行亮点之三是长期积累。健康教育与健康促进工作的成效往往需要较长时期才能显现，在长达16年的积累过程中，各级健康教育专兼职人员专业水平和工作技能进一步提高，队伍整体素质提升，活动不是简单的重复，而是不断创新、扩大影响、形成品牌，最终做成造福人民群众的福祉工程。

《百姓健康》系列健康传播品牌建设

关键词：2013 年启动；《百姓健康》系列栏目；7 大品牌；1220 期电视节目；208 期广播节目；107 期报纸专刊；12320 接到服务请求 24 036 件；已与大秦网合作 5 个月，共推出 10 期主题视频、10 次知识闯关有奖问答、20 期微门诊、26 期 H5 和 143 篇稿件，累计曝光量达 1.255 亿人次，点击量达 1615 万人次

一、背景

（一）慢性病成为城乡居民首要的健康问题

陕西省第五次卫生服务调查结果显示，疾病谱中心血管疾病占首位，成为影响城乡居民健康的首要威胁。全省糖尿病患病率为 8.7%。

（二）传染病的威胁依然比较严重

陕西省疾控中心监测数据表明，乙类传染病发病人数每月有 5000 多例，死亡 10 余例，以病毒性肝炎、肺结核、梅毒、痢疾等为主。丙类传染病发病人数每月有 3000 多例，以感染性腹泻病、流行性感冒、流行性腮腺炎等为主。

（三）人均医疗费用大幅升高

陕西省第五次卫生服务调查显示，2013 年全省人均医疗费用为 1415 元，2008 年为人均 480 元，是 2008 年的 3 倍。

（四）城乡居民健康素养严重不足

2013 年健康素养监测结果显示，陕西省城乡居民健康素养水平为 6.15%，远低于全国 9.48% 的平均水平。

（五）健康教育迎来新的发展机遇

2013 年，陕西省委、省政府提出"富裕陕西、和谐陕西、美丽陕西"发展战略，健康教育对于推进"健康陕西"建设，加快实现"陕西梦"有着重要意义，健康教育迎来新的发展机遇。

二、策略与措施

（一）策略

充分利用大众媒体的传播优势，大力开展健康知识传播，提升城乡居民健康素养，降低传染病的发病率，遏制慢性病持续上升的态势，提高城乡居民健康水平。

（二）措施

策划《百姓健康》系列栏目，聚焦电视、广播、报纸、杂志、网站、新媒体和12320热线电话七种媒介，建立立体式、全方位、多层次、高频次、合力化的健康知识传播体系。大众媒体传播与人际传播相结合，新媒体和传统媒体优势互补。七种媒体使用统一标识。

传播内容以《中国公民健康素养——基本知识和技能》为核心，结合卫生日主题、辖区常见病和多发病，突出重点人群和重点健康问题。

《百姓健康》系列栏目指导思想是坚持公益性、专业性和权威性；去行政化，去商业化；不断提高居民健康素养水平。

三、目标

1. 建立健康传播多部门合作机制。政府出经费，卫生计生委搭平台，专家唱主角，百姓得实惠，第三方做评估。

2. 建好"四个"健康传播平台，实行资源共享。四个平台分别是：权威信息的发布平台、健康信息的传播平台、医患互动的交流平台、求医问药的咨询平台。

3. 广泛传播健康知识和技能，引导群众树立健康观念，养成健康生活行为方式，快速提高城乡居民健康素养水平。

4. 到2020年，居民慢性非传染性疾病和传染病流行趋势得到有效控制。

四、组织管理

（一）组织保障

成立《百姓健康》系列栏目协调领导小组和技术指导组。协调领导小组组长由省卫生计生委主任担任，成员包括卫生计生委各处室、委直委管单位领导，负责研究协调系列栏目的工作事项。技术指导组由国家专家、陕西省以及其他省市高级专业技术职称专家组成，负责栏目技术指导。

（二）政策保障

将《百姓健康》系列栏目工作纳入省卫生计生委工作规划和年度计划。各栏目制定相应的工作计划和方案。

（三）经费保障

《百姓健康》系列栏目所需经费纳入省财政预算，并逐年递增。以2015年为例，投入经费

3500 万元。

五、主要工作

（一）电视栏目

电视是覆盖面广、可及性高、群众喜欢的大众传播媒介，是倡导健康新理念，传播健康知识，引导健康行为的重要媒体平台。

1. 节目选题

栏目以家庭妇女、45 岁以上中老年人为主要目标人群，以重大传染病、慢性病为主题，结合公民健康素养 66 条、季节性高发病、卫生日宣传主题以及突发新闻事件进行深度报道及解读。

2. 节目策划

以专家访谈为主要形式，插播公益广告。专家为三甲医院、副主任医师以上职称、具有丰富临床经验的医务工作者。经过主编审核、制片人审核后，提交省卫生计生委和电视台审定播出。

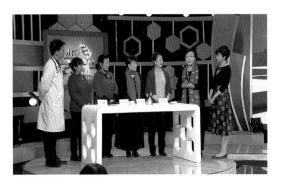

百姓健康电视节目现场

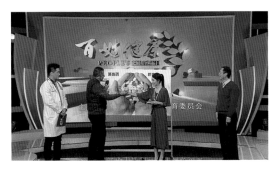

节目现场观众互动

3. 播出频次

陕西电视台公共文艺频道每天 17:30 首播，次日 11:25 重播，时长 50 分钟。播出前，针对每个专家讲解的内容制作宣传片，在各黄金栏目片尾播放，每天 4 次，进行内容预告和品牌推广。

4. 活动效果

2014 年 5 月 1 日开播，截止到 2015 年底共播出 1220 期节目，其中，434 期新节目，重播 434 次；176 期精选节目，重播 176 次。节目开办以来，举办大型社区推广活动 6 次，商场推广活动 2 次。第三方评估显示，公众对《百姓健康》电视栏目的知晓率为 94.59%，认同率为 97.90%，满意率为 98.00%。

（二）广播节目

广播是一个传统的大众传媒，各类司机群体、广大农村居民和其他喜欢收听广播的人都是广播节目的受众。

1. 节目选题

聚焦"讲解常见疾病预防，关注最新健康热点"，贴近百姓生活。

（1）关注不同年龄人群的衣食住行。例如，《你会使用冰箱吗？》《重口味要不得》《如何吃好一日三餐》《水果，你吃对了吗？》等节目。

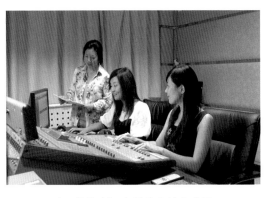

《百姓健康》广播节目制作现场

（2）把握时间节点，利用重要的卫生宣传日策划系列节目。例如，以季节健康为主题，制作了《春来到，防过敏》《"冬病夏治"正当时》《"三伏天"自我防护》《秋已到，宝宝腹泻关照好》《冬季需防"老慢支"》等系列节目。

（3）传播最新工作动态。例如，陕西省人民医院眩晕门诊成立之际，制作《头晕——你找准病因了吗》《关注"耳石症"》《关注"前庭阵发症"》等节目。

2. 节目策划

通过"主持人解说＋采访同期＋嘉宾访谈"的广播专题节目形式，与省内三甲医院合作，邀请权威专家，为听众提供实用、权威、科学的健康指导。节目实行录播制，达到省广播电视电台技术质量要求后，提交新闻频率总监办审定、签播。

3. 播出频次

2014年9月起在陕西广播电视台新闻频率播出，播出频率为AM693、FM106.6。每周3期，播出时间为每周五、周六、周日11：40，每期时长10分钟。

4. 活动效果

截至2015年底，完成制作、播出科普类节目208期。经第三方评估，受众对《百姓健康》广播节目满意度为96.15%。

（三）报纸专刊

《陕西日报》是中共陕西省委机关报，是全国创刊最早的省级党报之一，发行渠道畅通，读者群体以领导干部为主，政策性强。《百姓健康》专刊推送重大卫生计生政策、重点工作、热点问题以及疾病预防等健康知识，使领导干部做好自身保健的同时，了解卫生政策、卫生工作重点和热点问题，让更多的领导干部了解卫生工作，担负起健康的社会责任。

1. 专刊选题

围绕重大卫生计生政策、重点工作、热点问题、卫生宣传日、季节性传染病、多发性疾病，以及百姓关心的常见问题等。

此外，多次举办征求意见座谈会和《百姓健康》专刊评报会，邀请陕西省卫生计生委直属直管单位的专家和热心读者，就专刊内容、形式、版面设置等进行讨论。

2. 专刊策划

省健康教育与促进协会联系省卫生计生委有关处室、委直医疗卫生单位、三级医疗机构、省级有关部门，按照事先确定的主题约稿。收到稿件后，邀请有关专家对稿件内容和文字进行初步审编。随后发给报社编辑组稿，编辑后的稿件再次返回专家或供稿单位二审。报社做好版面后，协会第三次审定（或再征求专家意见）后反馈报社定稿印刷。

3. 出刊情况

2013年9月30日首刊。每周一在《陕西日报》16版推出。2015年初，将《百姓健康》专刊合订成册，通过地市级健康教育所、疾控中心向各市、县卫生局、医疗卫生单位和乡镇卫生院等单位发放7000余册。向高校卫生保健协会、部分高校、西安咸阳国际机场、西安火车站疾控中心等发送合订本2000余册。2015年10月，将100期专刊内容归类整理，编辑成《百姓健康专家谈》一书，正式出版。首次印刷15 000册。赠送到省、市、县卫生计生行政部门、医疗卫生机构，全省各乡镇卫生院、社区卫生服务中心，供日常传播使用。

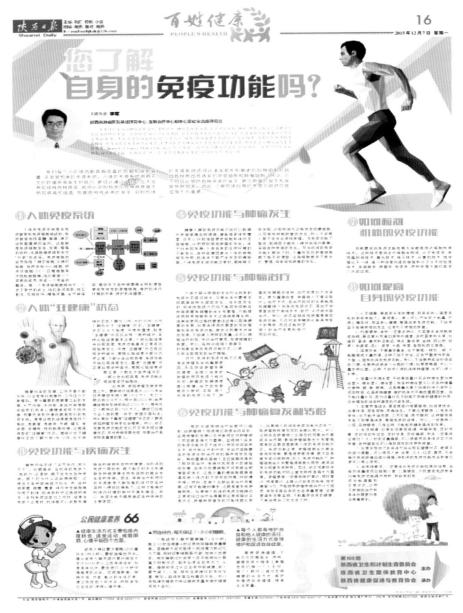

《陕西日报》提高免疫力专版

4. 活动效果

截至 2015 年底，共刊出 107 期。专刊以其专业、权威、健康的科普知识宣传理念，受到了省市卫生部门的充分肯定和广大读者的好评。有读者致电致函表示支持和感谢，有读者找到刊登稿件的医院、专家寻医问药。经过第三方评估，受众对《百姓健康》报纸专刊的满意度为 92.31%。

（四）《三秦百姓健康》杂志

杂志是健康教育与健康促进最常用的传播手段，篇幅长短相对灵活，不像报纸一样受版面的严格限制，对于传播复杂的健康信息有独特的优势，适合保存和反复阅读。

免费赠阅定点单位包括全省各级党委、人大、政府、政协领导；省人大代表和省政协委员；全省各级医疗卫生计生服务机构候诊室；全省的乡镇、社区卫生计生服务机构门诊部；村卫生室、计生服务室；全省的学校、企事业单位及机场、车站、酒店等公共场所。此外，还利用各种卫生节日向市民及患者免费发放。

1. 杂志创刊

2013 年 11 月，《三秦百姓健康》杂志经省新闻出版局审批，由陕西省卫生计生委主办，陕西省卫生宣传教育中心承办，成立了《三秦百姓健康》杂志编辑部，实行主编负责制。

2. 内容策划

《三秦百姓健康》杂志的办刊宗旨为：普及健康科普常识，传播优生优育知识，倡导健康生活方式，提高全民健康素养。创刊伊始，成立了由 30 多家三甲医院的 100 多位专家组成的专家团队，确立以专家访谈、专家指导、专家审稿为主的编采制度，保证杂志的专业性、权威性和实用性。每月第一周召开编前策划会，讨论下月杂志

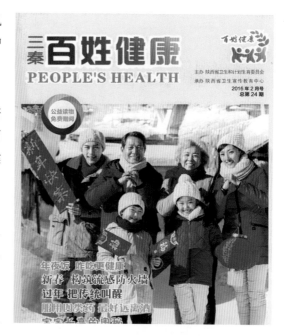

《三秦百姓健康》杂志

的热点、专题、专刊等内容，对重点选题进行细致的策划和包装。两年来，累计刊发专家专访和指导稿件 1100 多篇。

3. 出刊情况

杂志每月出刊一期。为了增强杂志的针对性、服务性、可读性。先后出版了《结核病防治专刊》《学生健康专刊》《老年人冬季健康手册》等健康专刊。

4. 活动效果

2014 年 3 月，出版第一期杂志。截至 2015 年底，共计出版杂志 23 期，策划专病专刊 30 期，发行 1 864 000 册。作为一份健康科普类公益读物，杂志始终以赠阅的形式向社会各界群众发放，受到了广大读者的广泛阅读和喜爱。许多人大代表、政协委员、机关干部经常来电索要杂志；许多医生为杂志审稿、出谋献策；许多群众来电咨询就医信息、询问医改和计划生育政策。

（五）新媒体

新媒体是 21 世纪以来随着电子计算机技术和互联网技术发展而兴起的一种传播媒介，打破了传统媒介的传播结构，在广大网民中，尤其是青年人群中有着广泛的基础。

1. 主题选择

主要通过手机短信推送健康信息和借助腾讯大秦网平台开展健康传播。陕西省卫生计生委向省通信管理局申请了 10631320 公益类短信息服务接入代码，专用于定期向省内用户发送相关健康知识短信。

2015 年 7 月，探索与腾讯大秦网合作开展健康传播活动，运用腾讯大秦网网页、腾讯新闻客户端、微信、QQ 弹窗、腾讯视频等多种新媒体平台向全省 1800 万网友传播《百姓健康》系列栏目知识。

2. 内容策划

（1）短信。2014 年 3 月，召开了《百姓健康》健康教育公益短信编写研讨会，邀请各市级健康教育机构、疾控机构、第四军医大学、西安交大医学院的专家、《华商报》等媒体人员对健康短信的内容进行研讨和修改，并请上海和中国健康教育中心的专家审核把关，最终形成以主要卫生日和节日、四季常见病多发病、常见传染病、健康生活方式、环境与健康、慢性病防治、妇幼保健、养生保健、合理用药等为主要内容的健康短信 103 条。

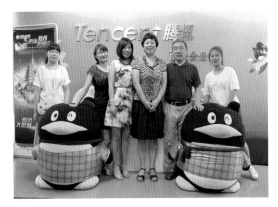

新媒体工作人员和专家合影

（2）腾讯大秦网。大秦网的主要活动形式包括：

一是围绕电视节目做宣传主题，将原来在省电视台播出的 50 分钟电视节目编辑成 3~5 分钟一段的精华版视频，在腾讯大秦网网页播出。

二是在《百姓健康》报纸杂志选取相关稿件进行包装和编辑，在腾讯新闻陕西页卡和大秦网网站、微信等平台刊登。

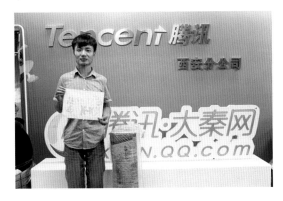

有奖答题活动领奖现场

三是每两周组织一次知识闯关有奖答题活动，内容来自于视频传播的知识。网友可以在腾讯大秦网的微信和网站参与答题。

四是与陕西 12320 卫生计生热线合作，每周四下午 3~4 点开展一次微门诊活动，组织省内三甲医院知名专家在陕西 12320 热线接受网友在线提问，并在腾讯新闻陕西页卡直播。

五是根据微门诊网友和专家在线咨询内容，制作精美的 H5，在腾讯大秦网微信传播。

六是结合卫生日主题和网友关注的健康热点，开发"漫画"、"组图"、"互动小测试"等符合移动互联网传播、网友易接受的新技术、新手段进行宣传。

3. 活动频次

短信发送频次从最初每月 4 条增至每月 12 条。每次都需要填写制式审批表，经省卫生计生委审批同意后发送。

大秦网的活动每两周一个宣传主题，从周一到周六每天安排不同的活动，每周日总结本周宣传效果。

4. 活动效果

从 2014 年 1 月到 2015 年底，共发送健康信息 126 条，受众达 6482.12 万人次。经第三方评估，受众对《百姓健康》短信的阅读率为 93.33%，满意度为 96.00%。

2015 年 7—12 月，与大秦网合作的 5 个月里，共推出了 10 期主题视频宣传、10 次知识闯关有奖问答、20 期微门诊、26 期 H5、143 篇稿件。累计曝光量达 1.255 亿人次，互动人数（点击量）达 1615 万人次。

（六）网站

《陕西百姓健康网》是陕西省卫生计生委为老百姓宣传卫生计生科普知识的第二官方网站。在省卫生宣传教育中心设立《百姓健康》网站管理办公室，负责网站内容更新及日常维护。

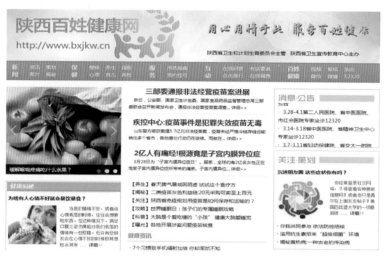

《陕西百姓健康网》首页

1. 网站建设

网站分为两期建设。一期从 2014 年 11 月至 2015 年 3 月。2015 年 3 月底正式上线，主要功能是信息发布、图文展示、视频播放、电子报刊、上传下载、咨询建议评价等。二期建设从 2015 年 8 月至 2016 年 3 月，建立百姓健康数据库，实现网站疾病知识查询、医药咨询、在线医患交流、调查统计分析等服务功能。

2. 栏目策划

网站栏目分五大版块：新闻资讯、健康生活、百姓健康系列栏目展示、医疗服务、交流互动，并细分为健康资讯、关注策划、行业发布等 27 个栏目。并在陕西省卫生计生委官网开设宣传窗口，链接百姓健康网站。开通网站微信、微博公众平台，发挥新媒体传播优势，扩大宣传，完善网站交互功能。

3. 网站维护

网站维护分为技术维护和内容维护两部分。技术维护由设计单位提供服务，排除解决网站运行中发生的功能故障，保证网站系统正常运行。内容维护由陕西省卫生宣传教育中心负责，根据网站栏目内容要求策划、选编、审核、更新稿件。

4. 活动效果

截至 2015 年底，《陕西百姓健康网》在健康资讯传播、权威信息发布，尤其是《百姓健康》系列栏目展示等方面成效初显，网站共计更新上网稿件 3800 篇，累积点击量超过 4 万人次。访客遍布国内各省（区）及国外 19 个国家和地区。

（七）12320 卫生计生热线

陕西 12320 卫生热线于 2013 年 10 月开通，服务宗旨是"宣传政策法规、传播健康知识、回应群众关切、服务百姓健康"。2015 年 11 月，陕西 12320 卫生热线和 12356 阳光计生服务热线完成省级平台整合工作，更名为陕西12320卫生计生热线，向社会公众提供卫生计生政策咨询等服务。2014年、2015年，在全国12320管理中心组织的全国热线服务质量评估中分别名列第三名和第六名。

1. 组织管理

成立了热线领导小组，省卫生计生委主管副主任担任组长、15个相关处室和单位负责人为小组成员。每年预算专项经费，确保了热线各项工作的顺利开展。2014年、2015年运行费分别预算135万元。主要用于呼叫中心建设、专家席、人员培训等列支。

2. 内容策划

（1）开展健康咨询服务。从2014年10月，设置专家座席，每周三次邀请相关专家接听热线，每月邀请心理专家为群众提供心理咨询服务。

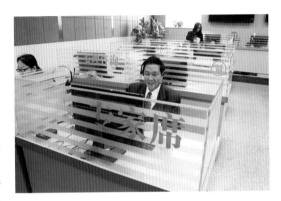
12320专家接听热线

（2）受理投诉举报服务。陕西省卫生计生委等九部门每年在全省范围内开展整顿医疗秩序、打击非法行医联合专项行动，12320热线被指定为投诉举报专项电话。

（3）开展戒烟干预服务。按照全国12320管理中心要求开展戒烟干预公益服务。控烟全程都是经过专业培训的戒烟咨询员完成，戒烟咨询员为具有戒烟意愿的个人制定戒烟方案，并定时主动提供热线戒烟干预服务，全程不少于3个月。

（4）开通了预约挂号服务职能。2015年11月，陕西省12320热线开通电话预约挂号服务，缓解群众"看病难"问题，节约群众排队挂号时间，实现病源分诊，推动医疗信息化发展，是陕西省卫生计生委围绕"医改"推出的一项便民举措。

（5）开拓新媒体服务。陕西12320新浪微博与腾讯微博于2013年10月7日发布第一条信息。2014年1月2日，陕西卫生12320微信公众账号正式运行。2014年4月，12320网站正式上线。

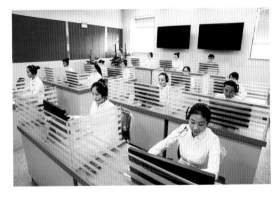
12320卫生计生热线大厅

3. 活动效果

自2013年10月开通至2015年底，共计接到服务请求24 036件：人工接听22 356件，语音留言1363件，网站服务317件。累计发送微博13 546条，总阅读量达2 993 570人次。累计受理投诉举报309件，转办非法行医53件，转办率达100%。共发送微信1126条，阅读140 663人次；12320网站浏览量达30余万人次。

建立了健康咨询专家库，目前在库专家128名，累计邀请专家182人次。心理专家做客热线16次。累计征集自愿戒烟报名者1162人，其中，参与戒烟干预流程者606人，戒烟14天以上者191人、3个月以上103人。

有168名戒烟者通过12320咨询减少了吸烟量；将重度烟草依赖者和需要戒烟药物指导的戒烟者58人推荐到陕西省的医院戒烟门诊进一步治疗。

目前，陕西省各设区市197家医疗机构均可通过致电029-12320选择"5"号键进行预约。待预约挂号平台逐步完善后，市民也能通过"陕西卫生12320"微信公众号、"陕西省12320卫生计生热线"官方网站进行预约。

六、成效

（一）建立多部门参与健康传播的工作机制

《百姓健康》系列栏目将卫生计生、新闻出版广电、网络运营机构动员起来，形成了卫生计生牵头、多部门参与健康传播的工作机制。陕西省卫生计生委高度重视健康教育和健康促进工作，投入专项经费，保证了项目发展的可持续性。第三方评估表明，受众对政府开办《百姓健康》系列栏目满意比例达到98.00%。

（二）充分利用大众媒体的传播优势，打造《百姓健康》品牌

《百姓健康》系列栏目针对不同人群选择媒介的不同优势，极大的提高了健康传播的覆盖面，满足了不同背景和不同健康需求的受众需要。开办以来，《百姓健康》系列宣传栏目已经成为陕西省健康教育与健康促进工作的一个响亮品牌，形成了比较广泛的影响力，取得了良好的社会效果和宣传效果。2015年6月5日，《人民日报》内参刊登题为《陕西启动<百姓健康>系列宣传惠及民众》的文章，国家卫生计生委李斌主任、崔丽副主任就此做出批示，对陕西省的做法给予充分肯定。

（三）陕西省城乡居民健康素养水平稳步提升

健康素养监测结果表明，2008年陕西省健康素养水平为4.81%，2012年为5.51%，2013年为6.15%，2014年为7.08%，虽然总体水平还比较低，但呈现出稳步提升的趋势。

（四）受益人群广泛，人民群众满意度高

截至2015年年底，共播出1220期电视节目，208期广播节目，刊发107期报纸专刊；12320接到服务请求24 036件，发送微博13 546条，总阅读量达2 993 570人次，12320网站浏览量达30余万人次；已与大秦网合作5个月，共推出10期主题视频、10次知识闯关有奖问答、20期微门诊、26期H5和143篇稿件，累计曝光量达1.255亿人次，点击量达1615万人次。

西安交通大学新闻与新媒体传播学院与公共卫生学院开展了第三方机构评估，人民群众对《百姓健康》系列栏目的知晓率均在92%以上，满意度均在95%以上。

（五）树立了卫生计生行业形象，推动了全社会对健康的共识

《百姓健康》系列栏目一年多的活动实践，一方面树立了卫生计生行业良好的社会形象，让更多行业、部门、群众充分了解卫生计生部门在提升全社会健康水平方面所做的努力；另一方面，激发了广大群众关注健康、维护健康的极大热情，各栏目已拥有固定的受众，产生较好信任度和美誉度，影响力日渐扩大。《百姓健康》系列栏目已经成为"健康陕西"建设的一张亮丽名片。

下一步，陕西省将以《百姓健康》品牌建设活动为契机，加大媒体融合传播健康知识的力度。一是推出"陕西百姓健康"微信订阅号。由陕西省卫生宣传教育中心联合腾讯大秦网共同推出的"陕西百姓健康"微信公众号；二是开展健康传播卫星网项目试点。在陕西省榆林市和12

个边远县区，安装卫星终端接收器3000套，通过健康传播卫星网与国家的健康教育节目对接，进一步扩大《百姓健康》电视节目覆盖面和收视人群。

（陕西省卫生和计划生育委员会　陕西省卫生宣传教育中心　王锐
王俊儒　赵红旗　李颖林　供稿）

 专家点评

　　陕西省借推进"健康陕西"建设契机，策划并启动《百姓健康》系列栏目，涵盖电视、广播、报纸、杂志、网站、新媒体和12320热线电话七种媒介，统一标识，以《中国公民健康素养——基本知识和技能》为核心，结合卫生日主题、地方常见病和多发病，突出重点人群和重点健康问题，开展立体多方位传播，取得良好社会效果。该项目有两大亮点：

　　一是打造《百姓健康》系列品牌栏目，通过与当地主流电视、广播、报纸、杂志、网站合作办专栏、专题节目的方式，做到栏目标识、主题、传播信息三统一，充分利用当地大众媒体主渠道的社会影响力，面向所有公众广泛传播健康知识和技能，引导群众树立健康观念，营造良好的崇尚健康生活的社会舆论氛围、引导社会健康文化的形成，对于当地群众养成健康生活方式，快速提高居民健康素养水平起到了积极作用。

　　二是运用腾讯大秦网网页、腾讯新闻客户端、微信、QQ弹窗、腾讯视频等多种新媒体平台，结合公益短信定期推送等形式，面向全省1800万网友，通过微视频、漫画、组图、"互动小测试""H5"等符合移动互联网传播、网友易接受的新手段传播《百姓健康》系列栏目知识，达到传统大众媒体与新媒体传播从受众人群、传播内容与形式上互补，互相强化传播效果的作用，创意新颖，是利用新媒体开展大众健康传播活动的一项有益探索。

山西省健康知识全覆盖行动

关键词：开辟《专家来了》电视栏目，50分钟/期，1次/周；6部动漫片；8部公益广告；《健康生活报》，17万医务人员订阅，5期/周，每年250期，每期16个版面；《健康知识口袋书》全套8本；健康宣传年画全套11张；开通健康教育官方微博

一、活动背景

健康素养是公民素质的重要组成部分，2008年原卫生部第3号公告明确提出了《中国公民健康素养——基本知识与技能》，为健康教育工作者提供了科普核心内容，2014年国家卫生计生委提出了《全民健康促进行动规划（2014—2020年）》，明确了中部地区健康素养水平到2015年达到10%的目标。

2012年，山西省居民健康素养具备率为7.56%，基本健康知识与理念知晓率为13.56%，健康生活方式与行为形成率9.61%，健康素养水平不容乐观。

面对挑战，山西省健康教育中心立足实际，面向城乡居民大力开展健康传播，有效地开展了健康知识全民覆盖活动，以提升山西人民健康素养水平。具体措施包括：开发健康"种子"材料，通过电视、报刊、网络等大众宣传媒体，采用专题讲座、健康咨询、入户访谈、文化演出等人际传播形式。

二、活动目的

1. 确保健康知识科学性，防止"伪健康"传播。
2. 实现山西居民健康知识全覆盖。
3. 提高居民基本健康知识及理念具备率、行为形成率。
4. 2015年将居民健康素养具备率提升到10%。

三、活动内容

1. 开办省级电台健康科普节目，全面参与节目制作。
2. 打造《健康生活报》"健康种子"效应，覆盖省内所有村卫生室。
3. 开展《健康向导》杂志50%内容科普原创工作，覆盖省内所有乡镇卫生院、社区卫生服务中心。
4. 推动基层医院深入开展健康宣传活动。

5. 动员和引导新媒体开展健康知识覆盖宣传活动。

四、主要活动

（一）开办《专家来了》电视节目

1. 策划制作

省卫生计生委宣传处、省健康教育中心与省黄河电视台联合策划，通过"筛选专家、审核节目内容、现场参与节目录制"保证节目内容科学性、科普性。

2. 节目内容

【板块一】《专家门诊》（约30分钟），【板块二】《健康养生汇》（约6分钟），【板块三】《名医展播》（约10分钟），【板块四】《公益广告宣传》（约1分钟）。

3. 播出覆盖

山西省黄河电视台是覆盖全省的省级优秀电视台，节目全年播出53期，106次，收视率为1.26%，保证了节目普及性。每期播出时长50分钟，首播为每周六11：00～11：50，每周重播一次。

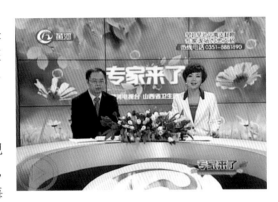

《专家来了》节目现场

节目制作流程

序号	步骤	内容	时间
1	节目选题	观众关注度高的疾病 各种突发公共卫生事件导致的疾病话题 重大卫生日，如爱牙日、爱眼日、爱耳日等	3～5天
2	专家选择	通过卫计委、省健康教育中心推荐	2～3天
3	首次接触专家	与专家进行沟通，策划选题，稿件准备。	7～10天
4	再次与专家见面	针对专家稿件及电视制作需要，与专家探讨修订，编导编写最后录制稿件，确定录制日期。	3～5天
5	小片拍摄及加工制作	根据稿件的需要，针对疾病和专家拍摄小片。	5～7天
6	节目录制、制作	进行节目录制，后期包装、样片审核等。	5～7天
7	节目播出	在规定日期播出	5～7天

（二）创作、播放公益广告及动漫影视作品

1. 策划制作

山西省健康教育中心负责公益广告、《西游健康新传-慢病篇》和《菊花公主》两部动漫片脚本写作、人物形象设计、故事情节和内容创作，通过公开招标由高资质的影视公司制作。

2. 作品内容

（1）公益广告：2012 年度为吸烟危害-亲情篇、吸烟危害-女人画卷篇、慢病之树篇、慢病与生活方式篇，2013 年度为合理用药公益广告，2014 年度为别让隐藏的三手烟伤害家人、戒烟就在当下、分级诊疗 科学就医。

（2）动漫作品：历时 2 年，开发制作《西游健康新传-慢病篇》系列 5 部，包括：高血压、糖尿病、冠心病、脑卒中、肿瘤，每集 15 分钟；开发《菊花公主》一部，时长 25 分钟。

3. 活动覆盖

公益广告片在山西卫视滚动播出 4 个月，播出时间为 18：28～18：28 山西新闻联播前，播出时长 25 秒。两部动漫片在 2015 年 10 月开始，随《专家来了》节目在省黄河电视台持续播出 2 年以上。

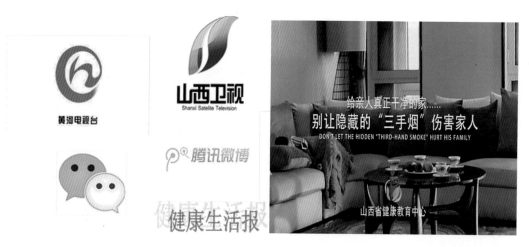

广告动漫合作媒体　公益广告"三手烟"

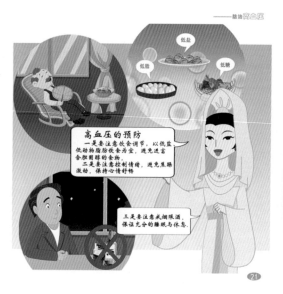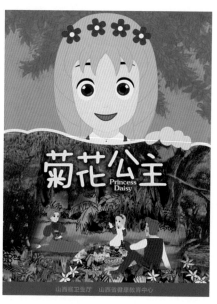

大话西游新传动漫片　菊花公主动漫片

（三）《健康生活报》进万村活动

1. 编辑发行报纸

《健康生活报》是山西省唯一依托17万医务人员的行业报纸，国内外公开发行。报纸周期为5期/周，每年250期，每期16个版面，由省健康教育中心策划、编辑，刊登内容为医疗类新闻、健康科普知识（70%）以上等。

2. 活动组织

省卫生计生委审批专项经费，省健康教育中心具体实施，统计核实全省119个县（区）乡镇卫生院及村卫生室数量，通过邮政局将《健康生活报》直接邮至村卫生室，村卫生室以报纸刊登内容为"种子"，开展基本公共卫生服务健康教育工作，设置宣传栏，印制宣传资料等。

3. 活动覆盖

2012年至今，山西省卫生计生委向全省29 854个村卫生室邮寄发放《健康生活报》，共耗资近750万。以报纸为"种子"进行基本公共卫生服务工作，覆盖所有村卫生室。

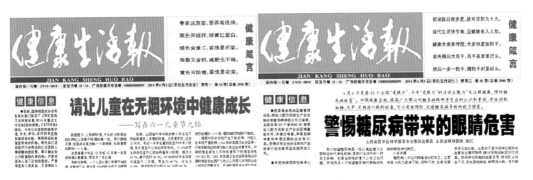

健康生活报刊登健康知识示意

（四）《健康向导》"三送"活动

1. 编辑《健康向导》

《健康向导》杂志1997年创刊，是国内外公开发行科普刊物，双月刊，全年6期，每期64页，全铜版纸彩页印刷。由省健康教育中心工作人员策划、约稿、编辑，原创专家健康科普文章比例为50%以上，保证了刊物内容科学性。

2. 活动实施

省健康教育中心开展"送健康、送知识、送文化"活动，亲自驱车，深入基层，登门将《健康向导》杂志送入社区卫生服务站、乡镇卫生院，并与负责人签订友好合作协议，明确由专人签收，摆放到健康教育宣传架，负责借阅，随后各期通过邮政局邮寄。

3. 活动覆盖面

2009年至今，连续向全省4600家基层县（区）的社区卫生服务站、乡镇卫生院免费赠阅20万册，活动仍在持续。

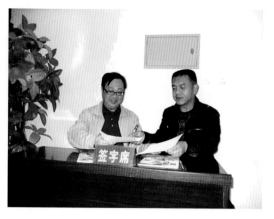 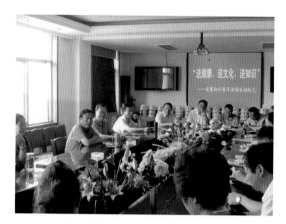

长治县三送活动动员会　　　　　　　　　专人签订协议负责杂志管理

（五）免费发放《健康知识口袋书》

1. 组织实施

山西省健康教育中心组织专家编写健康知识口袋书全套共 8 本。山西省 11 地市卫生计生委（局）根据辖区情况，至少印刷 4 本（农村爱国卫生、农村居民健康生活方式、惠农医疗卫生政策、国家基本公共卫生服务知识），经费由基本公共卫生服务项目支持，为全省农村家庭每户发放一套健康知识口袋书，并纳入 2015 年度目标责任制考核。

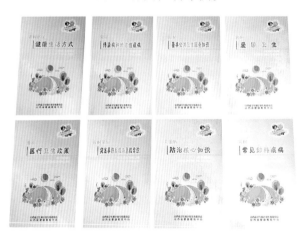

健康知识口袋丛书

2. 活动覆盖面

全省共印刷 508.6853 万套，发放 372.9733 万套。按照 2014 年山西省乡村居住人口 1685.64 万人，每户平均 4.5 人估算，山西省农村家庭 374.5867 万户。覆盖率达到 99.57%。

（六）结合民俗开展健康知识宣传活动

1. 组织春节"健康知识进万家"宣传月活动

2015 年，省健康教育中心设计 11 句标语，配合山西百姓喜爱的图画，制作年画（11 张/套），制作 20 万套，通过 11 市健康教育所（中心），发放至全省农村居民，营造了健康标语进家庭的社会氛围。

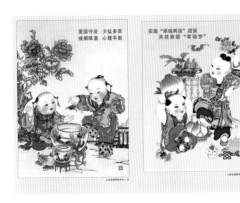
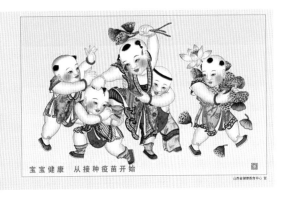

年画示意图

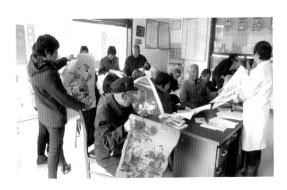

阳曲县黄寨镇年画发放现场

2. 组织开展"携手灭烟，拥抱晴天"无烟环境倡导活动

活动时间为 2014 年 9 月至 2015 年 1 月，持续 120 余天。山西省所有市（11 个市）卫生计生行政部门至少选择 3 个条件较好、覆盖人群较多的街道开展活动。活动覆盖了全省 11 市 68 个区（县），累计 300 余名健康教育人员参加，覆盖人群数量 185 956 人次，覆盖单位 89 个，发放资料近 8 万份，举办巡展活动 192 场，23 家媒体参与报道。

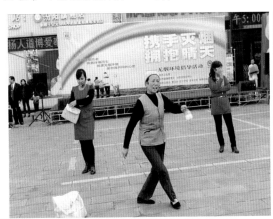
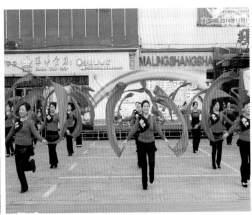

吕梁市采用自创小品、老年健美操等形式开展无烟环境宣传活动

（七）开通健康教育官方微博，发布健康信息

2013 年 7 月 30 日，山西省健康教育中心开通官方微博，传播公共健康知识，并且 24 小时全天候、不间断地和广大网友积极互动，对健康问题答疑释惑。在两年多的时间里，中心官微发布

健康消息上千条，赢得互动点赞上万次，单条发布消息最多互动评论 3600 余次，非常有效地宣传了山西健康教育工作。

五、活动成效

（一）提高了居民健康知识及理念知晓率、健康行为形成率

根据 2015 年度全国居民健康素养调查结果，估计山西省居民健康知识及理念具备率为 19.15%（提高 5.59 个百分点）、健康行为形成率为 14.26%（提高 4.65 个百分点）、健康素养具备率达到 10%。

（二）提升健康教育工作能力

1. 确立了工作新格局

2013 年 4 月合并原健康教育所、健康生活报社成立了山西省健康教育中心，2014 年 3 月监管山西医药传媒集团，省中心人员由最早的 5 人扩展至 47 人。确立了由省卫生计生委宣传处主管，省健康教育中心提供业务支持的工作格局。

2. 纳入政策保障

2015 年全省卫生计生系统为民办事的十件实事中，有两件实事都是健康教育工作：一是为所有农村家庭每户发放一套健康教育口袋书；二是全省二级以上公立医院开展健康教育大讲堂工作。两项工作纳入年度目标责任制考核。

3. 业务水平提高

山西省健康教育中心人员参与制作了《专家来了》电视节目，策划了《西游记健康新传》《菊花公主》及 10 部公益广告制作，编辑出版了《健康生活报》《健康向导杂志》，不仅提高了健康教育能力，而且有效地防止了"伪健康"信息的传播。

（三）利用多种媒体、多种形式的健康宣传途径，实现了基层健康知识全覆盖

1. 成立了省级健康教育专家委员会（503 人），与各种媒体合作，确保健康知识传播的科学化、科普化。

2. 全省 303 所二级公立以上医院开展健康讲座 4817 场，培训群众 176 995 人次。

3. 与省黄河电视台联合创办《专家来了》栏目，至今播出 189 期。

4. 开发制作《大话西游》系列、《菊花公主》系列动漫片，自 2015 年 10 月开始在省级电视台循环播出，持续 2 年。

5. 健康向导"三送"活动至今共赠送 20 万册，惠及 300 万群众。

（四）提升了山西省健康教育平台社会影响

1. 黄河电视台获得 2014 年度"健康中国行"优秀合作媒体。

2. 2013 年度《合理用药 共享健康》公益广告获得国家卫生计生委宣传司公益广告特别奖，2014 年度《三手烟》获得一等奖。

3. 《健康生活报》连续两年获得 2013 年度、2014 年度"健康中国行"优秀媒体荣誉称号。

4. 《健康向导》杂志获得 2013 年度"健康中国行"优秀媒体荣誉称号；被确定为山西省

"农家书屋"；获"全国报刊业禁毒防艾宣传工作先进集体"；健康向导"三送"活动入围第八届中国健康教育与健康促进大会最佳实践奖 。

（山西省健康教育中心　凌建春　董海原　供稿）

 专家点评

　　山西省健康教育中心通过与本省主流大众媒体——山西省黄河电视台合作开办电视科普栏目，针对控制吸烟、慢性病防治等健康宣传主题，充分利用《健康生活报》《健康向导》等科普杂志的发放来指导基层卫生机构开展健康教育活动，同时设计与发放《健康知识口袋书》等农村老百姓易懂、易学、易会的健康知识到农村千家万户、组织"健康知识进万家"宣传月活动等多种形式开展大众媒体传播活动，推动了健康科学知识在本省居民的广泛普及，取得了初步成效。

　　本案例最大的亮点是面向基层医务人员进行专业知识传播。山西省健康教育中心策划、编辑了《健康生活报》（报纸）和《健康向导》（杂志），主要刊登医疗新闻、健康科普知识，保证了内容的科学性。每期报纸和杂志免费发放至全省的乡镇卫生院、村卫生室、社区卫生服务站等基层医疗卫生机构，大大充实了医务人员的知识储备，提高了健康教育业务水平。

　　此外，在开展大众传播活动中，巧妙利用《西游记》《菊花公主》等经典故事情节，创新性地将健康知识融入动漫片，以文化娱乐方式开展健康科普宣传与生活方式倡导活动，百姓喜闻乐见，值得借鉴推广。

"健康中原行·大医献爱心"
大型系列公益活动

关键词：行业媒体；大型公益活动；"九个一"服务；健康科普；基层义诊；基层医院帮扶；行业精神宣传；3.3万群众受益

一、活动背景

（一）河南省慢性病发病率偏高，居民健康素养水平偏低

2004—2005年河南省居民粗死亡率为610.1/10万，慢性病死亡人数占总死亡人数的85.35%，高于全国平均水平。在慢性病中，高血压病、糖尿病最为突出。同时，河南省地处我国中西部欠发达地区，居民健康素养水平低于全国平均水平。

（二）基层医疗卫生资源有限，群众看病难

河南省同全国的情况一样，医疗资源分布不平衡，基层医疗卫生机构人力资源不足，工作条件薄弱，服务能力普遍不足，"大医院人满为患，小医院无人问津"，群众"看病难，看病贵"等问题仍未得到根本解决。

（三）群众渴望获得科学、权威的健康科普知识

重治疗轻预防的观念在基层长期存在，科普经费长期不足，医疗卫生工作者对科普活动的热情不高、水平有限。另一方面，社会上健康科普知识越来越多，鱼龙混杂现象严重，伪专家、伪科普泛滥，群众对很多医学信息真假难辨，群众渴望获得科学、权威的健康科普信息。

二、活动目标

（一）面向城乡居民开展健康科普工作，不断提高全民健康素养水平

（二）组织专家进基层义诊，缓解基层群众看病难、看病贵问题

（三）协调大医院帮扶基层医院，提升基层医疗卫生机构服务能力

三、实施情况

发挥卫生计生行业媒体的优势，履行行业媒体的社会责任，组织真专家，普及真科学，采用健康促进的方法提升人民群众的健康素养水平。

（一）探索阶段（2013年）

1. 活动启动

2013年5月29日，医药卫生报社联合洛阳市中心医院、国药控股河南公司等爱心企业，举办了首次"健康中原行·关爱基层"大型公益活动，掀起了大型系列公益活动的序幕。

2. 活动内容

开展"五个一"活动——科普讲座、大型义诊、书刊赠阅、爱心捐赠、医院帮扶。

（1）科普讲座：医药卫生报社牵头，与洛阳市中心医院和武警河南省总队医院合作，深入洛阳市伊川县和南阳市唐河县开展专家巡讲，直接受益群众近400人。

（2）大型义诊：医药卫生报社牵头，组织洛阳市中心医院、武警河南省总队医院、南阳市中心医院、唐河县人民医院共计30余名专家开展大型义诊活动，直接受益群众达200余人。

（3）书刊赠阅：医药卫生报社向基层医疗卫生机构捐赠医学科普杂志、《乡村医生周刊》等报刊共计500余份。

（4）爱心捐赠：医药卫生报社联合爱心医药企业向基层医疗卫生机构捐赠了总价值21.2万元的药品、医疗器械、健康知识宣传栏、生活用品等。

（5）医院帮扶：在医药卫生报社协调下，武警河南省总队医院与唐河县人民医院在人才培养、医院管理、双向转诊方面达成合作协议。

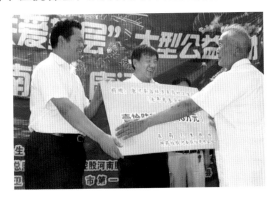

爱心捐赠

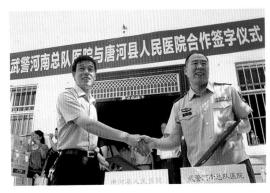

医院合作

（二）发展阶段（2014—2015年上半年）

这一阶段是"健康中原行·大医献爱心"系列公益活动品牌形成阶段，共走进8个县（市）开展了8期活动，活动得到各级领导的逐步认可，活动内容不断丰富，受益人群越来越多，社会影响力不断扩大。

1. 抓住契机，整合资源

2013年，河南省胡佩兰医生被中央电视台评选为2013年度"感动中国"人物，国家卫生计生委发起了全国卫生计生系统先进典型事迹巡回报告活动。2014年，医药卫生报社以此为契机，全程策划了"胡佩兰同志先进事迹报告会"系列活动，在全国范围内引起广泛好评和

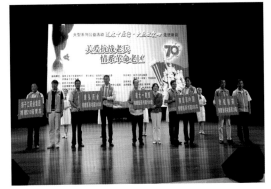

爱心捐赠现场

强烈反响。

在此期间,活动得到了我国著名心血管病专家胡大一教授的支持。在河南省卫生计生委的大力支持下,经双方协商,决定将原有的"健康中原行·关爱基层"活动"升级",举办为期3年的"健康中原行·大医献爱心"大型系列公益活动。在河南省卫生计生委新闻办的指导下,医药卫生报社制订了详细的活动方案。在实施过程中,活动所在地党委政府及卫生计生部门、医疗机构积极参与,每次参与活动的各级领导、专家、医务人员和志愿者达到近200人。

2. 活动内容不断丰富

活动内容在前期"五个一"的基础上,增加了胡佩兰同志先进事迹报告会、专业培训、查房巡诊3项内容,变为"八个一"活动,并计划利用3年时间在河南省18个省辖市和10个省直管县深入开展。

(1)科普讲座:由胡大一教授亲自讲科普,共开展8期活动,每期活动直接受益人数达1500人左右。

(2)大型义诊:胡大一教授亲自带队开展义诊,共开展8期活动,每次参与活动的专家50人左右,每次活动直接受益者有1400~1900人。

(3)书刊赠阅:精心选择科普图书赠阅给参加活动的群众,同时选择一些专业图书赠阅给基层医生。这一阶段共捐赠图书3850册,发放宣传资料约5万份。

(4)爱心捐赠:爱心企业向基层医疗卫生机构捐赠药品和医疗器械。这一阶段,活动共捐赠药品、医疗器械总计价值超过100万元。

(5)医院帮扶:郑州大学附属郑州中心医院与当地县级医院结成协同发展战略联盟,建立长效机制,长期深入合作。目前,已经有近20家县级医院加入到联盟当中。

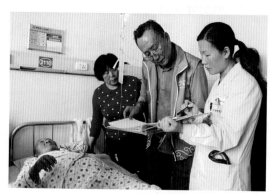

胡大一教授在查房巡诊

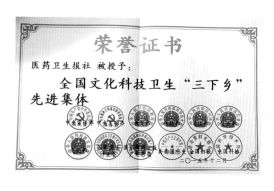

获奖证书

(6)胡佩兰同志先进事迹报告会:胡佩兰同志先进事迹报告团原班人马全程参与了"健康中原行·大医献爱心"系列公益活动,已经在河南的郑州、兰考等14个地市巡回举办,听众达2万多人。

(7)专业培训:针对基层医疗卫生机构的实际需求,郑州大学附属郑州中心医院、河南中医学院第一附属医院、河南省人民医院等医院的专家对县级医院和乡镇卫生院的医生进行专业培训。共开展8期培训,每期培训400~600名基层医生。

(8)查房巡诊:胡大一教授等国家级知名专家和河南省知名专家走进基层医疗卫生机构的病房,对疑难病例进行会诊,让基层群众在家门口就能享受到顶级专家的医疗服务。

3. 活动获得各级领导广泛认可

国家卫生计生委、河南省卫生计生委、活动举办地党委政府以及卫生计生部门都对活动给予了广泛肯定和大力支持，各级领导亲自参与现场活动，给予指导和帮助。

4. 受益人群不断增多

在每期活动中，参加健康讲座的人数、听胡佩兰同志先进事迹报告会的人数、接受专业培训的人数、接受义诊的患者人数多在3000～4000人，最多的时候超过5000人。这一阶段，活动在8个县（市）开展，覆盖范围不断扩大，受益人群不断增多，群众满意度不断提高。

5. 社会影响越来越大

活动初期，每期活动都需要医药卫生报社多次与当地政府及卫生计生部门协商沟通，参与活动的企业只有3家，参与活动的国内知名专家只有胡大一教授1人。后来，很多县（市）主动与医药卫生报社联系积极要求在当地举办活动，越来越多的企业、国内和省内知名专家纷纷参与进来。截至目前，直接参与活动的医学专家和志愿者达3000多人次。

2015年，医药卫生报社被中共中央宣传部授予"全国文化科技卫生'三下乡'先进集体"称号，医药卫生报社志愿者服务队被中共河南省委宣传部授予"河南省第四届优秀志愿服务集体"称号。

6. 媒体关注度越来越高

活动期间，活动举办方邀请中央电视台、新华网、人民网、中国文明网、《河南日报》、河南电视台等各级各类媒体，进行全程采访、集中报道，做到了纸质媒体与广电媒体的结合、传统媒体与新媒体的结合，并实现了活动期间的新媒体直播。

（三）成熟阶段（2015年下半年）

2015年下半年，共开展了两期活动，活动内容在"八个一"的基础上，增加了"电影巡映"，成为"九个一"。在"九个一"活动当中，科普讲座、书刊赠阅、电影巡映、大型义诊、查房巡诊5项活动是直接为基层群众服务；胡佩兰同志先进事迹报告会主要是引导基层医务人员践行群众路线、弘扬社会主义价值观，让社会各界全面深入了解卫生计生行业；医院帮扶、爱心捐赠、专业培训3项活动主要是帮助基层医疗卫生机构提升服务能力。

经过两年多的不断探索与实践，"健康中原行·大医献爱心"大型系列公益活动工作流程和运行机制日益完善，逐步形成了"卫生计生主管部门支持，行业媒体主导，著名专家加盟，志愿者参与，整合大型医疗机构、爱心企业等社会资源，提供'九个一'服务，最终实现人民群众得实惠、基层医疗卫生机构得帮扶、党和政府得民心的健康促进公益活动新模式"。

1. 活动内容更加丰富

从2015年下半年起，活动增加了电影巡映，选择《心灵解码》《生死拯救》等反映当前卫生行业及医患关系的高清数字电影和一些健康科普知识宣传片巡回放映，对基层医务人员进行医德医风教育，让基层群众正确认识和对待医患关系。两期活动直接受益者总计800多人。

同时，将专业培训分为两个部分，对县级医院的医生培训新技术、新理念，对乡村医生培训适宜技术。分层培训更加切合基层的实际需求，也更受基层医务人员的欢迎。两场培训直接受益的基层医生都有800～900人。

2. 工作组成员更加广泛

工作组成员进一步扩大，医药卫生报社抽调8名工作人员、郑州中心医院抽调6名工作人员和30多名专家、胡大一率领的大医博爱志愿者团队设立了专职秘书、相关爱心企业选派了专人，共同组成活动工作组，长期负责活动的具体组织实施。

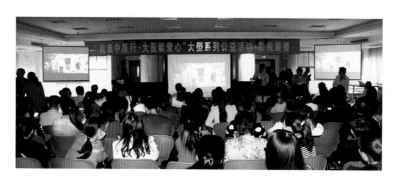

电影巡映现场

3. 工作流程逐步完善

工作组制订了活动的三年工作计划和年度工作计划，并根据前期的实践经验理顺了工作流程，将每一个环节的任务责任到人，各司其职，有效避免了工作衔接中的差错及失误，使各项工作的开展更加顺利。

4. 长效机制逐渐形成

逐步建立了由胡大一、国家"863项目"首席科学家韩新巍等30多人组成的热心医学科普公益事业的省级、市级巡讲专家团，保证每次活动都"有人可用"。郑州中心医院对基层医院的帮扶工作深入持续开展，不仅为基层医院提供技术、管理、科研、人才培养及转诊方面的支持，还为基层留下了一支"不走的医疗队"和"不走的医学科普专家队"。

5. 媒体监督保障效果

每到一地开展活动，国家、省、市、县各级各类媒体进行全程采访、集中报道，对于各类捐助的使用情况和各项活动的开展情况进行舆论监督，保障了活动过程的"阳光操作"。

四、活动效果与体会

（一）人民群众得实惠

1. 国家和省内医学专家通过开展科普宣传、大型义诊、赠送药品、查房巡诊等活动，直接让群众受益。

2. 通过新搭建的基层医院与"三甲"医院协同发展平台，通过信息化手段，建立基层危急重症患者长效诊治机制，实现疑难杂症、危急重症患者足不出县就能得到及时有效治疗。

3. 帮助基础医疗机构提升管理、技术水平，提高服务能力，为基层留下"一支不走的医疗队"，最终给基层群众带来长期的健康实惠。

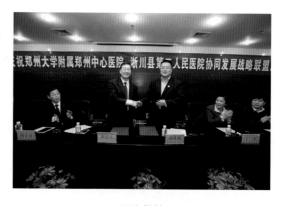

医院帮扶

据不完全统计，自活动启动以来，直接受益群众已达3.3万余人，免费为3800人次做彩超、CT、心电图等检查；免费为72名先天性心脏病患儿开展手术。

（二）基层单位得帮扶

"三甲"大医院与活动所在地县级医院结成协同发展战略联盟，双方在医院管理、人才培养、技术推广、双向转诊、信息化建设、科研项目等方面进行深度合作，最终实现"三甲"大医院与县级医院协同发展。

据不完全统计，自活动启动以来，直接参与活动的医学专家和志愿者达3000多人次，培训基层医生5820人次；捐赠书籍5400余册；捐赠药品、医疗器械总计价值超过129.8万元。

（三）行业形象得提升

举办胡佩兰先进事迹报告会，传递大医博爱精神，凝聚了精气神，传递了正能量；举办科普讲座、大型义诊、书刊赠阅、查房巡诊等活动，展现了医务工作者情系基层、敬业奉献的仁医形象；举办医院帮扶、学术培训等活动，展现了全省卫生计生系统千方百计创造条件上下联动、凝心聚力造福人民群众的决心和信心。这一系列公益活动促使医药卫生行业形象得到进一步提升。

（四）党和政府得民心

系列活动从科普宣传、大型义诊、专家查房、传播理念、对口指导等方面为患者提供综合性服务；从医德医风、专业技术、实践能力、宣教水平等方面提升基层医生的综合素养；从科室对接、传授技术、建立联盟、协同发展等方面提升基层医疗机构服务能力，为基层群众健康梦的实现创造了更好的条件，真正做到了为民、利民、惠民、便民，进一步树立了党和政府在人民群众中的良好形象。

（五）社会动员得实现

活动由行业媒体医药卫生报社发起，联合大医博爱志愿者服务总队、河南省医学科学普及学会共同举办，大型医疗机构、爱心企业等共同参与，邀请众多媒体全程参与报道。这一创新模式的好处有：一是让行业媒体做了政府部门想做的公益活动，替政府部门分忧；二是利用行业媒体优势，充分整合社会资源；三是由行业媒体来组织活动，少了一些功利色彩，更易被基层单位和群众接受。

（河南省卫生和计划生育委员会宣传处　吴玉玺/医药卫生报社　杨利勇　供稿）

 专家评语

"健康中原行·大医献爱心"活动是一个由卫生系统内媒体主导发起，针对本省卫生领域的健康突出问题，以面向城乡居民开展健康科普工作和组织专家进基层义诊为抓手，提高城乡居民的健康素养，提升基层医疗机构服务水平为目标，在省域内长期开展的大型传播活动。借助行业内媒体的优势，邀请一线专家参与，帮扶基层医院发展，权威专家讲座、义诊，活动通过线下活动，线上宣传，得到大力发展，取得了良好的社会效果，从最初"五个一"的内容，不断丰富发展到"九个一"，具备了一个良好、有效的健康传播活动的基本元素，形成了一定的品牌效应。

活动最主要的优势是利用行业媒体优势，充分整合多方资源，一方面行业内媒体有着卫生计生行政机构的组织管理资源和丰富的行业专家资源；同时媒体有着开展传播活动的良好基础，了解公众的需求和喜好，有着固定的读者群；每到一地开展活动，会邀请国家、省、市、县各级各类媒体进行全程采访、集中报道，对于各类捐助的使用情况和各项活动的开展情况进行舆论监督，保障了活动过程的"阳光操作"。

二是有权威的专家团队做支撑。由胡大一、国家"863项目"首席科学家韩新巍等30多人组成的热心医学科普公益事业的国家级、省级、市级巡讲专家团，保证每次活动都"有人可用"。郑州中心医院对基层医院的帮扶工作深入持续开展，不仅为基层医院提供技术、管理、科研、人才培养及转诊方面的支持，还为基层留下了一支"不走的医疗队"和"不走的医学科普专家队"。

三是内容和形式不断拓展，从最初的科普讲座、大型义诊、书刊赠阅、爱心捐赠、医院帮扶，拓展增加胡佩兰同志先进事迹报告会、专业培训、查房巡诊、电影巡映，逐步形成了"卫生计生主管部门支持，行业媒体主导，著名专家加盟，志愿者参与，整合大型医疗机构、爱心企业等社会资源，提供'九个一'服务，最终实现人民群众得实惠、基层医疗卫生机构得帮扶、党和政府得民心的健康促进公益活动新模式"。

埃博拉援非健康教育活动

关键词：1部宣传片；10 000张折页；6000套海报；6000份传单；1家电视台；培训覆盖185个行政区；培训6016人，竖立公益广告牌60个；开展当地社会动员；深入社区干预

一、行动背景

2014年初，埃博拉出血热开始在塞拉利昂、几内亚、利比里亚西非三国暴发流行。2014年9月起，西非三国病例数迅速上升，确认和疑似病例数从8月31日的3685例增加到11月底的17 140例。中国政府审时度势，迅速启动埃博拉出血热联防联控工作机制，向西非国家提供总计7.5亿人民币的人道主义援助；中国国家卫生计生委在党中央、国务院的统一部署下，快速组派援非医疗队、公共卫生师资培训队和医疗基础设施建设队伍，参与西非埃博拉出血热疫情防控工作。中国健康教育中心根据国家卫生计生委的部署，开展了援非埃博拉出血热疫情防控健康教育行动。

二、行动目标

1. 制作援非埃博拉出血热疫情防控健康教育平面材料、宣传视频和公共卫生师资培训课件，配合援非公共卫生师资培训队开展当地埃博拉出血热疫情防控健康教育工作。

2. 派出健康教育人员参与公共卫生师资培训任务，将健康教育理论和方法融入到援外卫生应急工作过程中，发挥健康教育在疾病防控中的作用。

三、行动内容

活动一　健康教育材料开发与利用

（一）材料开发优劣势分析与应对

1. 优势

多年来，中国健康教育中心一直致力于传染病防控相关健康教育工作，拥有一批成熟的健康教育与风险沟通专家，具备丰富的传播材料制作经验，形成良好的卫生应急专家合作机制。同时，中国健康教育中心从2014年7月底开始关注西非埃博拉疫情并开展舆情监测工作，掌握埃博拉出血热疫情发生、发展情况。

2. 问题与挑战

（1）第一次承担援外相关健康传播材料的制作，如何保证传播材料的效果是首先需要考虑的

问题。

（2）缺少埃博拉出血热健康教育的直接经验和精通法语的专家，对保障传播内容的科学性与准确性提出了挑战。

（3）由于缺乏对当地文化习俗的了解，难以保证传播材料的文字、画面、音乐符合当地人的宗教信仰、风俗习惯、生活方式等。

3. 解决思路和措施

（1）做到五个结合

一是"中心内外专家相结合"，即健康教育专家、疾控防控专家和风险沟通专家共同参与制作核心信息，保证材料内容的准确性和可传播性；二是"领导与专家相结合"，即国家卫生计生委宣传司领导和中国健康教育中心领导参与审核传播材料，把握传播材料内容的高度与导向性；三是"援非前后方相结合"，即将援非公共卫生师资培训队队员纳入到材料开发过程中，增加援非前后方的沟通，提升对目标受众的认知和了解；四是"国际司与西非专家相结合"，即援非归国专家对传播材料提出意见和建议，国家卫生计生委国际司审核把关，提高语言的准确性和契合度；五是"健康信息生成原则与风险沟通原则相结合"，即传播材料的制作紧扣健康信息生成原则和风险沟通原则，增强在卫生应急条件下传播材料的接受度。

（2）严控四个风险

一是"严把知识风险关"，即埃博拉出血热原始素材来源权威，传播材料内容生成过程中有疾控专业人员参与，传播材料成型后有疾控专家把关，通过多个环节确保信息内容的准确性；二是"严把风俗习惯风险关"，即通过咨询援非归国专家、当地现场预试验等渠道，检验传播材料的语言表达、漫画设计、配色选择等，确保传播材料适合当地群众的风俗习惯；三是"严把宗教信仰风险关"，即通过驻外使馆，了解当地的宗教信仰，避免出现与当地信仰相抵触的内容；四是"严把政治风险关"，即通过国际司审核传播材料的政治性，保证其符合我国对外政策。

（3）获取三方评价

一是"当地卫生行政人员的评价"，即邀请塞拉利昂当地卫生人员对传播材料提出意见和建议，以获得政府工作人员的政策性评价；二是"健康教育专业人员的评价"，即邀请参与公共卫生师资培训的塞拉利昂健康教育专业人员观看传播材料，以获得当地专业性的评价；三是"培训师资与学员的评价"，即邀请塞拉利昂当地医务人员和普通学员观看传播材料，以获得普通公众对传播材料接受度的评价。

（二）传播材料设计

1. 平面材料设计

平面材料包括折页、传单和海报，分为英文版和法文版2个版本。在平面材料设计制作过程中，重点考虑三方面内容：

（1）传播材料制作的正确性

文字内容参照世界卫生组织、国家卫生计生委等机构发布的权威信息，并请疾病防控专家、卫生应急专家和健康教育专家审核把关，确保传播材料的文字内容正确、设计风格适当、材料落款合理。

（2）传播材料翻译的正确性

平面材料是直接用英文撰写出核心信息，然后再翻译成中文和法文，尽量减少翻译的环节，同时邀请国家卫生计生委国际司审核核心信息，避免翻译过程中出现文字含义的偏差和用语习惯的错误。

（3）传播材料形象的正确性

在设计风格上，使用西非地区喜爱的绿色为主色调，人物形象及物品图案的设计，参照西非当地的建筑与物品风格，尽量符合当地人欣赏习惯。

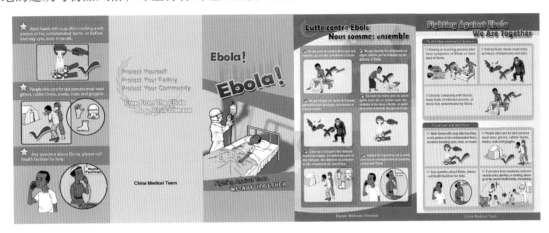

《抗击埃博拉，我们在一起》宣传折页、传单和海报

2. 视频材料设计

视频材料为动漫宣传片，时长 3 分 29 秒，分为英文和法文 2 个版本。在视频材料制作过程中，为保证视频材料的亲合力、理解力和传播效果，着重在以下两个方面进行改进：一是落款由"中国国家卫生计生委"改为"中国医疗队"，统一国家对外宣传标识，突出国家形象，方便西非公众的理解与接受；二是通过正在塞拉利昂开展工作的队员，获取当地自然环境、房屋等照片，为宣传片制作提供重要原始素材。

（三）传播材料测试

1. 平面传播材料测试

测试对象为 5 位无医学背景、有一定文化程度的塞拉利昂当地群众。测试结果显示，平面材料图文并茂、容易理解；材料中的图片、文字和色调符合当地习惯；材料内容简单明确，能够为当地居民所接受。

2. 视频传播材料测试

分别于 2014 年 12 月和 2015 年 2 月进行 2 轮测试。

第一轮测试内容为中文版宣传片，测试对象为塞拉利昂当地 6 名公共卫生师资培训学员。测试结果显示，学员虽然听不懂解说词，但是能够理解宣传片表达的含义；宣传片画面符合当地情境，表达方式无抵触感。

对宣传片进行测试

第二轮测试内容为英法文宣传片，测试对象分别为塞拉利昂和几内亚当地工作人员。测试人员反映，宣传片画面和配音表达的含义清晰明确，符合当地人的习惯，并对个别情节提出了修改意见。

（四）传播材料分发

1. 在培训过程中发放

（1）平面材料发放

平面传播材料包括挂图、折页、传单。挂图每套 2 张，英法文各印刷 3000 套；折页 1 张，英文印刷 7000 份，法文印刷 3000 份；传单 1 张，英法文各印刷 3000 份。所有平面材料按照援非公共卫生师资培训任务，分发至西非 10 国。

折页：分装到每个培训包中，确保每位培训学员一份。

传单：在培训过程中进行发放。

挂图：由培训队员将一套两张挂图进行拆分发放，保证每个学员获得一张；其余的挂图用于拓展培训时张贴和发放。

（2）视频材料发放

视频材料通过网络传送给援助塞拉利昂公共卫生师资培训队和援助几内亚医疗队，由他们选择恰当时机在培训工作中进行播放。

2. 利用当地媒体进行传播

（1）传单分别在塞拉利昂的 Awoko newspaper、New citizen newspaper 和 Exclusive newspaper 三家最具影响力的报纸上连续刊载，增加了埃博拉知识的传播力度和覆盖面，也显示出平面材料的受欢迎程度。

（2）视频材料在电视台播放

在经过中国驻塞使馆的积极联系和当地政府的测试与审核后，动漫宣传片通过塞拉利昂广播电视台（S. L. B. C）向塞拉利昂全国进行多次播放。

（五）传播材料获得的评价

1. 公众评价

传播材料文字浅显易懂，图片含义清晰明确，能够满足他们对信息的需求。

2. 专业人员评价

传播材料的文字内容、图片切合当地实际生活，符合当地文化习俗；图文清晰、材质耐用、色彩对比适当。

3. 塞拉利昂卫生部官员评价

传播材料对当地埃博拉出血热疫情防控工作非常有帮助；中国专家与其他组织不同，真正地将埃博拉防治知识送到社区居民手中。

4. 塞拉利昂总统科罗马评价

塞拉利昂发生埃博拉疫情后，中国第一时间提供多项援助，对此表示由衷的感谢。

活动二　参与援塞公共卫生师资培训

（一）活动的优劣势分析

1. 优势

中国健康教育中心长期针对不同人群开展健康教育相关培训工作，具有较强师资培训能力和丰富经验，能够根据受众的不同需求，制定适宜的培训方案和培训内容，提高受众理解力和接受程度，增强培训效果。

2. 问题与挑战

（1）语言和文化习俗障碍。培训队员虽然熟悉英文，但是塞拉利昂当地的用语习惯和英语熟练度难以掌握。

（2）目标人群覆盖面广，人员构成复杂。培训对象涵盖塞拉利昂国家级与地方师资、基层骨干、社区动员与宣教人员、护士、军队、警察、军警夫人、童子军、教师、农民等，文化程度和职业背景差异性大。

（3）当地多种热带病的流行考验着派出人员的适应程度和自我防护意识与能力。

（二）培训实施

1. 培训内容确定

培训专家克服语言和文化障碍，与当地卫生官员和培训师资认真讨论培训教材与课件，确保传播内容和形式符合当地文化和宗教习惯。

2. 制作培训视频课件

根据第一批援塞公共卫生师资培训队开发的培训教材，开发出英语、法语、葡萄牙语三个语种的《援非防控埃博拉出血热公共卫生师资培训视频课件》，并以光盘和 U 盘的形式带往西非各国，作为培训材料。

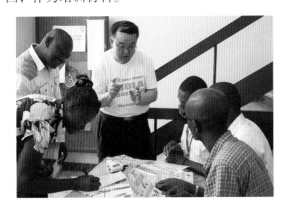
开展埃博拉师资培训

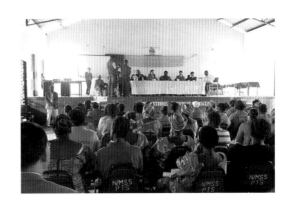
塞拉利昂总统夫人科罗马女士出席中塞防控埃博拉军警夫人协会培训班

3. 培训学员招募

与塞拉利昂卫生部密切合作，进行广泛的社会动员，并邀请塞拉利昂总统夫人、首都弗里敦市市长等政府官员出席培训开幕式，提高培训的影响力和社会关注度，吸引更多的团体和个人主动参与到培训中。

4. 培训覆盖范围

完成塞拉利昂 6 个地区、185 个行政区的培训，占塞拉利昂全国行政区的近一半，包括塞拉利昂腹地的农村社区。

5. 培训对象

一是广大社区骨干，包括社区领袖、选区议员、宗教人士、老师、志愿者、社区活跃分子；二是当地各类有影响力的组织机构，包括警察、军队、童子军、农民、军警夫人团体、学校等。

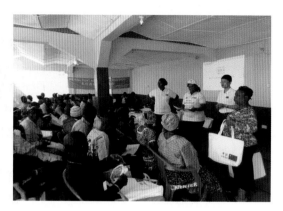

在培训班上展示并发放培训包

6. 培训目标

培训社区骨干成为"同伴教育者"，传播"早发现、早诊断、早报告、早隔离、早治疗"的埃博拉出血热疫情防控策略。培训组织机构成员在参与埃博拉密切接触者监测、疫区检疫、安全丧葬等工作中，开展埃博拉出血热疫情防控宣传。

7. 培训包发放

为每名学员配发一个培训包，培训包中包含多种健康传播材料、洗手消毒与防蚊虫等卫生用品，为培训学员开展社区培训提供材料，提高他们的积极性。

（三）健康风险防控与管理

1. 强调身体零接触，规范体温监测

在培训前和培训过程中，对所有学员、师资使用非接触式（枪式）体温仪测体温，每天检测 2~3 次。

2. 强调手部卫生，做好手部消毒

在培训场地门口安置洗手消毒桶，由专人负责配制消毒液并指导学员进行手部消毒。在培训场所配备足量的手消毒用品，方便培训学员随时做好手部卫生。

3. 强化环境消毒

在每天培训结束后，使用含氯消毒剂对培训场所进行消毒。在每个培训点准备两套个人防护用具，以应对突发情况。

4. 注重疟疾预防，做好驱蚊避蚊

定期对驻地外环境进行蚊虫消杀处理，要求队员使用蚊帐，外出时使用趋避剂，穿长袖衣服，减少皮肤暴露。

（四）公众健康教育

1. 组建健康教育队伍

在首都弗里敦几个疫情较重的社区，组建一支防控埃博拉健康教育队伍，指导他们入户发放培训包和传播材料，开展入户健康教育。并邀请当地议员和村长作为形象大使，为社区居民做防控埃博拉的示范与榜样。

2. 开展媒体倡导

与塞拉利昂国家电视台、广播电台、报社等媒体机构积极沟通与协作，全面深入报道中国在塞拉利昂的培训工作，中国专家的身影与声音经常出现在塞拉利昂各大电视台和各个地方电台中，埃博拉防控的知识和技能也通过媒体传递到塞拉利昂社区居民家中。

与当地政府协商后，在首都弗里敦人群密集的社区和主要交通枢纽，悬挂埃博拉出血热健康教育横幅和公益广告牌近60个。

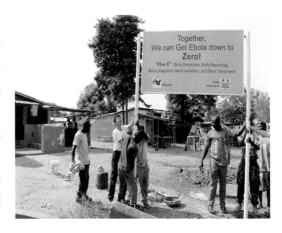

在塞拉利昂首都弗里敦交通枢纽
竖起防控埃博拉公益广告牌

（五）活动成果

1. 完成既定培训任务

从2014年11月至2015年1月先后派遣3批42名公共卫生专家赴塞拉利昂，完成了对塞拉利昂国家级与地方师资、基层骨干、组织协调人员与宣教人员、护士、军队、警察、军警夫人、童子军、教师、农民等6016人的培训工作，圆满完成了培训任务。

2. 培训效果

（1）培训课程评价

90%以上学员认为培训班各个方面都堪称优秀，对学习材料、授课内容、师资知识水平与讲课技巧、培训教材和后勤保障等各项指标都非常满意。卫生消毒、个人防护、社会动员、中国经验等课程最受学员欢迎。

（2）培训材料评价

学员非常喜欢发放的培训包，培训包中的传播材料种类多样，形式活泼，信息简明易懂。

（3）培训效果评价

90%以上的学员认为培训班使自己掌握了预防埃博拉的知识，自己有能力保护自己和家人不被埃博拉感染，能够把埃博拉防控信息传递给社区，认为埃博拉流行很快会结束。80%以上的学员对政府采取的防控措施有信心。

（4）学员建议

增加培训覆盖面，继续向村一级的基层社区延伸。

四、行动成效

（一）中国健康教育中心参与援外公共卫生应急工作，实现零的突破

援非公共卫生培训是我国第一次对外公共卫生应急技术援助。中国健康教育中心派出两名健康教育专家全程参与公共卫生师资培训队，制作援非埃博拉出血热疫情防控健康教育材料和培训课件，成功地把健康教育的理念、方法和经验融入援非公共卫生师资培训过程，实现了中国健康教育中心参与援外卫生应急的零突破。

（二）健康教育在援外公共卫生应急工作中成效显著，为我国健康教育赢得荣誉

援非健康教育人员充分应用培训、倡导、传播和社会动员策略，有效动员受援国多个政府部门及非政府组织，使他们尽快掌握正确的防控埃博拉出血热理念、方法和技能，促进受援国各类组织机构在部门及社区内进一步开展埃博拉防控的社会动员工作，有力地促进社区居民积极主动参与埃博拉防控，形成全民参与防控的局面。此次行动成功展示了健康教育在援外卫生应急工作中的作用，提高了我国健康教育工作在国际上的声誉。

（三）成功探索出一条将国内制作传播材料用于援外卫生应急的路径

中国健康教育中心开发的传播材料和培训课件，获得了受援国多方认可，有力地提升了公共卫生师资培训效果，扩大了受援国埃博拉出血热疫情防控健康教育的覆盖面。此项行动为今后开展援外健康教育材料制作积累了一次成功的经验。

（中国健康教育中心信息管理部　杨宠　解瑞谦　供稿）

 专家点评

2014年，西非地区暴发了严重的埃博拉疫情，在国家卫生计生委统一部署下，中国健康教育中心开展了埃博拉援非健康教育行动，为西非地区埃博拉疫情有效控制做出了不懈努力，得到受援国政府和群众的高度肯定和赞誉。

在埃博拉援非健康教育行动中，中国健康教育中心工作人员全面参与了包括专业技术培训、社会动员、媒体倡导、传播材料设计制作、现场指导等各项健康教育工作，证明了国内健康教育经验和方法运用到援外工作中的可行性和效果，为未来中国在国际健康教育舞台上发挥重大作用、参与全球卫生合作提供了良好的范例。

本案例重点从"健康教育材料开发与利用"和"健康教育人员参与援塞公共卫生师资培训"两方面对埃博拉援非健康教育行动进行了阐述，详细描述了活动开展的具体内容、做法和注意事项，展示了活动的成果及获得的评价，回顾了整项行动的细节和关键点，为今后类似的健康教育行动提供非常宝贵的经验参考和行动指引。

此次埃博拉援非健康教育行动，作为中国健康教育专业人员第一次走出国门开展突发传染病健康教育的工作实践，全面展示了中国健康教育专业队伍在突发事件卫生应急工作中的积极态度和良好的执行能力，显示了中国健康教育领域多年来理论与实践经验的深厚底蕴，展现了中国卫生计生系统对急性传染病突发事件卫生应急工作的强大信心和把控力，也彰显了中国政府和人民与非洲人民同呼吸共命运的博大胸怀和无私援助的负责任大国形象。